老年精神药物速查手册

Psychotropic Drugs and the Elderly: Fast Facts

NOTICE

We have made every attempt to summarize accurately and concisely a multitude of references. However, the reader is reminded that times and medical knowledge change, transcription or understanding error is always possible, and crucial details are omitted whenever such a comprehensive distillation as this is attempted in limited space. We cannot, therefore, guarantee that every bit of information is absolutely accurate or complete. The reader should affirm that cited recommendations are still appropriate by reading the original articles and checking other sources, including local consultants and recent literature.

通　告

我们力求做到文献引用的准确性。但因时代发展，医学知识也日新月异，文本和理解错误恐难避免；而且因篇幅有限，重要细节也有遗漏，请读者谅解。因此我们难以保证文中每一条信息完全准确、全面。读者应进一步阅读所引用文献原文或查阅其他资料，包括当地顾问医师及最新文献，以期求证。

DRUG DOSAGE

The author and publisher have exerted every effort to ensure that drug selection and dosage set forth in this text are in accord with current recommendations and practice at the time of publication. However, in view of ongoing research, changes in government regulations, and the constant flow of information relating to drug therapy and drug reactions, the reader is urged to check the package insert for each drug for any change in indications and dosage and for added warnings and precautions. This is particularly important when the recommended agent is a new and/or infrequently used drug.

药物剂量

作者和出版方已力保书中所写的药物选择及剂量根据现有推荐方案及出版时的实践经验提出。然而，研究不断进展，政府规章也不断变化，药物治疗和药物发展相关的信息也会时有修正，提醒读者应查阅每种药物的说明书，如适应证、剂量、使用注意事项等。所讨论的药物为新药或较少使用的药物时，这一点尤为重要。

老年精神药物速查手册

Psychotropic Drugs and the Elderly: Fast Facts

编　者　Joel Sadavoy

主　译　黄薛冰（北京大学第六医院）

审　校　于　欣（北京大学第六医院）

译　者　（按姓名汉语拼音排序）

程　章（北京大学第六医院）

韩　雪（北京大学第六医院）

何　毅（北京大学第六医院）

黄薛冰（北京大学第六医院）

邱琳琳（北京大学第六医院）

王　晓（北京大学第六医院）

杨　磊（北京大学第六医院）

张　磊（北京大学第六医院）

张　娜（北京大学第六医院）

张美燕（北京大学第六医院）

朱　玥（北京大学第六医院）

校　对　（按姓名汉语拼音排序）

付　艺（北京大学第六医院）

黄薛冰（北京大学第六医院）

李　涛（北京大学第六医院）

北京大学医学出版社

LAONIAN JINGSHEN YAOWU SUCHA SHOUCE

图书在版编目（CIP）数据

老年精神药物速查手册/（加）萨达维
（Sadavoy, J.）编；黄薛冰主译. —北京：北京大学医学
出版社，2012.9
书名原文：Psychotropic Drugs and the Elderly：Fast Facts
ISBN 978-7-5659-0399-1

Ⅰ.①老… Ⅱ.①萨… ②黄… Ⅲ.①老年病—精神
病—药物—手册 Ⅳ.①R971-62

中国版本图书馆 CIP 数据核字（2012）第 120889 号

北京市版权局著作权合同登记号：**图字：01-2009-3380**

Translation from the English language edition：
Psychotropic drugs and the elderly：fast facts
Joel Sadavoy
Copyright © 2004 by Joel Sadavoy

老年精神药物速查手册

主　　译：黄薛冰
出版发行：北京大学医学出版社（电话：010-82802230）
地　　址：(100191) 北京市海淀区学院路 38 号　北京大学医学部院内
网　　址：http://www.pumpress.com.cn
E - mail：booksale@bjmu.edu.cn
印　　刷：北京佳信达欣艺术印刷有限公司
经　　销：新华书店
责任编辑：张彩虹　赵　欣　　责任校对：张　雨　　责任印制：苗　旺
开　　本：880mm×1230mm　1/32　印张：24.5　字数：631 千字
版　　次：2012 年 9 月第 1 版　2012 年 9 月第 1 次印刷
书　　号：ISBN 978-7-5659-0399-1
定　　价：89.00 元

本书由
北京大学医学科学出版基金
资助出版

中文版前言

世界人口正在快速老龄化，中国和亚洲其他地区尤其如此。这意味着在解决与老龄相关的精神问题上，卫生专业人员将面临越来越多的挑战。尽管在某些方面与更年轻些的成人的精神问题相似，但老年人的精神问题必然更加复杂。老年人的精神问题的诊断往往不那么明确，其原因部分在于没有为这个年龄群体建立完善的诊断标准。事实上，标准诊断方法经常难以应用于老年人群。

老年人群的精神问题格外具有挑战性，是因为他们经常共病生理和神经方面的障碍，如痴呆合并抑郁、焦虑或者精神病性障碍。这使得其精神药物治疗既困难又有趣味。

我撰写本书的目的是帮助一线医生以及卫生专业人员，在何时以及如何对老年人群进行药物治疗方面的"迷宫"中提供指导。总体来说，在过去的10年中基本原则没有改变，但是在某些方面发生了显著的改变。例如，非典型抗精神病药曾经是治疗与痴呆相关的行为障碍的主要药物，但是现今有研究显示它会增加心血管事件和死亡的风险，尤其是在具有心血管事件或者心脑血管疾病史的风险因素的老年人中。另外这些药物的效果在CATIE-AD研究中也被质疑。这使得一线医生不确定如何使用药物。尽管有这些警惕事项，这类药物在恰当的注意和谨慎的治疗期限与剂量下仍然可以有效地应用于老年人群。

本书旨在给读者提供所有需要的信息，以便在老年人群中应用精神药理学时能做出全面的、详尽的决定。它不仅是简单的药物的陈列，而是提供了在考虑了精神药理学涉及的复杂因素后所需要的背景信息。我希望本书可以改善老年人群的精神疾病临床治疗，并且使医生在服务该人群时更加得心应手。

Joel Sadavoy

黄薛冰　译

2012 年 7 月

目 录

简　介

　　老年精神药物研究是一个日益复杂的领域。这类药物在老年人群中被广泛使用。对这一领域的粗略回顾会让粗心的执业医师确信：现在我们有使用方便、有效而副作用风险低的新一代药物。然而，更进一步的观察恰恰显示，老年精神障碍的处理其实是如此复杂与困难，包括现有的、使用有效的一系列新型精神药物的复杂性。

　　这一问题的观点来自对不同情况下所用药物的研究：在普通医疗机构，8％的老年女性接受一种精神药物治疗，在老年男性这一比例为5％。使精神药物处方率增加的因素包括：

- 白种人
- 不断增长的年龄
  - √ 85岁以上者的精神药物处方率是65～69岁者的1.5倍
- 治疗场所
  - √ 疗养院超过2/3的患者接受精神药物治疗
  - √ 大部分使用抗抑郁药和相当数量的抗精神病药
- 药物处方不当（包括药物种类不当及过度的剂量和疗程）
  - √ 受此类因素影响的老年人14％～23％在社区，12％～40％在疗养院

通常不推荐老年人使用的药物见表 I.1。

表 I.1　通常不推荐老年人使用的药物

胃肠解痉药——双环维林，莨菪碱，丙胺太林，颠茄生物碱类

抗焦虑/镇静催眠药——氟西泮，甲丙氨酯，氯氮䓬，地西泮，所有巴比妥类，高剂量劳拉西泮（3 mg），奥沙西泮（60 mg），普拉西泮（2 mg），三唑仑（0.25 mg）

氯磺丙脲

1

地高辛（0.125 mg）

双嘧达莫——直立性低血压

丙吡胺

麦角碱——无效

第一代抗组胺药——氯苯那敏，苯海拉明，羟嗪，赛庚啶，异丙嗪，右
氯苯那敏——抗胆碱能作用

吲哚美辛——中枢神经系统副作用

铁制剂（>325 mg）

哌替啶

甲基多巴

肌肉松弛药——美索巴莫，卡立普多，奥昔布宁，美他沙酮，环苯扎林
——抗胆碱能，镇静，乏力

喷他佐辛

保泰松——恶血质

丙氧芬

利血平——抑郁，低血压，镇静

噻氯匹定

三环类抗抑郁药——阿米替林，多塞平，阿莫沙平，马普替林，普罗替
林，丙米嗪，曲米帕明

曲美苄胺——锥体外系副作用

处方的模式在发生改变。过去 10 年引入了一大批新型精神药物，这改变了执业医师的处方模式。

√ 抗精神病处方药中超过 1/3 为非典型药物

√ 超过一半的抗抑郁药为选择性 5-羟色胺重摄取抑制剂
（selective serotonin reuptake inhibitors，SSRIs）

本书的结构和目的

《老年精神药物速查手册》是以药物而不是疾病为聚焦点。不同于老年医学教科书从治疗的视角开篇，本书着重了药物。我并不打算涵盖全面的疾病临床描述和非药物治疗方面的问题，尽管在涉及药物使用时包括诊断的基本要素。举例来说，在阅读抗抑郁药章节时，读者需要参考其他教科书来了解更全面的老年抑

郁障碍的相关知识。

本书的目的是提供关于药物种类的应用、具体药物以及在适当的情况下联合用药的全面而权威的指南。我尽量减少描述性内容，代之以表格和提纲。这样是为了快速获得非常全面的信息，而不需要在大量的无关细节里寻找。

对于每一类药物，例如抗抑郁药，我会以概括性的总结性信息开始每一部分。尽管某些内容可能会在介绍单独药物的部分重复，但我会尽力将重复减少到最小程度。当有药物治疗方面的问题而参考本书时，一同阅读概述部分和具体药物信息可以获得知识的整体轮廓。

临床实际用药

临床医生直接参阅特定药物的介绍部分就可以获得问题的答案，例如某种药物与目前患者服用的药物有何相互作用，药物有何特殊的副作用，药物的最佳剂量及如何逐渐增加药物剂量。需要注意的是，为了减少重复，一类药物共同的药理特性包含在这类药物的概述中，在每一种药物中将不再重复。单个药物的概况是前后参照的，以方便寻找信息。我建议读者先查找特定药物，在需要时进一步浏览概述部分。注意：某些药物的相互作用和副作用列表基于对概述和特定药物数据的整合，为获得全面信息建议两部分都要查看。

学术研究

如果出于研究目的，最好从概述部分开始，然后再到每个章节。每类药物都用一个权威且详细的概述来介绍。概述包括该类药物有哪些、标明的适应证和说明书外的应用、该类药物通用的使用方式、药理学的具体内容、副作用和毒性，以及其他相关信息。这些信息将为研究老年精神药物的应用提供坚实的基础。每章的概述部分还包括对该类药物所治精神障碍的总结性描述和药物用于这些精神障碍的使用方法的详细说明。注意：对疾病的描述并不是要详尽地讨论疾病本身。所有疾病的相关信息是有数据支持的（或必要时在他处指出），可用于准备考试或测验。再次说明，如若需要，将提供药品更为详细的信息。

研究和数据来源

本书数据来源于有循证依据的、可能情况下同行评议的普通成人和老年人研究，特别侧重于老年人群的数据。数据来源包括对主要医学电子数据库（1980—2003 年）中每种药物和疾病的文献的全面检索、主要的老年精神药理学教科书和其他出版物、少量可靠的互联网资源、考科蓝循证医学数据库、临床病例报告（包括优秀的来信、临床病例描述和有经验的受尊敬的专家的个人观点）。

当然，为了完整性，我咨询了几个熟悉的药物信息资源，例如 PDR 和 CPS。我的方法是先纵览从 Medline 和其他检索工具中查到的所有关于某种药物或一类药物的文献，再把他们并入适当的章节，然后再将从制药公司的出版物中（例如 PDR 和 CPS）获得的资料加进去。然而，我并不想在这些资料中重复过多的信息，特别是副作用。我更想提炼的是与临床最相关的、反映研究者和临床医生经验的信息。因此本书所列的药物副作用是与药物相关的，不同于大规模的药物上市前研究中的个别事件。这样看来，我可能会无意中遗漏临床医生可能遇到的偶然的不良反应，或包含一些本应忽略的不良反应。尽管我已经力争完善，但仍欢迎读者反馈，这样将来的版本才能够在老年患者精神药物治疗方面更加准确。

我严格评估了所有临床信息，并间或提供病例报告。在老年数据稀少或数据来自于普通成人研究的地方，我尽力在文中注明。来自实验性对照研究的老年药物信息通常是难以获得的。虽然本书包含了大量的老年患者治疗的临床信息，但对于缺乏可靠的循证数据来指导老年人临床用药（尤其是老一代的药物）方面，读者仍可感受到我的挫败感。我自己的临床经验也贯穿其中，但只限涉及经验性资料方面。

写作本书最大的挑战是发现可靠的信息来源，这些信息没有被大量的偏倚因素、伪装成科学数据的市场策略等所污染。我几乎阅读了列出的所有参考文献，并进行了评估，而不是依靠二次文献。但是不可避免地，我无意间重复的相关信息和临床知识也许会随着将来研究结果的出现变成不正确的。另外，计算机搜索虽然对研究有帮助，但并非总是能搜集全部的信息。有时尽管尽力使用各种检索词，但仍查不到相关的文献。附加的文献来自于其他参考来源，例如综述性文献。有时我会找到这些文献，但当结果被其他文献证实时，我会进行二次分析。

数据提出的挑战

在很多情况下，实践模式远远优于证据，特别是当新药研究结果被以下原因所歪曲时：①出版物有利于阳性结果造成的偏倚；②非对照研究的数量远远超过了对照研究的数量；③制药公司赞助了研究和出版物。许多数据来自于市场研究（例如被药物审批部门要求）。他们遵循公认的模式和设计，这足以用于有效性和一般安全性研究，但决不能被看做一般有效性的最终结果，也不能作为特定临床情境下的临床实践指南。实际上，抗抑郁药试验新近数据清楚地显示，来自于经选择人群的药物有效性结果常常并不与未经选择的自然患者人群相关。类似地，大量在药理学文献中发表的资料来自杂志的增刊。尽管这些文章的作者通常都是非常有名望的研究者和临床医生，但事实是对它们的评价和同行评议标准与发表在同一杂志普通刊号的文章的常规同行评议并不相同。在评价资料有效性时，我已尽量考虑这一因素。

尽管存在这些偏倚和问题，临床医生仍面临治疗的需求。我将此需求谨记心中，努力阐释这些数据，并在适当的时候指出支持这些建议的证据性质，即是普通成人数据推广到老年人（这非常常见），还是基于临床试验和经验的实践，还是病例报告数据等。

不幸的是，经验性数据的缺乏迫使我们临床医生反复试验。老年药物治疗仍是一门艺术。尽管研究结果在快速增长，但事实仍是每一位患者是他或她自己的临床记录者。读者在本书中会发现频繁的提示，即老年人群的数据极少或资料基于普通成人数据。我必须做出基本决定，即是否使用普通成人数据。我决定包括此类数据，因为临床经验表明，在普通成人和老年人中许多药物的作用和药理效应是相似的。本书包括的完整数据资料对日常处方应更有帮助。但是，关键要牢记尽管老年人和普通成人有许多相似之处，但仍有很多明显的差异。

剂量的挑战

大多数药物的剂量范围通常很宽。这是由于老年人代谢效率存在很大的差异，面临许多共病现象，大脑对药物作用的敏感性通常难以预测，频繁联合用药和存在药物相互作用，不确定的用药顺应性，以及家庭、社会的复杂性造成的。这也是由于大部分药物尤其是新药，很少有老年人剂量摸索研究，导致数据不足的结果。对于老一代药物，我们胜在有长期使用的临床经验。对于一些新药，我们的经验较少，所以缺乏关于老年人最佳剂量的临床试验就变得更棘手。我努力将已知的新药药理学知识、普通成人资料和迄今为止的临床经验整合到一起。资料不明确时，最好的建议是初始使用小剂量，缓慢加量，谨慎地联合用药，仔细观察患者尤其是体弱的老年人。

对于剂量的选择，我首先声明自己的偏好。在我的临床经验里，对患者使用一种新的用药方案的一个最常见问题是，因为初始剂量太强烈而引起副作用。于是患者变得恐慌，或真的无法耐受药物而放弃治疗。由于许多副作用都是有时限和剂量依赖性的，我习惯于初始给予非常小的剂量以检验患者的耐受性。尽管如此，我也知道老年患者临床实践中有很显著的剂量不足的风险，所以我愿意将剂量加到临床药物指南中推荐的患者能耐受的最大剂量。关键因素是时间。缓慢加量能够提高成功率。这些观点在药物使用建议和用药指南中均有体现。注意表格中和本书其他处出现的剂量应被视作指南，而不是建议，对每个患者应个体化用药，对于可能引起明显副作用的较高的药物剂量来说尤其应该如此。随着遗传学表型的广泛应用，它可能使剂量的选择更加准确。

　　注意：开药前，先查看药物副作用（特别是"黑框"警告）、药物相互作用、药物-疾病相互作用以及推荐的恰当剂量。

副作用的挑战

　　药物的安全性和副作用通常建立在大量数据基础上。尽管一些报告一再保证药物的安全性，但仍需监测个体患者不常见但重大的不良事件。在副作用部分的严重事件内容中，我已指出最突出的问题。在每一类药物的介绍部分，表格总结了一些药物可比较的副作用。这些比较对于快速参考来说可能有用，但完整性和资料的有效性有限，使用时需引起注意。某些药物的特殊副作用在相应的药物章节中列出。

　　如果严密监测患者，那么大多数用药导致的问题都能被早期发现并处理。许多问题的产生是由于开具处方和更新药物时未向患者或家属和照料者说明应注意什么问题。这种过失在疗养院和住院中都存在。例如，除非特别仔细地观察，许多药物的锥体外系副作用很轻微以致难以被注意到，而这会导致步态不稳和增加跌倒的危险。

　　追踪患者对药物的反应存在很多问题，包括预约复诊的费用、老年患者复诊的后续管理。然而，医源性疾病非常常见，特别是在老年人，会导致患者的痛苦和花费增加。所以监测患者不仅有利于临床实践，而且有成本效益，还是预防医学的要求。

　　全科医生与专科医生的处方模式差异较大，在不同的医疗环境也有差别。例如，有资料显示普通精神科医生比老年精神科医生的用药剂量大，一般内科医生在较短的尝试阶段使用较低剂量。在医院，对有躯体疾病老年人的治疗上，通常缺乏所用药物的一般药理学实用知识和基于诊断的治疗计划。种族和文化也会影响处方模式。例如，非裔美国老年人接受抗抑郁药尤其是SSRIs 比白种老年人少 1/3，中产阶级白种人患者更可能接受非典型抗精神病药治疗。此数据的一个提示为少数民族人群患精神障碍未能接受最佳药物干预。

基础药理学的重要性

为了避免令人讨厌的药物相互作用和预测副作用，临床医生最好具备良好的关于药物代谢特性的实用知识。除了明确的药物合用禁忌，临床医生通常要面对联合用药，尽管理论上会担心可能存在相互作用。这种情况下，成功的关键是：①了解可能的药物副作用；②警惕及仔细监测；③教育患者及家属观察什么及何时与医生联络。

生理学数据可能看起来枯燥，而且有时与临床医生无关，但是只要能够获得，我就将这部分信息包含在内，以增加所提供资料的深度，并使得临床医生有机会从首要原则中解决困难的临床处境（例如能否联合用药、可能的危险和副作用是什么等）。

读者需牢记老年患者的治疗需要全面和整合的方法。对于每一种障碍和问题，心理治疗、家庭干预、婚姻治疗、社会支持性干预、与其他医生的合作、与社区机构的沟通等都应该是治疗的一部分。详述这些问题超出了本书的范围，读者应阅读其他老年精神病学和神经精神病学方面的教科书。

适应证和禁忌证

某类药物或某个具体药品的适应证包括获得批准的适应证（所谓的说明书内适应证）和未获得批准的（说明书外）应用。

说明书外适应证包括将药物试用于某些用途发现有效，但还没有进行 FDA 或 HPB 批准所必需的研究的适应证。例如，某些 SSRIs 批准用于治疗惊恐和焦虑障碍，而其他一些没有获得批准；然而，获得批准的药物和未获得批准的药物的临床疗效差异可能很小。

一些一般性禁忌证适用于所有的药物，所以未包含在每一个药物的禁忌证列表中。这些禁忌证包括：

- 既往对某种或某类药物敏感或有过敏反应
- 对镇静副作用通用的警惕；谨慎操作机器和驾车
  - √ 药物可能对某些易感者的运动功能，特别是开车产生影响，包括苯二氮䓬类、其他催眠/抗焦虑药、三环类/有镇静作用的抗抑郁药、有镇静作用的典型抗精神病药（特别是低效价的）和非典型抗精神病药（如氯氮平和奥氮平）、阿片类药物和有镇静作用的抗组胺药

具体药物的禁忌证在每一类药物的概述部分标明，例如杂环类（heterocyclic amines，HCAs）与单胺氧化酶抑制剂（monoamine oxidase inhibitors，MAOIs）合用的禁忌证、药物与躯体疾病相互作用的风险、心脏病与 HCAs、痴呆与抗胆碱能药。

每一种药物我都指出了各种相互作用因素（即药物相互作用、药物-疾病相互作用），这能帮助临床医生决定是否对某位患者使用某种药物。但是，在大部分情况下，警告性的担忧是相对的，不是绝对的，必须依靠临床判断而不是死守教条。

药动学和药效学概述

药动学这一术语是指一定时间内机体各组织对药物浓度的影响（即肝的代谢、吸收、排泄的结果等）。

药效学这一术语是指特定的药物浓度下［在血浆和（或）组织中］，药物对机体的作用（及药物相互作用）。

- 70～79 岁老年人发生不良反应的概率是 20～29 岁人群的 7 倍

- 1/6 超过 70 岁的住院患者是因药物不良反应住院的（其他人群的这一比例为 1/35）
- 尽管一些潜在因素会改变药物耐受性，但许多患者对药物的耐受仍非常好

基本的药动学资料并非总是易于使用。通常代谢途径的某个环节会被其他环节代偿或影响。而且，母体化合物与其代谢产物之间的相互作用对于用药的总的效果和副作用特征常常起到关键的作用。因此，这些相互作用的变化可能使临床医生迷惑。实用性的策略是谨慎用药，且用药基于目前所得到的关于老年人中药物有效性、主要药物相互作用和副作用的最好的证据，密切监测出现的副作用。如果出现问题，检查药物代谢途径、药物相互作用、代谢产物对原药的影响、机体问题的相互影响（例如脏器血流灌注量减少）、终末器官的易感性（例如痴呆）等是有帮助的。

每种药物的药动学资料包含在其适当的部分。为方便读者，这些资料通常在每类药物的概述介绍中以比较的形式列表展现。

药动学效应有重要的临床相关性，尽管仅从原始数据中较难获得精确的研究意义。例如肝代谢途径只能部分解释药物如何从体内清除。

年龄相关的因素

大约 40 岁时，与年龄相关的各器官与系统在药物代谢方面的改变开始加快，这会导致：①药物分布与对药物响应的变异逐渐加大；②药物清除率逐渐降低；③体内平衡储备受损。某些受体位点的数目随年龄减少（例如多巴胺受体和乙酰胆碱受体），因此增加了对药物作用的敏感性。体内平衡机制减弱导致副作用增加，包括姿势控制、直立性循环反应、体温调节、内脏肌肉功能、喉反射、缺氧反应和认知功能方面。

药物代谢与清除能力的下降与年龄变化并不一致。老年人用药变异很大，难以预见；一些老年人像年轻人一样可以有效地清除药物，而另一些老年人药物清除能力明显下降。尽管副作用可能更明

显，但许多老年患者仍然需要普通成人的足够剂量才能达到治疗效果。

基础药理学术语定义和影响药动学的年龄相关改变分别见表 I.2 和表 I.3。

表 I.2　基础药理学术语定义

药动学参数	临床相关性
清除率	指药物从体内总体消除的速率；单位时间内清除药物的血容量。该参数取决于内在的生理功能，如肝代谢（生物转化）和肾功能。清除率下降导致半衰期延长和长期服药情况下的药物蓄积
分布容积 (V_d)	药物在整个机体内分布的范围；反映了机体体积、脂溶性，瘦体重相对于脂肪体重的比例，以及药物的化学特性（如溶解性和蛋白结合率）
峰时间 (t_{max})	指药物达到最大血浆浓度的时间。t_{max} 越短，急性效应出现得越快。快速的 t_{max} 及高的血浆峰浓度与副作用有关（例如 HCAs 引起的心律失常、安非他酮引起的癫痫发作）。对敏感个体（例如心脏病患者、体弱的老年人）可通过分次服药降低风险
活性代谢物	具有药理学活性特征的药物代谢物，可能有治疗活性，也可能有毒性。代谢物的活性在半衰期、有效性、致副作用及药物相互作用上可能与原药相当不同（例如安非他酮的代谢物 HB、文拉法辛的代谢物 ODV）
线性与非线性药动学	线性：剂量变化与血药浓度的增加或减少成比例。 非线性：剂量变化与血药浓度的变化不成比例，通常和介导药物生物转化/清除的机制饱和有关 相关性：非线性药物剂量滴定可能困难，可预测性差。
半衰期 ($t_{1/2}$)	指50%的药物从体内清除所需要的时间。它是一个引申值（因变量），取决于分布容积（直接关系）和清除率（反向关系）之间的关系。数学公式是：$0.639 \times V_d/$清除率 半衰期决定了给药的频率。几个小时的短半衰期通常意味着为保持治疗浓度必须每天给药超过一次，这对安排复杂药物治疗有困难的老年人不利 长半衰期意味着药物/代谢物可能蓄积，有延迟的副作用和增加副作用的可能性（例如地西泮或氟西汀）；长半衰期减少了顺应性不良的影响

药动学参数	临床相关性
平均稳态血药浓度（C_{ss}）	指重复给药后药物排泄量与进入血浆量平衡时达到的浓度。在特定的给药速度下，如果清除率减小则 C_{ss} 增大；通常重复用药 5~6 个半衰期后达到 C_{ss}。由于老年人对某些药物的代谢缓慢，因此老年人达到稳态血药浓度的时间明显延迟
	例如：对于一种半衰期为 48 h 的抗抑郁药来说，年龄相关半衰期延长 100% 意味着达到稳态的时间从 9 天增加到 18 天。例如：氟西汀可能几周也未达到稳态
CYP450 代谢途径	由负责药物代谢的若干肝药酶组成。一种特定药物（主要药物）可能诱导或抑制这些酶，从而通过改变酶代谢目标药物的能力诱导或抑制其他合用药物（目标药物）的代谢。结果：目标药物（代谢物）的血药浓度增加（降低），导致疗效和副作用的增加（减少）

表 I.3 影响药动学的年龄相关改变

器官系统	变化	药动学方面的考虑
胃肠道	减少 ● 肠道及内脏血流 ● 胃酸分泌（pH 增加） ● 胃蠕动 ● 吸收表面	● 脂溶性化学物质如维生素和矿物质的吸收率下降，生物利用度也可能下降 √ 对脂溶性药物的影响较小 √ 水溶性物质不受年龄影响 ● 胃 pH 值升高增加碱性药物的吸收（如抗抑郁药），减少酸性药物的吸收
循环系统	● 血浆清蛋白的合成与浓度降低 ● α_1 酸性糖蛋白增加	● 增加或降低血浆游离药物浓度
肾	● 肾功能随着年龄的增加以每年 1%~1.9% 的比率进行性下降 ● 肾小球滤过率（20~90 岁间大约下降 35%）和肾血流减少 ● 肾小球减少	● 肾清除率下降，血药浓度增加；当经肾清除的代谢物具有精神活性时尤为重要（如苯二氮䓬类、锂盐） ● 肌酐清除率下降 √ 血清肌酐可能并非是测定肌酐清除率的可靠依据（如随体重下降而降低）

器官系统	变化	药动学方面的考虑
		√ 用公式计算肌酐清除率是更好的测定方法： 肌酐清除率＝（140－年龄）×体重/（72×血浆肌酐）
肝	两条代谢途径 ● Ⅰ相：氧化［包括 P450 酶、细胞色素 b5、还原型烟酰胺腺嘌呤二核苷酸磷酸（NADPH）-细胞色素 C 还原酶］——药物氧化代谢的活性/数量随年龄下降（特别是超过 70 岁） 　√ CYP3A4 和 CYP1A2（可能）随年龄下降 　√ CYP2D6 无变化 ● Ⅱ相：结合与乙酰化——不受年龄影响 ● 肝血流量减少	● 药物肝清除率下降导致血药浓度增加 　√ 存在相当大的个体差异
肌肉和体液	● 瘦体重下降（下降 7%） ● 脂肪组织增加（女性增加 12%，男性增加 18%），特别是体弱及高龄老人（超过 85 岁） ● 体液减少 8%	● 脂溶性药物的分布容积增加导致清除减慢（如某些抗抑郁药） ● 药物在体液分布的浓度增加（如锂盐）

摘自 DeVane 和 Pollock。

药动学可能因以下因素而改变

● 生活习惯（例如饮食、饮酒、吸烟）

● 联合用药

● 肝药酶的遗传多态性

● 疾病

尽管单一的年龄因素并非降低药物剂量的指征，但老年人通常需要较低的用药剂量。对年龄在 70 岁以上的患者，降低初始剂量尤为重要。

药物的药动学线性特性各不相同。非线性药动学特点可能使 CYP 酶的抑制作用增加，增加发生有害的药物相互作用的机会。

非线性药动学可能在以下患者中出现：①特殊的肝同工酶的遗传缺陷者；②服用抑制相关同工酶的药物者；③合并可减少药物清除率的躯体疾病（通常为肝、肾疾病）者。

在没有胃肠道疾病的情况下，药物吸收不仅受年龄影响，也因老年人经常服用的药物如抗酸药、纤维补充剂、抗胆碱能药而改变（延缓）。肌内注射或静脉注射给药避开胃肠道吸收，使得吸收更快。年龄本身对药物吸收和代谢的作用最小。

药物的分布受以下因素影响

- 组织血流量
- 血浆蛋白结合率
- 瘦体重/脂肪体重（脂肪体积随着年龄增长而增加）
- 体液总量（随着年龄增长而减少）
- 细胞外容积
- 性别（即女性/男性的身体脂肪比从 20 岁时的 33%/18% 增加到 70 岁以上时的 48%/36%）

药物分布改变产生的临床作用包括脂溶性药物在脂肪组织的蓄积、药物作用和血浆半衰期的延长以及副作用的增加。

血浆药物浓度可能并不是体内药理学活性的可靠指标。最近的证据表明某些药物在血浆浓度下降后的很长时间内仍保持中枢活性（如锂盐）。

按照一般原则，药物清除率随年龄的增加而下降。肾清除率随着年龄增长存在可预知的下降，而肝清除率并不像肾清除率那样可以预测。肝清除率取决于 3 个因素：

- 肝血流量（难以检测）
- Ⅰ相代谢（细胞色素 P450 和其他酶）

√ 包括去甲基化、环羟基化和硫氧化作用

√ 可能产生活性或毒性代谢物

√ 受年龄、性别、遗传因素的强烈影响

√ 去甲基化效率随年龄的增长而降低；可能影响某些药物的代谢（如氯氮平）

√ CYP3A 酶活性随年龄下降，可能延长 I 相代谢

● II 相代谢（葡糖醛酸化和结合）

√ 代谢物通常无活性，经肾排泄

√ 尚不清楚葡糖醛酸化是否受年龄影响

清除率受以下因素影响

● 躯体疾病（例如甲状腺功能减退延缓某些药物的肝代谢）
● 联合用药
● 吸烟
● 饮酒
● 营养状况

某些药物的老年患者的清除率数据通常来自于年轻个体研究结果的外推，因此数据并不完全可靠。尽管一些迹象表明，某些药物的清除率在健康老年人中可能并不下降（如氟西汀），但临床仍需谨慎，因为许多老年患者对药物清除率下降及继发的药物蓄积的敏感性增加。

蛋白结合率

● 老年人清蛋白浓度降低，而 α_1 酸性糖蛋白的浓度增加
● α_1 酸性糖蛋白与氯丙嗪、地昔帕明和氟哌啶醇及其他一些药物结合

药物与蛋白结合的部分和游离部分（推测其具有临床活性）之间的临床相关性目前尚不明确。从总体上来说，蛋白结合的改变似乎对药效影响不大。蛋白结合率下降会减小某些患者血浆中某些药物可测得的浓度范围。老年人许多药物的蛋白结合率都下降。

递质的神经传递生理学概述

为帮助读者理解精神药物的使用，了解药效学和药动学的基本定义和原则非常重要。以下是介绍概念的基本概述，必要时与老年人相联系。

突触前活性

● 递质由氨基酸合成，储存在突触前神经末梢的囊泡里
● 神经信号激活递质的释放
  √ 递质释放进入突触间隙，释放受以下因素控制
    □ 细胞外钙离子进入突触前神经末梢
    □ 突触内递质的数量
    □ 突触前神经末梢递质的活性（即自身受体）
    □ 调节递质进一步释放的反馈系统（递质通过作用于突触前自身受体而抑制自身的释放，类似恒温器的作用）

突触后活性

● 突触后神经元包含嵌入球形神经末梢的蛋白质分子
  √ 每个蛋白质分子都是一个受体，与一种递质结合
    □ 结合过程也受其他神经递质的影响（即肽类或神经调质、激素和前列腺素）
    □ 注意：受体既可位于突触前膜，也可位于突触后膜
  √ 单个神经递质可有多个受体位点，每种结合都有特定的功能
    □ 受体的功能可发生变化，这取决于神经递质的可利用性
    □ 如果神经递质缺乏，受体位点的数目可增加（上调）或减少（下调）
  √ 精神药物可继发引起受体上调或下调，取决于药物对神经递质浓度的影响

√ 突触后传递可简单或复杂
　　□ 简单的直接传递途径有 GABA、ACh 以及一些 5-HT 和多巴胺能通路
　　□ 复杂的传递途径包括所有去甲肾上腺素和某些 5-HT、多巴胺能通路
√ 神经传递步骤
　　□ 突触前神经递质（第一信使）释放后结合于突触后的受体位点
　　□ 在复杂传递中，受体蛋白刺激或抑制进一步的突触活动
　　□ 如果是刺激作用，受体蛋白激活一种可以产生第二信使分子〔例如腺苷酸环化酶使 ATP 转化为第二信使 cAMP；其他第二信使有三磷酸肌醇（IP_3）和甘油二酯（DAG，由磷脂酶 C 转化而来）〕的酶
　　□ 第二信使通过激活另一种酶即蛋白激酶对信号进行放大，然后完成神经元的特定功能并继续传递
√ 突触结合完成后，神经递质被突触前神经末梢摄取（重摄取），一小部分神经递质在此被代谢；剩余未进入突触前神经末梢的神经递质被代谢并从下一步突触活动中被移除
√ ACh 和 GABA 被突触或突触后神经末梢的酶代谢
递质及其作用范围见表 I.4。

表 I.4　递质及其作用范围

递质	作用范围
多巴胺	● 肌肉运动 ● 精神病 ● 心境
去甲肾上腺素	● 心境 ● 唤起 ● 记忆

17

递质	作用范围
5-羟色胺（5-HT）	● 心境 ● 焦虑
乙酰胆碱（ACh）	● 肌肉协调 ● 快速眼动睡眠 ● 心境 ● 记忆

γ-氨基丁酸（GABA）	● 广泛分布
	  √ 抑制性神经递质
	  √ 可能联接神经元
	  √ 与焦虑有关

谷氨酸	● 兴奋性氨基酸

细胞色素 P450 同工酶

细胞色素 P450 同工酶系统（CYP450）由一系列代谢精神药物和其他药物的酶或同工酶组成。这些酶位于内质网上，主要在肝表达。与药物代谢有关的酶属于 CYP 家族 1～4 类。这些酶将药物代谢成更具极性的产物，然后从尿中排泄。

药物代谢的种族差异见表 I.5。

表 I.5　药物代谢的种族差异

酶	不同种族的慢代谢者百分数（%）
CYP2D6	白种人：3～10 亚洲人/非裔美国人：0～2
CYP2C19	白种人/非裔美国人：3～5 亚洲人：18～23
CYP1A2	白种人，非裔美国人，亚洲人：12～13

根据 CYP2D6 和 CYP2C19 的基因亚型将正常人群分为快代谢型（extensive metabolizers，EM）和慢代谢型（poor metabolizers，PM，常染色体隐性遗传特性）两种表型；表型预测准确率为 90%～95%。

● PM 个体表现
   √ 药物血浆峰浓度高
   √ 血浆半衰期长
   √ 总排泄率和代谢排泄率低

有一种超快速代谢亚型已被鉴定（CYP2D6 基因扩增）出来。PM 个体需要更低的药物剂量来治疗，而 EM 和超快速代谢亚型者需要更高的剂量。

因遗传多态性产生的酶的功能可能正常、异常或无活性，这些多态性导致药物代谢有种族差异。但是，尽管种族间差异已得到论证，却几乎没有老年人方面的研究。遗传变异性只是导致老年人药物代谢个体差异大的一个重要因素。

药物不仅由这些酶代谢，它们也通过其他途径与这些酶产生相互作用，可能加强或抑制这些酶代谢其他药物的活性。一种药物被某个同工酶降解，它可能成为由此同工酶代谢的另一种药物的竞争性抑制剂。

CYP450 的抑制作用

抑制 CYP450 酶的活性将导致受抑制的药物或通常由此酶代谢的合用药物蓄积。这会产生副作用或可能增加合用药物的作用。

● 例如：SSRIs 与低剂量的 HCA 合用有治疗作用，但是与高剂量的 HCA 合用则会导致中毒

应当注意，某种酶的药物代谢资料可能不够准确，因为这种药物可能是很多酶的底物，或不同药物剂量对酶的作用不同。

● 例如：氯米帕明是 7 种 CYP 酶的底物。舍曲林剂量为 50 mg 时与三环类抗抑郁药有微弱的相互作用，但在高治疗剂量时对代谢的影响较大

另外，药物相互作用在个体之间存在显著的变异性。例如，地昔帕明与帕罗西汀、舍曲林或氟西汀合用时，地昔帕明的血药浓度增加 30%～1000%。一些同工酶（如 CYP1A2 和 CYP3A4）

可被外源性因素如吸烟和巴比妥类药物诱导（即活性增加）。临床医生必须注意这些相互作用，谨慎处理，意识到在这方面制订精确的治疗指南很困难。因此，再次强调，老年人用药需从低剂量开始，缓慢加量，联合用药时进行审慎的监测。

特殊同工酶的作用

CYP2D6

该酶只占全部 P450 酶的 1.5%，但却担负了 25% 的药物代谢，包括许多抗抑郁药（帕罗西汀、地昔帕明、丙米嗪、阿米替林、氯米帕明、去甲替林和文拉法辛）和抗精神病药（奋乃静、氟奋乃静、硫利达嗪、氯氮平和利培酮）的羟基化。健康老年人的资料显示 CYP2D6 酶的活性并未随年龄的增长而发生明显的下降。然而，CYP2D6 酶对奎尼丁和某些 SSRIs（特别是帕罗西汀）的抑制作用非常敏感。

CYP2C19

该酶的活性显示年龄相关性的下降。例如：西酞普兰和氯米帕明在老年人中的代谢更加缓慢。

CYP3A4

该酶占肝 P450 酶总数的 30%。其与 CYP2D6 一起，担负目前 80% 药物的代谢。
- 存在年龄相关性的活性下降
- 此酶对年轻女性的作用比男性和绝经后女性更强
- 在某些方面而不是所有方面有临床作用的相关性
  - √ 例如：奈法唑酮在老年女性比在老年男性和年轻受试者中的浓度高 50%
- 在肠黏膜和肝中均存在

CYP1A

- 活性可能随着年龄增长而下降
- 去甲基化丙米嗪，代谢咖啡因、茶碱，可能代谢普萘洛尔、氯米帕明、阿米替林
- 吸烟可诱导其活性
- 可被帕罗西汀抑制（较弱）

药效学和药动学的临床相关性

当联合用药（增效治疗）时，要阐明临床相关性，这可能涉及药物相互作用或药物-疾病相互作用（例如帕金森病与典型抗精神病药）。与联合用药（增效治疗）有关的因素包括：

- 一种药物的血清浓度降低，使总体治疗效果变差
- 其他化合物诱导一种化合物使其浓度增加时，会增加其活性或超过发生副作用的阈值（例如氟西汀增加地昔帕明的浓度）
- 药物能促进或阻碍另一种药物的药效学作用（例如一种SSRI与利培酮或氯氮平合用时，抗精神病药拮抗 5-HT$_2$ 受体，因此可能抑制 SSRI 的活性；目前这个情况仍然是理论上的，而没有实际的临床意义）
- 药理学活性的附加效应（例如抗胆碱能或镇静副作用）

在临床上，生物利用度随着年龄发生变化更多是理论上的而不是实际上的。这些变化导致包括大多数精神药物在内的脂溶性药物的分布容积增加。由于半衰期与分布容积呈正比，因此半衰期也随之增加。临床医生因此必须预料到需要减少老年人的用药剂量。另外，一些药物停药后仍在体内保持较长时间。

- 尤其对于吩噻嗪类药物
- 劳拉西泮（一种短效的苯二氮䓬类药物）在停药 6 周后仍能在一些老年人体内被检测到

此外，肾的效率随着年龄增长而下降；这种下降对部分或全部由肾清除的药物尤其有意义（例如锂盐、加巴喷丁）。

1. 抗 抑 郁 药

概　述

　　本章首先简单介绍老年人使用抗抑郁药的主要适应证，包括情感障碍、焦虑障碍、疼痛与行为紊乱（例如伴发痴呆），然后是药物治疗的一般性描述，包括用药选择的决定因素和药物选择的一般性比较。对疾病的急性期、持续期、维持期抗抑郁药的使用提供了具体的指南，并描述了复发的预后因素。本章还描述了难治性病例的确定与处理策略，包括替代治疗、合并治疗及增效治疗。本章包括老年人治疗的决策路线模型，对副作用及其处理措施进行了全面的描述，对药物相互作用和代谢途径进行了详细讨论。

　　抗抑郁药的分类和常用剂量见表1.1。

表 1.1　抗抑郁药的分类和常用剂量

药物名称	常用起始剂量（mg/d）（体弱老人的最低剂量）	常用维持剂量（mg/d）（最大剂量）
选择性 5-HT 重摄取抑制剂（SSRIs）		
西酞普兰（喜普妙）（有液体剂型）	10～20（3）	20～30（40）
艾司西酞普兰（来士普）	10 mg	10 mg（20）
氟西汀（百优解）（有液体剂型）	10 mg（5）	20（50）
氟伏沙明（兰释）（在美国的适应证仅有强迫性障碍，无抑郁）	25～50	50～150（300）

22

药物名称	常用起始剂量（mg/d）（体弱老人的最低剂量）	常用维持剂量（mg/d）（最大剂量）
帕罗西汀（Paxil）（有液体剂型）	10～20（5）	20～30（40）
帕罗西汀控释制剂	12.5	25～37.5（50）
舍曲林（左洛复）（有液体剂型）	25～50（12.5）	50～100（200）

杂环类抗抑郁药

仲胺类

阿莫沙平（氯氧平）（不推荐常规使用）	25	75
地昔帕明（Norpramin）	10～40	50～100（100～150）
马普替林（路滴美）（不推荐常规使用）	25	50～75
去甲替林（多虑平，Pamelor）	10～30	40～100（150）
普罗替林（Vivactil）（不推荐常规使用）	5	10～20

叔胺类

阿米替林（Elavil）（不推荐常规使用；有肌内注射剂型）	10	50～200
氯米帕明（安拿芬尼）	10～25	75～150
多塞平（Sinequan）（不推荐常规使用；局部给药治疗瘙痒症）	10	50～200
丙米嗪（Tofranil）（不推荐常规使用，有肌内注射剂型）	10	50～200
曲米帕明（Surmontil）（不推荐常规使用）	25	25～75

药物名称	常用起始剂量（mg/d）（体弱老人的最低剂量）	常用维持剂量（mg/d）（最大剂量）
单胺氧化酶抑制剂（MAOIs）		
不可逆性		
苯乙肼（Nardil）	15	30～45（75）
反苯环丙胺（Parnate）	10	20～30
可逆性 MAO-A 抑制剂（RIMA）		
吗氯贝胺（美国尚无）	150	300～450（600）
非典型去甲肾上腺素和多巴胺重摄取抑制剂		
安非他酮（Wellbutrin）	37.5～75	75～300（300）
安非他酮缓释制剂	100	150～300（400）
去甲肾上腺素能和特异性 5-HT 能抗抑郁药		
米氮平（瑞美隆，瑞美隆可溶性片剂）	7.5～15	15～45（45）
5-HT 和去甲肾上腺素重摄取抑制剂（SNRI）		
文拉法辛（郁复伸）	25～75（缓释制剂最小剂量为 37.5）	37.5～200（300）
文拉法辛缓释制剂		
5-HT 重摄取抑制剂和 5-HT$_2$ 受体阻断药		
奈法唑酮（Serzone）（加拿大停用）	50～100	50～400（500）
曲唑酮（曲拉唑酮）（一般不推荐作为抗抑郁药使用，但有一些有限的应用）	25～50	50～600（罕见 600）

老年抑郁症

- 老年抑郁症的治疗是复杂的，包括一系列生物心理社会干预
- 有效的治疗主要取决于准确的诊断，因为不同类型的抑郁的治疗策略不同

抑郁的标准化分类

- 重性抑郁障碍
  - √ 单次发作和反复发作
- 心境恶劣障碍
- 适应障碍伴抑郁心境
- 精神性抑郁
- 双相I型障碍
  - √ 单次或多次躁狂或混合发作，通常伴有重性抑郁发作
- 双相II型障碍
  - √ 单次或多次重性抑郁发作，伴有至少一次轻躁狂发作
- 环性情感障碍
  - √ 不同时期表现为抑郁或轻躁狂心境
- 情感障碍（可能为抑郁或躁狂）是由于
  - √ 躯体疾病
  - √ 药物使用
- 不特定的抑郁
  - √ 包括轻度抑郁

抑郁严重程度各异，包括忧郁症或伴精神病性症状。共病状态可能影响抑郁的表现。这些共病状态包括人格障碍或创伤后应激障碍。

重性抑郁的症状见表1.2。

表1.2 重性抑郁的症状

---

1. 几乎每天的大部分时间存在抑郁心境
2. 几乎每天的大部分时间对所有或几乎所有的活动的兴趣或愉快感明显下降
3. 几乎每天都有明显的体重下降或增加，或食欲缺乏或增加
4. 几乎每天失眠或睡眠过度
5. 几乎每天存在精神运动性激越或迟滞
6. 几乎每天感到疲乏或精力下降
7. 几乎每天都有无价值感，或过度或不恰当的内疚

---

8. 几乎每天都存在思考或集中注意力的能力下降，或犹豫不决
   √ 犹豫不决可能类似强迫性障碍的行为，造成明显的功能下降
9. 反复出现死亡的想法，或自杀的观念或企图

注：重性抑郁定义为存在症状 1 和 2 中的任意一条或两条均有，加上症状 3～9 中的共 5 条或 5 条以上，至少持续 2 周。

轻度抑郁的定义与重性的一样，但包括较少的症状（2 条），损害较轻。

老年抑郁症的特征

老年抑郁症是一种多维度的障碍，影响以下方面

- 心境
- 健康
- 躯体功能
- 社会功能
- 认知功能

它是老年人的一种常见障碍，通常具有持续性和复发性。不同环境中的发生率差异很大，存在不同的共病状态。

- 由于研究方法不同，发生率显示出很大的差异（表 1.3）

老年抑郁导致严重的功能损害，发生率高于或等于肺部疾病、关节炎、高血压或糖尿病。这些功能损害与以下问题的发生率增加有关

- 自杀
  - √ 自杀率是一般人群的 2 倍左右
  - √ 超过 80 岁的白人男性自杀风险最高
  - √ 最常见于抑郁，通常发生于重性抑郁的首次发作
  - √ 3/4 实施自杀者在自杀前一个月内就诊于初级保健医生
- 死亡率和发病率
  - √ 最新数据显示只有重性抑郁才导致死亡率增加，通常是

由于心血管疾病

　　√ 其他数据显示超额死亡率是对照人群的 1.6～2.5 倍

　　　　□ 男性为 3 倍

　　　　□ 女性为 2 倍

　　√ 疗养院居住者死亡的可能性增加 59%

　　√ 是缺血性心脏病和心肌梗死后心脏病死亡率增加的独立
　　　危险因素

- 认知损害

　　√ 可能显著，有时难以与痴呆鉴别

　　　　□ 抑郁性痴呆综合征（过去称为假性痴呆）通常是抑郁
　　　　　和痴呆共存的结果

　　　　□ 纯粹的假性痴呆并不常见

　　　　□ 抑郁伴发的显著的认知损害通常随着抑郁的治疗而改
　　　　　善，但通常不能完全恢复

　　　　□ 新近数据显示，经 4 年随访，持续的抑郁症状是后期
　　　　　认知下降的标志

　　　　□ 发作性抑郁与认知下降无关

- 门诊卫生服务、实验室检查和影像学检查的利用率增加

表 1.3　各种环境与疾病中的抑郁发生率

环境/疾病	抑郁发生率（不同研究报告的百分比）（%）	评述
普通社区	● 抑郁症状为 10～15；重性抑郁为 1.4～5	● 抑郁症状的保守性比率，某些研究中比率更高（高达 30%）
老年中心	● ＞33	● 志愿者群体
初级保健机构	● 17～37	● 重性抑郁为 10%（但只有 1% 接受专科保健）
疗养院	● 20～40	● 非认知损害者的比率；大部分是轻性抑郁，但 10%～20% 符合目前重性抑郁发作的标准

环境/疾病	抑郁发生率（不同研究报告的百分比）（%）	评述
住院的老年人	● 5～13	● 重性抑郁；还有 25% 有不太严重但有临床意义的抑郁综合征
心血管疾病患者	● 25	
脑卒中后患者	● 25～50	● 两种类型抑郁：重性抑郁可能与左侧前部缺血性损害有关；轻性抑郁可能与右半球后部病变有关。抑郁严重时认知损害可能明显。治疗抑郁通常能改善认知，这种认知损害似乎与情感障碍而不是脑卒中本身有关
帕金森病患者	● 43	● 在 25%～70% 范围内
冠心病患者	● 15～25	
心肌梗死后患者	● 重性抑郁为 20～30；轻性抑郁为 25	● 死亡率增加 4～6 倍
痴呆患者	● 重性抑郁为 17～31；抑郁症状为 50	
阿尔茨海默病患者	● 重性抑郁为 15；不严重的抑郁症状为 30～40	● 通常难以明确诊断；抑郁诊断正确时，抗抑郁药治疗（SSRIs，文拉法辛，安非他酮，奈法唑酮，米氮平）能有效减少抑郁症状，增加简易智力状态检查得分，但无抑郁或诊断错误时则无效。鉴别诊断可能困难，需要试验性治疗。体重下降通常与残疾和死亡率增加有关，是其预测因子
癌症患者	● 20～25	
糖尿病患者	● 15～20	● 与血糖控制受损有关
关节炎患者		● 抑郁风险增加 40%～50%
高血压患者		● 抑郁风险增加 3 倍；脑卒中、心肌梗死和死亡率随着抑郁的严重度而增加

抑郁的评估

- 精神病史与精神检查
- 使用标准化量表（例如简易智力状态检查、汉密顿抑郁量表、康奈尔抑郁量表、老年抑郁量表、蒙哥马利抑郁评定量表）

抑郁的评估列表见表 1.4。

表 1.4 抑郁评估列表

评估内容	评述
全面的精神病史	利用现有的适当的确定性资源，确定此时评估的原因；检查认知功能、躯体先占观念与担忧、心理因素、病前人格、心境状态、现实检验和精神病
焦虑评估	老年抑郁症的常见共病特征
自杀或暴力风险	有时需要以有技巧的询问来引出真实的意图，尤其是当文化导致的羞耻感使患者掩饰自杀时
认知功能检查	如果发现定向障碍、记忆力缺陷、淡漠、注意力集中损害、存在工作受损或复杂日常任务（例如驾驶、银行业务）中高级功能下降的证据、个人自理紊乱或环境混乱，要进行全面的痴呆筛查；如果这些损害发生在抑郁症状之前，尤其需要筛查
日常生活活动/工具性日常生活活动评估	日常生活活动和工具性日常生活活动
既往精神病史	既往抑郁发作可能出现在很多年前；双相病史
社会史	包括评估对新角色的适应、丧失、冲突、滥用社会支持
躯体疾病史	根据表现评估躯体问题（例如脑血管疾病、代谢问题）；尤其注意可逆性痴呆的可能原因
躯体和神经系统检查	如果怀疑有躯体或神经系统疾病，转诊至专科

评估内容	评述
实验室筛查	全血细胞计数 尿液分析 血浆药物浓度 化学检查 ● 钙/镁/磷酸/钠/钾离子 ● 空腹血糖 ● 维生素 B_{12}、叶酸 ● 铁 梅毒血清学检查、HIV 肾功能 肝功能 甲状腺功能
目前和既往物质滥用筛查	包括酒精、苯二氮䓬类、巴比妥类和阿片类
联合用药	评估药物致抑郁的特征，或与抗抑郁药或其他合并治疗相互作用的可能性；最近停用的药物；非处方药
神经影像	如果抑郁与局灶性神经系统体征或可能与神经性基础的其他非典型表现（例如淡漠）有关，考虑进行 CT（增强或非增强）、MRI、SPECT 检查

老年抑郁症的诊断

由于症状表现和其他因素的差异，对老年人的准确诊断有时变得复杂。

- 在很多情况下都存在漏诊（2/3～3/4 的情况），例如门诊患者、入住机构的患者，特别是有躯体疾病的住院患者
- 在做出诊断时，药物治疗方案通常未制订或不充分或不恰当
- 漏诊导致
  - √ 增加社会功能障碍
  - √ 存在自杀的风险
  - √ 增加对医疗服务的使用

√ 多种药物合用

√ 存在收容住院的风险

年龄特异性抑郁特征见表 1.5。

表 1.5　年龄特异性抑郁特征

特征	评述
躯体共病	通常相关
自主神经症状	增加，特别是食欲缺乏和体重下降；可能威胁生命
忧郁症和沉思	发生率增加
观念性症状	少见；自杀观念和内疚可能少见
认知紊乱	更常见；症状和病史报告的准确性有限；混淆的临床现象
社会退缩	增加
主观的烦躁不安	对抑郁觉知的表达不充分
躯体担忧	先占观念增加，慢性疼痛可能加重抑郁
疲劳；缺乏动力和兴趣	比普通成年患者明显
少报告的精神症状	老年人（和照料者）错误地认为这是衰老的正常表现
隐匿性抑郁	由于躯体/神经系统共病；有时只有在成功的抗抑郁药试验性治疗后才能证实诊断
家族史	与成年起病的抑郁比例类似，但在晚发抑郁中家族型比例降低
继发性抑郁	老年人更常服用导致抑郁的药物
药物顺应性	顺应性不良增加

有时一些症状据说更多见于老年人，尽管未必得到更多的最新研究的支持，这些症状包括

● 紧张感和易激惹性增加

● 躯体性主诉占据主导地位

● 关于死亡的想法增加

● 精力和兴趣丧失

- 妄想性（偏执）思维
- 自主神经特征

年龄和与躯体共病相关的生理变化导致老年抑郁症的躯体特征不具有可靠的诊断标准。更可靠的指标主要依靠认知-情感症状：悲伤/沮丧/抑郁的心境，自杀的观念，对活动的兴趣的突然减少，无望及无价值感，回避社会交往，精神运动性激越/迟滞，决策或始动困难。

重性抑郁

重性抑郁的特征包括

- 症状表现
  - √ 超过抑郁诊断所需的症状
    - □ 忧郁症，精神病性抑郁，或伴发的其他危险因素（例如躯体疾病、焦虑）导致治疗无效的抑郁
  - √ 老年人新发的焦虑障碍通常与抑郁共病
    - □ 通常焦虑性抑郁可能不容易对治疗产生反应
- 社交与功能参数损害
- 对治疗的反应
  - √ 短时间内不佳
  - √ 随着疗程的延长和剂量的增加（普通成人数据）及合并心理治疗，效果得到改善
- 对药物治疗的反应
  - √ 临床经验和现有数据显示抗抑郁药对重性抑郁患者有效且他们能够耐受，尽管重性抑郁患者
    - □ 对副作用更敏感
    - □ 需要更为缓慢的剂量滴定（dose titration）
  - √ SSRIs 对重性抑郁的疗效可能比 HCAs 或 5-HT 和去甲肾上腺素重摄取抑制剂（serotonin and noradrenaline re-uptake inhibitors，SNRIs）差（普通成人数据）

☐ 老年人比较研究的结果不一

☐ 由于较安全的副作用/超剂量/毒性数据，SSRIs 的风险/获益优于叔胺类 HCAs 和 MAOIs

√ 双相障碍对 HCAs 的反应可能比单相抑郁差

√ 总体上，对重性抑郁的老年人，SSRIs 是抗抑郁药治疗的一个良好起点，有一些附加说明

☐ 文拉法辛或米氮平比 SSRIs 有某些潜在的优势，副作用少于三环类抗抑郁药（tricyclic antidepressant, TCAs）和 MAOIs（新近普通成人数据）

☐ 安非他酮对忧郁型抑郁可能比 SSRIs 更有效，副作用方面的数据更有利（普通成人数据）

☐ 在减少老年人抑郁症状方面，有时 HCAs 比 SSRIs 有一定的优势，但结论尚不一致

☐ 一些新近研究显示 SSRIs 与仲胺类 HCAs 抗抑郁疗效相当，SSRIs 的耐受性更好

√ 头对头研究显示对某些亚群，一种药物比另一种药物的效果更好

☐ 对于缓解重性抑郁，去甲替林比西酞普兰更有效

☐ SSRIs 可能对痴呆合并抑郁患者的疗效低于单纯抑郁者

在极老患者中

√ 抗抑郁药的使用、有效性和副作用方面的资料尤其缺乏，特别是对于伴有躯体疾病和认知损害的重性抑郁

√ 药物选择的基础是就事论事，考虑到患者和药物的特点

√ 由于治疗顺应性差和治疗抵抗，药物治疗对社区老年人的疗效更加有限

√ 社会服务和家庭护理可能改善结局

晚发抑郁

● 可能是后期痴呆发病的标志

33

√ 与轻度认知缺陷有关

√ 脑卒中后发病率高

● 晚发抑郁与核磁显示皮质下白质高密度发生率增加有关

● 治疗有效

● 血管病变提示存在血管性抑郁亚型的可能性

抑郁合并痴呆

● 痴呆患者中抑郁的患病率随痴呆严重程度的增加而降低

√ 这种模式可能与胆碱能功能下降有关

● 抗抑郁药疗效

√ 对重性抑郁合并痴呆（阿尔茨海默病或血管性痴呆）的疗效明显下降，特别是在极老的患者中

√ 有疗效者的总体改善不如非中枢神经系统疾病相关的抑郁

● 所有类型的抗抑郁药都可能对伴发痴呆的抑郁有效，尽管还缺乏这方面的数据

√ 从全部资料来看，SSRIs 更有优势

√ 部分研究显示舍曲林和西酞普兰可能存在某些优势

√ 适中剂量的氟西汀和帕罗西汀显示出阳性结果

● 副作用常常是治疗的限制性因素，特别是对于 HCAs

√ 近期数据证实，心血管副作用始终是使用 HCAs（包括仲胺类）的主要顾虑，并将其归入三线治疗

√ 对这一人群以下副作用尤为棘手

□ 认知效率下降

□ 直立性低血压

□ 白天镇静

□ 跌倒

√ 如果谨慎使用，大多数情况下许多患者都能很好地耐受仲胺类 HCAs，特别是去甲替林

抑郁性痴呆综合征（假性痴呆）

- 抑郁伴有认知症状常常预示真正的痴呆
  - √ 如果存在显著的认知损害，发生完全的可逆的抑郁性痴呆综合征（假性痴呆）的可能性很小
  - √ 发作性抑郁比持续性抑郁症状较少预示痴呆的可能性
- 常常表现为迟滞和精神病性抑郁综合征

异常的悲伤反应

- 10%～20%的丧偶者在丧偶后第一年患抑郁
- 治疗
  - √ 仅进行心理社会干预
  - √ 合并药物和心理社会干预（特别是对于重性抑郁）
  - √ 去甲替林改善居丧相关的抑郁症状和日常生活活动紊乱（平均剂量约 50 mg/d）
  - √ 开始的治疗成功后复发或复燃的风险仍很高
- 大部分居丧后患抑郁者的日常生活活动受损

继发性抑郁

- 情感障碍常继发于或与以下躯体疾病有关
  - √ 脑卒中
  - √ 心脏病
  - √ 帕金森病
  - √ 甲状腺和甲状旁腺功能异常
  - √ 关节炎
  - √ 恶性肿瘤（淋巴瘤，胰腺癌）
  - √ 病毒感染
- 可能的原因包括治疗用药
  - √ 降压药
    - □ 特别是某些 β 受体阻断药

√ 镇痛药
  √ 镏类药物
  √ 抗组胺药
  √ 抗帕金森病药

照料者抑郁

- 痴呆老人的主要家庭照料者，特别是配偶患抑郁的风险很大
- 治疗需要全面的心理社会和药物干预：教育；改变环境；家庭治疗；家庭护理和支持；心理治疗

恶劣心境与轻性抑郁

- 常见于老年人
  √ 共病明显
- 通常晚发
- 轻性抑郁的发生风险随躯体疾病或人格障碍而增加
- 经常诊断不足
  √ 有时被误认为是情绪消沉和烦恼
- 通常之前有触发事件
  √ 既往抑郁病史罕见
  √ 很少表现出生理症状
- 在男性，与睾酮水平低下有关（相对于重性抑郁的正常水平）
- 最好开始进行2周的教育和仔细的观察，必要时，随后给予积极的干预
  □ 包括心理治疗和给予抗抑郁药
  □ 对某些药物治疗无效的患者，心理社会干预必不可少，可能是首要的干预
  □ 心理治疗可作为有益的辅助性干预，有时是首要干预
- 抗抑郁药治疗可能有效
  √ 一般在该人群中的使用较少，特别是由家庭医生和医疗

机构的非精神科医生使用。尽管新近数据提示，药物可能对轻性抑郁的效果不如对其他类型的晚年抑郁症的效果

- √ 根据共识，药物应选择 SSRIs（其他选择：文拉法辛，安非他酮）
  - □ 舍曲林在老年人中有效
  - □ 虽然 MAOIs 在老年人中使用更有挑战性，但在普通成人研究中效果较好
  - □ 必须仔细考虑这些老年人的风险/获益比（即副作用与心境紊乱的改善的比较）

脑卒中后抑郁

- 发生于至少 30% 的脑卒中后存活者
- 即使给予抗抑郁药治疗，仍预示对康复的反应不佳
- 经常漏诊，接受治疗的则更少
- 抗抑郁药有效，但研究提示较年轻的患者对治疗的反应比老年人好
  - √ SSRIs 为首选药物
  - √ 最新研究显示 SSRIs（特别是舍曲林）有抗血小板聚集的特性，能保护患者免于脑卒中与心脏病

精神病性抑郁

- 发生于 3.6% 的社区老年抑郁症患者和 20%～45% 的住院老年抑郁症患者
- 可能与认知损害的增加有关
  - √ 血管性危险因素发生率较高
  - √ 更常见 MRI 显示的深部白质损害
- 复发/复燃率高，痊愈的可能性低，更容易慢性化
- 与暴力自杀有关

对治疗的考虑包括以下因素

- 所有的抗抑郁药合并抗精神病药治疗均有效，但最佳总体有效率只有中等程度（25%～50%）
  - √ 有效的药物治疗需要合用抗抑郁药与抗精神病药，而不是单用任何一种
  - √ 注意事项参考联合用药部分
    - □ 例如：HCA 浓度伴随一些抗精神病药的使用而增加
- 抗抑郁药的选择
  - √ 药物选择尚未明确论证
  - √ SSRIs、TCAs 和文拉法辛缓释制剂有效
  - √ HCAs 的剂量和血药浓度与治疗非精神病性重性抑郁类似
  - √ 一些数据提示对于重性抑郁 HCAs 存在某些疗效优势，但数据尚不一致，例如
    - □ 一些最新资料提示 SSRIs 在治疗精神病性症状与维持期预防复发方面存在优势（数据仍在更新，目前尚缺乏明确的老年研究证据）
    - □ 证据显示 SSRIs 在预防复发方面比 HCAs 更有效（但研究存在缺陷，尚需更多的老年资料）
    - □ 有些病例报告提示 HCA 抗抑郁药可能与导致妄想有关
- 抗精神病药的选择
  - √ 目前的共识是，非典型抗精神病药是比典型药物更令人满意的治疗选择
    - □ 该适应证可选择的药物有：利培酮、奥氮平、喹硫平，可能有齐拉西酮
    - □ 合并一线抗精神病药难治的患者，氯氮平往往有效，但使用要谨慎
    - □ 阿立哌唑是一个新兴的可选择药物，但老年人的资料仍有限

□ 最近关于奥氮平的资料显示，合并西酞普兰或帕罗西汀有良好的疗效（普通成人资料，开放性研究）

√ 抗精神病药治疗需持续 6～12 个月

精神病性抑郁治疗中，与抗抑郁药合用的抗精神病药的剂量见表 1.6。

表 1.6　精神病性抑郁治疗中与抗抑郁药合用的抗精神病药剂量

药物	起始剂量 (mg/d)	目标剂量范围 (mg/d)	最大剂量 (mg/d)
奥氮平	2.5～5	5～15	12～20
利培酮	0.25～0.5	1～2	4～6
喹硫平	12.5～25	50～250	325
氯氮平	6.25～12.5	50～100	200～250
氟哌啶醇	0.25～0.5	0.5～4	6
奋乃静	2～4	5～15	15～20

注：最大剂量范围与副作用的高发生率有关。

● 电休克治疗

√ 可能是最好的一线治疗方法，特别是对于重度病例

√ 单用电休克治疗的疗效远远大于药物治疗（药物治疗有效率为 30%～70%，而电休克治疗为 80%～90%）（各年龄数据）

√ 临床资料显示大部分抗抑郁药与电休克治疗合用是安全的，但老年人对照研究数据很少。氟西汀、帕罗西汀和曲唑酮可能延长癫痫发作，但临床意义尚不明确

√ 药物治疗的起效时间比电休克治疗长，不如后者有效或强效

√ 对特定患者必须进行较长的急性治疗期（超过 8 周）以评估对治疗的反应

√ 预后尚不明确

□ 对电休克治疗有效但使用抗抑郁药维持治疗者，比起

初对抗抑郁药治疗有效并用药物维持者的复发/复燃率高
- □ 对电休克治疗有效者使用电休克治疗维持治疗可能是更有效的选择，但这方面的资料很少
- □ 不能区别抑郁亚型（例如心境协调与心境不协调症状）的转归结果（普通成人数据）

双相障碍

本节讨论双相障碍的抗抑郁药治疗（表1.7）。情绪稳定剂和双相障碍的讨论见第4章。

双相抑郁的治疗应考虑以下几个方面。

表1.7　双相抑郁亚型治疗药物

双相抑郁亚型	药物治疗：加用情绪稳定剂
双相Ⅰ型——严重，但其他方面无损害	抗抑郁药（合用或不合用电休克治疗）
双相Ⅰ型——伴精神病	通常有必要住院治疗；抗精神病药加抗抑郁药（＋/－电休克治疗）
双相Ⅰ型——轻度	考虑单用情绪稳定剂
双相Ⅱ型——重性抑郁，精神病性	抗精神病药加抗抑郁药（＋/－电休克治疗）
双相Ⅱ型——重性抑郁，非精神病性	抗抑郁药
双相Ⅱ型——轻性抑郁	抗抑郁药

- ● 治疗建议根据亚型的不同而不同
  - √ 频繁发作或快速循环的双相障碍抑郁发作患者的一般性治疗原则是
    - □ 尽可能避免单用抗抑郁药，而是单用情绪稳定剂，或者必要时合用抗抑郁药
    - □ 然而，大部分双相障碍患者为抑郁相
    - □ 最新数据显示，那些用抗抑郁药维持治疗而未诱发转躁的双相抑郁患者有更好的长期稳定性
  - √ 老年双相障碍患者的预防复发和维持治疗方案尚未很好

地确定

√ 双相Ⅱ型患者抗抑郁药治疗期间，防止由抑郁向轻躁狂/躁狂的快速转换非常重要。在抑郁相，有时抗抑郁药治疗是必要的，尽管会引起较高的转躁风险

　□ 转相的风险因素包括（普通成人资料）

　　1. 躁狂病史

　　2. 躁狂家族史

　　3. 病前循环性精神病倾向

　　4. 女性

　　5. 早发

　　6. 甲状腺功能减退症

　　7. 抑郁频繁发作

　　8. 快速的循环病史

　　□ 晚发抑郁治疗中转躁的风险降低

　　□ 情绪稳定剂降低转躁的风险

● 抗抑郁药的选择（由普通成人资料推断；很少有老年患者研究）

　√ SSRIs 与安非他酮是最好的一线抗抑郁药，疗效相当

　　□ 二者的转躁率均低

　√ 比 SSRIs 或安非他酮更容易诱发轻躁狂转换的药物包括

　　□ 三环类，特别是丙米嗪

　　□ 文拉法辛

　　□ MAOIs

　√ 新型抗抑郁药（包括文拉法辛和米氮平）治疗双相抑郁的临床经验报道较少

　√ 无效患者可能需要电休克治疗，电休克治疗是唯一的最有效的治疗

　√ 经颅磁刺激是一种新兴的治疗选择

　　□ 尽管仍未容易得到，但显示了一定的前景

　√ 心理治疗和建立联盟的方法对患者和家庭照料者始终是

有利的辅助手段，特别是可以控制照料者的精神崩溃和
患者的排斥

抗抑郁药用于非抑郁性障碍

抗抑郁药常常与一些非药物治疗联合，用于许多非抑郁性适
应证。

强迫性障碍

- 老年人数据非常少见
- 一种慢性疾病；起病最常见于年轻成人，但也可能老年起病
  - √ 流行病学调查研究（病例很少）中，新病例年发生率为
    0.64%（大于 65 岁）
- 强迫性障碍的 6 个月患病率（大于 75 岁）为
  - √ 男性 0.2%～1.2%
  - √ 女性 0.3%～1.3%
- 症状可能为
  - √ 标准形式——怕脏的强迫观念或洗涤的强迫行为
  - √ 新的形式——躯体症状，宗教狂或道德踌躇，强迫性性
    欲倒错（例如恋物癖）
- SSRIs 可能减少约一半症状，但并不能彻底消除症状（普
  通成人数据）
  - √ 尚不明确对老年人的有效性，但临床经验显示疗效与年
    轻群体类似
- 老年人的治疗选择包括 5-HT 能化合物，例如氟西汀、氟
  伏沙明、舍曲林、帕罗西汀、西酞普兰和氯米帕明
  - √ 氯米帕明可能是最有效的，尽管由于副作用而在某些老
    年人中更限制其应用
- 对药物的反应延迟 12～26 周（普通成人资料）
- 维持剂量较治疗抑郁高 2～3 倍

惊恐障碍

该领域老年人数据非常缺乏,我们知道的是

- 终生患病率为 3.5%
- 大部分病例为慢性,早年起病
- 临床特点与年轻患者类似
- 患者可能特别容易将药物的躯体副作用误认为是焦虑症状
  - √ 考虑到许多副作用会随时间而缓解,很重要的是要尽可能地花时间教育患者和家属药物的副作用、疗程和坚持治疗的重要性
- 许多药物有效,其中一些被正式批准用于该适应证,一些没有被批准
  - √ 尚未专门确定在老年人中的疗效,大部分根据普通成人资料推断而来
  - √ 并非所有的有效药物都推荐用于老年人
  - √ 具有 5-HT 重摄取抑制特性的药物通常对惊恐症状有效,包括
    - □ SSRIs
    - □ 文拉法辛缓释制剂
    - □ 曲唑酮
    - □ 奈法唑酮
    - □ 氯米帕明
  - √ 靶症状在开始改善前可能会加重
  - √ 药物副作用有时会限制达到治疗剂量(例如曲唑酮)
- 起病数年后治疗也可能有效
- 由于副作用方面的优势,SSRIs 和文拉法辛缓释制剂的使用越来越多
  - √ 但是起始剂量要低,因为这类药物加量过快可引发焦虑
- MAOIs 在老年人中难以使用

- HCAs
  - √ 氯米帕明是治疗惊恐最有效的 HCA（普通成人资料）
  - √ 由于副作用而限制了在老年人中的使用
    - □ 具有低血压、抗胆碱能和心脏副作用
- 由于跌倒、镇静作用和依赖性，苯二氮䓬类在老年人中的使用存在问题（第 4 章）
- 文献报道丘脑的脑卒中后新发惊恐障碍使用 SSRI（氟西汀）治疗有效

社交恐怖症和其他恐怖症

- 老年人常见
  - √ 报告发生率为 10%～12%
- 可能在老年再次发作
- 不伴惊恐的广场恐怖症是最常见的亚型
  - √ 伴有惊恐时，药物治疗的选择包括 SSRI 类抗抑郁药（所有类型均有效）和苯二氮䓬类
  - √ 尚未确定不伴惊恐的恐怖症的最佳治疗方法；治疗集中于认知行为治疗和行为策略

广泛性焦虑症

- 老年人的实验性数据非常少
- 报告发生率为 3.7%～4.7%
- 单纯的广泛性焦虑症在老年通常不出现
- 与重性抑郁共病高达 70%，包括脑卒中后抑郁
  - √ 焦虑与抑郁是不同表型的疾病，但可能有相同的潜在的神经化学方面（尤其是 5-HT）的失调
- 抑郁和焦虑共病时的治疗选择为抗抑郁药
  - √ SSRIs 或文拉法辛
  - √ 去甲替林疗效差
- 在治疗焦虑性抑郁的早期阶段合用抗焦虑药，或使用具有

镇静/抗焦虑作用的抗抑郁药会改善转归。

- 抗焦虑药治疗原发性广泛性焦虑症（不伴抑郁）有效，但在体弱的老年人中处于两难境地（第3章）
  - √ 丁螺环酮可替代苯二氮䓬类
    - □ 可能疗效差

创伤后应激障碍

- 是暴露于严重或长期创伤的老年人中的常见障碍
  - √ 例如：难民和其他移民者、政治犯、退伍军人
- 对各类抗抑郁药的疗效都有一些证据
- SSRIs 为可选择的药物
  - √ 帕罗西汀获得批准用于该适应证（临床试验包括年龄高达78岁的老年人）
  - √ 可能需要较高剂量范围（普通成人资料）
    - □ 帕罗西汀为 40~60 mg
    - □ 舍曲林为 150 mg
    - □ 氟西汀为 40~60 mg
    - □ 尚未确定老年人的剂量
    - □ 某些老年人不能耐受如此高的普通成人剂量
- 米氮平或文拉法辛可能有效

病理性情绪化

- 以情感暴发为特征，例如大哭或大笑，无抑郁性疾病
- 与多种神经系统障碍有关，包括脑卒中后、阿尔茨海默型痴呆、进行性核上性麻痹、肌萎缩性侧索硬化症、多发性硬化、创伤性脑损伤、脑缺氧和脑肿瘤
  - √ 见于高达 20% 的脑卒中后病例
  - √ 涉及 5-HT 能机制
- 治疗
  - √ 推荐使用 SSRIs

- √ 仲胺类 TCAs 也有效
- √ 临床报告提示 TCAs 的抗胆碱能特性可能在进行性核上性麻痹中有效
  - □ 同时改善抑郁和运动功能
  - □ 由于其他方面的副作用上的优势,去甲替林可能最好

酒精滥用的治疗

- 抗抑郁药用作心理治疗和其他戒瘾策略的辅助治疗

慢性疼痛

- TCAs 尤其是阿米替林对慢性疼痛综合征有效
  - √ TCAs 的镇痛作用独立于其抗抑郁作用
  - √ 使用剂量通常低于抑郁症的亚治疗剂量(例如 10~50 mg)
- SSRIs 也可能有用,但数据尚不一致
  - √ 一些证据显示特发性疼痛综合征与抑郁存在相同的发病机制
    - □ 中枢 5-HT 能系统紊乱
    - □ 也涉及去甲肾上腺素能通路
    - □ 包括少量老年患者数据
- 文拉法辛有治疗前景
- 曲唑酮不能改善疼痛
- 疱疹后神经痛
  - √ 更多见于老年人
  - √ 治疗 1~6 个月后作出诊断
  - √ 最重要的发病危险因素是
    - □ 年龄——50%的患者超过 65 岁
    - □ 女性可能更常见
  - √ 最佳治疗:具有去甲肾上腺素能活性的 TCAs,包括阿米替林和地昔帕明
    - □ 为了获得减轻疼痛的最佳效果,在神经痛发病 3~6

46

个月之内开始药物治疗非常重要

　　□ 注意使用 TCAs 时的通用警告

　√ 尚无关于 SNRIs 的资料

● 糖尿病痛性神经病见于 4%～5% 的糖尿病患者

　√ 常伴有睡眠障碍

　√ 治疗包括改善血糖控制，使用镇痛药如吗啡、NMDA
　　拮抗剂和局部麻醉药

　　□ 三环类抗抑郁药去甲替林从 25 mg/d 滴定至最大剂量
　　　150 mg/d，用于治疗抑郁

　　□ 抗惊厥药（第 4 章）

人格障碍

● 人格障碍与抑郁共病见于 33% 的老年人

● 经抗抑郁治疗，B 型人格障碍与治疗抵抗和功能障碍尤其
相关

　√ SSRIs 治疗边缘性人格障碍有效，也可能改善其他特质
　　相关的行为

　√ MAOIs 对年轻的人格障碍患者有帮助，但在老年人中
　　存在问题

　√ 两者的治疗剂量和用法与治疗抑郁相同

其他病症

精神分裂症的攻击行为

● SSRIs 作为辅助治疗有利于减少攻击行为（普通成人资料）

痴呆伴发的激越（痴呆行为心理学症状的部分表现）（第 2 章）

抑郁中的激越

● 更常见于重性抑郁

- 以轻度类型（例如烦恼）或更严重类型（例如惊恐、躯体性焦虑）为特征
- 与焦虑、轻躁狂性激越和静坐不能相区别
- 考虑给予足以达到治疗浓度的丙戊酸作为治疗的一部分

言语破坏性行为

- 可为急性或慢性，持续性或间断性
- 通常伴发痴呆；通常伴有抑郁、精神病、睡眠障碍
- 见于（少见）非痴呆、伴有继发于帕金森病和抑郁的精神病的患者
- 有时与语言交往困难和疼痛有关
- 治疗是多因素的，涉及环境改变、行为强化、人际互动
  - √ 如果怀疑患有抑郁，即使未正式诊断，SSRIs 或曲唑酮也可能有效
  - √ 服用乙酰胆碱酯酶抑制剂的患者可能较少出现言语破坏性行为
- 经常重新讨论药物方案以免药物越用越多——一种药物叠加另一种药物
  - √ 通常全科医生不愿停用由专科医生开的药，而专科医生不能经常追踪患者以监测药物副作用

额颞叶痴呆

- 有关的人格和行为症状包括激越或淡漠、脱抑制、强迫行为、进食障碍或执行功能损害；很少出现帕金森综合征
  - √ 5-HT 能药物（例如 SSRIs 或曲唑酮）和胆碱能药物（例如乙酰胆碱酯酶抑制剂）可能对行为症状有效
  - √ 帕罗西汀经 14 个月以上的治疗能明显改善行为症状（与吡拉西坦比较的小样本研究）
  - √ 乙酰胆碱酯酶抑制剂不能改善认知损害

淡漠的和意志缺乏的抑郁状态

- 可能激活性抗抑郁药效果最好
  √ 安非他酮，与苯丙胺化学结构相同，疗效可能更好
  √ 哌甲酯或其他兴奋剂作为辅助用药有效，特别对于与躯体疾病共病的淡漠状态

老年人抗抑郁药的使用见表1.8。

表 1.8　老年人抗抑郁药的使用

临床病症	有效的抗抑郁药	药物选择
情感障碍 ● 重性抑郁 ● 轻性抑郁 ● 双相障碍 ● 环性情感障碍 ● 心境恶劣障碍 ● 物质导致的	所有抗抑郁药；有资料表明 TCAs、MAOIs、文拉法辛和米氮平对重性抑郁和忧郁型抑郁可能比 SSRIs 更有效	单相精神病性重性抑郁：SSRI/文拉法辛缓释制剂 轻性抑郁：SSRI
抑郁的亚型，特别是与老年人相关的 ● 血管性抑郁 ● 晚发抑郁 ● 轻性抑郁 ● 抑郁合并痴呆 　√ 抑郁性痴呆综合征 ● 继发于其他躯体疾病的情感障碍 　√ 躯体疾病（例如脑卒中、帕金森病） ● 不典型抑郁：焦虑/惊恐或伴有躯体化的隐匿性抑郁 ● 与异常悲伤反应有关的抑郁症状；创伤性悲伤 ● 抑郁共患者的人格障碍，创伤后应激障碍	所有抗抑郁药；有资料提示不典型抑郁对 SSRIs 的反应更好	束支传导阻滞：SSRI、安非他酮缓释制剂、文拉法辛缓释制剂、米氮平 冠心病：SSRIs、安非他酮缓释制剂、米氮平、文拉法辛缓释制剂，奈法唑酮可能有效 痴呆：SSRIs，特别是西酞普兰、文拉法辛缓释制剂、安非他酮缓释制剂，奈法唑酮、米氮平可能有效 糖尿病：SSRIs、安非他酮缓释制剂、文拉法辛缓释制剂，米氮平或奈法唑酮可能有效

临床病症	有效的抗抑郁药	药物选择
● 照料者抑郁		高血压：SSRIs、米氮平、安非他酮缓释制剂，奈法唑酮、TCAs 可能有效 低血压：SSRIs、安非他酮缓释制剂、文拉法辛缓释制剂，米氮平可能有效
焦虑障碍 ● 惊恐障碍 ● 社交恐怖症 ● 广泛性焦虑症 ● 创伤后应激障碍 ● 强迫性障碍	惊恐障碍：SSRIs、文拉法辛、TCAs 社交恐怖症：SSRIs、MAOIs（可逆性与不可逆性） 广泛性焦虑症：SSRIs、文拉法辛 创伤后应激障碍：SSRIs、奈法唑酮、米氮平、文拉法辛 强迫性障碍：5-HT 能药物（其中氯米帕明最有效）；SSRIs（特别是选择性低的药物，例如氟伏沙明和氟西汀）	惊恐障碍：SSRIs、文拉法辛缓释制剂 社交恐怖症：SSRIs 创伤后应激障碍：SSRIs，如舍曲林、帕罗西汀、氟西汀 强迫性障碍：SSRIs试用；如果能耐受副作用，严重病例用氯米帕明
其他病症 ● 病理性情绪化 ● 酒精滥用 ● 慢性疼痛 ● 人格障碍 ● 痴呆中的激越（痴呆行为心理学症状），包括额颞叶痴呆、言语破坏性行为 ● 意志/动机缺乏状态	病理性情绪化：推荐SSRIs、TCAs 酒精滥用：SSRIs 作为辅助药 慢性疼痛：TCAs、SSRIs，文拉法辛缓释制剂可能有效 人格障碍：MAOIs、SSRIs 激越：5-HT 能药物，如 SSRIs、曲唑酮 意志缺乏状态：安非他酮、兴奋剂	病理性情绪化：SSRIs；考虑去甲替林 慢性疼痛：去甲替林；无效病例考虑阿米替林 激越：西酞普兰、舍曲林 意志缺乏状态：哌甲酯

老年抗抑郁药的药物治疗问题

老年人是一个高度异质化的群体，对每个患者都应该评估其自身特点。治疗的目标包括

- 缓解抑郁症状
- 预防复发和复燃
- 提高生活质量
- 增强功能
- 改善整体健康状况
- 降低死亡率
- 减少卫生保健费用
- 降低家属或照料者的压力和负担

对老年人特有的关注点包括

- 得到所需治疗的老年人很少
  - √ 通常给予低剂量的抗抑郁药治疗，不足以满足需要
- 老年人通常需要较长时间才能对抗抑郁药治疗产生反应
  - √ 从氟西汀治疗反应的荟萃分析研究中可以看出
  - √ 可能是由于许多老年患者必要的加量时间长所致
  - √ 治疗实践应该为 6～12 周
    - □ 如果开始 2 周无明显效果，那么产生疗效的机会会更低
  - √ 即使在开始改善的 6～8 周之后，继续治疗通常也能获得更大的改善
    - □ 获得最大改善需要 8～16 周，有时更长
- 服药顺应性低的发生率高
  - √ 估计高达 40％～75％

影响治疗和药物选择的因素

诊断特征

- 抑郁的类型（例如单相或双相）
- 抑郁的严重程度
  - √ 考虑药物对比电休克治疗的优势
- 共病的情况（例如焦虑）
- 疾病与年龄有关的临床表现（例如抑郁与痴呆或躯体化特征的鉴别）
- 如果有焦虑，焦虑障碍的类型（例如广泛性焦虑症、惊恐障碍、恐怖症、强迫性障碍）

共患躯体疾病

- 心血管疾病
  - √ 心肌梗死后抑郁与更高的心源性死亡风险有关；提示需积极治疗
  - √ 使用 SSRIs 或新型抗抑郁药
  - √ TCAs（例如去甲替林）更有效，但发生心血管系统副作用的风险大
- 神经系统疾病（例如震颤、跌倒）
- 泌尿系统疾病（例如前列腺肥大）
- 消化系统疾病（例如便秘）
- 视力损害（例如青光眼）

年龄对药效学/药动学的影响

见简介中年龄相关的因素部分。

联合用药

- 包括处方药和非处方药

既往对药物治疗的反应

- 评估
  - √ 既往用药的类型/恰当性
  - √ 既往药物治疗的剂量/疗程是否足够
  - √ 既往家庭/治疗顺应性因素
  - √ 目前不再存在的干扰影响疗效的因素
  - √ 以前没有但最近出现的可能在目前造成影响的因素

顺应性因素

认真随访患者；治疗顺应性的差异很大，特别是在社区老年人中。

- 70％的患者没有服用其处方药的 25％～50％

老年人顺应性差的因素包括

- 针对多种疾病的多种药物治疗方案的复杂性
- 对已经复杂的每日治疗方案再增加药物
- 关于治疗需求和药物用法的信息不充分
- 处方说明不清楚
- 医生未能随访患者用药
- 以下因素导致交流困难
  - √ 感觉障碍（例如不能阅读说明书）
  - √ 身体虚弱
  - √ 认知损害
  - √ 语言和文化差异
  - √ 患者精神瓦解
  - √ 照料者和患者对精神药物的偏见

为提高顺应性，应评价和处理

- 认知功能

- 感觉障碍
- 体弱
- 适当的保健合作以及与初级保健医生的关系
- 患者对长期治疗重要性的理解（即不但要好起来，还要维持好）
- 对副作用恰当/有效的监测和处理
- 尽可能提高生活质量（例如通过被介绍到老年俱乐部以促进社会交往）
- 家庭参与通常对顺应性和治疗成功至关重要；教育家属，将他们列为同盟参与治疗决策；通过教育、提供电话联系和更新（酌情获得患者的许可；注意应优先考虑有决策能力的患者的决定）来保持家属治疗同盟；询问家庭成员对精神药物的感受
- 社会因素（例如离群索居、经济拮据）

认知因素

应评价和处理

- 对顺应性的影响
- 药物导致认知损害加重
  - √ 镇静作用对认知的损害最大
  - √ 抗胆碱能作用进一步损害认知功能

副作用概况

见抗抑郁药的副作用部分。

药物疗效

- 在老年人中的总体疗效
- 对特定患者的独特的疗效谱
  - √ 既往对治疗的反应

√ 一级亲属对治疗的反应
√ 药物预防复发的记录

成本/成本效益

- 特定抗抑郁药在老年人中的比较性成本效率尚未很好地确立
- 保险/处方集的覆盖率

耐受性

- 急性耐受性指标
  √ 避免将阿米替林、丙米嗪和多塞平作为老年人一线药物
- 后期出现的不耐受性
  √ 维持治疗期间，SSRIs 因副作用导致的停药率低于 TCAs

服药剂量方案的简便性

- 每日服药剂量少，则顺应性提高
- 确定是否有灵活的剂型（小剂量规格或容易分为更小剂量的制剂）可用，尤其对副作用敏感的患者，当加量到治疗剂量时必须更谨慎

药物监测的需要

- 例如：锂盐或 TCA 的血浆浓度，文拉法辛加量过程中的血压监测

家庭参与的需要

- 评估照料者根据用法说明管理用药的可靠性
  √ 最常见的患者错误是未服用处方剂量药物，而不是因疏忽导致超剂量用药

抗抑郁药的选择和使用

药物的比较

一般来说，所有抗抑郁药治疗抑郁的疗效相当，但有不同的副作用。就疗效来说，没有充分的数据支持一种药物比另一种更有效，尽管有时一些头对头研究倾向某些药物。例如，发现米氮平在老年人中比帕罗西汀更有效。一些普通成人资料显示文拉法辛（可能还有米氮平）比 SSRIs 对重性抑郁更有效，更可能使疾病缓解（相对于部分改善）。研究显示抗抑郁药治疗对所有形式的老年抑郁症均有效，不管使用何种药物。

- 有力的证据支持抗抑郁药治疗的有效率和缓解率均优于安慰剂
  - √ 治疗有效通常定义为汉密顿抑郁量表减分 50％
  - √ 缓解定义为汉密顿抑郁量表减分 80％，得分＜8～10 分
    - □ 老年研究中，通常在初始治疗期（8～12 周）后达到这一水平
  - √ 疗效优于安慰剂，但考虑到中止治疗、治疗部分有效和治疗失败，在躯体健康的老年人中，所有的抗抑郁药比安慰剂有 25％～40％的优势（大约是安慰剂效应的 2 倍）
  - √ 有些研究更为乐观，报告积极坚持药物治疗可达到 80％的有效率

起效时间是抗抑郁药研究与发展的"圣杯"之一。目前尚无突破，尽管许多药物在开发早期宣称起效更快，但后来即遭到否认。

- 所有抗抑郁药有大致相似的起效滞后时间：2 周或更长
  - √ 某些药物在特定研究中显示起效更快，但没有一致性研究结果显示任何一种药物优于其他的药物
    - □ 米氮平可能起效更快，但数据并非是强有力的

□ 非常有限的研究提示合并 5-HT 能与去甲肾上腺素能
药物能加快起效速度（例如氟西汀与地昔帕明），但
尚未明确在老年人中的临床效用

√ 抑郁对治疗的反应通常是阶梯式的，伴有改善与退步的
循环

□ 暂时性的症状反复很常见，并不能预测治疗转归

□ 换药前坚持充分的抗抑郁药治疗

抗抑郁药不仅改善老年人的抑郁症状，还提高老年人的生活
质量

● 由于更有利的副作用和药物毒性特征，SSRIs 和其他新型
抗抑郁药比老一代叔胺类 TCAs 的耐受性更好，使用更
安全

√ 大多数 SSRIs 的头对头比较性研究使用了老一代的叔胺
类药物（特别是丙米嗪和阿米替林）

√ 在仲胺类药物（特别是去甲替林）的头对头研究中，不
管年龄因素如何，中止治疗率和耐受性与 SSRIs 相当

√ 体弱本身降低了患者对 TCAs 的耐受性，可能是死亡率
增加的标志

√ 许多健康老年人能够很好地耐受 TCAs，例如去甲替林、
地昔帕明、氯米帕明，必要时可使用这些药物，但需注
意以下重要的警告

□ 对有躯体损害的老年人，以及那些合用有相互作用的
药物（例如降压药或抗胆碱能药），需要更为谨慎

□ 虽然急性耐受性好，长期治疗可能存在问题，因为

1. TCAs 使心率增加 10%，并由于致 I_c 型心律失常
作用，可能增加心肌梗死后或缺血性心脏病患者
心源性死亡的风险，这是有潜在缺血性或其他心
脏病患者的一个特殊问题

2. 慢性抗胆碱能作用（即使仲胺类药物也存在）随年

龄增加可能导致严重的副作用（例如：中枢副作
用如认知损害，以及外周副作用如口干和假牙问
题、胃肠道损害、视力损害、青光眼、排尿延迟/尿
潴留）

MAOIs 很少用于老年人

- 对照研究或临床报告非常少
- 显示可靠疗效和良好耐受性的资料很少
- 数据显示 MAOIs 在老年人中使用不足
  √ 新一代药物目前已经完全占领市场，这一问题临床上不
    再提及

老年人理想抗抑郁药的特征包括

- 疗效好和预防复发
- 副作用方面对合并躯体疾病的老年人安全（例如对心血管
  系统影响小）
- 联合用药时药物相互作用最少
  √ 多种药物合用在老年人中很常见
- 原药和活性代谢产物的半衰期<24 h，以避免蓄积和增加
  发生副作用/毒性的风险
- 每日一次服药使顺应性问题降至最小，例如由于认知障碍
  所致的顺应性问题
- 超剂量的安全性
- 低蛋白结合率（减少药物相互作用）
- 令人满意的成本效益比
- 不影响认知和精神运动功能（例如通过抗胆碱能作用或镇
  静作用影响）

安全性

急性治疗指数提供了在药物过量时的安全程度信息，以及每

次药物过量的致死风险。

- HCAs
  - √ HCAs 的致死性可能与特定药物的心脏毒性水平直接相关
  - √ 地昔帕明在 HCAs 中致死性最高,其他可能致死的 HCAs 有阿米替林、多塞平、曲米帕明、马普替林
    - □ 去甲替林比阿米替林的致死性小
  - √ HCAs 抑制快速钠离子通道和钠钾泵。在高于治疗血浆浓度一个数量级时,这种作用会介导心脏的负性传导效应
    - □ 因此口服 10 倍的每日治疗剂量(15~20 mg/kg;750~1000 mg)能够致命(普通成人资料)
    - □ 老一代的 TCAs 危险性大
- MAOIs
  - √ 致死性似乎与导致严重的 5-HT 综合征有关
- SSRIs、SNRIs 和 NaSSAs
  - √ 过量时致死的风险非常小

药动学相互作用

见药动学和药效学概述部分。

药效学相互作用

见药动学和药效学概述部分。

- 识别药物治疗的危险因素,例如多种药物合用(在老年人中很常见)
  - √ 美国老年人平均每天服用 3 种处方药和 4 种非处方药
  - √ 疗养院的老年人每天服用 7 种处方药
- 应仔细询问以下内容
  - √ 非处方药
    - □ 抗组胺药
    - □ 非甾体类抗炎药
    - □ 睡眠药物

59

　　　　□ 胃肠道药物

　　　　□ 草药（例如贯叶连翘）

　　　√ 酒精或其他滥用药物

　　注意：有必要主动询问。患者可能并非有意使用非处方药、酒精或其他滥用药物，因为这些不需要处方，所以也可能不被认为是"药物"。患者如果有物质滥用，抗抑郁药治疗可能无效。抗抑郁药的选择可能取决于与合用药物的相互作用。

　　抗抑郁药的选择见表 1.9。

表 1.9　抗抑郁药的选择列表

因素	作用/评价
安全性	急性治疗指数
药效学相互作用	细胞色素 P450 相互作用 多药合用 非处方药 物质滥用，特别是酒精
药动学	血浆蛋白浓度 肝、肾代谢 体重组成（肌肉/脂肪比例）
躯体共病	
耐受性	
情景功效	环境（疗养院、医疗机构、社区）
费用	
服药剂量方案的简便性	
特殊监测的需要	血药浓度
家属参与的需要	

老年人抗抑郁药的用药剂量

● 抗抑郁药的用药剂量远不是精确的科学

● 大部分抗抑郁药用于老年人的剂量范围尚未充分确定

● 尽管剂量范围是根据普通成人剂量的 1/4～1/2 的原则，但一些健康老年患者，特别是身体强健者，需要接近普通

成人的剂量范围

- 较低的剂量范围对体弱的和住院的老年人更为规范，尽管有时足量的成人剂量是必需的（例如：对于痴呆，舍曲林的有效剂量需要 100 mg 左右）

- 大部分抗抑郁药在老年人中达到稳态会更慢，所以要更加缓慢地滴定剂量

  √ 抑郁的严重程度可能使得较长的滴定方案不可取

- 副作用不一定总是与某些药物的血药浓度相关（例如 SSRIs）

  √ 有时可能需要快速加量，特别是对于严重病例

- 总的来说，决定何时加量必须个体化

药物经济学方面的考虑

在老年人中使用更昂贵的新药正逐渐成为趋势。在一些研究中，SSRIs 与 TCAs 相比，显示相似或更佳的成本效益比，尽管治疗的花费更高。

- 由于 SSRIs 有利的副作用特点，因此顺应性、耐受性和疗效更好，完成治疗的可能性更大，因此提高了 SSRIs 的总体性能

- 尚无其他新一代药物的资料

注意：应谨慎解释药物经济学的资料。普通成人研究中的 SSRIs 的成本效益资料并没有一致性地支持阳性结论，存在某些比较不利于 TCAs 的偏倚。研究没有比较仲胺类，而仲胺类的副作用更少，在老年人中比叔胺类更常用。

抗抑郁药治疗的阶段

急性期

- 充分的药物治疗需要 8～12 周

  √ 许多药物需要 12～16 周才能获得最佳效果

- 大约 60％的研究人群症状得到改善，但未完全缓解
  - √ 自然研究中缓解率通常更低
- 睡眠与精力的改善是最早的有效性指标
- 改善过程可能并不平坦，最初改善后可能加重，然后再得到改善
- 主观改善的感觉可能滞后于客观征象
- 常见老年人残留症状
  - √ 影响预后：例如得到部分治疗的精神病性抑郁复燃/复发的风险高
- 共病的焦虑症状非常常见，往往需要辅助抗焦虑药治疗
  - √ 某些抗抑郁药，例如米氮平，开始有抗焦虑作用，可能减少辅助应用抗焦虑药的需要
    - □ 米氮平也可能起效时间更早，且独立于它的抗焦虑作用
  - √ 合并痴呆的患者通常不推荐使用抗焦虑药。可选择小剂量的典型抗精神病药

巩固治疗期

巩固治疗期一直延长到缓解期结束（即一次发作后预防复发）。
- 一般持续 6～12 个月，但很多患者此时仍不能终止治疗，因为老年人复发的风险仍很高
  - √ 尤其是对于病程特别长或重性抑郁发作或自杀观念强烈的患者
- 如果必须停药，缓慢停药比突然停药的复发风险要小
- 增加认知行为治疗或人际心理治疗能降低复发的风险

维持治疗期

缓解期后继续维持治疗期，以预防新的发作（即复发）。
- 几乎所有被评估的抗抑郁药在长期治疗中都显示有部分但显著的预防抑郁复发的作用（老年和普通成人资料）

√ 有苯乙肼、去甲替林和帕罗西汀的特定老年人数据

√ 目前资料尚不足以推荐一种药物优于另一种

□ 有时资料并不一致（例如一项研究中发现去甲替林的维持治疗效果差，与苯乙肼对比，去甲替林疗效同样差，而苯乙肼较好）

√ 去甲替林合并锂盐比单用去甲替林的预防效果更好（在包括老年患者的混合成人中）

- 最有效的维持治疗方案是药物治疗联合心理治疗

   √ 对去甲替林联合人际心理治疗进行了老年人研究，未见其他药物的类似老年患者数据

- 高危患者必须进行更长时间的维持治疗

   √ 很难给予精确的建议

   √ 范围从 2 年（有 2 次抑郁发作的患者）到终生（有 2 次以上抑郁发作的患者）不等

   √ 建议：药物耐受性良好的高危患者需要终生维持治疗

- 尽管用足量药物维持治疗，复发率仍在 9%～33% 之间（普通成人资料）

   √ 治疗过程中的早期复发与安慰剂效应消失有关

- 对抑郁和痴呆的建议相似

- 巩固治疗期和维持治疗期的药物剂量和血浆浓度与急性期的有效剂量一样

- 长期维持治疗的过程中需要仔细监测患者

   √ 随患者年龄、新出现的医疗问题或新开始的联合用药而进行剂量调整可能是必要的

- 电休克治疗

   √ 对于充分尝试后不能耐受抗抑郁药的患者或那些单用药物治疗会复发的患者，用电休克治疗维持治疗可能有效（每 4～6 周一次）

   √ 电休克治疗前无效的药物不应该用于维持治疗

抑郁治疗的预后

- 老年人使用安慰剂或未维持治疗，复发率为 90%
- 有效性数据（普通成人数据）提示，在自然环境下，很高比例的患者（40%）在治疗最初的 3 个月中停用抗抑郁药

急性发作

- 痊愈的预后不同，但一般是阳性结果
- 临床试验中大约 60% 被选择的患者在 6 个月的治疗内获得部分或完全缓解
  - √ 一些研究显示即使给予足量、足疗程的治疗，仍有 30% 的患者对起始治疗无反应（普通成人资料）
  - √ 另有 20%~40% 的患者不能耐受起始药物
- 一年痊愈率为 59%~72%；年轻人与老年人相当
  - √ 但一些老年研究显示对抗抑郁药治疗的总体有效率低至 35%~40%
- 开始的治疗效果可能预测最终的痊愈率和复发率
  - √ 最初快速起效者提示较低的复发率，而且可能单独用药物维持治疗
  - √ 起效慢的患者最好用药物治疗合并心理治疗
- 如果能够依从并完成建议的抗抑郁药治疗，大部分患者（90%）最终会对一线、二线或三线治疗产生反应
  - √ 对二线及二线外治疗的反应时间比一线治疗长
  - √ 临床上的两难处境是在长时间的药物治疗中处理患者的抑郁性疼痛
  - √ 一线或二线治疗无效者，对三线及三线外治疗（可能包括电休克治疗）的预后差
    - □ 那些治疗无效者中，有一些随着时间推移最终能获得改善，但可能需要数月或数年时间

- 支持性心理治疗保健对最佳处理方案是至关重要的，但可能受到第三方支付或其他实践局限性的限制
- 1/3 的患者残留显著的抑郁症状
- 最好的效果是在患者对副作用能耐受的范围内给予积极的治疗

复发与复燃

使患者好转只是治疗的第一步；使他们保持好转的势头才是主要的治疗挑战。

- 抗抑郁药长期维持治疗是目前的明智之举
  - √ 并非所有的研究均显示阳性结果
    - □ 有些早期研究提示首次发作后进行超过 8 个月的维持治疗不能产生比安慰剂更好的防止复发的保护作用，特别是去甲替林
- 老年患者的长期预后效果一般；即使进行维持治疗，复发与复燃的比率也很高
  - √ 只用药物维持治疗估计复发风险率为 17%～43%（高危人群可能更高）
  - √ 统计学差异是由于有些研究有时将复发与复燃混为一种治疗结局
- 初次发作后的开始 2 年内复发的风险最高
- 停用抗抑郁药后复发时，重新开始原来的药物治疗通常有效
- 合并心理治疗能显著增强抗抑郁药治疗的效果
  - √ 在老年人中为此目的做过人际心理治疗的研究，显示有效
  - √ 其他心理治疗也可能有效，但未正式在老年人中进行研究
  - √ 最有效的维持治疗方案是抗抑郁药合并心理治疗
- 电休克治疗或药物治疗合并心理治疗产生的有效率高达 80%

- 在有人监控的场所进行的正规治疗方案效果最好；"自然"治疗研究的结局较差（即无正规治疗方案）
  - √ 在综合医院，许多患者进行抗抑郁药维持治疗，但缺乏随访；剂量通常未达到治疗水平，医生未能意识到许多患者的复发

复发的危险因素见表 1.10。

表 1.10　复发的危险因素

- 年龄：年龄大与预后差的相关性并不一致
- 既往发作史：如果既往有过 1 次发作，复发的风险增加 10 倍；如果发作超过 1 次，复发风险高达 14～18 倍
  - √ 估计首次发作后复发的风险为 50%～80%，第二次发作后达 80%～90%
- 慢性抑郁：超过 2 年
- 首次治疗需要较长时间产生治疗效果
- 抗抑郁药维持治疗剂量未达最佳标准
- 残留焦虑：经治疗症状改善后焦虑仍突出
  - √ 可能是治疗不完全的指征
- 主观睡眠质量差
- 成功治疗后残留抑郁症状
  - √ 治疗过程中的完全缓解对于良好的长期预后非常重要
- 预防复发不够充足：获得缓解后进行足量维持治疗可减小复发率
  - √ 停止维持治疗增加复发的风险

维持治疗期或停药后复发与复燃的处理

- 及时重新开始既往治疗，滴定到足够的治疗剂量
- 如果 2 周内无效，根据决策树处理（见后）
- 如果患者在治疗期复发
  - √ 重新评估顺应性
  - √ 检查新出现的共病情况（例如最近诊断出的高血压）
  - √ 调查新出现的生活压力
  - √ 有时在没有其他原因，甚至充分维持治疗的情况下也会

自动复发

　　□ 考虑可能存在的治疗窗效应，此时降低剂量可能有效
　　　（例如去甲替林或氟西汀）

● 如果患者治疗中停滞在未达最佳标准的状态，则增加药物
　剂量

抗抑郁药治疗无效

抗抑郁药治疗无效率增加的危险因素见表 1.11。

表 1.11　抗抑郁药治疗无效率增加的危险因素

年龄/体弱程度	● 发病年龄的影响仍有争议 ● 中年老年人和老老年人的复发风险可能高于初老年人 ● 体弱高龄老年患者复发率可能更高，复发的速度更快
病史	● 2 次或 2 次以上抑郁发作 ● 既往住院次数更多，时间更长 ● 电休克治疗 ● 既往抗抑郁药治疗无效
诊断	高复发率与以下因素有关 ● 恶劣心境（资料有限） ● 双相障碍 ● 病前人格障碍或人格特质紊乱 ● 精神病性症状
首次发作持续 　时间	＞2 年
临床特点	● 首次发作程度重 ● 神经系统体征和症状 　√ 痴呆 　√ 脑执行功能受损（初始评定和重复评定）可能预测 　　以下方面风险高：①治疗后残留症状；②复发/复燃 　√ 额叶综合征 　√ 锥体外系反应 　√ 额叶深部白质、基底节和脑桥网状结构的皮质下高 　　密度（MRI T_2 加权相病变在 flare 相显示得最清楚） 　　□ 数据不一致，近期研究显示结局无差异

√ 定量脑电图不协调
- 企图自杀的行为表现
- 焦虑症状表现
  √ 首次抑郁发作期间明显焦虑
    □ 关于焦虑与结局关系的数据不一致
  √ 残留焦虑

对治疗的反应	● 前 6 周对治疗未能显示任何反应 ● 安慰剂药物的治疗反应 　√ 符合真正药物反应模式的患者（即治疗 2 周以上有效）比符合安慰剂反应模式的患者（即 2 周内有效）停药后更容易复发
心理社会因素	● 社会适应性差 ● 残疾 ● 居丧 ● 角色转变（例如退休） ● 失去社会支持（例如缺少知己；或者独居） ● 过去 12 个月出现负性应激性生活事件
躯体共病	● 慢性疾病/疼痛 　√ 在伴有疼痛性障碍（例如癌症）的躯体疾病患者中，控制疼痛是治疗抑郁的至关重要的第一步 　√ 躯体疾病重增加无效/复发的风险 　　□ 特别是心肌梗死
充分的药物治疗	● 不充分 　√ 治疗剂量 　√ 疗程 　√ 药物选择不恰当 ● 合并增效治疗可能降低风险 　√ 增加一种心理治疗模式（认知行为治疗、人际心理治疗、短程精神动力学心理治疗）可能改善某些残留症状（例如睡眠障碍、人际冲突、不适当行为） 　√ 一些证据显示，轻微的运动改善抑郁症状

抗抑郁药治疗无效的治疗策略

抗抑郁治疗无效常常与治疗不充分有关。可核查以下因素以获得最佳疗效（表 1.12）。

表 1.12 使药物治疗达到最优化的核查清单

- 剂量
- 适当情况下的血药浓度
  √ 老年人更有可能不按照说明书服药，所以监测其血药浓度比监测年轻患者的更重要
  √ 老年人治疗浓度与普通成人类似
  √ 应用和解释血药浓度的意义并不容易
  √ 获得能解释结果的指南
    □ 确定肝/肾功能
    □ 达到稳态后测定（即 5~6 个药物半衰期之后）
    □ 确保患者顺应性
    □ 在标准时间（末次服药后 10~12 h）采集样本
    □ 评估联合用药的影响（例如西咪替丁、β受体阻断药）
    □ 同时测定原药和活性代谢物
- 药物疗程
- 顺应性
- 治疗动机
- 药效学/药动学因素
- 生活方式
- 应激源
  √ 共病
  √ 合并物质滥用（特别是酒精）

换药策略（从一种抗抑郁药换为另一种药物）

- 对 SSRIs 抵抗
  √ 对老年人的研究很少，所以现在还不可能得到对这一策略的结论性建议
  √ 由于对本类药物中的一种不能耐受而导致的治疗抵抗，可能通过换用同类另一种药物而获得有效的治疗
  √ 每一种 SSRIs 的药效学都各不相同，对特定患者来说一种药物可能比另一种药物更合适
  √ 换用另一种抗抑郁药，按优先顺序排序为：文拉法辛缓释制剂、安非他酮缓释制剂、TCA（去甲替林）、米氮平、MAOI

- 对 TCA 抵抗
  - √ 在三环类抗抑郁药内部换药有效率低
  - √ 如果换用 MAOI（注意老年患者警告）效果更好（普通成人资料），特别是对于合并焦虑症状者
  - √ 换用其他类别的抗抑郁药
    - □ SSRIs 可能有效，但如果 TCAs 无效，则 SSRIs 有效的可能性不大
    - □ 对 TCAs 抵抗的老年人的其他种类抗抑郁药的使用尚不明确

增效与联合用药策略

增效：在一种部分有效或完全无效的抗抑郁药基础上，加用第二种（甚至第三种）药物。联合用药：加用第二种抗抑郁药或其他药物。

- 对老年人的研究或临床报告非常少
  - √ 现有老年患者数据提示增效治疗增加抗抑郁药治疗的总体有效率
  - √ 由于更复杂的治疗方案导致的药物相互作用和顺应性差，增效/联合用药对老年人有风险
  - √ 如果增效治疗有效，一般在 2～3 周内发挥作用（有时更早；普通成人资料）
    - □ 增效药物通常必须达到足够的治疗剂量
  - √ 如果停止有效的增效治疗，复发风险高
    - □ 如果必须停用成功的增效治疗，一定要缓慢减量，监测复发
- 总体的循证医学依据非常少，特别是老年患者方面
  - √ 最好的有证据支持的药物是锂盐和 T_3
  - √ 一些研究支持使用非典型抗精神病药
  - √ 其他药物没有很好的实验性证据支持
    - □ 在其他一线和二线药物治疗失败的个别患者中最好根

据临床试验的结果使用

锂盐

- 在抗抑郁药基础上加用（第 4 章）

甲状腺激素

- 低剂量 T_3，25～50 μg（普通成人资料）（一项老年患者研究为 50 μg，大部分普通成人对 25～25 μg 耐受良好）
  - √ 大部分为与 TCAs 合用的研究
  - √ 除了 TCAs 和 MAOI（有可能），甲状腺激素与其他类别的抗抑郁药合用有效的资料较少
  - √ 有少数与 SSRIs 合用的普通成人临床报告
  - √ 有效性不确定；因此用作二线增效治疗
    - □ 一些研究显示与锂盐的疗效相当
  - √ 低剂量使用通常耐受性良好
  - √ 长期效果尚不明确
    - □ 如果进行长达几个月的长期使用，可能存在导致甲状腺功能低下的风险
  - √ 一项成人研究显示高剂量 T_4（500～800 $\mu g/d$）有效
    - □ 在老年人中并非普遍有效

丁螺环酮

- 老年人资料很少
- 总体上是一种令人失望的增效药物；不推荐使用
- 作用不确定
  - √ 认为是激活突触后 5-HT$_{1A}$ 受体
- 使用 15～30 mg 的剂量至少 3 个月可增加 SSRI 的作用；老年人使用高剂量要小心
- 使用奈法唑酮增效治疗要谨慎，因为增加头晕、头痛和失眠的发生

71

√ 如果必需，使用小剂量 2.5 mg，每天 2 次；有引发躁狂
或轻躁狂的风险

吲哚洛尔

吲哚洛尔并非推荐的增效策略；有效性仍存在争议，未证实
其增效治疗的有效性或能加快 SSRIs（可能包括其他种类的抗抑
郁药）的起效时间。

● 吲哚洛尔：一种 β_1 和 β_2 受体阻断药及 5-HT$_{1A}$ 受体阻断药
√ 对 5-HT$_{1A}$ 受体的作用减少 5-HT 的合成和 5-HT 神经元
的放电
● 目前在老年人中使用非常有限
● 如果使用，剂量为 1.5 mg，每天 3 次（大约 60% 的普通成
人剂量为 2.5 mg，每天 3 次）

在临床试验中，吲哚洛尔用于加快抗抑郁药的起效时间；在
大部分门诊病例中，这并非必需的策略，除非患者有自杀性或过
度痛苦。这些患者需要考虑住院。加快起效速度在住院患者的治
疗中非常重要，因为缩短住院时间是常规的。

抗焦虑药

● 老年人资料很少或质量不高
● 丁螺环酮和氯硝西泮的研究（特别是针对强迫性障碍）
● 经典的苯二氮䓬类在重性抑郁中没有主要的抗抑郁作用
（普通成人数据）
√ 在伴有明显焦虑和睡眠障碍的患者中，最初 2 周与抗抑
郁药治疗合用可能有效，但对其后的使用缺乏实验性证
据支持
√ 有些患者获得显著的抗焦虑效果，能从长期治疗中获益
● 三唑苯二氮䓬类（普通成人数据），特别是阿普唑仑，在使
用抗焦虑治疗剂量的 2 倍时有抗抑郁作用，但比三环类差
√ 只在重性抑郁的轻度类型中可能有效，但在更重度的抑

郁或忧郁型中无效

　　√ 改善某些核心抑郁症状

　　　□ 精神运动性迟滞以及焦虑和睡眠

- 一般不在老年人中使用

精神兴奋药

　　哌甲酯或右苯丙胺作为增效剂的对照性研究很少。老年人中初步的非对照性研究提示精神兴奋药可能加快起效（如西酞普兰）。

- 剂量（老年人估计剂量）

　　√ 哌甲酯为 5 mg，每天 3 次

　　√ 右苯丙胺为 2.5 mg，每天 3 次

　　√ 匹莫林（无老年患者资料）

　　√ 莫达非尼：在老年抑郁症中用作增效剂的临床经验报告非常有限

　　　□ 用于初老年患者的剂量为 200 mg，每天上午服用

　　√ 哌甲酯增加某些精神药物的血浆浓度

　　√ 与 MAOIs 合用有高血压危象和体温过高的风险

　　√ 心肌梗死后患者慎用

雌激素补充给药法

- 雌激素替代治疗可能增强抗抑郁药的效果，但资料不明确
- 剂量为 15～25 mg/d（普通成人资料）
- 注意：近期数据显示激素替代治疗对老化的各方面存在负面影响（即乳腺癌和心脏病；不可能给予明确的建议）

情绪稳定剂

- 尚无老年人资料（普通成人的高质量的对照研究也很少）
- 对单相抑郁不像对双相抑郁一样有效
- 临床经验提示情绪稳定剂的最好选择是丙戊酸

√ 丙戊酸钠作为氟西汀和氟伏沙明的增效剂有时是有效的（只有临床病例报告）

□ 注意药动学相互作用。丙戊酸钠是肝酶抑制剂，能增加 TCAs 的血浆浓度

● 拉莫三嗪可能增加抗抑郁药治疗难治性抑郁的效果（普通成人资料）

√ 在双相障碍中尤其有效（普通成人资料）

√ 有时在单相抑郁的维持治疗中有效

● 卡马西平作为 MAOIs 与氯米帕明的增效剂

√ 注意：卡马西平的药动学警示：肝酶诱导作用降低 TCAs 的血浆浓度，抑制作用可能升高 TCAs 羟基化代谢物的血浆浓度

√ 不推荐常规使用

非典型抗精神病药

见第 3 章。非典型抗精神病药在精神病性抑郁中作为辅助治疗显示有效。

● 利培酮

√ 低剂量时作为 5-HT$_2$ 受体阻断药

□ 促进 5-HT 对 5-HT$_{1A}$ 受体的作用

√ 老年人的临床病例显示 0.5～1 mg 的利培酮增加 SSRI（帕罗西汀）的抗抑郁作用

□ 数日内快速起效

□ 改善睡眠，可能改善性反应

● 奥氮平和氟西汀有增效作用（普通成人资料）

尼莫地平（以及其他钙通道阻滞药）

● 在血管性痴呆中增加抗抑郁作用可能有效；目前资料只是初步的

● 尼莫地平的剂量为 30 mg，每天 3 次

√ 已经服用降压药的患者需更加谨慎
- 在初老年患者群体中一般耐受性良好
- 初步资料（普通成人）显示多巴胺激动剂（直接和间接）如培高莱可能有效

其他治疗

目前在老年人中使用贯叶连翘、腺苷甲硫氨酸或 ω-3 脂肪酸的支持性资料很少。

非药物增效策略

- 人际心理治疗
  √ 明显提高药物治疗的有效性；与去甲替林合用的疗效经研究证实
  √ 研究显示认知行为治疗（与奈法唑酮合用，普通成人资料）是有效的辅助治疗
  √ 总的来说，大部分类型的心理治疗是重性抑郁的有效的辅助治疗方法，是老年人轻性抑郁首选的干预方法
    □ 抑郁的急性期不建议使用提高内省力的治疗
- 在难治性抑郁的老年患者中尚未进行高强度光疗法的研究，但一些有经验的临床医生赞成这种治疗策略
- 完全睡眠剥夺（36 h）
  √ 可能增加抗抑郁治疗的效果；但显然并不很适合于老年人

联合治疗

- 尚无关于此方法在老年人中有效性的合理的研究
  √ 例如：SSRI-TCA 合用
    □ 由于药物相互作用，老年人慎用（例如 CYP2D6 被抑制增加 TCAs 的浓度；表 1.32）
    □ TCA 的使用剂量明显低于单药治疗的剂量，特别是与

75

氟西汀和帕罗西汀合用

    □ 推荐去甲替林起始剂量为 25 mg

    □ 监测血浆浓度和心电图

- 普通成人研究中成功的联合治疗有

    √ 氟伏沙明和吗氯贝胺

    √ 安非他酮和 TCA

    √ 氟西汀和地昔帕明

    √ 去甲替林和舍曲林

    √ 去甲替林和氟西汀

    √ 米氮平和帕罗西汀

    √ 安非他酮和文拉法辛

    □ 由于文拉法辛（更易引起高血压）的血浆浓度增加和活性代谢产物 ODV（更少引起高血压）形成被阻断，理论上增加了发生高血压副作用的风险

抑郁治疗决策路径

定义

- 难治：足量、足疗程治疗无效（症状减少＜25%）
- 有效：汉密顿抑郁量表减分至少 50%；通常只反映部分有效，有明显的残留症状，可能仍感到痛苦及功能受限
- 缓解：不再抑郁；低于汉密顿抑郁量表的抑郁部分分值

难治或部分有效（症状减少 25%～75%）

- 多是由于药物治疗剂量不充分

    √ 是老年人治疗中的一个顾虑，因为在引发副作用和使药物治疗作用最大化（或联合用药）之间的平衡决策中始终存在问题

- 对部分有效或难治性患者，在治疗范围内将药物加到最大

耐受剂量

√ 密切观察及随访患者能将副作用/毒性作用减少到最小

抑郁药物治疗的法则

- 老年抑郁症的药物治疗法则尚未很好地确立
- 对于决策时间，指南是近似估计的，对特定患者可延长或缩短
- 一个重要的原则：对副作用敏感的老年人通常需要更长的时间达到治疗剂量
    - √ 与年轻患者相比，老年患者对治疗的反应也可能要延迟数周
        - □ 因此建议老年抑郁症药物研究将治疗试验期延长到8~12周

决策路径在影响不同递质系统的药物中有条理地进行——例如 SSRIs、双重作用/混合作用机制药物、去甲肾上腺素能药物、多巴胺能药物、5-HT 受体阻断药等。尽管这样一种清晰合理的方法是最好的决策依据，但在实践中并非始终切实可行。

第1阶段：单药治疗（非双相抑郁）

使用一线药物治疗，保证老年人用量，合并或不合并正式的心理治疗。

- 首选药物
    - √ 未经治疗的患者
        - □ 目前轻中度抑郁的一线药物为 SSRI
        - □ 其他一线药物包括安非他酮缓释制剂、SNRI（文拉法辛缓释制剂）或 NaSSA（米氮平）（后两者适合更严重的抑郁）
        - □ 考虑对抗抑郁药反应的家族史
    - √ 既往治疗过的复发患者
        - □ 首先使用过去治疗有效的药物，特别是新一代抗抑郁

药（SSRI 或新型抗抑郁药）

　　□ 既往 TCAs 有效但其他新型药物治疗失败的患者，使用仲胺类药物（例如去甲替林）

- 决策点：增加剂量至能够耐受的最大治疗剂量

　　√ 在 3～6 周，如果初始的目标治疗剂量根本无效，加至能够耐受的最大剂量

　　√ 在 4～7 周，如果初始目标治疗剂量明显部分有效（大于 50%），加至能够耐受的最大剂量，继续治疗至 12 周

- 决策点：最大治疗剂量维持 3～8 周

　　√ 如果根本无效，换用其他抗抑郁药

　　√ 如果部分有效，使用以下增效治疗中的一种尝试 3 周

　　　　□ 合并第二种抗抑郁药（例如在 SSRI 基础上加用安非他酮、文拉法辛或米氮平；安非他酮与文拉法辛合用时需谨慎——监测血压）

　　　　□ 加用锂盐（目标血浆浓度为 0.3～0.7 mmol/L），特别是抑郁伴有双相或环性模式

　　　　□ 加用 T_3（25～50 μg）

　　　　□ 考虑非典型抗精神病药，特别是有强烈或明显的精神病性抑郁症状；如果合并有锥体外系反应的表现，避免用利培酮

　　　　□ 其他的选择是直接进入第 2 阶段（见下）

　　　　□ 丁螺环酮 15～30 mg 每天 3 次和吲哚洛尔 1～5 mg 每天 3 次用做增效剂，但可能无效

第 2 阶段：第二种抗抑郁药单药治疗

　　用一种不同作用机制的抗抑郁药替换第 1 阶段使用的药物，继续单药治疗。对药物代谢正常、其他方面健康的患者，相似作用的药物（例如 SSRIs）被替换时可能不需洗脱期。如果换用另一种高剂量的 5-HT 能药物，原来半衰期长的药物（例如氟西汀）需要洗脱期，以免在易感患者中引发 5-HT 综合征。如果停

药，注意一些药物有潜在的停药综合征——大部分 SSRIs（特别是帕罗西汀，但氟西汀无）、米氮平、文拉法辛，TCAs 有时也有。

第 2 阶段的药物选择见表 1.13。

表 1.13　第 2 阶段的药物选择

原来应用的药物	更换后的药物	替代选择
安非他酮缓释制剂	SSRI，文拉法辛缓释制剂	米氮平，去甲替林
奈法唑酮	SSRI，文拉法辛缓释制剂	安非他酮缓释制剂，米氮平，去甲替林
SSRI	文拉法辛缓释制剂，安非他酮缓释制剂	去甲替林，米氮平，不同的 SSRI
TCA	文拉法辛缓释制剂，SSRI	安非他酮缓释制剂，米氮平
文拉法辛缓释制剂	SSRI	安非他酮缓释制剂，米氮平，去甲替林

注：度洛西汀对老年人的作用未充分确定，尚未被批准。

- 决策点：足量治疗 3～8 周如果无效/部分有效
  - √ 如在第 1 阶段，加用增效剂
  - √ 考虑联合用药
  - √ 或开始洗脱期（根据所用药物而不同）并进入第 3 阶段

第 3 阶段：单药替代治疗

- 换用未用过的药物：MAOI、SNRI、NaSSA 或仲胺类 TCA
- 决策点：如果足量治疗 3～8 周无效/部分有效
  - √ 如在第 2 步，加用增效剂
  - √ 未尝试过联合用药者，开始联合用药，例如
    - □ 安非他酮缓释制剂加 SSRI
    - □ TCA 加 SSRI
    - □ 米氮平加 SSRI
  - √ 或进入下一阶段

第 4 阶段：换用四线药物治疗

包括使用 MAOIs，这需要充分的洗脱期

第 5 阶段：合并及增效治疗策略，目前尚未尝试

如果以上方法仍无效，则考虑住院，或由专家慎重考虑非常规合并治疗，例如 TCA 合并 MAOI、迷走神经刺激，或重复经颅磁刺激。

在任何阶段，对于极端痛苦的状态、精神病性抑郁、潜在性自杀或继发于抑郁的躯体状况下降，都应考虑住院和电休克治疗。电休克治疗是目前治疗抑郁最有效的方法，但一般在第 3 或第 4 阶段足量药物治疗后使用；患者及家属往往不易接受。

对于每一阶段最佳的推进方法尚未达成一般性共识。增效治疗的好处是不需要停用抗抑郁药，而停药的洗脱期可能导致效果延迟和（或）丧失部分疗效。增效治疗比换药的效果可能更快。一些方案建议增效治疗前进行 1 个或 2 个阶段的持续单药治疗。

每一阶段都适合合并人际心理治疗、认知行为治疗或支持性动力学心理治疗作为增效治疗；对于有强烈的心理社会决定因素的轻性抑郁，可能有效的是第 1 阶段的单一治疗方法。

决策点

对部分有效或无效的患者制订策略很困难。基于对患者的临床判断和经验，至每一个决策点的时间都可能延长或减少。治疗路径建议应该作为指南，而不是绝对真理。

如果经过 2 周的单药治疗，监测的任何抑郁症状根本没有缓解（例如睡眠改善，焦虑减少，体力轻度恢复，抑郁的放松"瞬间"），那么药物有效的可能性很小。应考虑换药或增效治疗；尽管如此，有些研究建议在决定前等待 4 周。

● 增效治疗往往需要 2～4 周才能显示某些效果

　√ 有时需要 6 周

- 在每一阶段，如果初步治疗或增效治疗使病情有所缓解，则开始巩固治疗阶段，随之适时进行维持治疗
- 注意治疗目标是完全缓解
  - √ 抑郁残留症状是复发的预测指标

合并治疗的其他注意事项

- 对妄想性抑郁常规使用神经安定药
- 处理合并焦虑/睡眠障碍时，治疗前 2 周内使用抗焦虑/催眠药有效
- 对治疗无效的严重病例，可尝试多种药物联用
  - √ 在报告的成功病例中，更极端的合并治疗包括
    - □ 锂盐、多塞平和苯乙肼
    - □ MAOI、TCA 和锂盐
- 合并治疗很明显地更难以进行，特别是对于体弱的老年人，需要非常谨慎及仔细监测
  - √ 注意许多合并治疗中发生 5-HT 综合征的风险，包括锂盐、安非他酮、SSRIs 与 MAOIs 的合用
- 教育患者和（或代理人）注意风险
- 认真记录治疗决策，包括不寻常的干预策略的理由
  - √ 进行这些干预时患者应住院
  - √ 副作用相互影响的危险（例如心血管副作用、低血压、神经系统或抗胆碱能副作用）

随访和教育

患者和家属应密切参与到制订治疗决策的过程中，在每一步向患者和家属提供决策的依据。延长药物治疗时间对受到抑郁困扰的患者来说通常是非常艰难和痛苦的经历，必须保持他们的希望，避免绝望。

许多患者和家属由于各种原因害怕用药，例如过去的不良经历、文化信仰或对药物的荒诞说法。教育和对决策的开放性讨论

非常重要。

　　对副作用进行沟通能提高顺应性，能以患者耐受的节奏进行加量或换药以推进治疗。方法包括在剂量/药物的调整/增加阶段，提供在家给医生打电话的机会（对合适的病例），以及频繁地每周就诊。一旦患者病情稳定，进入巩固治疗阶段，就诊时间可延长到2～4周/次，这取决于耐受性和顺应性。如果由于认知或体弱使患者不适合做决策，那么每次就诊时与家属或主要照料者进行密切联系就非常重要。

抗抑郁药的副作用

- 对抗抑郁药尤其是 SSRIs 副作用的耐受性，会随着时间而有所改善
  √ 我们应该鼓励患者忍受较轻的副作用，期待随着治疗的持续，轻度症状会自动缓解
- 患者可能对特定药物有特殊的超敏感性。这种过敏史为用药的禁忌证

安全性注意事项

- 建议慎用毒性相对较大的 HCA 及 MAOI 类抗抑郁药
- 要特别谨慎以下患者的安全性问题
  √ 具有冲动史的患者
  √ 不与他人交流想法和心理冲突的患者
  √ 治疗者不熟悉的患者
  √ 未能形成有效治疗联盟的患者
  √ 高危群体患者（即酒精或其他药物滥用、慢性疼痛、新诊断的严重疾病、近期丧亲或未缓解的悲伤反应、家族或个人自杀史、孤僻而缺乏知己、重度焦虑、强烈的自杀观念、近期有自杀意图且自杀方法容易获得）

抗胆碱能副作用

这是阻断毒蕈碱样胆碱受体的结果（表 1.14）。

- HCA 类抗抑郁药（尤其是阿米替林、氯米帕明、多塞平和普罗替林）、低效价抗精神病药和通过抗胆碱能效应起治疗作用的药物（如苯扎托品和帕罗西汀）尤其明显
  - √ 有报道某些 SSRIs 也有抗胆碱能作用（例如氟西汀和帕罗西汀所致的急性闭角型青光眼）
  - √ MAOIs 不常见

表 1.14　抗胆碱能药

无论是单用还是与其他抗胆碱能药合用都具有潜在危险的抗胆碱能作用的药物	常见适应证
阿托品溶液，环喷托酯，后马托品，托吡卡胺	散瞳
阿托品溶液，异丙托溴铵	支气管扩张
硫酸阿托品	腹泻
溴苯那敏，西替利嗪，苯海拉明，氯苯那敏，氯马斯汀，赛庚啶，羟嗪，甲地嗪，美吡拉敏，异丙嗪，阿利马嗪	抗组胺
可待因，哌替啶	镇痛
秋水仙碱，呋塞米，硝酸异山梨酯，泼尼松龙，茶碱	可能有抗胆碱能作用
华法林钠片	抗凝血
环苯扎林，奥芬那君	骨骼肌松弛
双嘧达莫，异山梨醇，硝苯地平	抗心绞痛/降压
Donnatal（莨菪碱＋阿托品＋东莨菪碱）	胃肠痉挛
东莨菪碱，赛克力嗪，茶苯海明，美克洛嗪，曲美苄胺，异丙嗪，丙氯拉嗪	止吐
莨菪碱，颠茄生物碱类，Clindinium Bromide，双环维林，格隆溴铵，异丙胺，丙胺太林，雷尼替丁，溴甲东莨菪碱	消化性溃疡，胃肠痉挛

无论是单用还是与其他抗胆碱能药合用都具有潜在危险的抗胆碱能作用的药物	常见适应证
莨菪碱，乌洛托品，奥昔布宁，黄酮哌酯，双环维林，丙胺太林	胃溃疡解痉
普鲁卡因胺，奎尼丁，丙吡胺，地高辛	抗心律失常
托特罗定	胃溃疡急症/失禁
苯海索，苯扎托品，丙环定，比哌立登，普罗吩胺，金刚烷胺	抗帕金森病，抗病毒，治疗神经安定副作用
所有 TCAs ——尤其是阿米替林、丙米嗪、多塞平、曲米帕明、去甲替林、普罗替林、阿莫沙平、马普替林、氯米帕明、曲唑酮 SSRIs——帕罗西汀 非典型抗抑郁药文拉法辛	抗抑郁
抗精神病药——大部分典型抗精神病药（尤其是氯丙嗪、硫利达嗪、氟奋乃静、丙氯拉嗪、替奥噻吨）；氯氮平；奥氮平（较大剂量）	神经安定

注：表格信息参考文献：Salzman（2001）和 Mintzer 等（2000），Maxmen 和 Ward（2002）。最强效的抗胆碱能药用斜体表示。

- 可能与剂量相关（但并非总是如此）
  - √ 以低剂量起始并且缓慢加量，以降低作用强度
- 注意：抗胆碱能药合用时，其抗胆碱能毒性的危险性会大大增加；避免联用
- 氯贝胆碱（胆碱能药物）有时有助于控制部分症状
  - √ 观察患者的胆碱能副作用（例如腹泻、痉挛性腹痛、流泪增加）

药物的抗胆碱能效价强度见表 1.15，抗胆碱能症状见表 1.16。

表 1.15　药物的抗胆碱能效价强度

阿托品
苯海索
苯扎托品
阿米替林
普罗替林
多塞平
丙米嗪
去甲替林
地昔帕明
马普替林
阿莫沙平
曲唑酮
苯乙肼

注：按作用由强到弱排列。

表 1.16　抗胆碱能症状

受累系统	症状	评述
心血管系统	● 心动过速 　√ 可能加重心绞痛 　√ 诱发充血性心力衰竭 　√ 诱发室上性心动过速 　√ 直立性低血压	减量或者停药
中枢神经系统	中枢抗胆碱能作用包括 ● 轻度记忆/注意力损害 ● 意识模糊/定向障碍 ● 近期记忆损害 ● 步态障碍 ● 震颤 ● 谵妄 　√ 见于 6％的使用 TCAs 的患者 　√ 激越 　√ 幻觉（幻视） 　√ 妄想 　√ 攻击性	● 中枢神经系统效应与 TCA 浓度相关，$>450\,ng/L$ 　√ 可能延长 ● 近期记忆损害，尤其见于共病抑郁与痴呆的患者 ● 谵妄出现在 15％～38％的老年住院患者；常与血清中抗胆碱能药活性增高（参照抗胆碱能药表）、感染和白细胞计数升高有关 　√ 激越可能被误诊，导致使用神经安定药从而加重问题

受累系统	症状	评述

眼	● 视物模糊
	● 青光眼
	● 隐形眼镜刺激眼部
	● 流泪减少
	● 继发于流泪减少的角膜损伤
		瞳孔扩大/调节功能障碍
		● 可给予
		  √ 氯贝胆碱 10～30 mg，每天 3 次
		  √ 1%毛果芸香碱滴眼剂，每天 4 次
		  √ 放大镜
		青光眼
		● 闭角型青光眼禁用抗胆碱药
		● 开角型青光眼相对禁忌，需要密切随访
		  √ 在极特殊的情况下（例如其他药物无效），如果患者能用滴眼剂控制得比较好，可以使用具有抗胆碱能效应的抗抑郁药
		  √ 密切监测眼压

胃肠道	● 口干
	● 便秘
		口干
		● 可能会影响食欲和营养（例如影响进食特殊食物，不觉中体重下降）
		● 水摄入增加
		  √ 可能导致水中毒
		  √ 稀释性低钠血症可能会与抗利尿素分泌不当综合征相混淆
		● 干燥可以导致假牙不舒服或者不合适
		● 口腔溃疡，念珠菌感染
		● 瓷充填缺失
		● 味觉障碍
		● 龋齿增多
		● 可能因疼痛难忍导致激越
		● 处理
		  √ 通过无糖的口香糖、糖果、人工唾液（1%毛果芸香碱溶液漱口，氯贝胆碱 5～10 mg 舌下给药或者 10～30 mg 口服，每天 1～2 次）、咀嚼胡萝卜或芹菜来增加唾液量

受累系统	症状	评述
		便秘
		● 可能与以下因素相关
		√ 口腔炎
		√ 粪便嵌塞
		● 可发展成麻痹性肠梗阻，尤其是与其他抗胆碱能药合用时
		● 通过以下措施预防
		√ 增加进食量及液体量
		□ 容积性泻药（例如欧车前亲水胶或多库酯钠）
		● 用泻药、灌肠剂、甘油栓剂处理更严重的便秘
		√ 给予氯贝胆碱 10 mg/d，直至 30 mg，每天 2 次
		□ 餐前 1 h 或餐后 2 h 服用以避免恶心
精神	● 焦虑 ● 抑郁加重	减量或者停药
皮肤及附属器	● 抑制出汗 ● 皮肤干燥 ● 可能引起严重高热，但罕见	● 减量 ● 应用皮肤保湿乳 ● 严重病例停药 ● 炎热天气时户外活动应谨慎

泌尿系统	● 排尿困难，淋漓不尽
	● 失张力性膀胱
	● 尿潴留
		● 尿潴留会导致尿路梗阻，迫使导尿
		  √ 尤其见于患有前列腺疾病的男性，但也可能发生于女性
		  √ 易致尿路感染
		  √ 最严重的情况是肾衰竭
		● 尿潴留的处理
		  √ 进行躯体检查以确定是否存在其他原因的梗阻（如前列腺疾病）
		  √ 停用抗胆碱能药
		  √ 给予氯贝胆碱 10～30 mg，每天 3 次（无流出道梗阻时）
		  √ 急性梗阻时紧急导尿

即使少量的抗胆碱能药也会加重某些症状

- 青光眼
- 口腔干燥
- 便秘
- 尿潴留
- 心肌缺血患者出现的心动过速

抗胆碱能中毒的严重病例的症状包括

- 共济失调
- 反射亢进
- 癫痫发作
- 昏迷
- 循环衰竭

抗胆碱能药可能加重症状的疾病包括

- 痴呆
- 心绞痛
- 充血性心力衰竭
- 糖尿病
- 青光眼
- 排尿障碍

注意：尽管一些具有抗胆碱能效应的抗抑郁药存在记忆损害的副作用的风险，但是对老年患者抑郁的有效治疗可以总体上改善认知功能。

抗胆碱能副作用的处理

有些副作用会随时间自动缓解，例如恶心，但另一些副作用却不能（例如心动过速）。

通过以下措施可以预防抗胆碱能副作用

- 将抗胆碱能药的剂量降至最低

- 避免联用具有抗胆碱能效应的药物
  - √ 如果所用药物的抗胆碱能负荷已经较高，即使作用轻微的抗胆碱能药（例如帕罗西汀、文拉法辛）也可能促发副作用
- 缓慢减量能预防抗胆碱能效应反跳
- 警惕潜在的抗胆碱能副作用
- 告知患者及其照料者抗胆碱能副作用的警示征象和危险
- 控制轻度症状，鼓励患者坚持有效治疗
- 为了避免药物副作用，建议换药而非使用氯贝胆碱

谵妄的处理

- 按急症对待
  - √ 是发病率和死亡率增加的标志
- 回顾用药史，停用可能引起谵妄的药物
- 对最紧急的病例可试用毒扁豆碱
  - √ 警惕心脏病、哮喘、糖尿病、消化道溃疡、膀胱/肠梗阻
  - √ 对老年人应特别谨慎，并监测
    - □ 有无呕吐、出汗、腹痛、癫痫发作、心律失常（窦性停搏、心动过缓）
  - √ 监测血压、脉搏
  - √ 剂量——0.1mg 皮下注射或非常缓慢地静脉滴注（即 1mg 至少 2min 滴完）
  - √ 观察临床状态——20min 内即能改善
  - √ 若无改善则在 0.5～1h 后重复给药
  - √ 进行心电图监测，最好由麻醉师或心脏病专家来进行
  - √ 处理严重的激越

谵妄的全面处理可参阅第 2 章的谵妄部分。

锥体外系副作用

- 少见来源于临床对照研究的资料
- 大部分是关于阿莫沙平

- 可能发生于使用 SSRIs 的老年人
  - √ 舍曲林比氟西汀的风险小（资料并非是强有力的）
  - √ 大剂量或者联用其他神经安定药时风险会增大
- 反应包括
  - √ 肌张力障碍
  - √ 静坐不能
  - √ 帕金森症状例如震颤加剧
- 通过减量或者换药来处理

癫痫发作的可能性

- 老年人癫痫发作的风险尚未明确
- TCAs 引起癫痫发作的发生率是基于方法学的存在疑问的研究
- 诱发癫痫发作的可能风险因素包括
  - √ 年龄增加
  - √ 重性抑郁（超过与治疗和共患疾病相关的风险）
  - √ 之前进行过电休克治疗
  - √ 药物剂量或血浆峰浓度高可以降低癫痫发作的阈值
  - √ 合用抑制代谢酶的药物，尤其是 HCAs 抑制 CYP2D6 酶
  - √ 合用会降低癫痫发作阈值的药物（例如神经安定药）

药物引起癫痫发作的可能性的预测见表 1.17。

表 1.17　药物引起癫痫发作的可能性的预测

药物	癫痫发作的发病率
安非他酮速释制剂	0.4%
安非他酮缓释制剂	0.1%
TCAs	0.4%～1.0%（不可靠的数据）
氟西汀	0.2%
帕罗西汀	0.1%
舍曲林	<0.1%
文拉法辛	0.26%

注：普通成人数据。

心血管系统副作用

不同种类的抗抑郁药和每类抗抑郁药中的不同药物引起心血管系统副作用的频率和严重程度有很大的差异。最常见于既往有心脏病史的患者。

- TCAs 的心脏副作用
- 如果先前存在传导障碍，避免使用所有 TCAs 或者与心脏病专家一起商讨用药计划
- 如果在治疗中出现心律失常，那么停药

心脏传导障碍

- 非特异性 ST-T 改变
- PR 间期延长
- 宽大的 QRS 复合波
- $QTc>450\,\mu s$ 为 TCA 使用的禁忌证
- 既往患有束支传导阻滞的患者避免使用 TCAs

充血性心力衰竭

- 心排血量减少，心肌衰弱
- 足部水肿——避免使用曲唑酮及叔胺类药物

血压异常

- 低血压或高血压
- MAOIs 较 TCAs 更多引起低血压

心律失常

- 心动过速，尤其是使用抗胆碱能药

对于心脏副作用的头对头研究目前仍很少。

- 作为一类药，SSRIs 心脏副作用相对较小
  - √ 在老年人中不诱发有临床意义的心脏副作用（尽管有时

有零星的病例报告出现直立性低血压、心律失常和不稳
定型心绞痛)

- 低血压：可能与米氮平、文拉法辛相关
- 高血压：文拉法辛可引起轻度高血压

跌倒

最安全的假设是，所有抗抑郁药都与跌倒的危险性增加有关
（其他类药物也一样，包括抗精神病药、镇静催眠药和抗焦虑药）。

- 注意：抑郁、焦虑障碍和激越可能是老年人跌倒的独立危
  险因素
- SSRIs 与去甲替林相当；对于更加新型的抗抑郁药没有相
  关资料
- 跌倒可能由晕厥引起（即短暂的意识突然丧失）
  - √ HCAs 和非三环类抗抑郁药（例如氟西汀）都与老年人
    晕厥有关
- 联合用药也可能与跌倒的风险增加有关
  - √ 镇静药、心脏药物、抗帕金森病药、甲状腺替代药物、
    抗惊厥药、胰岛素、口服降血糖药、口服糖皮质激素、
    雌激素
- 跌倒的病理生理学可能是多因素决定的
  - √ 心血管系统不稳定最常见——低血压或者心律失常
  - √ 原发性步态不稳（被越来越多的姿势晃动实验所证明）
  - √ 在一些报告肢肌张力突然丧失的患者中，怀疑存在原发
    性神经系统疾病的影响
  - √ 普遍性的乏力和衰弱
  - √ 镇静
- 给予抗抑郁药时应结合步态评估并采取相应的预防措施
  - √ 跌倒的风险并非抗抑郁药的禁忌证
  - √ 预防策略包括强壮肌肉和平衡训练项目、太极小组锻炼、
    专业的家庭危险评估和调整、限制合并使用精神药物

● 可能导致老年患者髋部骨折或其他损伤

● 治疗的初期的风险最大，风险随着时间逐渐降低（除了 MAOIs）

HCA 和 SSRI 副作用的相对频度见表 1.18。

表 1.18　HCA 与 SSRI 副作用的相对频度

SSRI＞HCA	HCA＞SSRI
恶心	口干
失眠，梦境生动	困倦
紧张，激越	头晕，低血压
胃肠功能紊乱（食欲缺乏、腹泻、气胀、便秘）	便秘
性功能障碍	泌尿系梗阻
头痛	心悸
体重降低	青光眼

5-HT 综合征

5-HT 综合征是一种可能致死的综合征，由 5-HT 活性增加引起。目前认为此综合征的产生需要几乎完全抑制突触间隙 5-HT 的降解和清除，即阻断 85％以上的 MAO-A 和 MAO-B 以及抑制 5-HT 的重摄取。

● 其他起作用的因素包括

　√ 胆碱能和多巴胺能系统功能的亢进和（或）减退

　√ 外周 5-HT 代谢可能存在缺陷，刺激 5-HT 的释放

● 对发病率尚未充分研究

　√ 罕见表现完全的综合征

　√ 轻症的发生率并不清楚，但可能很常见

● 大部分病例报道在联用 SSRIs 和 MAOIs 时发生，但也可能发生在单用 SSRIs 时

　√ 可能发生于 HCAs 联用 SSRIs 或 MAOIs，可能也包括司来吉兰

● 5-HT 综合征也可能发生于任何 SSRI 类药物或者有双重作用的抗抑郁药，包括 SNRIs、NaSSAs、MAOIs、HCAs，可能有丁螺环酮。在以下情况时发生

√ 与其他 5-HT 能化合物联用时，例如其他抗抑郁药、色
　　　氨酸、司来吉兰、曲马多，可能包括碳酸锂和卡马西平
　　√ 大剂量使用时
● 发病突然
　　√ 通常在数小时内，但有时在加用拟 5-HT 药物后数天发病
● 持续时间
　　√ 年轻患者在停用药物后的 24 h 内缓解，但是老年患者的
　　　时间可能更长
● 诊断：正使用一种已知的 5-HT 能药物，且至少存在下列
　　中的三项
　　√ 精神状态改变：烦躁不安（45%），意识模糊（42%），
　　　轻躁狂/激越（21%），昏迷
　　√ 运动系统改变：肌阵挛（34%），反射亢进，动作失调，
　　　强直，震颤
　　　□ 肌阵挛在综合征中可能非常显著
　　√ 自主神经功能失调：恶心，腹泻，呕吐，颤抖，心动过
　　　速，直立性低血压，发热，瞳孔扩大
　　√ 5-HT 综合征的其他症状：头晕和跌倒的风险，伴有妄
　　　想和幻觉的谵妄，癫痫发作，出汗，呼吸急促，心律失
　　　常，缄默，牙关紧闭
● 严重程度
　　√ 从轻度到威胁生命不等
　　　□ 常见的 SSRI 副作用如轻度震颤、激越或出汗可能与
　　　　轻度 5-HT 综合征有关
● 排除
　　√ 有引起症状的其他原因，如感染（包括中枢神经系统感
　　　染如脑膜炎或脑炎）、代谢紊乱、物质滥用/戒断
　　√ 神经阻滞剂恶性综合征（在症状和体征出现之前开始使
　　　用或加量神经安定药）
预防：尚未充分论证老年患者的洗脱期。年轻患者由 SSRI

或 SNRI 换用 SNRI、安非他酮、奈法唑酮、米氮平或者 TCA 时，不建议进行洗脱，但对于老年患者，由一种 5-HT 能药物换用另一种时，尤其是第一种药的半衰期较长或被延长时，必须非常谨慎。当由 SSRI、TCA、奈法唑酮或 SNRI 换用单胺氧化酶 A 可逆性抑制剂时，存在特殊的 5-HT 综合征风险；如果由 SSRI 换用氯米帕明，2～3 周的洗脱期是必要的。

- 在计算从既往治疗换药所需的洗脱期时，要谨记一些老年患者（尤其是伴有肝或肾损害时）的药物半衰期会延长
- 健康患者由 MAOI 换用 SSRI 或者 TCA 时，等待至少两周以上。体弱、有躯体疾病的患者则需要更长时间
  - √ 氟西汀例外，易感患者对其需要 5 周或更长的洗脱期
  - √ 帕罗西汀、舍曲林、西酞普兰和氟伏沙明需要较短的洗脱期——14 天
  - √ 注意发生停药综合征的危险，尤其是使用帕罗西汀和文拉法辛时
- 对患者及家属进行注意事项的教育

5-HT 综合征的治疗

- 及时停用致病药物
  - √ 年轻的轻症患者在停止治疗后综合征可能会自发缓解，但对于老年人这并不是明智的策略
- 支持性护理
  - √ 降温（虽然常常是低热）
  - √ 补液
  - √ 必要时给予机械通气
  - √ 给予苯二氮䓬类药物以镇静治疗（严重时静脉注射）
  - √ 出现谵妄时给予环境支持
  - √ 对于更严重的病例
    - □ 给予突触后 5-HT 受体阻断药如美西麦角或赛庚啶（4～12mg/d，分次给药），或者使用 β 受体阻断药如普萘洛尔

增强 5-HT 能活性的药物见表 1.19。

表 1.19 增强 5-HT 能活性的药物

5-HT 重摄取抑制剂	5-HT 代谢抑制剂	增加 5-HT 的合成	增加 5-HT 的释放	5-HT 受体激动药	增加 5-HT 活性	其他
阿米替林	异卡波肼	色氨酸	3,4-亚甲二氧基-甲基苯丙胺（迷幻药）	丁螺环酮	锂盐（非特异性）	电休克治疗
苯丙胺	吗氯贝胺		苯丙胺	二氢麦角胺		
西酞普兰*	苯乙肼		可卡因	舒马普坦*		
氯米帕明	司来吉兰		芬氟拉明			
可卡因	反苯环丙胺		米氮平			
右美沙芬						
艾司西酞普兰						
氟西汀						
氟伏沙明						
丙米嗪						
哌替啶						
奈法唑酮						
帕罗西汀						
舍曲林						
曲马多						
曲唑酮						
文拉法辛						

* 舒马普坦与 SSRIs 合用安全，但建议老年人谨慎使用；病例报告西酞普兰单药治疗产生 5-HT 综合征。

96

抗利尿激素分泌不当综合征

- 可能突然起病，在治疗开始的几天内出现，但治疗最初的 2～3 周风险最大（3～120 天）
- 抑郁与低钠状态相关
- 症状包括
  - √ 虚弱
  - √ 嗜睡
  - √ 头痛
  - √ 食欲缺乏、恶心
  - √ 肌肉痉挛
  - √ 意识模糊，定向障碍
  - √ 严重的低钠血症
    - □ 低钠血症（血清钠<130 mmol/L）、低血浆渗透压、少于伴有尿渗透压异常升高的最大化稀释尿（>200 mmol/L）、血清钠浓缩而尿钠分泌过高（>20 mmol/L）
  - √ 其他实验室检查（肾、肾上腺、甲状腺）在正常范围内（除非合并其他疾病）
  - √ 惊厥，木僵，昏迷，死亡
- 病程：通常停用 SSRI 或其他药物后，2～28 天内会自发恢复到正常状态
- 鉴别诊断
  - √ 使用利尿药（噻嗪类或袢利尿药）
  - √ 血容量过多或血容量不足
  - √ 经消化道丢失（呕吐、腹泻、出血、肠梗阻）
  - √ 经皮肤丢失（烧伤、囊性纤维化）
  - √ 水肿状态（心力衰竭、肝硬化、伴有显著低清蛋白血症的肾病综合征）
  - √ 肾功能障碍（醛固酮减少症、失钠性肾病、肾衰竭）
  - √ 内分泌功能障碍（皮质醇不足、甲状腺功能减退症）

√ 生成抗利尿激素的肿瘤（例如小细胞肺癌）

√ 肺部疾病

√ 烦渴（例如抗胆碱能药引起的口干或者精神病性障碍）

√ 调节渗透稳定器综合征

● 已经报道的危险因素包括

√ 年龄＞65 岁

√ 女性（资料不确定）

√ 低体重

√ SSRI 治疗；三环类、MAOIs 和文拉法辛也有报道（罕见）

□ SSRI 类和三环类药物在产生此综合征时可能有交叉
效应（临床报道）

√ SSRI 与卡马西平、利尿药（尤其是噻嗪类）、血管紧张
素转化酶抑制剂或者非甾体类抗炎药合用时

√ 可能与剂量有关（即高剂量风险增加，但也有特异性
反应）

√ 既往利尿药治疗低钠血症者风险增加

√ 低钠饮食

√ 吸烟

● 处理

√ 预防措施包括提醒患者这种并发症的可能性，监测临床
状态，并且在前 2～4 周监测高危患者的血钠浓度

√ 如果出现症状，检测血钠浓度和尿渗透压

√ 停用致病药物（如果综合征不严重，这通常是必需的唯
一步骤）

√ 限制水的摄入

√ 对更严重的病例静脉输注氯化钠（3％的溶液，0.5ml/min），
但要避免输注过快（有发生继发性脑桥中央髓鞘溶解的
风险）

√ 避免再次给予患者此类药物

体重副作用

- 体重增加可能是许多抗抑郁药的明显的副作用
- 治疗过程中的体重增加与以下因素相关
  - √ 抑郁的改善
  - √ 治疗前体重下降（即治疗前体重下降得越多，治疗中体重增加得就会越多）
  - √ 特殊的抗抑郁药
    - □ 初步资料显示 SSRI（帕罗西汀）和 TCA（去甲替林）对体重的影响无差异
    - □ TCAs 治疗抑郁与老年患者体重增加不相关
- 老年人体重降低是一个重要的治疗因素，因为它与体弱增加和营养缺乏相关
- 明显的体重增长增加了对心血管疾病和糖尿病的易感性，但这在体弱、营养欠佳的老年患者中是受欢迎的
- 可能限制对治疗的接受程度和治疗的顺应性
- 处理
  - √ 建议患者治疗前称体重来评估体重改变
  - √ 运动
  - √ 减少热量摄入
  - √ 换用其他类药物

发生乳腺癌的风险

抗抑郁药对乳腺癌发病率的影响的资料尚有争议。一项最近的大型研究显示没有风险；而另一项研究则显示某些 TCAs 和 SSRIs 在 11～15 年后存在此风险。具有风险的药物在下面列出，但是证据尚不确定，而且也没有专门的老年资料。

- 可能增加风险的药物
  - √ TCAs
    - □ 阿莫沙平

- □ 氯米帕明
- □ 地昔帕明
- □ 曲米帕明
- □ 这些药物常规都不用于老年患者的长期治疗
- √ SSRIs
  - □ 帕罗西汀
- ● 目前尚未表明会增加风险的药物
  - √ HCAs
    - □ 阿米替林
    - □ 马普替林
    - □ 去甲替林
    - □ 普罗替林
  - √ SSRIs
    - □ 舍曲林
    - □ 氟西汀
- ● 可以升高与发生肿瘤有关的催乳素水平的药物
  - √ SSRIs（尤其是帕罗西汀）

性功能副作用

- ● 绝大多数抗抑郁药的性功能副作用的发生率都很高，但是在老年人群中尚未得到充分研究
- ● 不要单纯根据年龄，就先入为主地假设性功能对于老年人来说是不重要的
- ● 个体化地评价每个病例
  - √ 虽然许多老年人仍然保持着旺盛的性功能和（或）关注性功能，但是也有许多人并不关心
- ● 老年人能否对性生活保持兴趣取决于很多因素
  - √ 是否有称心如意的伴侣
  - √ 生理能力
  - √ 身体健康情况——心血管疾病、肾/泌尿系统疾病、肝

疾病、肺部疾病、神经系统疾病、手术史、营养缺乏、内分泌系统疾病等都会损害性欲和性能力

- √ 认知功能
- √ 抑郁障碍——资料显示性欲下降的发生率为 31%～72%（普通成人数据）
- √ 力比多的保持
- √ 对于所感知的社会耻辱感的反应
- √ 文化规范
- √ 现实生活方面的考虑如居住安排（例如长期照例机构的设施）

性功能的生理学是很复杂的，受很多内、外界因素的影响。关于神经递质和性功能的假说包括

- 力比多受边缘系统调控
  - √ 多巴胺增加力比多
  - √ 5-HT 抑制力比多
- 勃起功能/阴道润滑性
  - √ D_2 和肾上腺素能兴奋可以增加勃起功能
  - √ α_1 受体的紧张性作用对阴茎保持弛缓状态是必需的
    - □ 拮抗 α 受体导致阴茎异常勃起（例如由曲唑酮导致）
- 性高潮/射精
  - √ α_1 受体的激活能促进精液分泌的射精阶段，同时可以使尿道括约肌收缩
    - □ 需要胆碱能作用来促进收缩
    - □ 副交感神经系统影响射精
  - √ α_1 受体阻断药能使平滑肌收缩，导致射精疼痛
    - □ 抗胆碱药能够阻断副交感神经系统的活动
    - □ 胆碱受体的阻断和 5-HT 活性的增加能够抑制性高潮/射精
- 性功能副作用较少的抗抑郁药有

√ 奈法唑酮

√ 安非他酮

√ 米氮平

√ 吗氯贝胺

与性功能障碍有关的精神药物见表 1.20。

表 1.20　与性功能障碍有关的精神药物

SSRIs
- 报道的数据差异很大：2%～43%
  √ 没有老年人或与老年人相关的数据
- 安非他酮和奈法唑酮的发生率最低——约 25%
- 帕罗西汀和米氮平的发生率最高——约 42%

不可逆性 MAOIs
- 男性/女性——80%/57%

TCAs
- 男性/女性——50%/(27～92)%

曲唑酮
- 尤其是在第 1 个月
  √ 一直到第 18 个月都可能发生

SNRI
- 文拉法辛

苯二氮䓬类
- 阿普唑仑
- 地西泮
- 氯硝西泮

情绪稳定剂
- 锂盐
- 卡马西平

注：发生率来自普通成人数据。

性功能副作用的症状包括

√ 性高潮延迟

√ 射精延迟

√ 性趣消失或者减退

√ 性觉消失

√ 射精疼痛

√ 阴茎异常勃起

● 需要迅速干预，6～8 h 以后可能不可逆

● 预防

√ 使用性功能副作用发生率低的药物

临床管理策略包括

√ 在治疗前详细评估对性的顾虑、性习惯和性反应性

√ 提供关于药物性功能副作用的咨询

√ 主动询问性方面的问题

□ 只有少数患者（尤其是老年人）会自动报告这方面的问题

√ 行为干预和指导

√ 通过诊断测验进行症状检查

药物管理策略（普通成人数据）包括

√ 减少药物剂量

□ 抑郁症状复发的风险

√ 继续观察：轻度症状有时会自动缓解，但并不常见

√ 通常需要换药

□ 试用安非他酮、奈法唑酮、吗氯贝胺、米氮平

□ 有时换用同类中的另一种药物（例如另一种 SSRI）可以减轻症状

√ 考虑停药三天

□ 不建议采用

□ 难于管理并且有出现停药反应或者不依从的风险

√ 在选定的病例中进行合适的辅助性治疗（剂量调整到成人推荐剂量的一半）

□ 由于潜在的副作用，对老年人建议谨慎采用；数据非常少

□ 西地那非

1. 既往存在心血管疾病的患者慎用

2. 尚未特别确定在老年人中的剂量

3. 在性交前 1 h 试用 25 mg；如果无效但能够耐受，增加至 50～100 mg

4. 对正在服用抑制 CYP3A4 的药物（表 1.32）的患者尤其需要谨慎

5. 在男性中不要合用曲唑酮（有阴茎异常勃起的风险）

□ 哌甲酯每天 5～15 mg

□ 安非他酮每天 75～100 mg

1. 合并氟西汀需谨慎：增加安非他酮的血清浓度，同时降低癫痫发作的阈值

□ 丁螺环酮每天 15～30 mg

□ 米氮平 15 mg，睡前服用

□ 在性行为前 30 min 使用氯贝胆碱 5～10 mg

□ 5-HT$_2$ 或 5-HT$_3$ 受体阻断药

1. 在性交前使用赛庚啶 2～4 mg

   ○ 在使用的第二天出现镇静/嗜睡

   ○ 由于对 5-HT$_2$ 的拮抗作用，理论上存在逆转 SSRIs 抗抑郁作用的风险

   ○ 不建议在老年人中使用

2. 奈法唑酮——没有关于此适应证的老年人数据

□ 育亨宾每天 2.2～5.4 mg

1. α$_2$ 受体阻断药

2. 引起激越/焦虑/恐惧

3. 不建议在老年人中使用

□ 多巴胺能药物

1. 金刚烷胺每天 50～200 mg

2. 普拉克索

认知方面的作用

各类抗抑郁药对认知功能的影响见表 1.21。某些抗抑郁药对认知功能的影响见表 1.22。

表 1.21　各类抗抑郁药对认知功能的影响

抗抑郁药种类	对认知功能的影响
MAOIs	影响很小
NaSSA，SNRI	没有这方面的数据，但一般耐受性很好
SSRIs	客观影响很小；常见注意集中能力下降的主诉
HCAs	次级记忆提取障碍

表 1.22　某些抗抑郁药对认知功能的影响

药物	对认知功能的影响
阿米替林	损害注意集中、反应时间、次级记忆
曲唑酮	损害注意集中
舍曲林	对记忆无影响，或可能改善记忆
吗氯贝胺	可能轻微改善记忆
去甲替林（高血浆浓度）	损害言语记忆和自由回忆

睡眠方面的作用

抗抑郁药对睡眠的影响见表 1.23。

表 1.23　抗抑郁药对睡眠的影响

作用	药物
缩短睡眠潜伏期	大部分抗抑郁药，除了氟西汀、舍曲林、帕罗西汀
增加总睡眠时间	阿米替林、奈法唑酮、曲米帕明
缩短总睡眠时间	氟西汀、文拉法辛
睡眠时间未受影响	米氮平、帕罗西汀、曲唑酮
降低快速眼动活性	大多数抗抑郁药，除了安非他酮、奈法唑酮、曲米帕明
增加快速眼动潜伏期	大多数抗抑郁药，除了安非他酮、奈法唑酮、苯乙肼、反苯环丙胺

注：普通成人数据。

受体亲和力与副作用的关系

　　神经受体的拮抗作用和兴奋作用见表 1.24。根据副作用和临床疾病的相互作用进行的抗抑郁药的选择见表 1.25。线性药动学药物与非线性药动学药物见表 1.26。

表 1.24　神经受体的拮抗作用或兴奋作用

对神经受体的作用	相关的临床作用
α受体拮抗作用	反射性心动过速
	直立性低血压
	头晕
	射精障碍、力比多下降、阴茎异常勃起、性快感缺失
M受体拮抗作用	镇静
	口干
	视物模糊
	便秘
	尿潴留
	窦性心动过速
	认知损害
H_1受体拮抗作用	镇静
	高血压
	体重增加
5-HT_2受体兴奋作用	激越
	静坐不能
	焦虑
	惊恐发作
	失眠：5-HT_{2A}/5-HT_{2C}参与调节慢波睡眠
	性功能障碍
5-HT_3受体兴奋作用	恶心
	胃肠道不适
	腹泻
	头痛

106

表 1.25　根据副作用和临床疾病之间的相互作用选择抗抑郁药

治疗关注点	药物选择
不能耐受抗胆碱能副作用	避免使用 HCA
心肌梗死后，心血管问题（尤其是直立性低血压），严重的缺血性心脏病，某些传导异常	选择 SSRIs 类药物；心肌梗死后和缺血性心脏病患者禁用 HCAs；通常在有其他心血管系统疾病时避免使用 TCAs，但在共患重性抑郁而其他抗抑郁药无效，以及在与疼痛相关的抑郁时，仍有必要使用；使用 TCAs 发生心动过速的风险增加，但是使用 SSRIs 很少发生
高血压	避免使用安非他酮，可能要避免使用文拉法辛
重性抑郁（忧郁型）	仲胺类或者 SNRI 可能更有效；SSRIs 可能效果不佳
关注过量的安全性	避免使用 HCAs；使用 SSRIs、NaSSA、安非他酮、SNRI
合并焦虑	使用 SSRIs、SNRI、NaSSA。对不合并痴呆者的处理包括增加抗抑郁药（非 TCA）至最大剂量；加用一种抗焦虑药（例如劳拉西泮、奥沙西泮、丁螺环酮）；换用抗焦虑作用更强的抗抑郁药（例如米氮平）。合并痴呆的情况下，药物加量或者加用抗焦虑药时更需谨慎；考虑胆碱酯酶抑制剂或者非典型抗精神病药
过度镇静	使用安非他酮、一些 SSRIs、文拉法辛
合并认知缺陷或者躯体疾病	避免使用 TCAs
关注药物相互作用	避免使用细胞色素 P450 系统的强抑制剂（例如帕罗西汀、氟西汀、氟伏沙明、安非他酮）
共患锥体外系疾病	首选：SNRI、NaSSA；次选：TCAs（仲胺类）
癫痫发作	避免使用大剂量的安非他酮速释制剂；大多数抗抑郁药都降低癫痫发作的阈值

表 1.26　线性药动学药物与非线性药动学药物

线性药动学药物	非线性药动学药物
西酞普兰	安非他酮（不清楚）
艾司西酞普兰	氯米帕明（剂量大于 150 mg/d 时）
氟西汀	地昔帕明
mCPP（奈法唑酮的活性代谢产物）	氟伏沙明
大多数 TCAs（叔胺类和仲胺类）在高剂量时可能增加非线性代谢方式	吗氯贝胺
	奈法唑酮
● 丙米嗪（原药）遵循线性药动学代谢方式，但是随着剂量的增加其代谢产物（地昔帕明）增加非线性代谢方式	苯乙肼 舍曲林
米氮平	
帕罗西汀	
曲唑酮	
文拉法辛	

药物相互作用

有两种形式的药物相互作用

- 药效学：一种药物影响另一种药物的作用机制
  - √ 例如：SSRI-MAOI 联合使用可以产生协同作用而导致 5-HT 综合征
- 药动学：一种药物影响另一种药物的代谢
  - √ 例如：氟西汀通过抑制细胞色素 P450 酶增加 TCAs 的血浆浓度

抗抑郁药的药动学基础见表 1.27。

- 大多数 SSRIs 是 CYP 酶的抑制剂
  - √ 通过这些酶代谢的药物的血浆浓度可能会增加
  - √ 联合用药时要更加注意可能出现的副作用

表 1.27　抗抑郁药的药动学基础

	安非他酮	西酞普兰	氟西汀	氟伏沙明	米氮平
老年人中的稳态	增高25%		数据有限。制造商的数据显示与年轻人无差别。其他数据显示血浆浓度在老年人中升高1倍	在老年人中清除率最高减少50%	3～5天（普通成人数据）
清除半衰期（老年人 vs. 普通成人）	34 h vs. 14 h	36～90 h	氟西汀为70 h；去甲氟西汀为330 h	25 h vs. 22 h	31 h（男性）；39 h（女性）；在老年人中无显著性差异
临床意义	增加发生副作用的风险，减少疗效，增加毒性。起始剂量减少25%	起始剂量为10 mg（为年轻患者的一半）	小心加量。从成人剂量的一半开始并滴定到治疗浓度	减少起始剂量	

	奈法唑酮	帕罗西汀	舍曲林	文拉法辛
老年人中的稳态	增加50%	79 ng/ml vs. 49 ng/ml	浓度有些增加	增加16%
老年人中的清除半衰期				13 h vs. 10 h
临床意义	从成人起始剂量的50%开始；临床变性非常大，所以要滴定至最佳剂量——可能与普通成人的剂量范围一样	从10 mg开始（成人剂量的一半），并且要小心地增加剂量，这是因为稳态浓度的增加速度可能比预期的要快	没有单独根据年龄进行剂量调整的充分证据	可能不需要单独依据年龄进行剂量调整，但是因为躯体衰弱病，躯体衰弱时需要谨慎

109

酶对某些抗抑郁药的代谢的影响见表 1.28。抗抑郁药对酶的抑制作用见表 1.29。非精神药物的酶抑制剂见表 1.30。药物相互作用见表 1.31。酶的抑制剂和诱导剂见表 1.32。

表 1.28　酶（CYP）对某些抗抑郁药的代谢的影响

药物	轻度/极轻微	中度	重度
西酞普兰	2D6		3A4，2C19
艾司西酞普兰			3A4，2C19
氟西汀	3A3/4	2C19	2D6，2C9/10
氟伏沙明	2D6，1A1	3A3/4	1A2，2C19
奈法唑酮			3A3/4
帕罗西汀			2D6
舍曲林	2D6	（N-去甲舍曲林）3A4	
文拉法辛	2D6，3A3/4（N-去甲文拉法辛）		
米氮平	1A2，3A		2D6
安非他酮			2B6（代谢产物 HB 由 2D6 代谢）

注：摘自 Preskorn（1997）。

表 1.29　抗抑郁药对酶的抑制作用

药物	被抑制的 CYP 酶*	由酶抑制剂引起的潜在的药物相互作用的举例**
西酞普兰	没有明显的 CYP 抑制作用	
艾司西酞普兰	轻微的 CYP 抑制作用	
氟西汀/去甲氟西汀+	**2D6，2C9，2C19**，1A2，3A4/2D6，3A4	阿普唑仑，苯丙胺，镇痛药，卡马西平，氯氮平，可卡因，右美沙芬，地西泮，双氯芬酸，苯海拉明，多奈哌齐，加兰他敏，氟哌啶醇，布洛芬，萘普生，昂丹司琼，苯妥英，仲胺类 TCAs，I_c 类抗心律失常药，长春碱，华法林

110

药物	被抑制的 CYP 酶*	由酶抑制剂引起的潜在的药物相互作用的举例**
氟伏沙明+	**1A2，2C19，3A4，2D6，** 1A1	禁忌合并使用特非那定，阿司咪唑，西沙必利；咖啡因，氯氮平，地西泮，甲芬那酸，奥氮平，奥美拉唑，非那西丁，吡罗昔康，普萘洛尔，一些 TCAs，S-华法林和 R-华法林，S-美芬妥英，他克林，茶碱，硫利达嗪，甲苯磺丁脲
米氮平	作用极轻微	
奈法唑酮	**3A4**	禁忌合并使用特非那定，阿司咪唑和西沙必利；阿普唑仑，抗抑郁药（舍曲林，TCAs，文拉法辛），卡马西平，西沙必利，氯硝西泮，地塞米松，右美沙芬，地西泮，地尔硫䓬，多奈哌齐，红霉素，雌二醇，加兰他敏，利多卡因，氯雷他定，咪达唑仑，硝苯地平，普罗帕酮，奎尼丁，R-华法林，睾酮，三唑仑，维拉帕米，唑吡坦
帕罗西汀+	**2D6，2C9，2C19**	苯丙胺，镇痛药，抗心律失常药，抗精神病药，右美沙芬，苯海拉明，多奈哌齐，加兰他敏，昂丹司琼，丙环定，TCAs，华法林 注：一些 SSRIs 可能使氯氮平及其代谢产物去甲氯氮平增加 40%；西咪替丁可以使帕罗西汀的生物利用度增加，而苯妥英可使其降低
舍曲林/N-去甲舍曲林	2C9，2D6，1A2，3A4	
文拉法辛	在体外对 2D6 的作用极轻微，但在体内可能有一定的作用	有报道与 TCAs 合用增加抗胆碱能作用

注：临床警示：以治疗剂量范围的低限开始合用这些药物；监测新增加的精神药物对合用药物副作用的影响，或测定它们的血药浓度直到抗抑郁药治疗到达稳态。

* 最相关者用黑体标明，临床上需谨慎。

** 可能会增加这些药物的血浆浓度。

+ 最可能有临床意义的药动学药物相互作用。

表 1.30　非精神药物的酶抑制剂

CYP1A2	西咪替丁，酮康唑，葡萄柚汁
CYP2D6	胺碘酮，普罗帕酮，奎尼丁，西咪替丁
CYP3A4	葡萄柚汁++

++葡萄柚汁包含有很强的细胞色素 P450 系统（尤其是小肠壁上皮细胞中的 CYP3A4）抑制剂（呋喃香豆素类化合物 6,7-双羟基佛手柑素和 flavenoid naringen）。

- 可能的机制是抑制肠中 CYP3A4 的活性，因此增加药物的血浆浓度（即抑制首过代谢但并不影响肝代谢）
- 一杯果汁即可产生作用，持续 24 h
- 并非始终存在临床意义，但是在老年人中应该加以注意，因为老年人对药物血浆浓度的增加可能更加敏感

表 1.31　药物相互作用

药物	与 SSRIs 相互作用的可能的影响
胆碱酯酶抑制剂（多奈哌齐，加兰他敏）	胆碱能综合征
抗惊厥药（苯妥英，卡马西平）	增加抗惊厥药的浓度
Ic 类抗心律失常药	增加抗心律失常药的浓度
利尿药	抗利尿激素分泌不当综合征
锂盐	可能会引起抗利尿激素分泌不当综合征
L-色氨酸	5-HT 综合征
MAOIs	5-HT 综合征
口服抗凝药	增加出血风险（尤其是胃肠道）
口服降血糖药	低血糖（使用氟西汀时）
TCAs	增加 TCA 血浆浓度；可能会增加副作用
特非那定，阿司咪唑以及西沙必利	可能会引起严重的/致命的室性心律失常；尖端扭转型室性心动过速（尤其是氟伏沙明）
茶碱	与氟伏沙明合用增加茶碱浓度；有昏迷和癫痫发作的风险

药物	与 SSRIs 相互作用的可能的影响
典型抗精神病药	可能增加抗精神病药的半衰期
静脉给予肾上腺素/去甲肾上腺素、可乐定、胍乙啶	升高血压（拮抗中枢性降压药的作用）
乙醇 　阿普唑仑 　西咪替丁 　双硫仑 　红霉素 　异烟肼 　美沙酮 　哌甲酯 　SSRIs 　特比萘芬 　噻嗪类利尿药 　维拉帕米	镇静，意识模糊，反应时间降低；这些都增加 TCA 浓度；这可能会增加抗抑郁效果和 TCA 毒性；利尿药增加低血压作用；抗焦虑药增加镇静作用
苯丙胺	高血压，心律失常，增加 TCA 的血浆浓度，增加三环类的作用
抗胆碱能药	增加抗胆碱能作用，中毒性谵妄，意识模糊，幻视
抗凝血药	增加抗凝血作用
抗组胺药	增加镇静和抗胆碱能作用
抗精神病药（通常是典型抗精神病药，也有某些非典型抗精神病药，例如氯氮平）	增加 HCA 浓度；相互作用会累加副作用（例如抗胆碱能作用、低血压、镇静）
巴比妥类	增加镇静作用，降低 TCAs 血药浓度，呼吸抑制
β受体阻断药	拮抗降压作用
水合氯醛	降低 TCA 浓度
多西环素	降低 TCA 浓度
雌激素	增加 TCA 浓度；可能会出现嗜睡、头痛、静坐不能、低血压
锂盐	增加震颤、肌阵挛
MAOIs	致命性毒性
甲基多巴，左旋多巴	激越，震颤，心动过速；增加甲基多巴的低血压作用

药物	与 SSRIs 相互作用的可能的影响
麻醉药品	相互增强作用
苯妥英	降低 TCA 浓度
普鲁卡因胺	延长心脏传导时间
奎尼丁	增加抗心律失常作用；延长心脏传导时间；增加 TCA 浓度
睾酮	有导致精神病的报道
苯海索	降低 TCA 浓度
维生素 C	增加三环类的排泄

药物	与 MAOIs 相互作用的可能的影响
见表 1.38	

表 1.32 酶的底物：抑制剂和诱导剂

酶 (CYP)	由酶代谢的药物（底物）	抑制剂*	诱导剂+
2D6	镇痛药/阿片制剂：可卡因，右美沙芬，芬太尼，氢可酮，哌替啶，美沙酮，硫酸吗啡，羟考酮 抗心律失常药：醋酸氟卡尼，恩卡尼，美西律，普罗帕酮 抗抑郁药：阿米替林，氯米帕明，地昔帕明，氟西汀，氟伏沙明，丙米嗪，马普替林，米氮平，N-去甲西酞普兰，去甲替林，帕罗西汀，曲唑酮，曲米帕明，文拉法辛 抗精神病药：阿立哌唑，氯丙嗪，氯氮平，氟哌啶醇，奋乃静，利培酮，硫利达嗪，珠氯噻醇 β受体阻断药：富马酸比索洛尔，美托洛尔，吲哚洛尔，普萘洛尔，噻吗洛尔 胆碱酯酶抑制剂：多奈哌齐，加兰他敏	强抑制剂：氟西汀，帕罗西汀，奎尼丁，可能有安非他酮 其他抑制剂：胺碘酮，氯苯那敏，西咪替丁，西酞普兰，氯米帕明，氟哌啶醇，茚地那韦，美沙酮，奋乃静，普罗帕酮，利托那韦，舍曲林，特比萘芬	无诱导

酶 (CYP)	由酶代谢的药物（底物）	抑制剂*	诱导剂+
1A2	抗抑郁药：阿米替林，氯米帕明，地昔帕明，丙米嗪，米氮平 抗精神病药：氯氮平，氟哌啶醇，吩噻嗪类 苯二氮䓬类药物：氯氮䓬，地西泮 其他：对乙酰氨基酚，他克林，茶碱，普萘洛尔，华法林，咖啡因，非那西丁	西咪替丁，氟伏沙明，葡萄柚汁，酮康唑	芳香类化合物（烟雾），卡马西平，奥美拉唑，苯妥英，多环类化合物，利福平
3A3/4	胆碱酯酶抑制剂：多奈哌齐，加兰他敏 镇痛药：对乙酰氨基酚，阿芬太尼，可卡因，右美沙芬 抗心律失常药：奎尼丁 抗惊厥药：卡马西平，乙琥胺 抗抑郁药：西酞普兰，艾司西酞普兰，米氮平，奈法唑酮，舍曲林，TCAs，曲唑酮，文拉法辛 抗精神病药：阿立哌唑，氟哌啶醇 抗真菌药：伊曲康唑，酮康唑 抗组胺药：氯雷他定，阿司咪唑，特非那定 苯二氮䓬类药物：阿普唑仑，氯硝西泮，地西泮，咪达唑仑，三唑仑 钙通道阻滞药：氨氯地平，非洛地平，伊拉地平，米贝拉地尔，硝苯地平，维拉帕米 化学治疗药：白消安，多柔比星，依托泊苷，	胺碘酮，西咪替丁，克拉霉素，红霉素，氟康唑，氟西汀，氟伏沙明，葡萄柚汁抑制肠壁上的酶，茚地那韦，伊曲康唑，酮康唑，甲硝唑，奈法唑酮，那非那韦，诺氟沙星，奎尼丁，利托那韦，沙奎那韦，醋竹桃霉素	巴比妥类，卡马西平，地塞米松，奥昔布宁，苯妥英，利福平，利托那韦，贯叶连翘

酶 (CYP)	由酶代谢的药物（底物）	抑制剂*	诱导剂+
3A3/4	紫杉醇，他莫昔芬，长春碱，长春新碱 降血脂药：他汀类 免疫抑制剂：环孢素 抗生素类：克拉霉素，红霉素，醋竹桃霉素 激素类：可的松，睾酮，雌二醇，泼尼松		
2C9	抗抑郁药：阿米替林，氯米帕明，西酞普兰，丙米嗪，吗氯贝胺 苯二氮䓬类药物：地西泮 其他：环己巴比妥，氯沙坦，甲苯比妥，奥美拉唑，苯妥英，氯胍，甲苯磺丁脲，华法林 β受体阻断药：普萘洛尔	胺碘酮，氯霉素，氟康唑，氟伐他汀，异烟肼，甲硝唑，SSRIs（氟西汀，氟伏沙明，帕罗西汀），奥美拉唑，扎鲁司特	水合氯醛，苯巴比妥，利福平
2C19	抗抑郁药：阿米替林，西酞普兰，氯米帕明，艾司西酞普兰，丙米嗪 苯二氮䓬类药物：地西泮 其他：兰索拉唑，美芬妥英，奥美拉唑，普萘洛尔	氟康唑，酮康唑，兰索拉唑，奥美拉唑，西咪替丁，SSRIs（氟西汀，氟伏沙明，帕罗西汀，舍曲林），托吡酯	利福平，卡马西平，苯巴比妥

* 抑制酶的活性、可能增加底物血浆浓度的药物。

+ 激活酶的活性、可能降低底物血浆浓度的药物。

家属及照料者

在家中的处理原则包括

- 与患者建立有效的治疗关系，并在适当的时候，与家庭成员和其他照料者建立有效的治疗关系
- 就预期的治疗效果、常见和严重的副作用对患者及其他重

要成员进行教育，如果担心治疗副作用，则告知治疗过程
- 在治疗的开始阶段要经常复诊——每1~2周1次
- 在巩固治疗期及维持治疗期要进行随访
- 监测顺应性

√ 家庭护理服务很有帮助
- 就可能出现的药物相互作用对患者进行教育，并且指导他们告知医生所有的联合用药
- 在医生、社会服务机构、药剂师或其他照料者之间建立恰当的合作与联系

√ 小组中非医生成员的协调配合通常很有效
- 进行家访是有效和必要的

为患者写总结很有帮助。
- 使总结尽可能地简单
- 给患者副本，在患者允许的情况下，给家庭成员/照料者副本

抗抑郁药的书面说明书清单见表1.33。

表1.33 抗抑郁药书面说明书清单

- 药物名称
- 剂量和服药时间表（一般可以与餐同服，曲唑酮除外，因为食物会显著增加曲唑酮的吸收）
- 关于副作用的警告（例如：驾驶、跌倒）
- 特殊问题的处理（例如：便秘、低血压）
- 警告患者一定按处方服用
- 如果漏服一次怎么办（不要使下一次剂量加倍，尤其是某些药物，例如安非他酮）
- 警惕突然停药时的停药综合征（例如帕罗西汀）；在一种药物停用之后还应警惕多长时间（例如：氟西汀的延迟作用）
- 注意与合用药物以及需要避免的非处方药之间的相互作用，尤其是与MAOIs合用
- 简单地说明出现疗效之前有一个延迟期
- 说明如何、何时以及为什么联系开处方的医生
- 对于MAOI：检查对饮食、物质的限制
- 提示告知医生、牙医以及药剂师

杂环类抗抑郁药

这类药物包括三环类和四环类的马普替林和阿莫沙平（表1.1）（作为一类药物，TCAs 是在老年人中研究得最充分的抗抑郁药）。而仲胺类是老年人 TCA 药物的选择，除了有更强的抗胆碱能作用的仲胺类药物普罗替林和阿莫沙平。当在适当的警惕与监测下使用时，此类中的某些药物，尤其是去甲替林（针对抑郁）、氯米帕明（针对强迫性障碍）、曲唑酮（针对睡眠），甚至低剂量的阿米替林（针对疼痛综合征）仍然是老年人治疗用药后备队伍中的重要成员。躯体疾病可能限制对 HCA 类抗抑郁药的耐受性。此类中的一些药物对于焦虑障碍有效——例如针对强迫性障碍的氯米帕明——而另一些适用于非精神异常，即慢性疼痛、纤维肌痛、关节痛、控制失禁和不稳定性膀胱。

治疗作用的方式

- 混合性和非特异性地抑制神经递质的重摄取，包括 5-HT、去甲肾上腺素（NA）和（少量的）多巴胺，具有胆碱、组胺和肾上腺素受体亲和力（和副作用有关）
    - √ 抑制 NA 的重摄取
        - □ 丙米嗪，去甲替林
    - √ 抑制 5-HT 的重摄取
        - □ 阿米替林，氯米帕明，地昔帕明

杂环类抗抑郁药的药动学参数见表 1.34。

注意：原药与其代谢产物的药理学机制常常是不同的（例如：氯米帕明的代谢产物去甲氯米帕明抑制 NA 的重摄取）。

表 1.34 杂环类抗抑郁药的药动学参数

药物	所属胺类	生物利用度*	t_{max} (h)	分布容积 (L/kg)	蛋白结合率 (%)	清除率+	半衰期 (h)	治疗血浆浓度**	代谢途径
阿米替林	叔胺	0.4~0.6	2~4	15.5	96	700~1000 [<5] 与年轻人相比,在老年人中减少	21~37	120~250	CYP450 2D6, 1A2, 2C19, 3A4
阿莫沙平 非典型(普通成人数据)	仲胺		1~2		90		8 (原药,普通成人数据) 8-羟基阿莫沙平延长到30 (普通成人数据) 7-羟基阿莫沙平为6.5	未知	
氯米帕明	叔胺	0.2~0.8	1.5~4	7~20	97		20 (原药) 36 (去甲氯米帕明)	160~400	CYP450 1A2, 2C9/19
地昔帕明	仲胺	0.5	4~6	15~37	90	1600~2000 [<20]	12~31 (有报道高达46)	60~160	CYP450 2D6, 1A2
多塞平	叔胺	0.2~0.4	0.5~1	20	80	75~110 [<1] 随年龄增加清除率降低	12~23 (原药) 51 (活性代谢产物)	120~250	CYP450 2D6, 2C19

药物	所属胺类	生物利用度*	t_{max} (h)	分布容积 (L/kg)	蛋白结合率 (%)	清除率+	半衰期 (h)	治疗血浆浓度**	代谢途径
丙米嗪	叔胺	0.8~1.0	1~2	21	89	750~1300 [<1] 随年龄增加清除率降低	23~27	120~250	CYP450 2D6, 1A2, 2C19, 3A4
马普替林	四环类（结构和仲胺的特性类似）	>0.9	8~24	22~52	88	1060 [<10]	66 (29~113)	150~250	CYP450 2D6
去甲替林	仲胺	0.6	7~8.5	21~27	93	375~625 [<2]	18~45	50~150	CYP450 2D6

* 剂量的一部分以活性药物的形式进入体循环。

** 血浆浓度的单位为 ng/ml。

+ 血浆清除率的单位为 ml/min [%肾]。

汇编了各种来源的数据，主要来自 Preskorn (1993)。

HCAs 的药动学

作为一类药物，HCAs 有多种作用机制，而浓度范围相对较小。

- HCA 在药动学方面的很大的个体差异是由于其代谢方式不同
- 通常需要较低的剂量，而需要减少的剂量取决于许多相互作用的因素，而不只是年龄本身
  - √ 只根据年龄因素，剂量通常减少得太多
  - √ 治疗药物监测是调整药物剂量的一个好方法（见治疗药物监测部分）

吸收

- 除了马普替林之外的大多数 HCA 类抗抑郁药都快速而完全地吸收
- 吸收不受年龄及疾病状态的影响

口服生物利用度

由于比较强的首过效应（通常不受食物影响），口服生物利用度一般比较低（20％～80％）；急性酒精摄入可以增加口服生物利用度（降低首过效应）。

分布

分布快速而广泛。

蛋白结合率

70％～90％的代谢产物与蛋白结合。

- 一般情况下，与 α_1 酸性糖蛋白结合率较高，而与清蛋白结合率较低；使用目前技术存在很大个体差异
- 使 α_1 酸性糖蛋白浓度增加的因素有年龄及炎症性疾病

√ 尽管蛋白结合率在老年人中会有变化，但是不会增加

√ 对于炎症性疾病，例如风湿性关节炎或者心肌梗死，蛋白浓度的改变没有明显的临床意义

● 蛋白结合率与 HCAs 代谢的变异性相比，其临床意义要更小一些

清除率

● 在老年人中肾清除率的下降可以减慢一些 HCAs 及其羟基化代谢产物的清除

√ 丙米嗪和阿米替林的清除率随着年龄的增加而降低

√ 去甲替林和地昔帕明的清除率不受年龄影响

● 慢性酒精摄入会增加清除率（降低血浆药物浓度）

代谢

即使不考虑年龄因素，HCAs 在特定个体中的代谢也通常很难预测——在年轻的健康成人中，HCA 血清浓度的变异性为 10～30 倍。

● CYP450 系统的年龄相关性改变存在很大的个体差异；因此 HCAs 血浆浓度的变异性也很大

● 在任何剂量下，老年人中丙米嗪、地昔帕明、阿米替林和去甲替林的血浆浓度都比年轻患者高

● 经过首过代谢以后，50％～60％ 的 HCA 进入体循环

√ 经过首过代谢后，剩余的原药在肝中进行去甲基化/羟基化，并排泄至肠道，其中大部分以活性或非活性代谢产物在肠道进行重吸收（肝肠循环）

√ 首过代谢的效率随着年龄增加而降低

√ 在首过代谢中，叔胺类甲基化的程度随着年龄的增加而降低

√ 影响首过代谢的因素有

□ 个体差异

□ 疾病——肝疾病（例如：肝硬化、右心室功能受损导致肝灌注量降低）

　　□ 合并其他物质（例如：西咪替丁、酒精、氟西汀、氟伏沙明）

　　□ 改变首过代谢可以改变 t_{max} 和 c_{max}

　√ 胃肠道细菌可能会通过去甲基化使 HCA 代谢

　　□ 这可能部分解释血药浓度广泛的个体差异

　√ 代谢产物是水溶性的

　　□ 清除率取决于肾功能，而肾功能随着年龄的增加而降低

　　□ 在老年人中，更容易引起羟基化代谢产物的蓄积，而这些代谢产物具有心毒性；其特点是可以延长 PR、QRS 及 QT 间期，以及引起 T 波低平或者倒置

　√ 血液透析对去甲替林及多塞平的代谢无显著影响

半衰期

● 叔胺类原药的半衰期比仲胺类短，但是它们羟基化后成为仲胺类，所以实际上它们的临床作用时间更长

　√ 临床意义：叔胺类比仲胺类有更强的镇静作用和毒性

　√ 在老年人中，从叔胺类代谢为仲胺类可能更慢。因此，更高的血浆叔胺类比例可能容易使老年人镇静作用的发生率更高，程度更重

● 仲胺类转变为水溶性的羟基化代谢产物，由肾排出体内。随着年龄的增加肾清除率会降低，所以羟基化代谢产物可能会发生蓄积

HCAs 的副作用

25％～35％的 70 岁以上的患者由于副作用而停止治疗。最重要的副作用是中枢神经系统和心血管系统的副作用。

直立性低血压

- 有发生晕厥/跌倒/脑卒中/心肌梗死的危险
  - √ 在老年人中很常见
  - √ 经常很显著，有时损害行走能力
  - √ 并不会随着时间而适应
- 与反射性心动过速相关
  - √ 在老年人中低血压作用可能会加重，他们通常不能产生代偿性心率增加或存在低钠平衡
  - √ 如果已经存在直立性低血压或者心力衰竭，会更容易发生
  - √ 根据所用 HCA 的不同而存在变化
- 最常见的是心血管系统的作用
  - √ 总体患病率为 10%；已经存在心脏病时，患病率为 25%～50%
- 和血浆浓度无关
  - √ 可能在低剂量时发生
- 在治疗的早期发生
- 去甲替林发生率最低
  - √ 在其治疗窗之上产生低血压
- 在合并使用降压药时，要仔细监测血压
  - √ 使用最低有效剂量的降压药
- 在长期使用 HCA 治疗中，如果进行心脏手术，低血压可能加剧并且难以控制
  - √ 在手术之前停用 HCA
- 处理
  - √ 预先处理和定期评估容易引起低血压的共患疾病
  - √ 考虑减少或者停用可能引起低血压的联合用药
  - √ 存在低血压时，抗抑郁药从低剂量起始，缓慢增加药物剂量

- √ 对于夜间低血压可分次服用
- √ 监测立、卧位血压，尤其是在第一周和增加剂量时
- √ 对患者和家属进行风险教育，同时向其说明从坐位/卧位起来时要慢
  - □ 如果头晕，在站起前等 1 min 以及在走之前再等 30 s
  - □ 抓住一个固定的支撑物
  - □ 缓慢地爬楼梯
- √ 在治疗的最初几周考虑使用弹力袜，同时患者也正在适应药物
- √ 在某些少见情况下可能会使用氟氢可的松（0.1～0.3 mg/d，分次肌内注射）1～2 周
- √ 盐片 0.6～1.8 g/d 有时候能起作用
- √ 避免使用肾上腺素
- √ 还可以使用其他一些药物，如间羟胺、去氧肾上腺素、去甲肾上腺素、育亨宾、甲氧氯普胺

对心脏传导和心肌的作用

- 大多数是轻度作用，但是有时会持续存在
- 使用 HCA 时，随着缺血性心脏病的严重性增加，猝死的风险也增加
- 心动过速通常为室上性的，但也可能为室性的
- 室性期前收缩
- 损害心脏效率（降低心脏收缩力）可能会导致心力衰竭
  - √ 由原发性心肌作用引起——即心肌抑制、心排血量减少
  - √ 足部水肿相对常见
- 心内传导缺陷
  - √ QT、PR 和 QRS 间期延长
  - √ 束支传导阻滞
  - √ 用心电图来监测心脏副作用
    - □ 注意 QRS 波群的增宽或者 QTc 间期超过 450 μs

　　　　□ 年龄也是 QTc 延长的独立预测因素
- T 波低平或者倒置（由于心房和心室去极化减慢）
　　√ 去极化减慢可能导致房室传导阻滞、束支传导阻滞或者室性期前收缩
- 最常发生于已经有心脏问题（包括高血压）的患者中
- Ⅰ类抗心律失常药（包括 HCAs）增加心肌梗死后死亡的风险（机制不详）
- 阿米替林更常见，而马普替林和阿莫沙平不常见
- 进行监测
　　√ 处理心脏毒性风险高的患者的最好方法是监测系列心电图
　　　　□ 如果出现 PR 或者 QRS 间期延长，可能需要在心脏科专家的监管下继续用药
　　√ 如果存在心脏易损因素，建议在接受 HCA 治疗前 4 周内，每周进行心电图检查
　　√ 整个治疗期间持续存在心电图改变
- 处理
　　√ 考虑使用 β 受体阻断药
　　√ 换用其他类型的抗抑郁药

体重增加

- 喜食甜食
　　√ 见体重副作用部分

过度镇静/嗜睡

- 根据所用 HCA 的不同而存在变化
- 在阿莫沙平、马普替林、多塞平、曲米帕明、阿米替林和丙米嗪中尤其突出
　　√ 去甲替林和普罗替林较少出现镇静，但对于使用这些药物的老年人来说，镇静作用仍有临床意义

- 随时间可能会出现耐受性
- 处理
  - √ 如果存在问题，睡前服用，或换用镇静作用较小的药物

对精神运动功能的损害

- 尤其是在使用叔胺类时
- 对驾车的损害程度相当于血中酒精浓度为 0.1% 时的损害程度

胃肠道症状

- 口干
- 食欲缺乏
- 恶心
- 呕吐
- 消化不良
- 腹泻
- 口腔异味（金属味或者令人厌恶的味道，很少会非常严重和令人烦恼）
- 舌体发黑
- 舌炎
- 便秘

虚弱，嗜睡，疲劳，口吃和人格解体

- 在氯米帕明和丙米嗪中更常见
- 减少剂量；换药

诱发兴奋、不安、躁狂或轻躁狂、焦虑

- 这是所有抗抑郁药治疗抑郁时均存在的危险，尤其是那些有双相障碍病史或强阳性家族史者
- 停药

周围抗胆碱能作用

见抗胆碱能副作用部分。

5-HT 综合征

见 5-HT 综合征部分。

- 停药

在精神分裂症中加重/促发精神病

- 在普通成人与老年患者中，所有 HCAs 都可能发生这种危险
- 换药

性功能障碍

运动障碍（锥体外系反应）

- 可能会出现伪帕金森综合征、静坐不能、急性肌张力障碍、肌阵挛
- 运动障碍
  - √ 不常见，但是可能在减量时出现
  - √ 可能自发而迅速地消失
- 神经阻滞剂恶性综合征（只有阿莫沙平会引起）
- 震颤
- 尤其是使用阿莫沙平时
  - √ 使用丙米嗪、阿米替林、去甲替林、氯米帕明、曲唑酮时偶有报道
- 一般发生在开始使用抗抑郁药的几天到两个月内
- 血清浓度一般在治疗范围之内
- 迟发性运动障碍通常与下列因素有关
  - √ 合并使用神经安定药

✓ 具有更强的抗胆碱能作用的抗抑郁药

　　✓ 合并酒精滥用

　　✓ 使用兴奋剂（例如右苯丙胺）

　　✓ 抑郁

　　✓ 在女性中更常见

- 在治疗量时很少发生肌阵挛，但是在过量或者合并锂盐时常见

癫痫发作

- 罕见
- 与下列因素有关

　　✓ HCA 过量（复杂性癫痫发作和癫痫持续状态）

　　✓ 癫痫发作史

　　✓ 合并器质性脑疾患

　　✓ 长期高血浆浓度引起单一或者罕见的致命性癫痫大发作

- 与剂量和加量速度有关
- 通常在治疗早期出现
- 氯米帕明的剂量超过 225 mg 时尤其明显

睡眠紊乱

- 失眠
- 梦境生动
- 梦魇
- 催眠现象
- 经常发生在睡前单次服用时

　　✓ 把每天的剂量分开使用；但是症状可能令人痛苦并且持续存在，需要换药

升胰岛素控制受损

- 与体重增加无关的原发性高血糖反应

- 在合并使用磺酰脲类时有低血糖的病例报道
- 监测和调整降血糖药

皮疹

- 最常见的为皮疹、荨麻疹和多形性红斑
- 光过敏
- 皮肤发红
- 诊断主要依据病史
  - √ 在出现皮疹 1 周内首次用药
  - √ 如果已经对药物敏感，即过敏，当患者再次使用该药物时，几乎立即出现皮疹
- 对于有哮喘或者阿司匹林过敏的患者——考虑对黄色染料5（柠檬黄）的过敏反应
- 处理
  - √ 停用可疑药物，并换用其他类型的药物
  - √ 避免使用马普替林（皮疹发生率高）
  - √ 如果可以对患者进行细致的随访，皮疹比较轻并且需要使用此药物时，有时可能选择谨慎地继续目前的治疗
  - √ 光过敏——避免日光以及使用最大强度的防晒霜
  - √ 瘙痒症——考虑使用抗组胺药（注意其在老年人中的镇静作用）
  - √ 柠檬黄过敏——换用不含黄色染料 5 的药物
  - √ 对于更严重的反应，建议患者向皮肤科咨询
  - √ 在严重的病例中需要使用糖皮质激素

味觉异常

- 服用 HCAs 常见苦味，但是也可能会引起味觉降低或者增加其他味知觉
  - √ 在罕见情况下，此副作用会很严重并且引起明显的伴有食欲缺乏的不适和恶心感

龋

- 长期使用 HCA 治疗
- 处理
  - √ 注意牙齿卫生
  - √ 定期进行牙齿检查

不常见的风险

- 血液学的反应
- 肝酶升高/肝炎
- 在使用 HCAs 治疗期间进行血液和肝功能指标检测

禁忌证

- 缺血性心脏病
- 已经存在心脏传导缺陷,尤其是束支传导阻滞者,20%出现传导并发症

对所有 HCAs 的提前警示包括

- 镇静作用/中枢神经系统相关的警示(例如:警告在晚上起床时可能步态不稳,在药物反应稳定之前避免驾车或者进行其他危险性行为)
- 心血管疾病——传导缺陷,心律失常,急性心肌梗死
- 尿潴留史
- 青光眼
- 甲状腺疾病/甲状腺药物
- 癫痫障碍史
- 避免咖啡因和麻醉药
- HCAs 和某些 SSRIs(细胞色素 P450 酶抑制剂)联合使用(例如:有报道氟西汀和丙米嗪、地昔帕明、去甲替林和氯米帕明联合使用时有毒性作用)

- TCAs 具有不同的副作用（例如：马普替林有很强的抗心律失常作用，而多塞平不延长传导时间）

HCAs 的毒性

- 在年轻成人中，过量是常见的自杀方式
- 在老年人中，过量并不是自杀的常见方式，但是不论年龄多大，HCAs 都存在危险性，在开具处方时应该考虑此因素的存在
- HCA 过量引起的死亡通常是由于心脏停搏
- 致死剂量为治疗剂量的 10～15 倍
  - √ 由于脂溶性高，致死率也会增加；脂溶性高使其广泛分布于机体组织，使得中毒时难以清除
- 过量的处理包括
  - √ 全面的支持性措施，包括心脏监护
  - √ 洗胃
    - □ 血液透析无效
  - √ 保持气道通畅——必要时行气管插管
  - √ 建议使用碳酸氢钠治疗心脏毒性
    - □ 钠可以逆转环类药物导致的钠通道阻滞，同时可以碱化患者血液
    - □ 密切监测：pH 值（治疗范围为 7.45～7.6，但是不要更高）和电解质
    - □ 在联合使用碳酸氢钠时，要避免通气过度：在某些病例中会导致危险的碱血症（pH＞7.6），可能是致命的；如果通气比率增加或者患者在清醒时由于焦虑而导致自发通气过度，可能会出现不自主的通气过度——在这种情况下应减少碳酸氢盐
  - √ 室性心律失常：使用利多卡因、苯妥英或者普萘洛尔
  - √ 心力衰竭：使用地高辛

血浆浓度监测

- 监测血浆浓度
  - √ 在一个特定的治疗剂量下，要一直等到稳态（5～6 个半衰期）
  - √ 在晚上最后一次给药 10～12 h 后的早上抽取血液样本
- HCAs 的血浆浓度监测是非常有临床意义的
  - √ 治疗剂量范围内的临床有效率是治疗剂量范围之外的 2～3 倍
  - √ 低浓度对一些老年人有效
  - √ 羟基化代谢产物的监测并非按常规进行

治疗药物监测

应用治疗药物监测的方法除了测定血浆浓度之外，也可粗略地测定 HCAs 清除率。

1. 用血浆 HCA 浓度除以每日剂量；这样可以估算出清除率[每日 $ng/(ml \cdot mg)$]。

2. 2D6 同工酶活性存在遗传学或其他缺陷的患者，血浆清除率会远高于 $1 ng/(ml \cdot mg)$（根据普通成人数据，但是对于老年人来说也很有用）。

- 正常代谢型——$0.5～1.5 ng/(ml \cdot mg)$
- 快代谢型或者不依从者——$<0.5 ng/(ml \cdot mg)$
- 慢代谢型——范围为 $4～5 ng/(ml \cdot mg)$

血浆浓度的使用指南

- 确定肝功能和肾功能
- 确保患者的顺应性
- 考虑联合用药
- 在达到稳态后抽取血样——大概 5～6 个药物半衰期
- 在适当情况下原药及其代谢产物都要进行测定

133

治疗的有效血浆浓度见表 1.35。

表 1.35 治疗的有效血浆浓度

阿米替林	120～250 ng/ml
地昔帕明	115～200 ng/ml
丙米嗪（加上代谢产物地昔帕明）	180～250 ng/ml
去甲替林	50～150 ng/ml
氯米帕明	160～400 ng/ml

评估这些药物的临床有效血浆浓度时，要注意以下几个方面

- 关于最佳治疗血药浓度的数据存在争议；剂量范围充其量是近似值
- 一些数据表明当丙米嗪血浆浓度高于 200 ng/ml 时，无治疗获益
- 地昔帕明有效血浆浓度的数据存在争议。一些数据显示血浆浓度高于 115 ng/ml 是无获益的，而另一些数据表明有效的血浆浓度需要高于 115 ng/ml。后者可能是正确的。最好的临床方法是从低剂量开始，用临床效果、副作用和耐受性作为最佳指导，根据对这些问题的监测增加剂量
- 谨记大多数（90%）患者在达到治疗浓度 2～4 周后才开始起效，所以从某种程度上来说加量计划可能决定起效速度
- 临床目标是尽可能快地增加剂量以缩短治疗起效时间，同时不引发不能耐受的副作用
- 许多患者在两周内可以达到治疗浓度

剂量

抗抑郁药的剂量见表 1.36。

表 1.36　抗抑郁药的剂量

药物	常见每日剂量范围（mg）		
	低剂量		高剂量
阿米替林（Elavil）	(10)	50～100	(200)
阿莫沙平（Asendin）	(10)	75～125	(300)
氯米帕明（安拿芬尼）	(10)	50～100	(250)
地昔帕明（Norpramin）	(10)	50～100	(200)
多塞平（Sinequan）	(10)	75～150	(225)
丙米嗪（Tofranil）	(10)	50～100	(200)
马普替林（路滴美）	(10)	50～150	(200)
去甲替林（Pamelor，Aventyl）	(10)	50～100	(150)
普罗替林（Vivactil）	(5)	10～20	(40)
曲唑酮（Desyrel）	(25)	50～150	(300)
曲米帕明（Surmontil）	(10)	50～100	(200)

注：低剂量为起始剂量，但在某些高度敏感的患者或慢代谢型者中，也可能作为治疗剂量。高剂量是在能耐受药物且副作用有限时更积极的方案中所用的剂量。然而，通常达不到这些剂量水平，尤其是在体弱的老年人中，在老年人中不推荐常规应用。

- 在剂量下限，上述剂量是保守的
- 从低剂量开始，缓慢滴定到治疗浓度
- 治疗剂量的变化相当大，对于精确剂量缺乏一致的观点；治疗剂量范围也是可变的，是一个大概的近似值以指导临床医生
  - √ 有些患者可能需要足够的治疗剂量来达到有效的血药浓度
  - √ 缓解疼痛所需要的剂量可能比抗抑郁所需要的剂量低，但并非总是如此；滴定到理想的剂量
- 需要通过监测和对以下问题的反应来达到理想的剂量水平
  - √ 治疗效果
  - √ 不良反应
  - √ 血浆浓度
  - √ 系列心电图变化

- 通常每天服药一次，但是有些患者对 HCAs 的心脏反应很敏感
  - √ 单剂量服药可能产生较高的峰浓度（c_{max}），这在敏感的患者中导致心脏传导功能受损
  - √ 对于以下情况应考虑分次服用
    - □ 服用高剂量 HCA 的患者
    - □ 严重的肝或者左心室受损
    - □ 可能伴有大量的急性酒精摄入
    - □ 合用有类似心脏作用的药物（例如：Ⅰ类抗心律失常药）
    - □ 合用抑制首过代谢的药物（会因此增加 c_{max}）——例如氟西汀、帕罗西汀、神经安定药、奎尼丁
- 在停用酶诱导药物或者酶抑制药物时要谨慎，因为这会相应地增加或者降低 HCAs 的浓度

HCAs 的洗脱期

- 在不同患者中很难确定
- 在健康成年人中大约 5 天达到稳态浓度，但在老年人中要更长一些
- 在健康受试者中，HCAs 的洗脱期是 5 天，但在某些老年人中（那些服用同工酶抑制剂或者合并代谢损害性疾病的患者）可能需要相当长的时间
- 当洗脱期对治疗至关重要时，建议谨慎（例如：从 HCA 换到另一种有相互作用的药物——MAOI 或者 SSRI）

停药综合征

- 可能由周围胆碱能神经过度兴奋产生
- 在几天到数周内逐渐停用 HCA
- 快速停药可能会引起
  - √ 恶心、呕吐
  - √ 全身性躯体不适——流感样症状
  - √ 焦虑、激越、惊恐

√ 睡眠紊乱——多梦、梦魇

√ 运动异常

√ 兴奋或者轻躁狂

√ 高热

√ 心动过速

√ 发病：在突然停药后的 2~7 天内

√ 持续时间：7~14 天

不可逆性 MAOIs

不可逆性 MAOIs 的分类

- 肼类

  √ 苯乙肼

  √ 异卡波肼

- 非肼类

  √ 反苯环丙胺

  √ 注意：作用的开始和结束都可能比肼类快

- 可逆性 MAOI 的注意事项见吗氯贝胺部分

单胺氧化酶

- 以两种形式存在——MAO-A 和 MAO-B

  √ MAO-A 降解 5-HT 和去甲肾上腺素

  √ MAO-B 降解多巴胺和苯丙氨酸

  √ 在肠内 MAO-A 和 MAO-B 代谢酪胺

- 浓度随着年龄增加

  √ 为在老年抑郁症患者中使用 MAOIs 提供理论上的依据

- 血小板 MAO（B）也会随着年龄、性别和种族而变化

  √ 从高到低排序为：白人女性＞黑人女性＞白人男性＞黑人男性

不可逆性 MAOIs

- 不可逆地结合到 MAO-A 和 MAO-B
- 作用的持续时间依赖于新的 MAO 的合成而不是药物本身的代谢半衰期
- MAO 的抑制作用在药物排出后仍持续数天，因此在使用其他增加脑内单胺含量的药物之前设置一个洗脱期是很重要的

适应证

- 这类药成功地用于治疗老年抑郁症
- 对于不能耐受其他抗抑郁药的抗胆碱能作用以及对 SSRI 类和更新的药物无效的患者是有效的
- 对于一些经其他治疗显示难治的患者有疗效，意味着这类药物不应该被完全放弃
- 一些普通成人数据表明 MAOIs 可能更适合伴有睡眠过度、能力缺失、淡漠、饮食过多、疑病症、多相心境变化、人格障碍等的非典型抑郁（没有老年人的数据）
- 对于双相抑郁患者有效，尤其是具有能力缺失亚型的患者，但是有明显转躁的风险，因此应该只在合并情绪稳定剂时使用（普通成人数据）；这样的合并治疗在老年人中很复杂

不可逆性 MAOIs 的疗效数据

- 在老老年人中的疗效没有被充分研究或证实
- 与其他类型的抗抑郁药总体上疗效相当，包括对难治性抑郁的治疗
  - √ 有些研究表明苯乙肼在改善抑郁症状方面优于 HCAs，但是其耐受性差
    - □ 对重性抑郁的疗效研究显示出不同的结果，这可能是由于剂量方案不同

- 没有与 SSRIs 进行比较
- 苯乙肼
  - √ 可能是对老年人最安全的 MAOI
  - √ 性功能异常
  - √ 体重增加
  - √ 血糖控制受损
- 反苯环丙胺
  - √ 兴奋剂特征对孤僻、淡漠的患者有帮助
  - √ 很少有镇静作用并且可能快速改善症状
  - √ 体重下降

存在潜在的严重副作用，尤其是在有痴呆的老年人中，需要密切监测或者住院观察；然而，在下列情况下耐受性良好

- 严格选择的患者
- 使用最佳剂量并且很少改变剂量
- 排除不必要的联合用药

治疗前的评估和患者的选择是绝对必要的，需要考虑的因素包括

- 直立性低血压；向患者及其照料者说明处理方法（见直立性低血压的处理部分）
- 头痛史能够掩盖药物毒性的先兆症状
- 联合用药方案
- 不能遵照指导——尤其是饮食方面，监测其他药物（包括非处方药）、物质滥用
- 共患躯体疾病的禁忌（见 MAOIs 的禁忌证部分）
- 食物偏好与习惯（见联合使用会导致高血压危象并应避免的食物及药物部分）
- 在 t_{max} 期间发生临床副作用（直立性低血压、心动过速）
- 虽然抗胆碱能作用比 TCAs 弱，但仍可能明显，尤其是苯

乙肼

- 代谢产物苯乙肼-β-苯乙胺和苯乙酸可能是有活性的
- 剂量与疗效之间有线性关系（剂量越高，疗效越好）
- 大约 3 周后 MAOI 起作用，脑内 MAO 的升高会停止

MAOIs 的药动学见表 1.37。

表 1.37　MAOIs 的药动学

MAOI	血浆蛋白结合力	清除半衰期(h)	t_{max}（h）	吸收	代谢
苯乙肼	紧密	1～4（普通成人数据）	1～3（普通成人数据）	胃肠道-快速	乙酰化
反苯环丙胺	紧密	1～4			

注：普通成人数据；没有在老年人中的数据。

最佳剂量

- 对老年人最佳剂量的确定是根据惯例和临床经验而不是正规的剂量研究
  - √ 适中的剂量有效
  - √ 但是有些患者需要充分的成人剂量才有效（像其他抗抑郁药一样）
- 有效性与血浆浓度不相关
- 给药方案
  - √ 短半衰期的药物需要每天 2 次给药
  - √ 失眠
    - □ 一天当中最后一次给药要稍微早一些
    - □ 反苯环丙胺的激活作用最强
  - √ 开始的时候白天给药；有些患者由于白天给药之后出现的镇静作用而需要晚上给药
  - √ 苯乙肼
    - □ 起始剂量为 7.5～15 mg/d

140

□ 治疗剂量范围为 7.5～30 mg/d

√ 反苯环丙胺

□ 起始剂量为 5 mg/d

□ 治疗剂量范围为 5～30 mg/d

增效剂

- 锂盐
- 增加 T_3

从 MAOI 换用另一种药物或相反

- 在换用其他一个有相互作用的药物之前，至少需要 14～21
  天来清除 MAOI（成人中推荐的洗脱期为 10 天）
- 在老年人中，半衰期延长的药物（例如氟西汀）的洗脱期
  应该为 8～10 周
- 与年轻患者相比，HCAs 和其他抗抑郁药在老年人中可能
  需要更长的洗脱期

失效

- 可能出现对抗抑郁作用的耐受
  √ 增加剂量
  √ 换用另一种 MAOI 或者稍后再换回来

在 MAOIs 之间换药

有病例报道，从一种 MAOI 突然换成另一种时出现高血压危
象，尤其是从苯乙肼换为反苯环丙胺；因此换药时要有 5～10 天
的洗脱期。

联合治疗

- 通常避免 MAOI 和其他抗抑郁药合用（存在 5-HT 综合征
  和高血压危象的危险）

- 某些情况下需要联合治疗，但这对于老年人来说是很危险的，最好在医院里由有经验的治疗专家来完成
- 联合治疗的指南
  - √ 对患者的选择
    - □ 持续存在的重性抑郁，对其他治疗都不敏感
    - □ 一般躯体健康状况良好
    - □ 肝功能和心功能正常
    - □ 能够独立、可靠地服药
    - □ 未服用多种药物或者可以停用其他多种药物
    - □ 可以坚持饮食禁忌
    - □ 无物质滥用
  - √ 这些限制导致联合治疗在老年人中应用得非常有限
  - √ 避免反苯环丙胺（最容易引起高血压危象）与 SSRIs、丙米嗪、氯米帕明、地昔帕明、文拉法辛、米氮平、安非他酮、奈法唑酮联合使用
  - √ 最好选择有镇静作用（而不是激活作用）的 HCA，例如去甲替林、阿米替林、多塞平
  - √ 同时从低剂量开始服用 HCA 和 MAOI
    - □ MAOI 每天 3 次给药，而 HCA 每天 1 次睡前给药
  - √ HCA 和 MAOI 均从最低剂量开始
    - □ 在严密监测血压的情况下非常缓慢地滴定到治疗剂量
    - □ 两种药物的最大剂量都要稍低于单独使用时的最大剂量

停药

- 如果必须停用 MAOI 要格外小心——要逐渐减量以避免
  - √ 有时有重度高血压的反跳作用
  - √ 胆碱能作用反跳包括
    - □ 激越
    - □ 梦境生动

□ 精神病
- 每 4～5 天减少每日总量的 1/3
- 反苯环丙胺长期使用后停用有时与苯丙胺的停药类似（反苯环丙胺在代谢过程中可能转换为苯丙胺）
　　√ 失眠
　　√ 焦虑、激越
　　√ 腹泻
　　√ 头痛
　　√ 谵妄
　　√ 震颤

监测

- 临床监测
　　√ 常规血压监测
　　　　□ 由于可能会发生迟发性的直立性低血压，因此在达到稳定的治疗剂量后仍要继续监测血压数月
　　　　□ 监测卧位、坐位和立位低血压
　　　　□ 警惕直立性低血压（见直立性低血压部分）
　　　　□ 在某些病例中，使用 MAOI 治疗可能需要停用合用的降压药
　　√ 在治疗期间，要密切注意心悸或者频繁头痛的表现——如果出现这些症状要终止治疗
- 血浆浓度在临床上没有帮助
- 在治疗早期监测血清胆红素浓度和肝功能，以后每 6 个月测定一次
- 一些进行研究的临床医生测定治疗前血小板 MAO 并将其作为苯乙肼有效治疗浓度的指标，但是其效用存在争论，而且这个测试很贵（反苯环丙胺在低于治疗剂量时抑制血小板 MAO 活性，所以对其的监测在临床上是没用的）
　　√ 血小板 MAO 的 80％ 受到抑制与肯定的抗抑郁作用有关

毒性和副作用

副作用在老老年患者中尤其棘手，老年人的副作用数据大多数来自临床报道。最常见的副作用包括

- 直立性低血压
  - √ 目前为止最常见的副作用
  - √ 在第一个月监测血压
  - √ 作用高峰期在第 3～4 周
- 失眠
  - √ 最后一次给药时间不晚于下午 4 时可以使该副作用降到最低
- 头晕
- 瞳孔散大
- 毛发立起
- 水肿
- 震颤
- 性快感缺失
- 口干
- 视物模糊
- 便秘

MAOIs 的副作用见表 1.38。

表 1.38　MAOIs 的副作用

副作用	最常见	最严重和较少见
精神障碍		转躁
		焦虑
		精神病加重
		偏执狂发作
		妄想

副作用	最常见	最严重和较少见
中枢及周围神经系统障碍	紧张/激越（反苯环丙胺） 头晕 头痛 白天镇静（苯乙肼）——"苯乙肼打盹"，下午思睡 在几周的治疗之后往往可以产生耐受 有时候减少剂量会得到改善 提醒患者注意危险——即跌倒、驾驶 能力缺失（苯乙肼） 失眠 　使用反苯环丙胺初期会发生失眠 　一天中最后一次服用药物在下午4时之前 噩梦/梦境生动/催眠现象 疲乏 谵妄	震颤 肌阵挛 减量或停用MAOI 认知损害加重 监测认知功能 周围神经病（继发于维生素B_{12}缺乏） 感觉异常和肌无力 可以通过合用维生素B_6来预防 维生素B_6剂量为$100\sim300\,mg/d$有效 症状表现为逐渐出现的下肢无力和步态异常，以及口腔炎、贫血、耳鸣、易激惹、腕管综合征、反射亢进，罕见癫痫发作和昏迷 降低癫痫发作阈值 失眠 可以使用苯二氮䓬类药物或者低剂量曲唑酮治疗
自主神经系统症状	出汗（反苯环丙胺）	
胃肠道障碍	便秘 口腔黏膜干燥	
全身性障碍	体重增加	
呼吸系统障碍	鼻充血	
皮肤及附属器		皮疹、瘙痒症（罕见）
心血管系统障碍	低血压是目前为止最常见的副作用（在普通成人数据为$>50\%$）；这常常会影响对加量的耐受性，因此会影响药物的有效性 几周内逐渐发生；高峰期为第$3\sim4$周；可能被迫终止治疗	全身性水肿（苯乙肼）

副作用	最常见	最严重和较少见
心血管系统障碍	常见于患充血性心力衰竭以及既往存在高血压的患者 有跌倒的风险 症状包括眩晕、头晕、发冷、头痛、晕厥	
特殊感觉障碍		视物模糊 眼压增加（闭角型青光眼） 眼干
代谢和营养障碍	体重增加（苯乙肼）	高血压危象 5-HT 综合征 体温失调 可能出现低血糖，增加降血糖药的作用 嗜糖癖 抗利尿激素分泌不当综合征（病例报道）
泌尿系统障碍		排尿不畅/尿潴留
生殖系统障碍		性高潮/射精障碍
肝胆障碍		肝毒性反应（罕见；更常见于肼类） AST/ALT 升高——监测肝功能 使用反苯环丙胺时少见 症状包括虚弱、皮疹、恶心、黄疸、嗜酸粒细胞增多、肝酶升高
血液系统障碍		血恶液质（不常见-罕见） 贫血 白细胞减少 粒细胞缺乏 血小板减少

注：MAOIs 的抗胆碱能作用很弱；无奎尼丁样作用。

高血压危象

- 尽管经过教育和说明，使用 MAOIs 治疗的患者仍有 5%发生高血压危象
- 可能会导致潜在的严重或致命性的高去甲肾上腺素综合征
- 症状
  - √ 严重的突发性头痛——枕部放射至额部
  - √ 高血压——血压较平时升高超过 20～30 mmHg
  - √ 心律失常——心悸、心动过缓
  - √ 出汗
  - √ 瞳孔散大
  - √ 皮肤湿冷
  - √ 面色苍白
  - √ 恶心、呕吐
  - √ 高热
  - √ 颈强直/颈部疼痛
  - √ 视觉紊乱——例如畏光
  - √ 胸部压缩性疼痛
  - √ 可能导致颅内出血
- 合并使用将产生高风险，因此应避免的食物或药物
  - √ 含酪胺（或色氨酸）丰富的食物
    - □ 通过交感神经末梢和（或）肾上腺髓质释放去甲肾上腺素和肾上腺素而升高血压
      1. 正常情况下酪胺是由 MAO-A 和 MAO-B 在胃肠道代谢的，不进入血液循环。如果 MAO 被抑制，酪胺进入血液循环并且导致远大于正常量的儿茶酚胺的释放
      2. 反苯环丙胺最可能引起这种反应
  - √ 避免食用因陈旧、发酵、酸浸、熏制或者细菌污染而分解的蛋白质食物

□ 可以食用熏鱼（例如：鲑鱼、鲤鱼、白鲑）

√ 根据最近的数据，老年人禁用食品的清单很有限，现在只包括

 □ 所有腐烂、变质、发酵或陈旧的食物，即使没有特别列出

 □ 制作完全的奶酪——切达干酪、斯蒂尔顿干酪、格鲁耶尔干酪、布里干酪、大孔芝士、卡门培尔干酪

  1. 酸乳酪（适量的）、意大利乳清干酪、用酸奶做的干酪和奶油乳酪；融化干酪片含有微量酪胺

 □ 避免含有奶酪的食物（例如：比萨、酒味乳酪、很多意大利食品、色拉调味汁）

√ 酒精

 □ 避免喝啤酒或者某些红酒——例如：基安蒂红葡萄酒、波堤葡萄酒

 □ 诸如 Sauterne/雷司令之类的白葡萄酒中含微量酪胺

 □ 其他酒类（例如：伏特加酒、杜松子酒、威士忌）在真正适度饮用时是安全的

√ 鱼类——腌制的青鱼，盐腌的青鱼

√ 浓缩酵母膏尤其是马麦脱酸酵母本身，以及一些酵母制品；面包是安全的

√ 肉类抽提物——例如：保卫尔牛肉汁

 □ 发酵的（夏季）腊肠、意大利腊肠、风干的腊肠、摩泰台拉香肚和其他一些肉类，例如老牛肉、5 天的鸡肝和老鸡肉、肝、肝泥香肠

 □ 熏制香肠、新鲜鸡肝、盐腌的牛肉、熏肉都是安全的

√ 蔬菜和水果

 □ 意大利、英国、中国蚕豆；蚕豆本身不含酪胺；四季豆荚类似

 □ 新鲜的香蕉肉不含有酪胺，但是香蕉皮和腐烂的香蕉肉含有丰富的酪胺

□ 避免腐烂的和干的水果——例如：香蕉、无花果、葡萄干

　　√ 其他方面

　　　□ 避免中国食物和东方各国汤类的原汁（例如：味噌汤、日本酱油）

　　　□ 避免酸奶油

　　　□ 避免过量的咖啡、阿斯巴甜

　　　□ 另外需注意避免食用腐烂的富含蛋白质的食物；这在有日常生活活动降低及认知功能受损的老年人中应该尤其注意，因为他们经常在冰箱里存放腐烂的食物

● 拟交感神经药和高血压危象

　　√ 提醒患者谨慎使用非处方药

　　√ 非处方药类感冒药和鼻窦用药含有拟交感神经药麻黄碱

　　　□ 缓解鼻充血的药物，包括喷雾剂（例如：Dristan、复方盐酸苯丙醇胺缓释胶囊）

　　　□ 花粉症制剂

　　　□ 鼻窦用药

　　　□ 哮喘吸入剂

　　　　1. 只使用纯的甾族化合物哮喘吸入剂倍氯米松，不使用异丙肾上腺素或者其他 β 肾上腺素能吸入剂

　　　□ 节食药物/抑制食欲的药物

　　　□ 安全的药物包括

　　　　1. 阿司匹林或者对乙酰氨基酚

　　　　2. 甘油止咳糖或者纯的止咳药愈创甘油醚——核对标签

　　　　3. 所有抗生素

　　　　4. 如果不确定，患者应该与医生一起核对

　　√ 应该避免使用某些麻醉药，例如哌替啶

　　　□ 在手术或者电休克治疗之前 2～3 周停用 MAOI 类抗抑郁药，在药物慢代谢型者中可能需要更长时间，例如体弱的老人或肝/肾损害的患者

√ 避免使用肾上腺素进行局部牙周麻醉；如果必须使用肾上腺素，尽可能提前 14～21 天停用 MAOI，但要注意抑郁复发的危险

√ 拟交感神经药

- □ 苯丙胺
- □ 可卡因
- □ 麻黄碱
- □ 芬氟拉明
- □ 左旋多巴
- □ 间羟胺
- □ 哌甲酯
- □ 去氧肾上腺素
- □ 苯丙醇胺
- □ 伪麻黄碱

√ 其他应该避免使用的药物或者物质包括

- □ 酒精
- □ 儿茶酚胺（例如多巴胺、肾上腺素、去甲肾上腺素）
- □ 儿茶酚胺前体（例如左旋多巴、色氨酸、5-HT）
- □ 可卡因
- □ 右美沙芬——可能发生致命性反应
- □ 酪氨酸
- □ 哌替啶——5-HT 危象，可能发生致命性高热
- □ 甲基多巴
- □ 去甲肾上腺素
- □ 苯丙氨酸
- □ 5-HT 能药物（例如右芬氟拉明、SSRIs）

高血压危象的治疗

● 停用 MAOI
● 在急诊室进行治疗

- 选用酚妥拉明（5 mg，静脉注射）来降低血压
  - √ 缓慢给药以避免出现严重的低血压反应
- 在严重的病例中可以缓慢静脉注射硝普钠（普通成人数据）
- 硝苯地平 10 mg（使用时最好舌下含服）
- 使用体外降温处理发热
- 如果患者不能去医院的急诊（如生活在农村），则考虑将其作为最后的办法
  - √ 给予少量硝苯地平作为应急使用
    - □ 硝苯地平 10 mg 舌下含服
    - □ 应该在 30 min 内降压，否则就重复给药
    - □ 警告患者可能出现低血压
      1. 处理方法为躺下并抬高双脚

MAOI 的药物相互作用见表 1.39。

表 1.39　MAOI 的药物相互作用

药物	相互作用
β 受体阻断药	心动过缓
酒精［特别是酪胺含量高的酒（如波堤等陈年葡萄酒）］	嗜睡、高血压危象
苯丙胺	显著升高血压（可能出现危象）
巴比妥类	中枢神经系统抑制
苯二氮䓬类	可能脱抑制
安非他酮	显著升高血压
丁螺环酮	定向障碍、意识模糊、遗忘、共济失调、肌阵挛；可能导致高血压
咖啡因	心律失常；高血压（可能出现危象）
卡马西平	在易患人群（如癫痫患者）中有出现癫痫发作的风险
可乐定	增加 MAOI 的疗效
可卡因、氨酚烷胺	高血压

药物	相互作用
可待因	高血压、中枢神经系统抑制
环苯扎林	发热、癫痫发作
右美沙芬	显著升高血压，可能出现 5-HT 危象；致命性毒性
多巴胺	升高血压作用
多沙普仑	中枢神经系统兴奋、高血压
麻黄碱	显著升高血压
肾上腺素	在局部麻醉中可能有引起高血压的风险；局部麻醉前 2 周停用 MAOI
芬氟拉明	5-HT 危象
全身麻醉药	中枢神经系统抑制；手术前 2 周停用 MAOI
胍那屈尔	高血压之后出现低血压
肼屈嗪	心动过速，可能出现高血压
胰岛素、口服降血糖药	增加、延长低血糖发作，低血压
异丙肾上腺素吸入剂	高血压（倍氯米松更好）
左旋多巴、多巴胺	显著升高血压
左旋去甲肾上腺素	显著升高血压
锂盐	低血压
色氨酸	5-HT 综合征
哌替啶	有生命危险的反应——发热、兴奋、强直、高血压、谵妄
美芬丁胺	显著升高血压
间羟胺	显著升高血压
哌甲酯	高血压危象
其他 MAOIs	高血压危象、高热、反射亢进；从一种 MAOIs 换为另一种之前至少间隔 2 周
吩噻嗪类	低血压；可能增加锥体外系副作用
去氧肾上腺素	显著升高血压（可能出现危象）

药物	相互作用
苯丙醇胺	显著升高血压（可能出现危象）
盐酸普鲁卡因	显著升高血压（可能出现危象）
伪麻黄碱	显著升高血压（可能出现危象）
利血平	高血压之后出现低血压
SSRIs/SRIs	明显的 5-HT 综合征；可能是致命的；特别注意长效药物氟西汀——出现极高热的风险很高
琥珀酰胆碱	长时间呼吸暂停（苯乙肼）
磺脲	低血糖（罕见） 低血压
拟交感神经药	致命性毒性
TCAs 和其他杂环类抗抑郁药	高血压危象、致命性毒性、高热、兴奋、肌强直、惊厥、昏迷；药动学相互作用
特非那定	增加 MAOI 的血浆浓度和副作用
噻嗪类利尿药	低血压
酪胺	见上述食物限制

MAOIs 的禁忌证

- MAOIs 的过敏反应
- 脑血管疾病
- 高血压
- 充血性心力衰竭
- 上述食物和药物合用
- 择期手术患者——在手术前 2 周停用 MAOIs
- 周期性或严重的头痛
- 肝疾病
- 嗜铬细胞瘤
- 脊髓造影术前应停药

下列情况慎用 MAOIs

- 帕金森病
- 心绞痛
  √ 可能掩盖疼痛
- 甲状腺功能亢进
  √ 增加对升压胺的敏感性
- 真正的障碍
- 癫痫发作
- 糖尿病
  √ 可能升高血糖

MAOI 过量

- 可能有生命危险
- 立即住院
- 警惕合并使用的物质
  √ 其他药物
  √ 酒精
- 症状出现于 6～12 h 内，但也可能延迟到 24 h
- 3～4 天内缓解，但可能延迟到 1 周或 2 周——在此期间需要持续监测和观察
- 早期症状包括嗜睡、严重的头晕、衰弱、失眠、焦虑、不安、易激惹、脸红、严重的头痛、出汗、呼吸急促、气道阻塞及打鼾、心动过速、震颤
- 更严重的症状包括谵妄（幻觉、妄想、意识模糊、活动过度、思维不连贯）、肌肉活动过度、肌强直、角弓反张、反射亢进、昏迷、癫痫发作、血压改变——严重的低血压、高血压、心动过速、心律失常、心脏停搏、呼吸抑制、发热、皮肤湿冷
- 治疗包括

- √ 强化支持性治疗
  - □ 开放静脉
  - □ 维持水、电解质平衡
  - □ 监测生命体征和心电图
- √ 如在过量服药后数小时内发现，可进行催吐、服药用炭及洗胃
- √ 心肺支持
  - □ 保护气道，避免误吸
  - □ 避免使用肾上腺素能药物升压
  - □ 必要时吸氧及机械通气
- √ 必要时通过体外降温控制高热
- √ 补液是控制低血压的最佳途径
- √ 监测心电图
- √ 过量服药后监测肝功能约 1 个月

选择性 5-HT 重摄取抑制剂

一般特征

- 脂溶性——易于透过血脑屏障
- 通过大量的肝生物转化途径清除，包括 CYP450 系统
- 高分布容积
- 高血浆蛋白结合率（除了西酞普兰和氟伏沙明），特别是与 α_1 酸性糖蛋白结合
- 与肾上腺素、组胺、胆碱受体亲和力低
- 经过长期治疗可能上调 β_1 受体、下调 5-HT_{2A} 受体
- SSRIs 对 5-HT 重摄取的抑制作用是对去甲肾上腺素重摄取抑制作用的 10 倍或以上

SSRIs 的药动学特征见表 1.40。

表 1.40 SSRIs 的药动学特征

药物	血浆蛋白结合率（%）	分布容积（L/kg）	t_{max}（h）	清除半衰期	吸收	清除率（L/h）	排泄	代谢	是否线性
西酞普兰	普通成人研究中为 80	12~16（普通成人数据）	4（1~6）	老年人为 1.5~3.75 天	不受食物影响		大部分经肝脏排泄（普通成人为 85%），但母体化合物明显经肾排泄（6%~23%）	氧化代谢，N-去甲基化主要由 CYP3A4、CYP2C19 进行，该步骤在定量上最重要。代谢产物去甲西酞普兰（部分经 CYP2D6 代谢）可能有药理学活性。其他代谢产物有双去甲西酞普兰，西酞普兰-N-氧化物，可能没有临床意义	线性
艾司西酞普兰									
氟西汀	广泛结合（95）（普通成人数据）	26（与普通成人数据无差异）	4~8	氟西汀为 5 天；诺氟西汀为 13 天；女性时间更长；普通成人 2~4 周后达到稳态，老年人时间更长	峰浓度——6~8 h（普通成人数据）。与餐同服，食物减慢吸收速度但不减少吸收程度	30	肝代谢后由肾排泄	通过 CYP2D6 进行去甲基化成为活性代谢产物诺氟西汀；诺氟西汀与母体化合物等效	氟西汀为非线性；诺氟西汀为线性；氟西汀为非线性

续表

药物	血浆蛋白结合率(%)	分布容积(L/kg)	t_{max} (h)	清除半衰期	吸收	清除率(L/h)	排泄	代谢	是否线性
氟伏沙明	低——77	估计值为25	2~8	多次服药后为25(范围是16~34);随剂量增加而延长;一定程度上受到年龄的影响;严重肝疾病患者清除半衰期延长;10~14天达到稳态	不受食物影响		94%以代谢产物的形式由尿中排出	尚不明确——可能经CYP1A2代谢,氧化去甲基化成为11种无活性的代谢产物	非线性
帕罗西汀	99	广泛分布,3.1~12(普通成人数据,健康成人7~14天达到稳态,老年人则需更长时间)	3~8(普通成人数据)	老年人延长至31h(范围为92h);由于2D6同工酶饱和,随剂量增加而延长	吸收良好,不受食物或抗酸药的影响		经肝代谢后62%经肾,36%随粪便排出	由CYP2D6代谢,同时是CYP2D6的抑制剂。葡糖苷酸和硫酸盐代谢产物无活性	线性
舍曲林	98	20~25	32(在老年人中只轻度增加)	5~8(普通成人数据)	食物可促进吸收,6~8h达血浆峰浓度(普通成人数据)		胆汁排泄率高;老年人血浆清除率减少40%	代谢为无活性的代谢产物N-去甲含曲林	线性

* 数据详见附录A:新批准的药物。

157

适应证

- 老年患者的临床经验显示，各种药物之间的总体疗效和起效速度相当，适应证并不随年龄本身的相关性因素而改变
- 抑郁合并躯体疾病——SSRIs 有效且通常耐受性良好，但比健康老年人不良反应的发生率更高；最好的处理办法是注意监测，注意剂量大小和加药速度
- SSRIs 是很多障碍的一线治疗药物
  - √ 各种形式的抑郁，包括与神经系统疾病如痴呆或帕金森病共病的抑郁
    - □ 帕金森病除了表现出多巴胺能功能障碍外还存在 5-HT 能功能障碍，而这与抑郁相关，从而为在这一疾病中使用 SSRIs 提供了理论基础
  - √ SSRIs 被证实有预防抑郁复发或复燃的作用
  - √ 焦虑包括惊恐障碍、恐怖症伴发惊恐障碍，还可能在一定程度上用于广泛性焦虑症
    - □ 在焦虑障碍治疗的早期阶段，SSRIs 经常与抗焦虑药合并使用，但是老年人在联合用药时应特别谨慎，因为存在过度镇静和步态不稳（跌倒）的风险
    - □ 老年人的焦虑障碍与卫生服务使用增加和死亡率增加有关
  - √ 强迫性障碍
    - □ 老年数据少
    - □ 普通成人数据显示
      1. SRIs 是最有效的干预措施（氯米帕明和所有 SSRIs）
      2. 治疗尝试时间要长于抑郁的治疗（长达 12 周）
      3. 治疗强迫性障碍的有效剂量高于抑郁，通常使用最大耐受剂量
      4. 强迫性障碍的疗效是分级的，而与抑郁中可能出现的更完全的疗效相比则是部分有效的
      5. 强迫性障碍的复发率更高

6. 合并治疗如氟西汀合并奥氮平或利培酮可能增加疗效（普通成人病例报告数据）
√ 脑卒中后抑郁
● 其他用途（并非年龄特异性资料）包括
　√ 继发于脑卒中和其他神经系统疾病（包括多发性硬化、创伤性脑损伤、肌萎缩性侧索硬化症、亨廷顿病、肿瘤、缺氧）的情感失禁
　√ 对老年人中痴呆相关的精神病可能显示初步疗效（新近研究）
　√ 人格障碍（边缘型）
　　□ 可以改善人格特质紊乱，如攻击、敌意、焦虑和忧虑烦恼（普通成人数据）
　√ 疑病症
　√ 纤维肌痛
　√ 辅助治疗精神分裂症阴性症状、精神性失语症和情感迟钝（普通成人数据）
　√ 有证据表明对减少酒精摄入和对饮酒的渴求有短期的效果，但没有证实有长期效果（普通成人数据）
　√ 社交恐怖症——SSRIs、MAOIs、HCAs 和新型抗抑郁药都有效（普通成人资料），但多数药物缺少老年人资料
● 有研究显示一些 SSRIs（西酞普兰、舍曲林）对痴呆行为心理学症状有效（有效性可能来自低 5-HT 浓度以及在阿尔茨海默型痴呆和血管性痴呆中的结合）
　√ 有时痴呆行为心理学症状是一种很难治疗的综合征，没有任何一类药物或任何一种药物显示对这一综合征有特异性疗效
　√ 与痴呆相关的不恰当性行为；没有良好的老年数据，但已在临床上应用，经验性证据显示阳性结果
● 最近的数据显示 SSRIs 能够减少血小板聚集，这使其在预防脑卒中方面有用（初步资料）
SSRIs 的说明书适应证见表 1.41。

159

表 1.41　SSRIs 的说明书适应证（老年人相关的）

	抑郁障碍	强迫性障碍	惊恐障碍	焦虑障碍——社交恐怖症	焦虑障碍——广泛性焦虑症	焦虑障碍——创伤后应激障碍
西酞普兰	√					
氟西汀*	√	√				
氟伏沙明	√（仅加拿大）	√				
帕罗西汀+	√	√	√	√	√	
舍曲林**	√	√	√			√

* 氟西汀的适应证还包括神经性贪食，并经常用于惊恐障碍。

** 舍曲林的适应证还包括经前情绪障碍。

+帕罗西汀还用于创伤后应激障碍、神经痛和头痛。

SSRIs 副作用概要

SSRIs 的副作用见前述。

- 对 5-HT 受体的选择性使得 SSRIs 耐受性一般良好，但对于老年人来说还远不能说没有副作用
  - √ 很少有关于疗养院人群的研究；对 SSRIs 在极老人中的相对疗效还不甚了解
- SSRIs 通常不引起下述问题
  - √ 直立性低血压或者抗胆碱能症状，但
    - □ 有报道使用氟西汀出现心动过缓/晕厥
    - □ 有报道使用氟西汀和帕罗西汀出现急性闭角型青光眼
    - □ 5-HT 效应作用于瞳孔神经导致视物模糊
  - √ 心脏传导效应或心电图改变
  - √ 过量威胁生命；尽管过量毒性小被认为是 SSRIs 优于杂环类抗抑郁药的主要方面，但总体上自杀的发生率并未降低——使用其他替代方法
- 有零星报道与血压升高存在微弱的相关性（非老年人）

160

- 通常对副作用存在耐受性，因此要缓慢增加剂量，给患者
  适应的时间
  - √ 顺应性差或因为副作用而需要换药仍然是 SSRIs 的一个
    重要问题，虽然比起 TCAs 来不是那么严重

TCAs 与 SSRIs 副作用的相对频率见表 1.42。

表 1.42 TCAs 与 SSRIs 副作用的相对频率

SSRI＞TCA	TCA＞SSRI
恶心	口干
失眠/梦境生动	嗜睡
紧张/激越	头晕/低血压
胃肠道紊乱——食欲缺乏、腹泻、气胀、便秘	便秘
性功能障碍	尿路梗阻
头痛	心悸
体重下降	

注：部分副作用（如意识模糊/激越、步态不稳/跌倒、睡眠紊乱、体重下降）对于体弱或住院老年人来说更为麻烦和危险。SSRIs 的副作用通常出现得很快，但会随着时间而有所缓解。但也可能因为出现强烈反应而导致医患过早放弃药物。因此，对于第一次使用抗抑郁药的患者，要从最小剂量开始，以测试个体的耐受性，然后再加量。

过量的安全性

- 老年人数据尚不充分
- 罕有 SSRI 单独过量致死的报道
- 过量致死性通常与合用物质有关——如苯二氮䓬类、酒精、HCAs、麻醉镇痛药、苯海拉明、MAOIs、β 受体阻断药、阿司匹林、锂盐
- 合并 CYP450 抑制剂特别容易出现问题
- 尚未确定年龄对 SSRI 相关的致命性副作用存在显著的影响
- 过量伴发的症状与剂量相关（普通成人数据）
  - √ 中等过量（多达日常剂量的 30 倍）很少或不出现症状
  - √ 更大程度的过量（日常剂量的 50～75 倍）导致嗜睡、

震颤、恶心、呕吐或者更严重的事件
　　√ 死亡出现于异常严重的过量（大于日常剂量的 150 倍）。
　　　老年人更易受影响，出现严重副作用或致死所需的剂量可
　　　能更低。然而 SSRIs 在过量方面远较第一代抗抑郁药安全
● 过量的主要症状（普通成人数据）
　　√ 恶心、呕吐、出汗
　　√ 激越、不安、头晕、嗜睡、瞌睡
　　√ 心动过速、QT 延长
　　√ 轻躁狂、其他中枢神经系统兴奋的征象——如震颤（罕
　　　见的癫痫发作报道出现于非常高的血清浓度）
● 治疗
　　√ 洗胃、药用炭、吐根糖浆
　　√ 一般支持性护理
　　√ 处理合用的其他过量物质，如酒精
　　√ 自杀的处理——安全性评估、心理治疗、社会环境干预

SSRI 抗抑郁药的选择

　　临床疗效研究未发现各种药物之间存在明确的差异。但具体
到某一个患者，可能一种 SSRI 有效而另一种无效。一些专家的
临床共识（不是基于临床对照试验）认为老年人若要使用 SSRI
可以选择西酞普兰，其他一线选择还包括舍曲林和帕罗西汀。氟
西汀是一个不错的备选，而氟伏沙明则不适合常规使用，部分是
由于氟伏沙明更容易出现药物相互作用。
● SSRIs 不是完全相同的
　　√ 在老年人及躯体疾病患者中，几种 SSRIs 的药物遗传学
　　　和药动学之间存在着很大的个体差异
　　√ 多数 SSRIs（除了西酞普兰）结合大量第二级受体和酶，
　　　影响其临床作用
　　√ 老化增加氟西汀、帕罗西汀的半衰期和稳态血药浓度，
　　　对舍曲林的影响程度较小

- 老年人中药物之间的比较研究很少
  - √ 舍曲林与氟西汀的比较
    - □ 氟西汀引起体重减轻更明显
    - □ 舍曲林导致的临床改善更明显（两药的总体有效率均低——舍曲林为 32%，氟西汀为 18%）
  - √ 帕罗西汀与氟西汀的比较
    - □ 帕罗西汀的效果更好（两药总体有效率都很低——帕罗西汀为 38%，氟西汀为 17%）
- 选择 SSRI 的依据
  - √ 药物既往的疗效情况
  - √ 副作用耐受性
    - □ 不同药物的副作用不尽相同——如腹泻更多见于舍曲林，便秘见于帕罗西汀，激活见于氟西汀，镇静见于帕罗西汀（但药物之间具体差异的证据并不充分）
  - √ 药物剂型的灵活性——期望更加灵活
  - √ 抗抑郁药的代谢可能影响合用的药物（如对 CYP2D6 酶的抑制作用，或者对高蛋白结合率药物如华法林的置换作用的敏感性导致被置换药物的副作用增加）
  - √ 改变药物种类或具体药物的临床指征（对其他种类药物或同类其他药物无效/不耐受）
  - √ 费用

起始剂量

尚未确定老年人中 SSRIs 的最低有效剂量。关于老年人是否需要从较低的起始剂量逐渐滴定至较高剂量尚存在争议。

- SSRIs 表现为平滑的剂量-效应曲线（即超过最大治疗浓度以后再增加剂量从理论上来说并不会再增加抗抑郁疗效）；因此在普通成人中 SSRIs 类药物不需要剂量滴定；在临床上，增加剂量对于这些药物完整的临床方案来说很重要
- 对于老年人来说，由于存在副作用，可以从成人推荐剂量

163

的一半开始，或者对于更敏感的患者（如有肝/肾功能损害）如果可能的话从更低的剂量开始

- 鼓励患者耐受早期轻度的副作用，这些副作用他们可能能够适应
- 在患者对起始剂量稳定以后再逐渐加量
  √ 滴定到最佳有效剂量——不能达到治疗量是治疗失败的常见原因
  √ 如果临床需要而且患者能耐受副作用的话，增加到成人全量
- 用量和起效时间因特定障碍不同而存在差异（如伴发脑卒中的情感失禁可能在使用标准剂量后 2～3 天出现）
- 在开始出现明显的抗抑郁疗效后几个月时间内，疗效还能不断增加

停药

- SSRIs 应逐渐减量
  √ 医生之间的交流非常重要；经常有医生（通常是治疗其他障碍的非精神科医生）停用抗抑郁药而没有考虑到突然停药的风险以及抑郁复发/复燃的风险
- 还没有确定的老年人减药方案。最好根据患者的耐受性来滴定。一些人推荐非常保守的速度，每周减大约 10％，但是这种速度对于那些由于临床情况和疾病痛苦需要更快转换到另一种药物的患者来说可能太慢了
- 一些服用短效 SSRI 的患者可以不经过洗脱期而直接换成另一种 SSRI，但是像氟西汀这样的长效药物，如果不经过洗脱期则会有附加反应和引发 5-HT 综合征的风险
  √ 一般来说，老年人最好先把之前的药物减下来之后再用另一种药
  √ 一些代谢和排泄率慢的老年人需要更长的洗脱期
- MAOIs 和 HCAs 的洗脱期
  √ 从 SSRI 换用 MAOI——2～5 周

□ 氟西汀所需时间更长

　　√ 从 MAOI 换用 SSRI——2～3 周

　　√ 从 HCA 换用 SSRI——缓慢减量

停药综合征

　　短效药物停药综合征的发生率更高［如氟西汀较低（14％）而舍曲林（60％）、帕罗西汀（60％）和氟伏沙明较高。关于停药是否会促发自杀性激越尚存在争议。数据之间不一致，但最近的研究不支持增加自杀］。

- 突然停用 SSRIs 经常导致的综合征可能包括

头晕	烦躁
出汗	焦虑
流感样症状	易激惹
恶心	头昏眼花
腹泻	感觉倒错
失眠	视觉现象
震颤	意识错乱
疲劳	梦境生动
头痛	忽冷忽热
激越	

　　仅有一例关于停药后新发强迫行为和重性抑郁的普通成人病例报道。罕见轻躁狂的报道。

- 停药之后很快出现（1～10 天）
- 停药症状的持续时间不定，但通常随时间自动缓解（尽管可能持续几天，但高度敏感的老年患者可能要一或两周）
- 短半衰期药物如帕罗西汀的停药综合征更严重，而长半衰期药物，特别是氟西汀则不严重
- 预防
　　√ 任何服用一种药物超过一周的患者都应该逐渐减量
　　√ 每隔 5～7 天［或对于可能是慢代谢型的老年人（如有肝损害、体弱）间隔更长时间］逐渐减一定量
　　√ 特别需要谨慎帕罗西汀
　　√ 对于特定药物来说，最终剂量可能需要低于起始剂量

逐渐减量的速度见表 1.43。

表 1.43　逐渐减量的速度

药物	逐渐减量速度（每 5～14 天）	最终剂量
氟西汀	不必逐渐减量	
氟伏沙明	25 mg	25～50 mg
帕罗西汀	5～10 mg	5～10 mg
舍曲林	25 mg	25～50 mg
西酞普兰	10 mg	10 mg
文拉法辛	25 mg	25～50 mg

- 治疗
    - √ 向患者和家属保证症状通常是短暂和轻度的
    - √ 重新使用 SSRI 并减缓减药速度
    - √ 使用另一种 SSRI
    - √ 使用抗胆碱能药
    - √ 如果症状持续，加用一种长半衰期的 SSRI，如氟西汀
- 如果停药症状严重则要重新使用药物，之后再以更缓慢的速度逐渐减量

抗抑郁药单药概要

安非他酮

药物	制造商	化学分类	治疗分类
安非他酮 (Wellbutrin)	葛兰素史克	苯丙酮，苯氨基酮类	非典型抗抑郁药

适应证：FDA/HPB

- 抑郁

适应证：说明书以外

- 创伤后应激障碍和抑郁

- 辅助使用可能对抗 SSRI 导致的性功能损害（普通成人数据）
- 双相障碍——和 SSRIs 效果相当
- 戒烟（另一项专利）

药理学

- 代谢产物 TB 和 HB 起到安非他酮的抗抑郁作用（通过抑制去甲肾上腺素重摄取）
- 线性药动学
- 安非他酮的血浆浓度存在相当大的个体差异
- 老年患者使用较低剂量的安非他酮
- 严重肝疾病对代谢的影响没有充分地研究
  - √ 谨慎的方法是小心监测并从低剂量开始用药
- 有明显的肾疾病（肌酐清除率降低）和充血性心力衰竭时应减量
- 缓释制剂
  - √ 单次服药——峰浓度减低 50%
  - √ 多次服药——峰浓度减低 15%

作用机制

- 抗抑郁作用机制不明，但可能与抑制去甲肾上腺素重摄取而增加去甲肾上腺素能功能有关
  - √ 母体化合物是相对较弱的多巴胺和去甲肾上腺素重摄取抑制剂
  - √ 其代谢产物，尤其是 HB，通过抑制去甲肾上腺素重摄取而起到重要的抗抑郁作用
- 无 5-HT 能活性，无 MAO 抑制作用，有弱的 M 胆碱、组胺和 α 肾上腺素受体亲和性
- 可能阻断烟碱受体
  - √ 因此与戒烟有关

安非他酮的药动学见表 1.44。

表 1.44 安非他酮的药动学

生物利用度	血浆蛋白结合率(%)	分布容积(L/kg)	消除半衰期(h)	t_{max} (h)	吸收	排泄	经 P450 系统代谢
>0.8	82~88	19~79(报告存在差异)	30(老年人);8 天达稳态;活性代谢产物蓄积到稳态水平时多于安非他酮,并较安非他酮有更长的半衰期和更为缓慢的清除时间:TB——38,EB——61h,HB——34	6	食物影响不明显	主要以羟基代谢产物的形式经肾排泄;尿中原型<1%	通过 2D6 代谢为活性代谢产物;羟基安非他酮(HB)、苏式羟基安非他酮(TB)、赤式羟基安非他酮(EB)。安非他酮不通过 2D6 代谢,但抑制 2D6 导致活性代谢产物 HB 蓄积

药物选择

- 缓释制剂是适合老年人的剂型选择——降低血浆峰浓度及癫痫发作的风险
- 淡漠迟滞型老年抑郁症——安非他酮有激活作用
- 没有性方面的副作用
  - √ 是抗抑郁导致性功能障碍患者使用抗抑郁药的替代选择
- 普通成人数据显示安非他酮与其他抗抑郁药疗效相当
  - √ 在非典型抑郁和双相抑郁中可能更有优势，但在典型抑郁中的有效性稍差
  - √ 是双相抑郁推荐的最佳选择
    - □ 与 SSRIs 疗效相当，但有证据显示其转躁倾向更小（虽然没有老年人数据，并且普通成人数据有时也不一致）
    - □ 心境转换风险高的患者最好合并使用情绪稳定剂
- 需要每日 2 次（有时速释剂型需要每日 3 次）给药
- 导致癫痫发作的潜在风险（老年人数据很少）
- 对部分有效或无效的抑郁患者，与 SSRIs 合用有疗效
  - √ 作用机制可能是互补作用（普通成人数据；老年人只有病例报告）
  - √ 老年人慎用
- 对与悲痛相关的抑郁有效
- 虽然有效并且在谨慎使用的情况下很多患者耐受良好，但由于老年人数据相对缺乏，故只能作为二线抗抑郁药

数据质量：老年人数据非常缺乏。

剂量

- 每日给药方案
  - √ 避免睡前服药以减少夜间出现激活作用和失眠
- 初始治疗
  - √ 以最低可用剂量开始

□ 剂量的灵活性可以提高——缓释片可以分开服用而不影响安非他酮的释放

√ 应从普通成人剂量的大约一半开始，且不超过成人剂量的 75%

□ 活性代谢产物起效时间更长，并且在多次服药后浓度增加（达到稳态）

□ 安非他酮和羟基代谢产物的高血浆浓度与副作用增加及抗抑郁疗效减弱有关（可能有治疗窗效应，但并不确定；如果有的话，老年人超过治疗窗的风险更大）

● 起始剂量

√ 安非他酮缓释制剂（推荐）：50～100 mg，每天早上一次

√ 安非他酮速释制剂：37.5～75 mg，每天早上服用

√ 老年人的单次最大剂量尚未确定

□ 体弱或有其他方面损害的老年人需要使用 75 mg 以避免癫痫发作的风险

● 增加剂量以达到治疗浓度

√ 每日两次服药（早、晚）

□ 间隔至少 8 h（以避免血浆峰浓度增加癫痫发作的风险）

√ 安非他酮速释制剂：每 7 天或更长时间剂量增加 37.5～75 mg/d，直至最大耐受剂量

√ 安非他酮缓释制剂：每 7 天或更长时间剂量增加 50～100 mg/d，直至最大耐受剂量

√ 尚未确定老年人的目标治疗剂量

□ 合理的目标剂量是 100～200 mg/d；一些健康老年人需要并可以耐受 300 mg/d

□ 很多患者使用缓释制剂 100～200 mg 有效（普通成人数据）

□ 如果代谢产物的血浆浓度超过理想浓度则可能失效

● 说明书外适应证的剂量

√ 解救其他药物（特别是 SSRIs）引起的性功能损害

□ 可以在准备进行性活动前 1～2 h 使用 75～100 mg

□ 可以规律地给予更充分的治疗剂量（100～200 mg）

□ 可以服用 2 周以上以获得疗效

联合治疗

- 现有老年人资料很少
- 普通成人资料：以下药物加用低-中等剂量的安非他酮可以增加疗效
  - √ 文拉法辛
  - √ 帕罗西汀——病例报告（普通成人数据）有抗抑郁药增效作用并减轻激越；机制不清楚
  - √ 氟西汀
  - √ 舍曲林
  - √ 去甲替林
- 联合用药时应谨慎，因为安非他酮出现副作用的血浆浓度在个体间的差异相当大
  - √ 合并 TCA 可能增加癫痫发作的风险

副作用

- 现有老年人资料有限
  - √ 一些普通成人研究包含了老年患者
  - √ 老年研究显示安非他酮副作用和耐受性在普通成人和老年人样本中相当
- 总体来说，副作用发生率低——可能在所有现有的抗抑郁药中耐受性最好
- 缓释制剂副作用更少
- 很多副作用与剂量有关，有些是暂时的

安非他酮的副作用见表 1.45。

表 1.45　安非他酮的副作用

副作用	最常见 *	最严重和较少见
全身性	● 体重降低——对于体弱的老人来说可能是个问题	
心血管系统	● 心动过速 ● 可能导致高血压 　√ 有时达到严重程度，需要治疗	● 室性心律失常 　√ 三度房室传导阻滞
中枢和周围神经系统	● 头痛（20%～25%） ● 失眠 　√ 快速眼动潜伏期缩短（普通成人数据） ● 兴奋/激越（与剂量有关；12%） ● 头晕 ● 震颤 ● 镇静 ● 意识模糊	● 三叉神经痛（普通成人数据） ● 癫痫发作 　√ 无老年人资料 　√ 速释制剂较缓释制剂风险更大（0.4% vs. 0.1%） 　√ 与剂量高度相关 　√ 老人人极少需要高剂量——速释制剂>450 mg/d 　√ 使用治疗剂量的缓释制剂，出现癫痫发作的风险并不比其他抗抑郁药常见（普通成人数据） 　√ 低体重和快速加量时风险增加，体弱的老人风险更大 ● 谵妄/中毒性意识模糊——罕见 　√ 可能出现类似短暂性脑缺血发作的短暂发作 　√ 幻视/幻听 ● 步态不稳 　√ 老年人病例报告有后仰跌倒（可能由于多巴胺紊乱） 　√ 运动障碍（可逆性）——病例报告
胃肠	● 口干（13%） ● 便秘 ● 恶心（10%～13%） ● 呕吐 ● 腹痛 ● 食欲缺乏	● 肠梗阻（1例病例报告）

副作用	最常见*	最严重和较少见
血液		● 嗜酸粒细胞增多——病例报告
代谢和营养	● 出汗	● 血清病 ● 过敏反应 ● 血管性水肿 ● 罕见的过敏反应
肌肉骨骼		● 关节痛 ● 肌痛 ● 横纹肌溶解
精神	● 激越	● 转躁/快速循环——可能低于其他抗抑郁药 ● 如果代谢产物的血浆浓度过高可能导致精神病（多巴胺能效应）
皮肤和附属器		● 脱发 ● 荨麻疹 ● Stevens-Johnson 综合征
眼和耳	● 视物模糊 ● 耳鸣	● 结膜炎

*百分率来自研究的实例，尚无来自混合数据的更详细数值。

监测

● 常规
   √ 特别要检查任何癫痫发作的易感体质
   √ 常规实验室筛查，特别是肌酐清除率
   √ 血浆浓度不常规应用

药物相互作用

安非他酮可能不经过 CYP2D6 代谢，但代谢产物羟基安非他酮（HB）可能经过 CYP2D6 代谢。高浓度 HB 和抗抑郁疗效差有关。老年人以及合用 SSRIs、丙戊酸盐或卡马西平时，HB 浓度升高。有很多药物相互作用的报告。

- 安非他酮抑制 CYP2D6——有一些药物可能需要减少剂量，尤其是
  - √ 硫利达嗪——增加血浆浓度，有发生室性心律失常的风险
  - √ MAOIs——有出现高血压危象的风险；配伍禁忌
  - √ HCAs
  - √ SSRIs（帕罗西汀、舍曲林、氟西汀）
  - √ 抗精神病药（氟哌啶醇、利培酮）
  - √ β受体阻断药（美托洛尔）
  - √ 抗心律失常药（普罗帕酮、氟卡尼）
- 谨慎监测降低癫痫发作阈值的所有物质
  - √ 酒精
  - √ 抗精神病药
  - √ 抗抑郁药
  - √ 抗疟药
  - √ 降血糖药/胰岛素
  - √ 茶碱
  - √ 曲马多
  - √ 全身性甾族化合物
  - √ 锂盐
  - √ 喹诺酮类抗生素
  - √ 非处方兴奋剂/厌食药
  - √ 银杏
  - √ 经 CYP2D6 代谢的药物（表 1.32）
- CYP2B6 抑制剂可能增加安非他酮的血浆浓度
  - √ 奥芬那君
  - √ 环磷酰胺
  - √ 异环磷酰胺
  - √ 那非那韦
  - √ 利托那韦

174

- ✓ 依非韦伦
- ✓ 西咪替丁
- 和金刚烷胺合用可能导致伴有神经系统症状的中毒性意识模糊状态（可能是多巴胺协同作用的结果）
  - ✓ 粗大震颤、共济失调、步态不稳、眩晕
- 在临床情况下抑制某些叔胺类三环类药物的去甲基化
  - ✓ 例如，能使丙米嗪的半衰期加倍，但不影响地昔帕明
- 增加丙戊酸盐的浓度——有出现幻视和幻听的病例报告
- 氟西汀——慎用
  - ✓ 偶尔有患者合用出现激越/焦虑/惊恐状态（普通成人数据）
  - ✓ 个别病例报告合并氟西汀出现谵妄、肌阵挛性反射、躁狂和癫痫发作
- 谨慎合用尼古丁治疗（如经皮尼古丁贴片）——高血压
- 谨慎合用左旋多巴——协同增加多巴胺浓度
- 华法林——监测国际标准化比率，增加出血风险
- 以下药物可能通过肝酶诱导作用降低安非他酮的浓度
  - ✓ 巴比妥类
  - ✓ 卡马西平
  - ✓ 苯妥英
  - ✓ 利福平

对实验室检查的影响

偶见血清肝酶（ALT、AST）轻度升高，通常无显著意义。

特殊警惕和禁忌证

癫痫发作的预先警示

- 发生风险与速释制剂的血浆峰浓度以及较高的总剂量有关
  - ✓ 普通成人数据是 450 mg 左右，老年人可能更低

- 老年人缓慢增加剂量
- 一次剂量不要过高（即不高于 $100\sim150\,\text{mg}$），也不要两次服药间隔太近（即间隔不短于 8 h）
- 禁忌证
  - √ 有癫痫发作的倾向
  - √ 癫痫发作史
  - √ 脑器质性疾病（如脑卒中）
  - √ 新近停用短效苯二氮䓬类药物，酒精/物质滥用
  - √ 合用降低癫痫发作阈值的药物（如锂盐、抗精神病药）
  - √ 合用氟西汀可能增加风险
  - √ 头部创伤
  - √ 脑电图异常
  - √ 慢代谢型

过量、毒性、自杀

目前尚无老年人数据。过量对于老年人可能是危险的。

- 急性过量
  - √ 服药后 $1\sim4\,\text{h}$ 开始出现症状（普通成人数据）
    - □ 常见癫痫发作（高达 20%；普通成人数据）
    - □ 癫痫持续状态（罕见）
    - □ 持续性窦性心动过速
    - □ 震颤
    - □ 偶见心脏传导延迟
- 单用安非他酮罕见致死
  - √ 有安非他酮合并帕罗西汀致死的病例报告（普通成人数据）

过量的处理

- 建议积极处理——偶有严重的、可能是致命性的毒性反应的危险
- 提供全面的支持性措施

- 进行洗胃，给予药用炭
- 监测
  - √ 心律失常（不常见，但可能发生于安非他酮严重过量时）
  - √ 酸碱和电解质失衡
  - √ 心脏停搏
- 必要时给予抗惊厥药治疗

照料者备忘

- 监测并识别变化
  - √ 如果患者漏服一次，不要试图通过增加下一次剂量来补足
  - √ 仔细遵循处方说明
  - √ 注意副作用
    - □ 兴奋、激越行为、失眠
    - □ 不常见的指责性行为、害怕、对声音或视觉形象的明显反应
    - □ 新出现的肌肉不自主运动、癫痫发作
    - □ 食欲和体重下降
    - □ 担心或者发现不良反应时应咨询医生

临床提示

- 激活作用可能是该药的一个限制性特征
  - √ 对共病焦虑/惊恐无效，并有可能加重症状（普通成人数据）
  - √ 针对激活作用如失眠，短期合用苯二氮䓬类（适当注意年龄和体弱情况）
  - √ 激活作用可能对于伴有精力下降的体弱的老年抑郁症患者有帮助
    - □ 例如，合并躯体疾病或疗养院人群中的"生长不良"状态

177

□ 仅是临床印象，尚无支持性的实验数据
- 有一些关于治疗窗的证据，但临床实践中并不常规监测血浆浓度
- 多巴胺能效应虽然微弱，但在一些患者中可能加重本已存在的精神病易感性
  - √ 密切观察
- 安非他酮有时存在一定程度的体重下降
  - √ 体弱的老年人需谨慎
- 长期治疗应定期检查肾功能

西酞普兰

药物	制造商	化学分类	治疗分类
西酞普兰（喜普妙）	森林实验室/灵北	二环类	SSRI 抗抑郁药

适应证：FDA/HPB

- 抑郁

适应证：说明书以外

- 在老年人中对以下有效
  - √ 脑卒中后抑郁
  - √ 脑卒中后情绪化
  - √ 帕金森病合并抑郁
  - √ 痴呆的情绪/行为紊乱
- 在有些患者中用作情绪稳定剂
  - √ 改善情绪迟钝、意识模糊、易激惹、焦虑、害怕、惊恐、抑郁心境、不安、猜疑、妄想
- 一项试验显示，在不伴抑郁的痴呆和精神病患者中，对于减少神经行为损害、攻击/激越以及情感不稳/紧张的疗效

优于安慰剂，并且可能优于奋乃静

- 普通成人数据显示可能对以下情况有效
  - √ 伴或不伴广场恐怖症的惊恐障碍
  - √ 社交恐怖症
  - √ 强迫性障碍，包括不必要的重复行为
  - √ 酒精滥用
  - √ 作为对精神分裂症攻击性的辅助治疗，其有效性数据不一致
  - √ 注：对纤维肌痛无益

对适应证的治疗作用

- 对痴呆伴发的抑郁有效
  - √ 在治疗有效的患者中可能改善认知
- 阿尔茨海默型老年性痴呆相关的痴呆行为心理学症状
  - √ 通常能改善易激惹、抑郁心境，也可能改善情感迟钝、精神病、不安、意识模糊、焦虑、害怕、惊恐
- 对其他类型痴呆的作用尚不清楚
- 对 7 周后出现的脑卒中后抑郁有效（65％）（更早发的轻度抑郁通常自发缓解）
  - √ 对脑卒中后抑郁的有效性似乎与左侧或右侧脑卒中无关
- 对精神病性抑郁的抑郁成分有效（在普通成人中有病例报告）
- 可能减低精神分裂症的攻击性（普通成人数据）
- 在酒精复饮的预防中，可能减少对酒精的渴求，并作为心理治疗的辅助治疗改善戒瘾（普通成人数据）

药理学

- 见表 1.40
- 治疗剂量下呈线性药动学
- 高度亲脂性
- 老年人的稳态血浆浓度高 4 倍

179

✓ 血浆浓度存在显著的个体差异

　　✓ 使用较低剂量的西酞普兰

- 肝损害使半衰期延长（普通成人数据显示延长 100%）

　　✓ 使用最大剂量的下限，不超过 20～30 mg

　　✓ 对肾功能的影响较少

作用机制

选择性抑制 5-HT 的摄取。这一作用增加细胞外的 5-HT，激活 $5-HT_{1A}$ 自身受体。随之发生的反馈环路导致抑制性 $5-HT_{1A}$ 自身受体下调，继而增加 5-HT 能神经传递。

最具选择性的 SSRIs

- 对阻断 5-HT 重摄取的选择性方面比帕罗西汀高 10 倍
- 对突触后 5-HT、肾上腺素、组胺、毒蕈碱或多巴胺受体的亲和力较低
- 对 MAO 无抑制作用

药物选择

西酞普兰是老年人的首选药物。

- 通常耐受性良好
- 西酞普兰的高选择性可能减少不必要的副作用
- 老年重性抑郁患者的头对头研究显示疗效不如去甲替林，但耐受性稍好
- 有报告西酞普兰起效较早（最初 4 周之内）

数据质量

- 在以下人群中疗效的对照研究数据

　　✓ 老年抑郁症患者

　　✓ 痴呆行为心理学症状及阿尔茨海默型老年性痴呆

　　✓ 脑卒中后抑郁

剂量

- 大于 65 岁患者的初始剂量为 10 mg/d，上午给药
  - √ 如果白天多寐，可晚上给药，但需警惕睡眠紊乱，如失眠
- 增加剂量并达到治疗浓度
  - √ 有效率在老年人中有差异
    - □ 部分老年人对 10 mg 的剂量有效，然而其他人可能需要普通成人足量
  - √ 如果患者对药物耐受，1 周后加量至 20 mg/d（部分患者的目标剂量）
    - □ 如果不能耐受，等待更长时间以适应药物
  - √ 如果 3～4 周后仅出现极低的疗效或无效，滴定至 30 mg，然后滴定到 40 mg（以 1～2 周的间隔）
    - □ 更高剂量水平可能改善有效率
    - □ 在较年轻者中，20 mg 的剂量与安慰剂疗效无差异，因此可能需要更高剂量，尤其是在其他方面健康的老年人中
  - √ 在普通成人研究中，治疗作用在 6 周左右最明显，但在老年人中可能需要更长时间，可能因为其需要时间更长的滴定方案
- 维持剂量
  - √ 以有效治疗剂量维持（见抗抑郁药维持治疗的通用指南）
  - √ 西酞普兰与其他 SSRIs 在预防复发方面同样有效
  - √ 尚无痴呆行为心理学症状及脑卒中后抑郁维持治疗的具体数据
    - □ 在个体患者中进行的临床试验是评估的最好方法
  - √ 对社交恐怖症的维持治疗时间尚未明确建立
    - □ 建议性指南（普通成人）：缓解后 6～12 个月
  - √ 与惊恐障碍相关的恐怖症通常在服用 20～30 mg/d 的 3 个月后得以改善（普通成人数据，尚无老年人数据）
    - □ 临床起效后惊恐障碍症状的改善可能持续数周

181

说明书外适应证的剂量

- 痴呆行为心理学症状：20～30 mg/d，与普通成人抗抑郁药剂量相似
  - √ 阿尔茨海默型老年性痴呆中的痴呆行为心理学症状：4周后产生显著的临床疗效
- 老年人中强迫性障碍剂量尚未确立；普通成人剂量是 20～60 mg，通常更高的剂量范围（60 mg）更加有效（个别普通成人病例报告 160 mg/d 治疗成功）
  - √ 老年人剂量应在治疗范围内滴定至最高耐受水平
    - □ 对强迫性障碍的治疗作用可能延迟 4～6 周，在老年人中可能更长
    - □ 治疗有效的患者会在 4～6 个月中继续改善（普通成人数据）
  - √ 治疗持续时间尚未确立
- 惊恐障碍：10～30 mg/d；老年人剂量尚未充分建立
- 社交恐怖症：40 mg/d（普通成人数据）

联合治疗

- 锂盐：一种对难治性老年患者有效的辅助治疗（普通成人的相似数据支持预初数据）
  - √ 1～2 周内在临床起效
  - √ 监测联合治疗的副作用
- 哌甲酯：作为增效剂可能提高有效率，并可能加速抗抑郁药起效（2 周内）
  - √ 具有良好的耐受性（在较小的极老患者样本中的研究）

停药及撤药

- 2～3 周内缓慢停药，避免撤药症状
  - √ 尚无强烈的撤药反应或反跳效应的报道。与其他 SSRIs

182

一样，监测胃肠道紊乱、焦虑、失眠、头晕、虚弱、注意集中受损、头痛（偏头痛）

副作用

- 老年人通常耐受性良好
- 轻微症状通常是短暂的，并且在 1～2 周后自愈

主要的副作用包括激越、焦虑、头痛、头晕、恶心、出汗、直立性低血压（表 1.46）。

表 1.46　西酞普兰的副作用

副作用	最常见	最严重和较少见
自主神经系统	● 口干 ● 出汗	
全身性	● 暂时衰弱、情感冷淡、倦怠 ● 疲乏 ● 体重增加/下降	
心血管系统	● 可能出现心动过缓 　✓ 既往存在易感性的患者需谨慎 ● 通常对心血管系统的作用极小 ● 除轻度减慢心率外，不影响心电图	● 低血压（包括直立性）
中枢及周围神经系统	● 失眠 ● 多梦 ● 困倦 ● 震颤 ● 头痛（有时偏头痛） ● 头晕	● 罕见癫痫发作 ● 肌阵挛 ● 锥体外系反应（罕见） ● 共济失调 ● 运动不协调
胃肠道	● 最初恶心或呕吐（约 1 周后适应）（总体上恶心在老年人中可能比普通成人中少见，但偶尔可以严重至限制药物使用） ● 食欲缺乏	
血液		● 紫癜 ● 鼻出血

183

副作用	最常见	最严重和较少见
代谢及营养	● 发热	● 抗利尿激素分泌不当综合征所致低钠血症
精神	● 激越 ● 注意集中受损	● 导致继发性躁狂（普通成人病例报告） ● 意识模糊
生殖系统	● 射精障碍（尤其是射精延迟），性欲减退，性高潮障碍（剂量依赖效应）	

监测（常规）

● 无特殊警示

● 常规基线实验室监测

● 基线心电图，观察心动过缓

● 特殊监测：血清钠，以防低钠血症

药物相互作用

西酞普兰的代谢产物去甲西酞普兰对 CYP2D6 具有亲和性，并抑制其作用。西酞普兰可能抑制经此酶代谢的药物（如地昔帕明）的代谢。在老年人中的临床意义尚不清楚，但建议联合用药时需谨慎（表 1.25）。

● 地昔帕明：不建议在老年人中联合使用；增加地昔帕明的血清浓度

● 在老年患者中联合使用西酞普兰及阿米替林或去甲替林时，对后两者的浓度无影响，但是对抑郁有协同治疗效应

● 有报道会增加美托洛尔的浓度

● 氯氮平——监测

● 西咪替丁可能增加西酞普兰的浓度

合用强效 CYP3A4 抑制剂（例如酮康唑、伊曲康唑、氟康唑、红霉素）或 CYP2C19 抑制剂（如奥美拉唑）会增加西酞普兰的血浆浓度。

卡马西平——可能诱导酶并降低西酞普兰的血浆浓度，但是这点较少显示临床意义。

抗凝血药及抗血小板药——可能增加出血风险。

关于酒精的通用警告。

可能加重抗精神病药所致的锥体外系反应。

注意联合使用以下药物时发生 5-HT 综合征的风险

- MAOIs——危及生命的并发症；禁忌合用
- TCAs——可能发生，但在给予适当警惕和监测的情况下可联合用药
- SRI 药物及 5-HT 能药物，例如 SSRIs、安非他酮、锂盐、氯米帕明、米氮平及奈法唑酮
- 曲坦类药物——通常在年轻患者中应用安全
- 非处方药/替代药物
  - √ 感冒药（右美沙芬）
  - √ OTC
  - √ 贯叶连翘
- 哌替啶

特殊警惕和禁忌证

- 凝血障碍者需谨慎
- 服用西酞普兰时，通常需警惕驾驶或危险性机械的操作
- 监测血清钠，并且定期询问抗利尿激素分泌不当综合征的征象
- 有该药的不良反应史或不能耐受者禁用

过量、毒性、自杀

过量使用通常较安全，除非与其他 5-HT 能药物合用。致死的报告包括合用 5-HT 受体激动剂，例如吗氯贝胺，在普通成人中有一些单用西酞普兰在 100～200 倍治疗剂量时致死的报告。

过量的症状与 5-HT 有关。

- 较低剂量（普通成人患者达 600 mg）的症状包括
  - √ 头晕
  - √ 出汗
  - √ 心动过速
  - √ 恶心、呕吐
  - √ 震颤
  - √ 嗜睡/困倦
- 较高剂量（超过 600 mg）出现更严重的症状，例如
  - √ 惊厥
  - √ 心电图改变（非特异性 ST-T 改变，不伴心律失常的心电图复合波增宽），短暂性束支传导阻滞
  - √ 过度换气
  - √ 横纹肌溶解
  - √ 意识模糊
  - √ 意识丧失
  - √ 昏迷

处理

- 提供一般的支持性护理（如气道、液体）
- 有指征时进行洗胃，并给予药用炭
- 监测生命体征及心脏状态（心电图）
- 因为有较大的分布容积，利尿、透析、血液灌流及换血疗法可能无益

照料者备忘

副作用监测

- 对轻度问题鼓励患者继续用药，因为这些问题通常可自行改善
- 激越及睡眠问题
  √ 可以临时给予安定药及保证
- 增加抑郁症状，尤其自杀的表达
  √ 重视自杀的表达，联系医生或治疗专家
- 不要突然停药
- 鼓励患者遵从医生的指导

临床提示

- 西酞普兰在痴呆行为心理学症状中的应用是以反复试验为基础的
  √ 如果存在抑郁，开具处方时使用抑郁治疗指南
- 最初可能导致焦虑/激越
  √ 通常短暂，在1周或2周左右，可以鼓励患者耐受症状
  √ 合用抗焦虑药可能帮助度过这个时期
- 从三环类换药：在开始使用西酞普兰之前逐渐减药并停用三环类
- 普通成人指南提示可直接由帕罗西汀或舍曲林换为西酞普兰，但临床上可能加剧5-HT效应
  √ 最好在使用下一种药之前先停用前一种药
  √ 由于半衰期较长，氟西汀的洗脱期更长（达5～6周）
  √ 换药之前停用氟伏沙明
  √ 在换药之前数天停用吗氯贝胺
  √ 换用不可逆性MAOI时，最少洗脱14天或更长
- 监测血清钠浓度，尤其是其他治疗导致低钠血症的患者，

例如使用利尿药

- 有注射用西酞普兰，但无明确数据表明比口服剂型更有效
  - √ 注射治疗已在欧洲应用，但其应用存在争议
  - √ 对不能吞咽口服药物或拒绝服药的住院患者可能有效

氯 米 帕 明

药物	制造商	化学分类	治疗分类
氯米帕明（安拿芬尼）	诺华	叔胺	TCA 抗抑郁药

适应证：FDA/HPB

- 抑郁
- 强迫性障碍

适应证：说明书以外

- 慢性疼痛
- 社交焦虑及恐怖症（普通成人数据）
- 惊恐障碍（普通成人数据）

药理学

- 剂量大于 150 mg/d 时，呈非线性药动学
- 2～3 周达稳态
- 老年人中清除率显著下降，血浆浓度增加
- 吸烟导致清除率增加

作用机制

- 复杂的双重作用
  - √ 母体化合物是一种 5-HT 重摄取抑制剂（在所有 TCAs

中最强效）

    √ 代谢产物去甲氯米帕明是更强的 NA 重摄取抑制剂

       □ 部分患者中，去甲氯米帕明可能构成了 70% 的循环药物浓度

    √ 下调 β、α_2、$5\text{-}HT_2$ 受体

    √ 降低癫痫发作阈值

适应证的治疗作用

    尽管有抗胆碱能副作用及心脏毒性，但在一些老年患者中也可能很好地耐受，如果其他药物无效，也可考虑使用。

- 病例报告
  - √ 在老年人中对持续性强迫性障碍有效
  - √ 在更年轻的强迫性障碍患者中，氯米帕明比 SSRIs 更有效
  - √ 对强迫性障碍共病精神分裂症者有效（普通成人数据）

药物选择

- 显著的副作用
  - √ 低血压
  - √ 抗胆碱能作用
  - √ 体重增加
  - √ 镇静
  - √ 心脏毒性
- 氯米帕明不推荐用作老年抑郁症的一线治疗
  - √ 可能是有效的三线药物
- 对强迫性障碍及说明书外适应证有相似的局限性

剂量

- 每日给药方案
  - √ 抑郁及强迫性障碍：一日 3 次给药，减少了血浆峰浓度

效应

   √ 如果耐受，每日 1 次给药疗效相当

- 初始治疗

   √ 在健康老年人中，初始每日 1 次给药

   √ 对于体弱的老人，每日 2 次或 3 次的给药计划通常能更好地耐受

     □ 根据对副作用的耐受性及全身衰弱程度来做决定；疗效似乎不受给药方案的影响

- 初始剂量为 10～25 mg，睡前口服

增加剂量以达到治疗浓度

- 每 5～7 天增加 10～25 mg（谨记要长时间达到稳态，缓慢增加剂量）
- 目标治疗剂量为 50～75 mg（范围为 10～100 mg/d）
- 老年人强迫性障碍及惊恐障碍的治疗剂量尚未确立

   √ 75～150 mg 可能是最佳剂量范围（病例报告数据）

   √ 强迫性障碍可能需要更高的剂量范围上限

- 慢性疼痛的剂量为 25～150 mg/d（普通成人数据）
- 维持期治疗：见通用指南

副作用

参见常见 TCA 副作用（表 1.47）。

表 1.47　氯米帕明的副作用

副作用	最常见	最严重和较少见
自主神经系统	● 口干 ● 出汗	
全身性	● 体重增加 ● 食欲增加 ● 疲乏	

副作用	最常见	最严重和较少见
心血管系统	● 直立性低血压 √ 每日1次给药方案可能使其加剧 ● 心脏毒性作用	
中枢及周围神经系统	● 镇静/困倦 ● 震颤 ● 肌阵挛 ● 头晕 ● 头痛 ● 失眠	● 癫痫发作（与剂量有关） ● 5-HT综合征 ● 迟发性运动障碍样综合征（通常与合用抗精神病药相关）
内分泌		● 粒细胞缺乏
眼		● 增加青光眼患者的眼压
胃肠道	● 便秘 ● 恶心 ● 消化不良 ● 食欲缺乏	
肝及胆		● 肝酶升高
代谢及营养		● 抗利尿激素分泌不当综合征——罕见
生殖	● 力比多下降 ● 射精不能 ● 阳萎	● 射精疼痛

特殊监测

● 血浆浓度尚未充分确立——建议范围为160～400 ng/ml；浓度大于500 ng/ml则考虑中毒（普通成人数据）

● 血压

● 心律

停药反应

● 药物逐渐减量

191

- 停药综合征包括头晕、恶心、呕吐、头痛、全身不适、睡眠障碍、极高热、易激惹

药物相互作用

- 有许多关于相互作用的报告
- 抗胆碱能作用导致累加效应（表 1.14）
- 临床中抑制某些三环类叔胺的去甲基化
  - √ 使丙米嗪的半衰期加倍，但对地昔帕明无影响
- 酶诱导剂可能降低血药浓度（例如卡马西平），见表 1.32
- 酶抑制剂（表 1.29）：避免联用氟西汀或氟伏沙明
  - √ 抑制 P450 酶，增加氯米帕明血浆浓度至毒性范围
- 避免使用 SSRIs——有发生 5-HT 综合征的危险
- 避免联用镇静药——增加镇静作用
- 可能延长 QT 间期的药物
  - √ 抗心律失常药（胺碘酮、苄普地尔、丙吡胺、多非利特、伊布利特、普鲁卡因胺、奎尼丁、索他洛尔）
  - √ 西沙必利
  - √ 抗精神病药
  - √ 甲氟喹
  - √ 喹诺酮类，尤其是司帕沙星
  - √ β_2 受体激动药（沙丁胺醇、比托特罗、福莫特罗、异丙肾上腺素、左旋沙丁胺醇、奥西那林、吡布特罗、沙美特罗、特布他林）
- 降压药：氯米帕明降低或阻断胍乙啶、倍他尼定、可乐定、利血平以及甲基多巴的降压作用
- 非处方药/替代治疗
  - √ 感冒药（抗组胺药）
  - √ 金盏草
  - √ 辣椒

特殊警惕及禁忌证

- 肝、肾功能损害者减量
- 如有以下情况禁用
  - ✓ 有癫痫发作、心血管系统疾病（心律失常、房室传导阻滞）、脑卒中、低血压的倾向或病史者
  - ✓ 心肌梗死后急性恢复期，以及充血性心力衰竭急性期

过量、毒性、自杀

见 HCAs 的毒性部分。

临床提示

- 一些患者为氯米帕明快代谢型（去甲基型）
  - ✓ 这将减低 SRI 母体化合物（氯米帕明）的浓度，并增加代谢产物（去甲氯米帕明）的 NA 重摄取抑制作用
  - ✓ 在得出患者对治疗无效的结论前，核查患者是否为快代谢型和广泛去甲基型
    - □ 运用治疗药物监测
    - □ 有 2D6 同工酶遗传缺陷的患者，清除率升高
    - □ 如果是这样，换用其他 SRI
- 许多副作用与剂量有关
  - ✓ 重要的是滴定至达到最大治疗效应的最低剂量

地 昔 帕 明

药物	制造商	化学分类	治疗分类
地昔帕明 （盐酸地昔帕明及其他）	安万特	二苯并氮䓬仲胺	TCA 抗抑郁药

适应证：FDA/HPB

- 内源性抑郁

适应证：说明书以外

- 对缓解疼痛有部分疗效
  - √ 据说在某些研究中与阿米替林疗效相当（普通成人数据）

药理学

见表 1.34。

- 作用机制：强 NA 重摄取抑制作用
- 亲脂性
- 较高的组织及蛋白结合率
- 总体呈线性药动学
  - √ 1/3 患者呈非线性药动学（普通成人数据及老年人数据）
- 清除率
  - √ 急性酒精摄入使清除率降低
  - √ 吸烟及慢性酒精摄入使清除率增加
- 三环类中抗胆碱能作用最小，并且镇静作用小于叔胺类
- 羟基化代谢产物经肾排泄
  - √ 尚不清楚肾功能降低是否会导致代谢产物的血浆浓度产生有临床意义的增高，但应慎用
  - √ 如果可能，在这类患者中谨慎地避免使用地昔帕明

药物选择

- 少有具体的老年人群数据
- 较少镇静作用
- 更有利的抗胆碱能特性（但仅为阿米替林的抗胆碱作用的

1/4）使其在某种程度上比叔胺类更易耐受

√ 在老年人中可能仍会导致显著的抗胆碱能症状

- 低血压——低于同类中的其他一些药物，但仍较为显著
- 可能导致兴奋和激越

剂量

- 初始治疗：从最低可用剂量开始，缓慢加量，尤其在体弱的老年人中
- 初始剂量：10～25 mg，睡前服用

增加剂量并达到治疗浓度

- 每隔 7 天增加剂量 10～25 mg（或在非常敏感的患者中以更长的间隔）
- 治疗剂量通常为 50～150 mg（剂量范围为 25～250 mg）
- 血浆浓度是增加剂量的关键指导因素，并决定最终治疗剂量
- 维持期治疗

副作用

与阿米替林或丙米嗪相比较轻。

- 抗胆碱能作用最常见——激活/脱抑制/激越、失眠、震颤、出汗（见 HCAs 的副作用部分）
- 散在报道有睾丸肿胀
- 心血管系统：40%的病例中显著延长 PR 及 QRS 间期

监测

- 治疗血浆浓度：115～200 ng/ml

药物相互作用

- 增效：帕罗西汀增加地昔帕明的血浆浓度

- 同样见表 1.14 及表 1.32

过量、毒性、自杀

- 见 HCAs 的毒性部分

临床提示

- 警惕直立性低血压及偶发高血压
- 如果失眠成为问题，考虑早晨服用地昔帕明

度 洛 西 汀

药物	制造商	化学分类	治疗分类
度洛西汀（欣百达）	礼来		SNRI 抗抑郁药

适应证

- 尚未经 FDA/HPB 批准
- 治疗抑郁
- 显示对治疗尿失禁有效，并且正在研发这项适应证

作用机制：5-HT 及去甲肾上腺素重摄取抑制剂。

疗效：上市前研究的 meta（年龄≥55 岁）提示对重性抑郁有效。

剂量范围为 40～120 mg/d（普通成人数据）；上市前试验至今尚未建立老年人的剂量范围。

在 7 项老年人（年龄≥55 岁）上市前试验的 meta 分析中，总体上报道安全且耐受性良好；目前尚未发现心脏或体重方面的副作用，但临床经验只是初步的，仍需要老年人群数据。

主要副作用包括恶心、口干、疲乏、头晕、便秘、思睡、食

欲缺乏及出汗。

　　停药综合征：如果突然停药则出现头晕、恶心和焦虑。

艾司西酞普兰

见附录 A。

氟　西　汀

药物	制造商	化学分类	治疗分类
氟西汀（百优解）	礼来	三氟醚丙胺	SSRI 抗抑郁药

适应证：FDA/HPB

- 抑郁、强迫性障碍、神经性贪食
- 同时也在推广治疗经前烦躁综合征（Sarafem，氟西汀的另一个商品名称）

适应证：说明书以外——焦虑/惊恐

药理学

- 非线性药动学意味着增加剂量会不成比例地增加血浆浓度
- 氟西汀是 CYP2D6 的底物，能够抑制自身代谢，导致加量过程中血浆浓度高于预期水平
- 年龄或肾损害不改变药动学，但肝疾病使半衰期延长
  √ 肝疾病患者需要减少 50% 的剂量
- 活性药物从体内消失可能需要 2 个月，尤其在年老体弱者中

197

作用机制

- 氟西汀通过选择性抑制突触前神经末梢对 5-HT 的重摄取，增强 5-HT 能神经传递
- 对组胺、α_1 肾上腺素、多巴胺及毒蕈碱受体亲和力较低

适应证的治疗作用

- 与其他抗抑郁药具有相似的疗效特点；改善
  - √ 恶劣心境
  - √ 重性及轻性抑郁伴有行为及功能损害，包括极老者
  - √ 抑郁共病的焦虑
  - √ 双相Ⅱ型抑郁及预防复发
    - □ 老年人中转躁率风险尚不清楚
- 对忧郁型抑郁及不典型抑郁的疗效不及杂环类、文拉法辛及米氮平（普通成人数据）
- 有病例报告对老年强迫性障碍有效
- 在一些意向性治疗研究样本中缓解率低，为 21%～35%
- 氟西汀改善躯体疾病相关的抑郁，包括
  - √ 肾透析
  - √ 伴发痴呆的抑郁
  - √ 糖尿病（普通成人数据）
  - √ 脑卒中后抑郁及情绪化
    - □ 最早在治疗开始后 3 天情绪化开始改善
    - □ 可能增进康复
  - √ 如作为辅助治疗，可能对抗直立性低血压（帕金森病中的常见问题）
    - □ 基于预实验的数据应当被看做是初步的
  - √ 在包括老年患者的样本中显示对疼痛综合征有一些疗效（如糖尿病神经病变），但尚未显示对老年人疼痛综合征的总体有效性

198

药物选择

- 在临床实践中，耐受性通常与其他 SSRIs 一样良好，并优于 TCAs
  - ✓ 认知损害及精神运动损害更少，没有抗胆碱能作用，很少有心脏毒性
- 此药仅是二线 SSRI 选择，因为其半衰期较长，导致停药后副作用可能延长
  - ✓ 对于不能耐受必须换药的患者更加棘手
  - ✓ 更长的洗脱期也需要减缓治疗进程
- 相比舍曲林，在老年患者中疗效欠佳，并导致更多的副作用
- 在治疗早期可能同其他 SSRIs 一样引发激越，可能被患者解释为惊恐症状并导致停药（普通成人数据）
  - ✓ 在伴惊恐症状的患者中以较低剂量缓慢给药，以避免过早停药
- 顺应性可能较仲胺类 TCAs 稍好（罕见老年数据）

数据质量：一些开放性和对照/盲法老年研究。

剂量

每日给药方案

- 每日 1 次，与早餐同服
- 氟西汀周制剂——每周给药 1 次（但无老年研究）
- 每 2 日或 3 日给药计划对一些患者更佳（利用长半衰期的优势）

初始剂量

- 氟西汀
  - ✓ 尚未通过剂量探索研究建立老年人数据

199

√ 建议起始剂量为 5～10 mg，尤其在老年体弱者中

√ 对小于 10 mg 的剂量或吞咽药片困难的患者使用液体剂型

√ 多数患者耐受以足量 20 mg 起始

- 周制剂（每周百优解）

  √ 90 mg 的剂型是唯一可获得的剂型。老年人中尚无研究，因此有效性及安全性尚不清楚

  √ 非常规推荐治疗

  □ 然而，对其他治疗不能依从者及在可控制的情况下可能有效

增加剂量并达到治疗浓度

- 根据对副作用的耐受性每周加量一次

  √ 一些患者对低剂量有效（5～10 mg），但许多在其他方面健康的老年人需要充分的成人治疗剂量，即 20～40 mg

- 如果最初 20 mg 剂量的稳定水平未显示有效，2～3 周后考虑增加至 30 mg，然后加至 40 mg

  √ 注意：普通成人数据提示，增加剂量对改善有效率的作用有限，但这仍是处理初始剂量无效的第一步

- 如患者体弱、有肝/肾损害或在低剂量时出现副作用，尝试减小剂量，并将给药频率减至每 2～3 天 1 次，此后缓慢加量

- 如果不能耐受每日 1 次给药，尝试每日 2 次给药，即早晨及中午给药

  √ 注意：在治疗惊恐障碍中，以低剂量起始，更缓慢地加量，因为初始剂量可能暂时增加症状；可能不必每日 1 次给药

维持期剂量

- 通常与治疗剂量相同
- 说明书外适应证的剂量
  - ✓ 脑卒中后情绪化：临床报告提示 20～40 mg 有效
  - ✓ 脑卒中后抑郁：大多数在 20 mg 有效
  - ✓ 强迫性障碍：剂量范围为 40～60 mg（临床病例报告）
    - □ 所需剂量通常比治疗抑郁的剂量更高，但副作用可能限制耐受性

联合治疗

- 老年人中氟西汀的增效策略尚未充分建立
- 联合治疗更可能在老年人中导致不良反应，应当慎用
- 地昔帕明与氟西汀联用显示有效（普通成人数据）

停药及撤药

停药

- 抑郁
- 脑卒中后情绪化：如果停药则有复发倾向
- 恶劣心境：停药后复发风险高
  - ✓ 重新开始服药通常可改善病情

撤药

- 较长的作用持续时间使其相对于短效 SSRIs 较少出现停药综合征
  - ✓ 曾被用于"弥补"短效 SSRIs 的撤药，以预防停药综合征
- 其较长的作用持续时间可能需要 4～5 周或更长的洗脱期

√ 在换用 MAOI 前

√ 或如果换用另一种 SSRI，尤其正在使用 40 mg 或更大剂量时，为避免 5-HT 能副作用（或者甚至在易感患者中出现 5-HT 综合征）

● 撤药后，已经存在的副作用可能持续数天（或在非常易感的患者中偶尔持续数周）

副作用

● 同时参见抗抑郁药的副作用部分

● 具体的老年人群数据有限

最为常见的副作用是头痛、紧张/焦虑、失眠、疲乏、震颤、胃肠道主诉以及出汗（表 1.48）。

表 1.48　氟西汀的副作用

副作用	最常见*	最严重和较少见
全身性	● 疲乏 ● 无力 ● 开始轻度体重下降，通常不需临床关注 　√ 一些患者随后体重增加	● 在躯体疾病中体重下降可能显著 ● 罕见系统性脉管炎（肺、肾、肝） ● 过敏反应
心血管系统	● 少有心血管不良反应的证据 　√ 一些报告显示通常轻度升高血压（未报告年龄的影响）	● 心动过缓（罕见）晕厥（一项对照研究） ● 病例报告 　√ 心房颤动 　√ 心动过缓 　√ 谵妄（与血清氟西汀浓度高有关） 　√ 急性闭角型青光眼 　√ 不稳定的呼吸系统疾病和/或不稳定的房性心律失常患者发生猝死

副作用	最常见*	最严重和较少见
中枢及周围神经系统	● 头痛（31%） ● 神经过敏性紧张 ● 失眠（14%） ● 震颤 ● 头晕 ● 一些患者主诉思维模糊的体验及轻度注意减退	● 罕见锥体外系反应（肌张力障碍，舞蹈症样运动，可能涉及咀嚼肌/腭肌，帕金森综合征，静坐不能） √ 起病迅速，停药后可能迅速缓解 √ 有时症状持续 √ 极罕见迟发性运动障碍
胃肠道	● 恶心（18%） ● 呕吐 ● 食欲缺乏（12%） ● 腹泻（16%） ● 口干（7%）	
内分泌		● 糖尿病患者血糖控制受损——低血糖 √ 可能需要调整胰岛素用量
血液		● 罕见血小板功能障碍 √ 因此延长出血时间（与老年人胃肠道出血相关） √ 停药或减量后缓解
代谢及营养		● 抗利尿激素分泌不当综合征罕见 √ 0.47%，通常在3~12 周内发生 √ 可能与氟西汀血清浓度升高相关，但难以确定，因为尚未充分确定老年患者血清氟西汀及诺氟西汀浓度的正常范围

副作用	最常见*	最严重和较少见
精神	● 焦虑（12%） ● 激越	● 增加自杀密度（罕见） ● 引发躁狂/轻躁狂状态 　√ 少见，但较同类其他 　药物可能性更大 　□ 有报告在双相患者 　中比 TCAs 更可能 　引发转躁（0.98% 　vs. 0.39%）
生殖	● 女性可能出现性欲及性感觉丧失 ● 男性勃起功能障碍、力比多减 　低、性高潮/射精紊乱	
皮肤及附属器	● 出汗	● 皮疹——可能严重并导 　致停药 　√ 与全身性过敏反应相 　关（即发热、关节痛、 　白细胞增多、水肿、 　呼吸窘迫、蛋白尿、转 　氨酶升高） 　√ 停药后缓解

* 百分比来自普通成人数据。

常规监测

● 心电图
● 血压

特殊监测

● 持续监测抗利尿激素分泌不当综合征的可疑指标
● 在有危险因素的易感患者中，监测血清钠
● 尚未知治疗效应与血清浓度相关，因此监测血药浓度无帮助
　√ 在其他方面健康的老年人中，通常氟西汀总体血清浓度为

90 ng/ml（范围为 40～140 ng/ml），诺氟西汀为 119 ng/ml（范围为 60～150 ng/ml）

√ 在年老体弱者中监测食欲及体重

药物相互作用

- 见表 1.26
- 受氟西汀抑制 CYP2D6、2C9 以及 2C19 而有影响的药物与氟西汀发生关键的增效性相互作用，这些药物包括
  - √ TCAs
    - □ 尤其丙米嗪及氯米帕明
    - □ 使 TCAs 血浆浓度增加至 7 倍
    - □ 联用氟西汀及 TCA 可能诱发中毒性谵妄
    - □ 总体上很少病例报道有显著问题，但也少有年龄特异性数据
  - √ 西酞普兰
  - √ 帕罗西汀
  - √ 文拉法辛
    - □ 抗胆碱能作用，包括排尿困难、视物模糊、口干、便秘
  - √ 奈法唑酮及曲唑酮的代谢产物
  - √ 巴比妥类
  - √ 可待因
  - √ 右美沙芬
  - √ 抗精神病药
    - □ 增加氟哌啶醇及氯氮平的血清浓度
    - □ Ⅰc 类抗心律失常药
    - □ β受体阻断药
    - □ 维拉帕米
    - □ 苯妥英（毒性及谵妄）
- 禁忌联用 MAOI

- √ 副作用发生率高，尤其是 5-HT 综合征
  - √ 病例报告与司来吉兰合用出现 5-HT 综合征
- 轻度抑制 3A4 同工酶，因此使经 3A4 代谢的联用药物的浓度增加的可能性轻微，这些药物包括
  - √ 特非那定（罕见，蓄积可诱发尖端扭转型室性心动过速）
  - √ 阿司咪唑
  - √ 卡马西平
  - √ 奎尼丁
  - √ 利多卡因
- 可能增加或降低锂盐浓度
  - √ 联合用药期间更加密切地监测浓度，直至达稳态水平
- 色氨酸——激越
- 与蛋白紧密结合的药物，包括
  - √ 华法林——失去抗凝血控制
  - √ 地高辛

与氟西汀合用中毒的病例报告

- 氟西汀-西咪替丁
  - √ 帕金森综合征（2D6 及 3A 同工酶抑制剂，可能增加诺氟西汀的血清浓度）
- 氟西汀-华法林
- 氟西汀-文拉法辛
- 氟西汀-阿普唑仑
  - √ 增加阿普唑仑的血浆浓度

过量、毒性、自杀

- 过量相对安全；与其他 SSRIs 相似（见 SSRIs 的副作用部分）
- 症状包括
  - √ 恶心、呕吐
  - √ 中枢神经系统兴奋

- √ 激越
- √ 不安
- √ 癫痫发作

临床提示

- 使用液体剂型以得到氟西汀的精确剂量，尝试用于糖尿病治疗的注射器
- 一些证据（普通成人数据）表明早于 2 周起效通常是安慰剂效应，尽管也可能较为持久
- 老年人的性功能障碍可能被遮掩，或不被报告
  - √ 需要特异地询问治疗前性模式及性欲，以及药物治疗开始后的特定改变
- 漏服药物导致抑郁症状迅速反复的问题不如短效 SSRIs 严重
- 罕见的药源性肌张力障碍可能在给药后迅速出现，并于停药后自发地迅速缓解
- 对 2D6 的抑制作用及对其他药物的临床影响在停用氟西汀后仍持续数周
- 延续治疗中（1 年），认知功能未受损

监测提示

- 尽管由药物作用引起的有临床意义的体重下降不太可能发生，但确实存在
  - √ 对老年体弱者需谨慎监测体重
- 残留抑郁症状常见，即使在治疗有效者中也通常较为显著
  - √ 是复发的风险因素和继续临床监测的指征
- 观察激越/静坐不能的增加，以及自杀的增加（罕见）
- 观察皮疹，如出现皮疹则停药
- 常见副作用通常在剂量增加的最初几天内，随着患者适应治疗而自行改善

米 氮 平

药物	制造商	化学分类	治疗分类
米氮平（瑞美隆，瑞美隆可溶性片剂）	欧加农有限公司	四环类 哌嗪氮䓬类	去甲肾上腺素能及特异性 5-HT 能抗抑郁药（NaSSA）

适应证：FDA/HPB

● 抑郁

适应证：说明书以外

● 抑郁伴发的焦虑
● 惊恐障碍（初步数据）
  √ 病例报告（未经对照性数据证实）
● 阿尔茨海默病伴发的抑郁
  √ 非阿尔茨海默型痴呆（近期未发表的数据）
● SSRI 导致的性功能障碍（普通成人数据）
● 震颤（静止性及特发性）及左旋多巴导致的肌张力障碍（老年人群数据）
● 盗汗及潮热（普通成人数据）

药理学

作用机制

● 与米安色林相关的受体阻断药
● 对单胺重摄取的作用极小
● 对毒蕈碱、胆碱及多巴胺受体亲和力低
  √ 主要作用位点——去甲肾上腺素能神经元

作用

● 通过阻断抑制性突触前 α_2 受体，增加 NA 的释放

208

√ 作用发生于两个位点
  □ 末梢区：增加每次神经冲动释放的 NA 数量
  □ 细胞体区：细胞放电及递质合成增加
- 通过如下机制间接增加 5-HT 能传递
  √ 增加中缝核 5-HT 细胞体处去甲肾上腺素的释放
  √ 随后 NA 作用于 5-HT 能神经树突和细胞体处的兴奋性 α_1 肾上腺素受体，以刺激细胞放电并增加末梢区 5-HT 的释放
  √ 阻断 5-HT 能神经元末梢处的抑制性 α_2 肾上腺素受体，增加 5-HT 的释放
- 5-HT 第二级受体作用
  √ 拮抗 5-HT$_2$（减少性功能副作用）及 5-HT$_3$ 受体（减少胃肠道副作用），通过刺激未被阻断的 5-HT$_1$ 受体而产生通道效应
    □ 但 5-HT$_1$ 的兴奋作用在某种程度上仍存在争议，在一些研究中未经证实
- 阻断 H$_1$（组胺）受体（强抗组胺能活性与药物镇静特性相关）

适应证的治疗作用

- 中度及重性抑郁
- 恶劣心境（新近普通成人数据）
- 有躯体疾病的抑郁患者
- 睡眠困难
  √ 改善抑郁患者的睡眠持续性及结构（普通成人）
- 共病焦虑/激越及精神运动性迟滞（包括老年患者的普通成人数据）
- 创伤后应激障碍——可能对某些患者有效
- 预防复发，长期维持，以及预防抑郁（普通成人数据）

米氮平的药动学数据见表 1.49。

表 1.49　米氮平的药动学*

生物利用度	血浆蛋白结合率	分布容积	消除半衰期	t_{max}	吸收	排泄	代谢	线性
50%	85%，非特异性	4.5 L/kg	20～40 h——女性更长（普通成人数据）；老年男性中清除率减少高达40%；3～5天达稳态	口服吸收后2 h	不受食物影响；老年人血浆浓度更高，但无临床意义	4天内排泄给药剂量的100%；85%经尿液排泄，15%经粪便排泄；肝损害或肾损害时清除率下降（分别下降达30%和30%～50%)+	经2D6（去甲基化）、3A4和1A2（氧化）代谢；代谢产物去甲米氮平有微弱的药理学活性；无酶诱导或酶抑制作用（基于体外研究——无体内研究数据）	线性

* 通常来源于成人数据。

+注：有必要在老年人及显著肝、肾损害者中减少剂量（30%～50%）；清除与肌酐清除率相关。

210

药物选择

- 现有数据显示此药在老年人中安全并可耐受
  - √ 老年人二线用药，因为这一年龄组的具体数据仍然较少
  - √ 现有的少量数据显示在老年人中有效
    - □ 应当谨慎监测有效性及副作用
    - □ 容易镇静和引起头晕——在老年人中更可能导致步态不稳及跌倒
- 有效性
  - √ 与 TCAs、曲唑酮、部分 SSRIs（氟西汀、西酞普兰）、文拉法辛相比，疗效相当或更优（普通成人数据），但不一致的数据显示其抗抑郁作用较丙米嗪差（普通成人数据）
  - √ 有证据表明，与帕罗西汀相比起效更早，老年人可能耐受性更佳
    - □ 可能是由于主要的抗抑郁作用或能够耐受的抗焦虑及镇静作用的结果；但证据不够充分
- 与奈法唑酮的作用模式相似，但米氮平较奈法唑酮产生更强的镇静作用，缩短快速眼动睡眠时间，体重增加更明显；奈法唑酮更可能产生药物相互作用，并增加快速眼动睡眠
- 有可溶性片剂，可在舌头上溶解

剂量

- 老年人起始剂量及剂量滴定方案尚未充分建立
- 线性剂量反应使得有必要进行剂量滴定
- 更高的血药浓度增加临床效果

每日剂量方案

- 晚间单次给药
- 注意：低剂量时嗜睡、镇静作用（抗组胺能作用）占优

势；随着剂量增加，去甲肾上腺素能神经传递逐渐拮抗抗组胺能作用；如果镇静作用在初始剂量时成为问题，增加剂量后可能自行缓解

√ 鉴于这一作用，制造商不推荐低于 15 mg 的剂量

   √ 然而，因为半衰期延长以及更高的血浆浓度，老年人（尤其男性）可能对药物更加敏感，因此应谨慎地从更低剂量起始

   √ 如果困倦明显，但其他方面能较好地耐受，则增加至下一治疗浓度（普通成人数据）

● 指南是源于临床经验、普通成人数据以及有限的老年人数据的估计

初始治疗

● 以 7.5～15 mg/d 睡前口服起始

增加剂量并达到治疗浓度

● 如果可以耐受，每隔 7 天或更长时间增加 7.5 mg
● 老年人对 15～30 mg/d 的剂量反应良好（最大剂量为 45 mg）

维持剂量

● 以最低有效治疗剂量维持

联合治疗

● 很少有增效数据
● 有病例报告，在先前难治性患者（64 岁）中以锂盐成功增效

停药及撤药

● 谨慎地停药——有报告类 SSRI 停药综合征（普通成人临床病例）

√ 头晕、恶心、焦虑、失眠、感觉倒错

副作用

● 极少有老年对照性研究或临床病例报告；副作用数据大多由普通成人样本外推而来
● 如有共患的脑部疾病，例如痴呆，即使为轻度也使副作用的易感性增加（病例报告）
● 少见胃肠道症状
● 改善抑郁患者的睡眠参数，但存在日间镇静或困倦（普通成人数据）
● 少有锥体外系反应报告（即震颤）
● 少有心血管系统作用的报告
　　√ 对心脏功能无奎尼丁样作用
● 对力比多和性功能影响轻微
　　√ 一些证据表明，如果用米氮平替代 SSRI 或导致性功能障碍的其他药物，抑郁受试者的性功能得到改善（普通成人数据）
● 最常见的副作用包括（表 1.50）
　　√ 困倦（＞50%）
　　√ 食欲增加（17%）
　　√ 体重增加（12%）
　　√ 头晕（7%）

表 1.50　米氮平的副作用

副作用	最常见*	最严重和较少见
全身性	● 体重增加（12%，1～3 kg），大多在治疗的最初 4 周 ● 食欲增加（11%～24%） ● 全身不适；流感样症状 ● 出汗 ● 恶心、呕吐	

副作用	最常见*	最严重和较少见
心血管系统+	● 直立性低血压	
中枢及周围神经系统	● 嗜睡对一些患者可能是显著的耐受性问题 　✓ 通常在治疗后短暂的数天 　✓ 较低日剂量时可能更加显著 ● 认知损害 ● 运动功能损害 ● 头晕（7%） ● 头痛 ● 意识模糊	● 震颤 ● 运动不协调 ● 合用 5-HT 能化合物可能出现 5-HT 综合征 　✓ 氟西汀（老年病例报告） ● 谵妄——目前数据显示为少见效应 　✓ 易感患者（如共患痴呆者）可能在治疗剂量发生 ● 报告有伴梦境生动的睡眠紊乱 ● 静坐不能（病例报告） ● 理论上有出现 5-HT 综合征的风险
眼	● 视物模糊（23%）	
胃肠道	● 胃肠道副作用在老年人中较年轻个体更常见 ● 口干（25%） ● 便秘	● 腹痛 　✓ 可能类似急腹症
血液		● 粒细胞缺乏（多为轻度；严重病例极罕见） ● 中性粒细胞减少
肝及胆		● 肝酶升高 　✓ 持续用药情况下通常短暂，但对老年人的意义尚不清楚
代谢及营养	● 口渴	● 血清胆固醇升高
肌肉骨骼		● 关节痛 ● 背痛

副作用	最常见*	最严重和较少见
精神	● 焦虑 ● 激越	● 单独的老年患者病例报告停用米氮平后出现轻躁狂 ● 诱发躁狂（右半球脑卒中后抑郁）
皮肤及附属器		● 光敏 ● 皮疹

* 百分比来自普通成人数据。

⁺注：可能出现心血管系统症状，但与药物的关系尚不清楚；症状包括高血压、心动过缓、心律失常。

监测

● 不推荐进行治疗药物监测
● 监测白细胞分类——中性粒细胞减少的风险（可能出现粒细胞缺乏）

药物相互作用

发生药物相互作用的可能性低，但尚无老年人群数据。

● 抑制 2D6、3A4、1A2 的药物可抑制米氮平的代谢（见药物相互作用部分）
● 华法林——可能增强抗凝血作用
  √ 建议额外监测
● 苯二氮䓬类——增加镇静及认知损害作用
● 禁忌与 MAOI 合用
  √ 从 MAOI 换用米氮平需要 14～21 天的洗脱期
  √ 从米氮平换用 MAOI 需要 7～14 天的洗脱期
● 合用镇静催眠药、巴比妥类、抗组胺药、阿片类以及其他有镇静作用的药物（如吩噻嗪类、三环类、曲唑酮、奈法唑酮）增加中枢神经系统抑制

- 5-HT 能药物——可能有发生 5-HT 综合征的风险（见 5-HT 综合征部分）
- 有病例报告在帕金森病患者中联用左旋多巴可导致精神病

与功能损害性疾病的相互作用

- 在有严重肝、肾损害的患者中减少剂量

对实验室检查的影响

- 少见：暂时性增加
  - √ ALT
  - √ 游离胆固醇及三酰甘油（可能与体重增加有关）

特殊警惕及禁忌证

- 癫痫发作病史或易感性
- 低血压
- 脑血管障碍
- 脱水状态
- 增加中枢神经系统抑制剂（例如苯二氮䓬类及酒精）的作用
- MAOIs

过量、毒性、自杀

- 可靠数据较少
- 老年临床报告显示药物过量时安全
- 最常见症状
  - √ 困倦、嗜睡、焦虑、意识错乱、心动过速
  - √ 持续时间短暂——在保守性治疗中自行缓解
- 无癫痫发作的报告
- 严重的症状通常与同时使用过量物质有关
- 米氮平过量的治疗
  - √ 在药物半衰期期间（30～60 h）谨慎地观察患者
  - √ 提供常规的支持性措施（如气道及循环方面）

- √ 监测心电图、生命体征（尽管变化通常不大）
- √ 在严重过量的最初 24 h 内，给予药用炭
- √ 在服药后的第 1 或 2 h 内，诱吐或洗胃
  - □ 之后可能不起作用（2 h 内达到峰浓度）
- √ 对其他物质进行毒理学筛查
- √ 防止自杀

照料者备忘

- ● 因为米氮平产生嗜睡，尤其在治疗初期，因此可能增加跌倒的风险
  - √ 观察步态不稳，尤其在患者夜间起床时

临床提示

- ● 可溶性片剂：从塑料定型包装取出后即刻服用；用干手拿取；勿挤压、咀嚼或切割药片
  - √ 与米氮平标准剂型相比，稍有价格优势
- ● 老年人更易出现口干、便秘及头晕
- ● 要求家属及患者报告镇静作用和步态的稳定性
- ● 监测白细胞计数减低的感染征象
  - √ 可能出现中性粒细胞减少，罕见病例中可进展为粒细胞缺乏
  - √ 如果出现此项副作用则停药

吗 氯 贝 胺

药物	制造商	化学分类	治疗分类
吗氯贝胺 （Manerix）	罗氏	苯甲酰胺	选择性、可逆性 MAO-A 抑制剂（RIMA）

适应证：HPB

- ● 抑郁
- ● 在美国未上市，在加拿大已上市

适应证：说明书以外

- 惊恐障碍（普通成人数据）
- 有病例报告成功治疗痴呆、帕金森病和血管性痴呆中的抑郁

药理学

- 随着年龄增加，血浆浓度增加 50%
- 清除率下降约 40%
- 老年人应更加缓慢地加量
  - √ 部分患者可能需要减少总剂量
  - √ 肝损害患者有必要减量使用，肾损害患者无需减量

作用机制

- 优先抑制 MAO-A（80%）
- 对 MAO-B 有 20%～30%的抑制作用
- MAOI 的作用可逆，持续时间短暂（24 h）

药物选择

- 与其他抗抑郁药疗效相当，但有一些研究显示不如其他某些抗抑郁药有效
  - √ 老年人中的头对头研究显示与氟西汀、氟伏沙明、去甲替林疗效相当
- 不影响睡眠模式
- 对认知无负面影响，并且可能在部分患者中改善认知
- 通常除特例外，不必要限制饮食
  - √ 部分证据支持在因心肌受损而易患心律失常的患者中须低酪胺饮食
  - √ 在极高剂量治疗中，建议摄入 MAO 类食物

剂量

每日剂量方案

- 老年人通常耐受性良好
- 有必要每日 2 次或每日 3 次给药
- 始终在饭后服用

初始剂量

- 其他方面健康的老年人通常耐受 300 mg/d
  - √ 100～150 mg/d，尤其对体弱或其他方面敏感的患者

增加剂量并达到治疗浓度

- 老年人中的最佳治疗剂量尚未确定
- 目标剂量为 300～450 mg/d，分次服用；剂量范围为 300～600 mg/d
- 通常不短于每 7 天增加 100～150 mg
  - √ 因其是非线性代谢，更快加量可能导致血浆浓度过度增加

维持剂量

- 最低有效治疗剂量

联合治疗

- 有报告（普通成人数据）对其他治疗显示难治的抑郁患者，联用高剂量吗氯贝胺（750～1500 mg）及锂盐和/或曲唑酮增效治疗有效
  - √ 不推荐老年人常规使用，但对治疗抵抗并且能得到仔细监测的住院患者，可以考虑高剂量治疗
- 联合使用 SSRIs 是安全的（普通成人数据）
- 联用 TCAs 可能出现严重的副作用——禁忌联用
- 无与 MAOIs 合用的数据

吗氯贝胺的药动学见表 1.51。

表 1.51 鸣氯贝胺的药动学

生物利用度	血浆蛋白结合率	分布容积	消除半衰期	t_{max}	吸收	排泄	代谢	线性
单剂量给药后为55%（因首过代谢；多次给药后为85%~90%	50%	1.2 L/kg（普通成人数据）	1~2 h（母体化合物）；更高剂量时间更长	45 min（0.5~3.5 h）	0.5~2 h内血浆浓度达峰（普通成人数据）；食物降低吸收率，但不降低吸收程度	95%经尿液排泄；清除率几乎完全取决于肝代谢；<1%的原型药经尿液排泄	CYP2C19 和 2D6 的底物；抑制 CYP2C19、2D6、1A2（临床意义不确定）；代谢产物较少或不具有临床活性	200 mg 以下为线性，以上为非线性

副作用

- 最常见的副作用包括失眠、头痛、头晕以及口干（表1.52）
- 通常是一种激活药物，表现在不安、睡眠紊乱及激越等副作用上
  - √ 安慰剂的这些副作用的发生率与吗氯贝胺相似
  - √ 一项研究显示老年人的副作用可能较普通成人更少
- 很少有体重增加，少见心血管或性方面的副作用
- 对认知无负面影响，并且因改善抑郁，且可能由于激活作用，在部分患者中可能改善认知
- 使用在痴呆伴发的抑郁中耐受性良好
- 与氟西汀耐受性相似（普通成人数据）

表1.52 吗氯贝胺的副作用

副作用	最常见*	最严重和较少见
心血管系统 病例报告	● 直立性低血压	● 高血压（病例报告） ● 肝内胆汁淤积
中枢及周围神经系统	● 睡眠紊乱 √ 最初用药时激活，晚期失眠（3.6%） ● 镇静/嗜睡（1%） ● 头痛（4.6%） ● 头晕（2.9%） ● 感觉异常 ● 不安	● 意识错乱 ● 激越 ● 昏迷
眼	● 视觉障碍	
胃肠道	● 恶心（3.6%） ● 口干（3.9%） ● 便秘（3.2%） ● 腹泻（1.7%） ● 食欲缺乏	
代谢及营养		● 无临床后遗症的肝酶升高 ● 5-HT综合征——所有5-HT能药物具有的风险

221

副作用	最常见 *	最严重和较少见
精神	● 不安 ● 焦虑 ● 易激惹	● 转躁 ● 性欲增强——在脑卒中及帕金森病患者中有病例报告 ● 精神分裂症中的精神病性症状加重
皮肤及附属器	● 皮疹 ● 瘙痒 ● 潮红	
泌尿系统		● 尿潴留

* 百分比来自普通成人数据。

药物相互作用

● 老年人群数据有限,因此需给予适当警惕

● 2D6 及 2C19 抑制剂可能减低代谢率,并增加药物血浆浓度(表 1.32)

● 总体而言,相比不可逆性 MAOIs,吗氯贝胺与其他抗抑郁药间相互换用时,更少需要关注洗脱期(普通成人数据)

换药及联合用药

● 当由另一种 5-HT 能药物换用吗氯贝胺时,需间隔原药物的 4~5 个半衰期(例如氟西汀为 5 周)

● 由 HCA 换用吗氯贝胺时,需要洗脱期

● 由吗氯贝胺换用 HCA 时,保守处理需要 2 天的洗脱期

● 不推荐吗氯贝胺和 HCA 联用

　　√ 可能诱发严重不良反应,但数据不一致

　　　□ 与地昔帕明联用无问题

● 拟交感神经药(去甲肾上腺素、异丙肾上腺素及减肥药)有致高血压的风险

● 右美沙芬(非处方药中的解充血药、感冒药)——有报告

严重的中枢神经系统症状

- 美托洛尔增加血浆浓度及 β 受体阻断药的低血压作用
- 与硝苯地平或氢氯噻嗪无相互影响
- 乙醇——中等剂量无相互作用（健康老年人）
- 西咪替丁通过延长吗氯贝胺的作用，升高其浓度
  - √ 减量至原量的 1/3~1/2
- 氯米帕明——5-HT 综合征的风险（病例报告）
- SSRIs——理论上合用耐受性好
  - √ 常见副作用是头痛、头晕、恶心、口干、肌阵挛（普通成人数据）
  - √ 因有 5-HT 综合征的风险，建议谨慎使用
- 麻醉——之前停药 2 天
- 增强麻醉药的作用；避免使用哌替啶

对实验室检查的影响

肝酶非显著性增加。

特殊警惕及禁忌证

- 肝损害患者减少 1/3~1/2 的剂量
- 甲状腺功能亢进或嗜铬细胞瘤——理论上存在诱发高血压反应的可能
- 如上所述的饮食限制；避免大量食用富含酪胺的食物
- 如对药物过敏，应避免使用

过量、毒性、自杀

- 至今尚无吗氯贝胺单药过量致死的报道
  - √ 相关致死为联合使用过量的诱发 5-HT 综合征的抗抑郁药所致
- 症状包括
  - √ 恶心；呕吐

223

√ 嗜睡；定向障碍

√ 言语不清

√ 高血压

√ 癫痫发作

√ 谵妄（即激越、攻击、行为改变）

处理

● 提供支持性护理

● 给予洗胃、药用炭、诱吐

临床提示

● 尽管对社交恐怖症及抑郁伴发的焦虑的治疗有效，但作为副作用的激越可能被误认为是焦虑

● 酪胺＜100 mg/d 无增压作用

√ 但进食含酪胺的食物要适量

● 警惕

√ 非处方药，例如西咪替丁或鼻血管收缩药

√ 哌替啶

√ SSRIs 及文拉法辛（可能引起 5-HT 综合征）

奈 法 唑 酮

药物	制造商	化学分类	治疗分类
奈法唑酮（Serzone, Dutonin, Nefadore, Nefirel, Rezeril）	百时美施贵宝	苯氧基乙基三唑啉 苯哌嗪	抗抑郁药

适应证：FDA

注：因其有肝毒性，自加拿大市场撤回。

- 抑郁

适应证：说明书以外

- 疼痛
    - √ 改善部分患者的糖尿病神经病变（开放标签，老年数据）
    - √ 慢性的每日头痛（开放标签，非老年数据）
- 创伤后应激障碍（开放标签，普通成人数据）
    - √ 改善抑郁、闯入性回忆、回避及过度警觉
- 广泛性社交恐怖症（普通成人数据）

药理学

- 表 1.53 中的数值适用于健康老年人；尚无抑郁、体弱或有躯体疾病患者的数据
- c_{max} 在老年人中增加；初始治疗剂量为普通成人的 $1/3\sim1/2$
- 非线性动力学（表 1.53）：高剂量产生的血浆浓度比预期更高，可能继发于对 CYP3A4 的抑制（也是该同工酶的底物）
- 肝损害者有必要减量（50%），肾损害者无需减量
- 老年女性血浆浓度增高 2 倍
    - √ 重复给药血浆浓度可能减低
    - √ 可能是代谢清除率下降合并平均体重低的结果
- 可以不考虑用餐时间给药
- CYP3A4 抑制剂；CYP2D6 的弱抑制剂

作用机制

- 被认为是由于 5-HT 能神经传递增加的净效应所致
- 较大多数 SSRIs 作用更加特异（使 5-HT 能神经传递普遍增加）
    - √ 是 5-HT$_2$ 受体位点作用的有效拮抗剂，导致与 5-HT$_{1A}$ 受体的更多结合，因此增强由该位点介导的神经传递
        - □ 与米氮平作用相似，但通过不同的作用机制起效

225

表 1.53 奈法唑酮的药动学

生物利用度	血浆蛋白结合率	分布容积 (L/kg)	消除半衰期 (h)	t_{max}	吸收	排泄	代谢	线性
20%（可变成的普通成人数据人数据）；因抑制自身首过代谢，生物利用度随剂量增加而增加	广泛；85%～99%（母体化合物；普通成人数据）	0.2～1.0 L/kg	7（母体化合物，HO-NeF）；18～33（TAD）；4～8（mCPP）；3～4 天内达稳态（普通成人数据）	1～3 h	口服后吸收快；食物延迟吸收约20%，并增加口服生物利用度18%，但通常无临床意义；老年人单剂量结药血浆峰浓度高出 2 倍；但多次给药后仅高 10%～20%	55%经尿液排泄；30%经粪便排泄	经脱烷基化及羟基化（CYP3A4及2D6）代谢为活性代谢产物羟基奈法唑酮（HO-NeF）、triazoledi-one（TAD），以及 m-氯苯哌嗪（mCPP）	血浆浓度非线性增加（随剂量的增加，比预期更高）

226

√ 下调 5-HT$_{2A}$ 受体

√ 5-HT$_2$ 受体兴奋导致焦虑、失眠以及性功能障碍

□ 奈法唑酮阻断 5-HT$_2$ 受体，使这些副作用减少

- 有限地、剂量依赖性地抑制 5-HT 及去甲肾上腺素的重摄取

√ 明显弱于文拉法辛

- 对 α_2、毒蕈碱、胆碱、H$_1$、D$_2$ 以及 γ-氨基丁酸受体位点缺乏亲和力

药物选择

注：因肝毒性从加拿大及欧洲市场撤回。

- 与其他抗抑郁药疗效相当

√ 在其他药物治疗失败情况下，有时有效

- 较少破坏睡眠模式及性功能

√ 一些患者在早期治疗阶段睡眠得以改善（普通成人数据）

- 过量时通常安全

- 目前作为 SSRIs 后的二线药物使用

剂量

- 起始剂量大约是普通成人剂量的一半

√ 女性需特别警惕

- 普通成人的治疗窗为 300～500 mg/d

√ 老年人治疗窗尚未确立

√ 更低或更高剂量时疗效降低

每日给药方案

- 每天 2 次给药

- 可能的情况下睡前给药

初始剂量

- 老年人起始剂量为 50 mg，每日 1 次或每日 2 次

增加剂量并达到治疗浓度

- 根据患者的耐受性，每间隔 7～10 天增加 50 mg/d
  - √ 患者可能抱怨镇静或精神朦胧
  - √ 加量期间尤其应观察副作用，因为血浆浓度存在非线性增加
- 老年人最佳上限剂量尚未充分建立，但与普通成人水平接近
- 治疗范围为 200～400 mg/d
  - √ 一些研究中使用 400 mg/d 的治疗剂量
- 临床上，个体病例中奈法唑酮的耐受性变异很大
  - √ 最大剂量范围可能宽至 200～600 mg/d
    - □ 因其镇静的副作用，较高剂量时需警惕

维持剂量

- 维持治疗同其他抗抑郁药（见维持治疗期部分）
- 老年人的长期预防疗效尚未建立

停药或撤药指征

- 在预防复发中有效

副作用

- 注意 FDA 及 HPB 对奈法唑酮使用中肝衰竭的"黑框"警示：使用 1 年之后发生率为 1/（250 000～300 000）
- 大多数数据是非年龄特异性的
- 少有老年人群研究，但老年人中出现的副作用与普通成年人群中的相似
- 少有抗胆碱能作用的报告
- 引发性功能障碍少于 SSRIs
- 较少破坏睡眠模式
  - √ 改善睡眠效率

√ 不抑制快速眼动睡眠（尚无老年人群数据）

- 长期使用后体重稍有增加，但少于 SSRIs
- 未显示对驾驶操作有不良影响
- 对治疗数周后出现的许多常见的副作用适应（表 1.54）

表 1.54　奈法唑酮的副作用

副作用	最常见*	最严重和较少见
全身性	● 出汗 ● 无力（11%）	● 流感样症状 ● 皮疹
心血管系统		● 窦性心动过缓（通常无症状） ● 低血压 ● 直立性低血压（可能由于 α_1 肾上腺素能阻滞）；尤其与以下相关 　√ 帕金森病相关的自主神经功能失调、血容量不足以及合用降压药及硝酸酯类的患者 　√ 低血压可能加剧心血管和脑血管疾病（如心肌梗死、心绞痛、缺血性脑卒中） ● QT 间期延长 ● 房室传导阻滞 ● 心律失常
中枢及周围神经系统	● 镇静（19%） ● 头晕（12%） ● 头昏目眩（10%） ● 头痛 ● 失眠 ● 主观精神模糊 ● 震颤	● 意识错乱 ● 视觉拖曳 　√ 老年人描述为复视或幻视 ● 轻度精神运动性损害 ● 异常梦境 ● 记忆损害 ● 共济失调 ● 感觉异常（病例报告） ● 癫痫发作
胃肠道	● 恶心（21%） ● 便秘（11%） ● 口干（19%） ● 腹泻 ● 食欲缺乏	

229

副作用	最常见*	最严重和较少见
血液		● 全血细胞减少
肝及胆		● 罕见肝炎及肝衰竭的报道
		√ 2/3 的患者在治疗开始的 4 个月内（自数周至 1～2 年不等）发病（普通成人数据）
		√ 通常在停用奈法唑酮后改善
		√ 罕见致死
代谢及营养		● 易感患者出现低血糖（如糖尿病）
		● 增加血浆催乳素浓度
		● 5-HT 综合征
肌肉骨骼		● 肌痛
		● 关节痛
精神	● 激越/焦虑	● 激活躁狂/轻躁狂
生殖	● 力比多下降	● 阴茎异常勃起
		√ 孤立病例
		√ 立即停药
呼吸	● 鼻炎	
感觉	● 视物模糊（6%）	● 味觉异常
皮肤及附属器		● 光敏
		● Stevens-Johnson 综合征

* 百分比来自普通成人数据。

监测

● 如果出现肝疾病的先兆，进行肝功能检测
  √ 注意食欲缺乏、疲乏、无力、不适感、腹痛、恶心、粪便变色、尿色深、凝血时间延长、意识错乱、扑翼样震颤、脑病
  √ 肝病变的实验室指征包括 ALT、AST、碱性磷酸酶、γ-谷氨酰转移酶、胆红素水平升高，以及凝血酶原时间延长

药物相互作用

奈法唑酮是强效 3A4 抑制剂（表 1.28）。

- 乙醇——对镇静催眠或精神运动作用的增强效应最小
- 阿普唑仑——减量 50%
- 钙通道阻滞药
- 卡马西平——增加卡马西平的血浆浓度，降低奈法唑酮的浓度
- 克拉霉素，红霉素
- 环孢素——血浆浓度大幅度增加（7 倍）
- 地西泮——不推荐
  - √ 奈法唑酮增加长效代谢产物的血浆浓度
- 地高辛——增加地高辛浓度；密切监测浓度
- 氟西汀（可能是其他 SSRIs）——5-HT 综合征（病例报告数据）
- 氟哌啶醇——与奈法唑酮合用时，可能需要减量
- HMG-CoA 还原酶抑制剂——不推荐合用，尤其是辛伐他汀、洛伐他汀、阿托伐他汀以及西立伐他汀
  - √ 罕见相关的严重肌病以及横纹肌溶解（普伐他汀及氟伐他汀较少出现问题）
- 酮康唑，伊曲康唑——合用为相对禁忌
- MAOIs——勿联合给药，或在 MAOI 停药 3 周内使用
  - √ 停用奈法唑酮后间隔 1～2 周再使用 MAOI
- 咪达唑仑
- 普萘洛尔——合用需警惕
  - √ 可能增加奈法唑酮代谢产物 mCPP 的浓度
- 禁忌联用特非那定、阿司咪唑以及西沙必利；可能引起潜在致命性的室性心动过速（尖端扭转型室性心动过速）
- 三唑仑——不推荐合用（数据不一致）
  - √ 合用时减少 75% 的剂量

231

√ 非老年人群数据显示联用奈法唑酮并不引起镇静增加，但老年人需警惕

- 长春碱

特殊警惕及禁忌证

- 对药物或同类药过敏为禁忌证
- 合用 MAOIs、阿司咪唑、西沙必利以及特非那定为禁忌证
- 肝硬化慎用——减少 50% 的剂量
- 在可能因心血管系统效应而加重的疾病中慎用
  √ 心肌梗死或脑卒中史（低血压），心脏传导阻滞，心律失常
- 当由氟西汀（长半衰期）换用奈法唑酮时有必要进行 5~8 周的洗脱
  √ 可能导致活性代谢产物 mCPP 比预期水平高，产生短暂但显著的恶心、头昏目眩以及头痛
  √ 以更低剂量奈法唑酮起始
- 如果出现肝并发症，即刻停药

过量、毒性、自杀

- 过量相对安全
- 过量的症状
  √ 恶心、呕吐、困倦、心动过缓、低血压、呼吸抑制、心电图改变（期外心室综合波、QT 间期延长），可能出现癫痫发作（合并饮酒）
  √ 通常在 8~24 h 内缓解（普通成人数据）
- 极大过量的严重病例可能需要行插管术
- 如果同时服用其他药物可能导致昏迷及死亡

处理

- 提供支持性干预
- 给予洗胃

- 考虑到可能包括多种药物

临床提示

- 代谢存在性别差异，但临床意义尚不清楚
  - √ 给老年女性开处方时，需额外警惕
    - □ 起始剂量不超过成人剂量的一半（或更少），并缓慢滴定
- 对使用其他 SSRIs 导致静坐不能的患者，可能更好耐受
- 合用降压药的患者须监测血压
  - √ 在这些病例中慎用奈法唑酮

去甲替林

药物	制造商	化学分类	治疗分类
去甲替林（Pamelor，多虑平及其他）	礼来（及其他）	仲胺类	HCA 类抗抑郁药

适应证：FDA/HPB

- 抑郁

药理学

- 合并躯体疾病者清除率显著下降
- 高蛋白结合率
- 亲脂性
- 老年人中代谢产物浓度高（肾清除率下降）
- 去甲替林是唯一有治疗窗的三环类抗抑郁药（50～150 ng/ml）
  - √ 即治疗效果随血药浓度的增加而增加，至一定程度后开始下降
  - √ 各年龄组的治疗窗相似

233

- 见表 1.34
- 尚不清楚年龄本身是否使血浆浓度超过年轻患者的水平

作用机制（见 HCAs 的药动学部分）

- 抑制
  - √ NA 重摄取
  - √ 部分抑制 5-HT 的重摄取

药物选择

- 主要因潜在的心脏毒性以及三环类抗抑郁药共有的副作用，因此为非首选药物
  - √ 对长期治疗尚无充分研究，但心脏副作用限制其在易感人群中的长期使用
- 然而，对经挑选的患者仍不失为有效药物；在三环类抗抑郁药中，去甲替林（和地昔帕明）是可选药物，因为
  - √ 具有最温和的 HCA 副作用特征
  - √ 药物血浆浓度及临床反应之间的关系已经建立
- 有证据表明，与 SSRIs 相比，去甲替林对重性抑郁、脑卒中后抑郁的急性治疗（与氟西汀对照研究），以及疗养院中体弱老人的抑郁（与舍曲林对照研究）更为有效
- 临床研究脱落率范围为 12%～19%

治疗反应的预后指标

- 脑室体积增大（室-脑比率）者疗效差——仅一项研究
- 药物治疗联用人际关系疗法对各种类型抑郁的有效性有所提高，可能包括居丧相关的重性抑郁
  - √ 这对其他形式的心理治疗也可能适用（如认知行为疗法或动力治疗），但尚无特定的老年人群数据

剂量

每日给药方案

- 通常每日 1 次，睡前给药
- 部分患者不能耐受每日单剂量给药，应当每日 2 次或每日 3 次给药
  - √ 多剂量方案使顺应性减低

初始剂量

- 对体弱老人，起始使用最低可用剂量
- 以 10～25 mg 起始，睡前服用

增加剂量并达到治疗浓度

- 可耐受的情况下迅速加量——每 7 天增加 10～25 mg，敏感患者间隔更长时间加量
  - √ 通常日剂量范围为 50～100 mg，一些对药物代谢好的患者可高达 150 mg
  - √ 部分患者需要充足的成人用量以达到治疗血药浓度
  - √ 尤其对极老的患者（>80 岁），更低的治疗剂量（30 mg）在部分患者中能够达到足够的血药浓度

监测

- 治疗反应
- 连续心电图——心脏毒性是随访及评估耐受性的最佳指标
- 血药浓度——已推荐靶治疗窗为 40～150 ng/ml（大多数在 40～100 ng/ml 改善）（其他建议更窄的治疗窗，80～120 ng/ml）
  - √ 维持在治疗窗的较低范围，尤其对体弱老人，以检验是否达到抗抑郁作用

√ 若没有，增加剂量以达更高的治疗浓度范围（80～120 ng/ml），维持在治疗窗的上限

√ 在更高的血药浓度，老年人耐受性不如普通成人

√ 认知完好的老年人所需的血药浓度更接近年轻人，而认知损害患者在更低浓度有效

维持剂量

- 以最低治疗剂量维持
- 有报道在巩固治疗期的最初 4～8 个月，复发率为 17%
- 在决定患者治疗无效前，可能需要 8 周的治疗尝试

联合治疗

- 去甲替林联合人际心理治疗，可以改善总体有效率，并且可能能够长期维持治疗

副作用

- 见 HCAs 的副作用部分及抗抑郁药的副作用部分（表1.55）
- 总的来说，在相对无躯体疾病禁忌证（如心脏病）的初老年患者的急性治疗中，耐受良好

√ 一些证据表明，最初的副作用负担在维持治疗期下降

√ 完全缓解的长期维持治疗患者不完全认可躯体性担心及主诉（即躯体疲乏、睡眠障碍、日间镇静）

□ 主诉这些反应的患者通常有抑郁残留症状

- 较叔胺类更少镇静、低血压及抗胆碱能反应，但仍有需要监测的显著副作用（如青光眼、尿潴留）
- 长期治疗中，与体重增加无强烈相关
- 对重要副作用的耐受性有显著的个体差异
- 尽管少有新型抗抑郁药与去甲替林的直接对照，但与新型抗抑郁药相比，去甲替林停药率似乎更高

表 1.55 去甲替林的副作用

副作用	最常见	最严重和较少见
自主神经	● 抗胆碱能作用	
全身性	● 出汗 ● 无力	
心血管系统	● 直立性低血压——并非总与头晕有关 　√ 已经存在高血压的患者不会恶化 ● 心动过速——增加范围为6～11次/分 　√ 可能为轻度或有临床意义	● 注：起到Ⅰ类抗心律失常药的作用，增加心肌梗死后或缺血性心脏病患者的心源性死亡的风险 ● 治疗剂量有时具有相似的导致心脏不良反应的可能性（如房室传导阻滞）
中枢及周围神经系统	● 头痛 ● 困倦 ● 头晕	● 降低癫痫发作阈值
胃肠道	● 口干——整个维持治疗期仍然存在 　√ 通常可耐受，是一件令人讨厌的事，而不是药物的限制性作用 ● 便秘——可能持续整个治疗过程	

常规监测

● 应当常规监测老年患者的血药浓度

　√ 治疗窗是 50～150 ng/ml

　√ 不超过 150 ng/ml

　√ 羟基代谢产物有时与心脏毒性相关，即使去甲替林的浓度在治疗窗范围之内

　　□ 当合用 2D6 抑制剂时尤其相关

● 注：共患认知损害时，血药浓度可能并非有用的指标，此时在较低浓度可能出现副作用

- 有心脏风险的患者药物加量时，每周行心电图检查；此后定期监测出现的心脏副作用
- 在药物加量期间监测血压
- 监测血糖，尤其在糖尿病或有糖尿病前驱症状的患者中

药物相互作用

- 见表 1.31
- 劳拉西泮———一些研究显示在治疗伴发抑郁的焦虑中联合使用，能改善抗抑郁疗效
- 奋乃静——显著增加去甲替林的血浆浓度
- 通常避免饮酒，合用 MAOIs、SSRIs（5-HT 综合征）
- 西咪替丁——显著增加抗胆碱能作用
- 氟西汀——增加去甲替林的血浆浓度
- 慎用拟交感神经药
- 慎用 CYP2D6 抑制剂

禁忌证

- 缺血性心脏病——选择另一类药物和/或监测心脏副作用
- 糖尿病——部分数据提示去甲替林有原发性血糖升高作用，但对抑郁治疗的改善方面，总体上改善了对糖尿病的控制，尽管去甲替林存在血糖升高作用
- 甲状腺功能亢进——增加心律失常的风险
- 癫痫易感性——对有癫痫发作史或其他显著易感因素的患者减量或选用其他类别的药物

过量

见 HCAs 的毒性部分。

临床提示

- 监测血药浓度时，检测去甲替林及其活性代谢产物同样重要

238

√ 代谢产物具有心脏毒性，浓度在老年人中可能出乎预料地高
- 缓解焦虑是抑郁治疗的一个重要组成部分
  √ 短期给予抗焦虑药可能加速或改善主要抗抑郁药的抗抑郁作用
- 长期维持治疗对预防复发有效
  √ 然而，导致持续的心动过速或与缺血性心脏病相关的风险（缺血性心脏病相关的心动过速与死亡率增加相关）使具有更少心脏毒性的药物成为长期用药的更佳选择，尤其在体弱或心血管损害的患者中
- 维持治疗有持续增加睡眠潜伏期、减少快速眼动睡眠时间、增加快速眼动睡眠密度、减少睡眠呼吸暂停的作用
  √ 对总睡眠时间或改善睡眠维持无效
- 对于去甲替林本身而言，直立性低血压并非总是一个严重的问题，但当合用其他降压药时问题会加剧
  √ 头晕并非低血压的良好指征，因此增加药物剂量时应当常规监测仰卧位及立位血压，直到建立稳态
  √ 对血压直立性降低的患者，应当警告其跌倒的风险会增加，尤其在夜间起床时
  √ 指导包括从坐位或卧位缓慢起身，站起前在床边坐 1～2min，在有问题的病例中，常规使用支持性长袜
- 在糖尿病患者中监测血糖控制——可能有高血糖失控的倾向

帕罗西汀

药物	制造商	化学分类	治疗分类
帕罗西汀（Paxil） 帕罗西汀控释制剂 口服混悬剂	葛兰素史克	苯基哌啶	SSRI

适应证：FDA/HPB

- 抑郁
- 惊恐障碍
- 强迫性障碍
- 社交焦虑障碍
- 广泛性焦虑症
- 创伤后应激障碍（FDA 近期批准的适应证）

适应证：说明书以外

- 慢性头痛——无老年人群数据；在普通成人中有效，但数据尚有限
- 提前射精（普通成人数据）

药理学

见表 1.40。
- 老年人以及严重肝、肾损害患者中（肌酐清除率 $<30\,ml/min$），最大血浆浓度增高 3～4 倍；半衰期更长
  - √ 以更低剂量起始治疗，必要时滴定加量

作用机制

- 选择性抑制 5-HT 能神经元的重摄取
- 在阻断 5-HT 重摄取方面，某种程度上比氟西汀更具选择性
- 最强效的 5-HT 重摄取抑制剂
- 相当有效的去甲肾上腺素重摄取抑制剂
- 多巴胺转运体的弱抑制剂
- 体外具有强效的毒蕈碱受体阻断作用，但体内作用更加温和
  - √ 对毒蕈碱受体的亲和力高于其他 SSRIs

√ 体内抗胆碱能效应是丙米嗪的 20%
　　√ 对认知功能无明显的抗胆碱能相关不良反应

适应证的治疗作用

- 对老年人中多种形式的抑郁有效，包括轻性抑郁（尽管对
  这一适应证不比心理治疗更有效）、抑郁共患躯体疾病、
  痴呆以及恶劣心境
  　　√ 在心肌梗死伴发抑郁中显示明显疗效——优于去甲替林
  　　√ 对重性抑郁的治疗较其他 SSRIs 并无重大优势
- 惊恐障碍——减少发作频率（普通成人数据；无老年人群
  研究）
- 改善痴呆的抑郁症状
  　　√ 在痴呆伴发抑郁的治疗过程中继发于抗抑郁作用，认知
  　　　功能可能改善
  　　　□ 无强烈证据支持对认知起到主要的阳性治疗作用
- 对重性抑郁有效，包括住院患者的
- 治疗抑郁及共患的焦虑症状
- 在创伤后应激障碍中显示疗效（普通成人数据）
- 对预防复发有效（普通成人数据）
- 预防干扰素 α 在治疗恶性黑色素瘤中导致的抑郁

药物选择

- 抑郁、强迫性障碍、惊恐障碍、社交焦虑障碍、广泛性焦
  虑症以及创伤后应激障碍的首选用药
- 在老年人中与其他抗抑郁药同样有效
  　　√ 在老年人的头对头研究中，帕罗西汀与 TCA 疗效相当
  　　√ 在中度抑郁的初老年患者中进行的与去甲替林的高质量
  　　　对照研究显示，帕罗西汀与去甲替林疗效相当，但安全
  　　　性及耐受性更好
- 在部分患者中可能损害睡眠效率

- 在巩固及维持治疗中对预防复燃及复发有效
- 抗抑郁药中最强效的 CYP2D6 抑制剂
- 抗胆碱能活性有时可能限制其在部分患者中的使用
- 帕罗西汀突然撤药时，经常出现严重的停药综合征
  - ✓ 症状包括激越、焦虑、恶心、出汗、梦境异常、感觉异常、头晕
  - ✓ 此药需要长减量期以至停药，对那些需要换用替代治疗的患者有时是一种缺陷
    - □ 老年人稍长的半衰期可能减轻停药综合征
  - ✓ 交叉减量策略无效
- 每日一次给药方案具有优势
  - ✓ 现在有控释制剂（尚无老年人群数据）
    - □ 有灵活的制剂可用——12.5 mg、25 mg、37.5 mg
  - ✓ 也有液体制剂

数据质量

- 来自几项老年人群双盲研究，比较帕罗西汀与其他抗抑郁药（即氟西汀、氯米帕明、阿米替林、多塞平、米安色林）的疗效

剂量

每日给药方案

- 每日给药一次，若白天困倦显著可晚间给药；若发生失眠可早晨给药
- 现在可以使用液体制剂灵活给药（10 mg/5 ml）
  - ✓ 敏感患者的治疗以低剂量起始

初始剂量

- 根据患者的总体临床状态决定初始剂量，包括衰弱程度、

肝和肾的功能

- 初始剂量为 5～10 mg/d，睡前给药
  - √ 与食物同服

增加剂量并达到治疗浓度

- 没有针对老年人加量时间的特定指南
  - √ 临床经验提示，基于耐受性及临床反应，每 2 周增加剂量 5～10 mg
  - √ 如果耐受，可以更快地加量
- 通常治疗剂量范围是 10～20 mg
- 老年人最大剂量是 40 mg（对强迫性障碍及惊恐障碍极偶尔用更高剂量范围，但并非通用原则）
- 对双相障碍的维持剂量及持续时间尚未确立
- 年轻患者中治疗惊恐障碍及强迫性障碍的疗效分别在 40 mg 及 40～60 mg 这一更高剂量水平出现
  - √ 老年人中惊恐障碍及强迫性障碍的剂量尚未确立，但临床经验提示需要更高剂量水平，尽管不建议超过 40 mg
- 长期给予或在性交前 3～4 h 按需给予标准剂量有助于改善提前射精（研究中男性最大年龄为 61 岁）

维持剂量

- 以充足的治疗剂量维持（见抗抑郁药的维持治疗指南部分）
- 惊恐障碍的巩固治疗可在 6～9 个月内预防复发（普通成人数据）

停药及撤药

- 帕罗西汀的停药综合征较其他 SSRIs 可能更加常见并严重（因其半衰期短及抗胆碱能特性）
- 当从帕罗西汀换药时，对敏感患者要在数周内缓慢减量

- 替换另一种 SSRIs 来对抗停药效应可能无效，并且在清除药物缓慢者中会增加发生 5-HT 综合征的可能性

副作用

- 见 SSRIs 的副作用部分
- 通常耐受良好
- 老年人群及普通成人的副作用相似
- 控释制剂的副作用与速释制剂的表现相似
- 帕罗西汀的副作用与其他 SSRIs 的相似
  - √ 较其他 SSRIs，更少激活作用，更多镇静及抗胆碱能作用，这使某些老人较为困扰
  - √ 拥有去甲替林约 1/5 的抗胆碱能效应
- 与某些 TCAs 相比，在老年人中的副作用通常更少见
  - √ 帕罗西汀 61％ vs. TCAs74％（与阿米替林、米安色林、多塞平、氯米帕明的活性对照研究）
  - √ 少有与通常耐受性较好的仲胺类（即去甲替林及地昔帕明）的头对头研究数据
  - √ 帕罗西汀较 TCAs 有更多的胃肠道副作用
- 最常见的副作用包括恶心、性功能障碍、无力、头痛、便秘、头晕、出汗、震颤、食欲缺乏、镇静、口干（表 1.56）

表 1.56　帕罗西汀的副作用

副作用	最常见*	最严重和较少见
全身性	● 无力（12％） ● 出汗（14％）	● 体弱老年人体重减低，可导致虚弱及参加康复活动的能力受损，延缓疾病或外科手术的恢复 ● 体重增加
心血管系统	● 部分患者心率减慢 　√ 通常无临床意义	● 直立性低血压

副作用	最常见*	最严重和较少见
中枢及周围 神经系统	● 头痛（19%） ● 困倦（12%） 　√ 日间疲乏，尤其在下午 　√ 对将其误认为是"老 　　了"的老年人尤其吃力 ● 头晕 ● 高频微颤 ● 睡眠障碍 　√ 失眠 　√ 快速眼动睡眠时间缩短 　□ 撤药后快速眼动反弹 　√ 梦境生动	● 肌阵挛 ● 锥体外系反应 ● 5-HT 综合征 ● 神经阻滞剂恶性综合征
内分泌		● 统计学上与乳腺癌风险增 　加相关（普通成人数据） 　√ 对 CYP2D 的抑制作用可 　　能与癌症风险增加相关 　√ 避免在高乳腺癌风险患 　　者中使用
眼	● 视物模糊 ● 在视力已受损情况下尤其 　麻烦	● 急性闭角型青光眼 　√ 有闭角型青光眼病史、 　　年龄大于 40 岁、瞳孔散 　　大、眼痛或其他眼部症 　　状病史以及有青光眼个 　　人史或家族史患者慎用 　√ 监测眼压
胃肠道	● 恶心（22%） 　√ 通常是暂时性问题，治 　　疗第一周（或前几周） 　　内适应 ● 口干（14%） ● 便秘（9%） 　√ 通常不是该药的重要问题 ● 腹泻 ● 食欲缺乏 　√ 在痴呆共患抑郁的老年 　　人中尤其相关 ● 气胀	

副作用	最常见*	最严重和较少见
血液		● 出血——降低血小板的激活作用
肝		● 肝功能指标升高；散发报道肝毒性 √ 散发报道 AST 及 ALT 异常的肝炎 √ 停药，数周内仍持续异常但通常可自发缓解 √ 偶尔发生严重肝毒性
代谢及营养		● 0.1%～0.3%的患者出现抗利尿激素分泌不当综合征；通常在 3 周内起病，但也有长达 12 周发病 √ 病例报告 □ 48 h 内迅速发病的抗利尿激素分泌不当综合征 □ 急性过量后迅速出现低钠血症
肌肉骨骼		● 肌病——不常见
精神	● 紧张/激越/焦虑	● 自杀性激越——罕见 ● 激发躁狂
生殖	● 性功能受损 √ 剂量相关——低剂量发生率低 √ 在治疗惊恐障碍及强迫性障碍中发病率更高，因为使用更高剂量 √ 可能对一些患者有意义，而对其他患者无意义，取决于他们的性活动水平 √ 不要假定仅年龄因素就使得此副作用与老年人无关 ● 男性 √ 射精延迟（13%）	

副作用	最常见*	最严重和较少见
生殖	√ 阳萎	
	√ 性快感缺失	
	√ 勃起障碍	
	● 女性	
	√ 性欲减退	
	√ 性高潮抑制	
泌尿		● 可能出现尿潴留

* 百分比来自普通成人数据。

处理

● 头晕
  √ 监测步态不稳，因其增加跌倒的风险
  √ 罕见其成为停止治疗的原因，但对患者及家属的警示和指导很重要
● 食欲缺乏
  √ 建议增加营养例如肠内营养粉剂（安素），或者方便食用的食品例如添加鸡蛋的奶昔
● 性功能受损
  √ 了解伴侣及病前性功能表现，以建立评估副作用的基线
  √ 可能需要特殊的性咨询，强调这是药物相关的副作用，可能在治疗期间持续存在，但并非年龄相关的能力减退

监测

● 如果认知突然下降，或出现意识错乱，要怀疑抗利尿激素分泌不当综合征或 5-HT 综合征
  √ 监测血清电解质、尿渗透压、血清肌酐、血尿素氮及尿钠

药物相互作用

- 见其他特异性药物相互作用的警示部分

谨慎监测或避免

- 西咪替丁（增加帕罗西汀的浓度）
- 可待因（降低疼痛控制——抑制向吗啡的转换）
- 地高辛
- 氟卡尼（增加氟卡尼的浓度）
- 氟哌啶醇（增加氟哌啶醇的浓度）
- 锂盐（增加 5-HT 综合征的风险）
- 苯巴比妥（降低帕罗西汀的血浆浓度）
- 苯妥英（增加苯妥英的浓度，降低帕罗西汀的浓度）
- 丙环定
- TCAs（增加 TCA 的浓度）
- 茶碱（增加茶碱的浓度）
- 华法林（增加出血风险；监测国际标准化比率）

帕罗西汀可能抑制下列药物的代谢并增加其血浆浓度

- 氟卡尼
- 氟哌啶醇
- 美托洛尔
- 奋乃静
- 苯妥英
- 普罗帕酮
- 利培酮
- TCAs
- 茶碱
- 硫利达嗪

联用帕罗西汀可能增加 5-HT 综合征风险的药物包括

- 5-HT$_1$ 受体激动药（舒马普坦、那拉曲坦、利扎曲普坦、佐米曲普坦、阿莫曲坦、夫罗曲坦）
- 5-HT
- 丁螺环酮
- 锂盐
- MAOIs
  - √ MAOIs 停药后至少 14 天内不能给予帕罗西汀
  - √ 这是普通成人指南，对药物代谢更加缓慢的老年人可能时间过短
- 哌替啶
- 米氮平
- 吗氯贝胺
- 奈法唑酮
- 包含右美沙芬、对乙酰氨基酚、多西拉敏以及伪麻黄碱的非处方药感冒制剂
- 西布曲明
- SSRIs
- 曲马多
- 曲唑酮
- 文拉法辛

可能减低帕罗西汀浓度并拮抗其治疗作用的药物包括

- 巴比妥类
- 苯妥英

可能增加帕罗西汀浓度的药物包括

- 安非他酮
- 西咪替丁

- 氯氮平
- 氟卡尼
- 奎尼丁

与功能损害性疾病的相互作用及禁忌证

- 痴呆——帕罗西汀不会加剧认知损害
- 严重肝或肾功能损害——慎用
  - √ 严重肾损害（肌酐清除率<1.8L/h）导致血药浓度增加
  - √ 减量
- 对药物过敏
  - √ 5-HT综合征及抗利尿激素分泌不当综合征病史

对实验室检查的影响

对实验室参数无临床显著性影响。

过量、毒性、自杀

症状包括

- 恶心
- 呕吐
- 震颤
- 不自主肌肉运动
- 瞳孔散大
- 口干
- 易激惹、激越
- 发热
- 头痛
- 心动过速
- 心电图改变
- 偶见昏迷

- 如联用其他药物如乙醇，则致命

处理

- 无特殊治疗
- 与其他过量相同，进行一般性干预及支持性护理
  - ✓ 仔细观察
  - ✓ 联合用药的毒性筛查
  - ✓ 诱吐或洗胃
  - ✓ 服药后最初 24 h 内，考虑每 4～6 h 给予 20～30 mg 药用炭
  - ✓ 监测生命体征及心电图
  - ✓ 监测气道
  - ✓ 液体支持
  - ✓ 透析、强制利尿、血液灌注以及换血并无帮助

临床提示

- 通常认为不具有镇静效应，但部分患者报告感觉乏力
- 长期治疗（1 年）显示对认知功能无不利影响；伴随有效的抗抑郁治疗，认知得到改善
- 控释制剂——不要切开或碾碎
- 若开始治疗或增加剂量后出现突然的临床状态改变，监测血液电解质以防低钠血症

苯 乙 肼

药物	制造商	化学分类	治疗分类
苯乙肼（拿地尔）	辉瑞	肼类	MAOI 类抗抑郁药

251

适应证：FDA/HPB

- 抑郁——对"不典型、非内源性或神经官能性抑郁伴混合性焦虑、疑病及恐怖特征者"最有效

药理学

- 老年人中血浆浓度更高

药物选择

- 通常作为最后选用的药物
  - √ 仅在其他药物治疗方案失败后使用
  - √ 其他药物无效的患者使用 MAOI 可能有效（普通成人数据）
  - √ 对老年人最安全的 MAOIs
- 经认真遴选的老年患者对药物的耐受性出乎意料的好
  - √ 对认知损害患者不适用，除非照料者对用药完全负责
  - √ 患者必须能接受常规、频繁的监测
- 起效时间可能延迟至 4 周
- 有一定的镇静作用

剂量

- 给药方案为每日 3 次
- 初始剂量为 7.5 mg/d，口服
- 增加剂量并达到治疗浓度
  - √ 每 4～7 天增加 7.5 mg/d
  - √ 通常目标剂量是 30～45 mg/d（范围为 22.5～60 mg/d），分次服用
- 维持剂量
  - √ 治疗的开始几个月，要每周监测以防延迟出现的血压改变（直立性低血压）

停药及撤药

- 缓慢减量直至停药
- 突然的停药综合征
  - √ 1～3 天内发作
  - √ 症状包括
    - □ 激越
    - □ 梦魇
    - □ 睡眠障碍
    - □ 极罕见精神病及癫痫发作
- 处理方法为重新用药并缓慢减量

副作用

- 见不可逆性 MAOIs 的毒性及副作用部分（表 1.57）
- 副作用数目总体上较反苯环丙胺更多
- 副作用的类型及严重程度与去甲替林相似

表 1.57　苯乙肼的副作用

副作用	最常见	最严重和较少见
心血管系统	● 直立性低血压 ● 水肿——足部或有时更加广泛	
病例报告		● 似是而非的短暂性帕金森综合征 ● 幻视伴黄斑变性
中枢及周围神经系统	● 失眠 ● 镇静/嗜睡，午后思睡（"苯乙肼打盹"） ● 肌阵挛 ● 头痛 ● 头晕 ● 疲乏	● 震颤

253

副作用	最常见	最严重和较少见
眼		● 视物模糊
胃肠道	● 便秘 ● 口干	
血液		● 白细胞减少
肝及胆		● AST/ALT 升高
代谢及营养	● 体重增加	● 高血压危象 ● 5-HT 综合征 ● 体温失调
精神	● 转为轻躁狂/躁狂	● 焦虑 ● 精神病加重
生殖	● 性高潮/射精受损	
呼吸	● 鼻充血	
皮肤及附属器	● 皮疹，瘙痒	
泌尿	● 排尿不畅	

舍 曲 林

药物	制造商	化学分类	治疗分类
舍曲林（左洛复）， 口服浓缩剂	辉瑞	萘啶胺盐酸盐	SSRI 类抗抑郁药

适应证：FDA/HPB

● 抑郁

● 惊恐障碍

● 创伤后应激障碍

● 强迫性障碍

● 非老年人：月经前的烦躁不安

254

适应证：说明书以外

- 脑卒中后情绪不稳
- 不能解释的非心源性疼痛

药理学

- 老年人的药动学（表 1.40）与年轻成人相似：常见非活性
  代谢产物 N-去甲舍曲林升高 3 倍
  - √ 临床意义尚不清楚
- 抑制 CYP2D6
  - √ 作用不强，但偶尔有临床意义
  - √ 总体而言，对 P450 系统抑制作用微弱
    - □ 因此少有重要的药动学药物相互作用
- 肝、肾损害减少药物的清除，延长半衰期

作用机制

- 选择性抑制 5-HT 能神经元重摄取
- 对其他结合位点亲和力低，对 NA 及多巴胺能神经元重摄
  取作用微弱

适应证的治疗作用

- 抑郁
  - √ 改善
    - □ 认知
    - □ 精力
    - □ 焦虑
    - □ 睡眠
    - □ 生活质量及对躯体、心理及社会健康的满意度
  - √ 在晚期阿尔茨海默病患者中未显示强效的抗抑郁作用
    - □ 部分需要剂量在 100 mg

√ 治疗疗养院中轻性抑郁患者有效
  √ 对躯体疾病患者的抑郁有效
    □ 显示对血管性疾病伴发抑郁较为安全——高血压、心
      血管疾病及脑卒中后情绪不稳
    □ 可能对脑卒中后情绪不稳的哭泣有特殊功效
- 非心源性胸痛
  √ 这种疼痛形式通常与焦虑及惊恐症状有关
  √ 舍曲林降低每日疼痛体验的频率及强度
- 惊恐
  √ 减少惊恐发作，包括情境性、恐怖回避、非预期性以及
    有限症状的发作
  √ 减少担心的时间（普通成人数据）
- 创伤后应激障碍
  √ 减少回避与唤醒（普通成人数据）

药物选择

- 通常与其他 SSRIs 疗效相当
- 对疗养院的体弱老人可能不如去甲替林有效
  √ 研究结果难以解释（如与包含在舍曲林治疗中的人群相
    比，去甲替林样本通常排除了心脏病患者，限制了药物
    的总体应用）
- 近期心肌梗死：安全、有效，对关键的心脏测评指标无明
  显影响

治疗反应的预后指标

- 疗养院居住者：对轻性抑郁有良好的反应
- 对有躯体疾病及痴呆的老年患者，某种程度上不如仲胺类
  抗抑郁药有效
- 脑卒中后情绪不稳：较抑郁更早获得缓解——4 周时

剂量

每日给药方案

- 每日一次给药
- 早晨服药通常最佳，减少对睡眠的影响
- 睡前给药方案可能对日间困倦患者更有效
- 与餐同服

抑郁的初始治疗

- 以低剂量起始
- 在可耐受副作用的范围内加量
- 老年人通常需要普通成人足量

初始剂量

- 通常以早晨口服 25～50 mg 起始
- 对非常体弱的老年人，以最低可用剂量起始

增加剂量并达到治疗浓度

- 根据耐受性及临床反应，每周增加 25 mg（每次加量后 1 周达稳态）
- 通常治疗剂量为 50～100 mg/d（范围为 25～200 mg/d）
  √ 多数在 50 mg/d 有效
- 早期治疗作用可能早在最初 2 周出现
- 老年人要进行 8 周充分的临床尝试
  √ 若 4 周后完全无效，有效的可能性大大减低

抑郁的维持剂量

- 与其他抗抑郁药相似（详见维持治疗部分的详细讨论）

其他适应证的剂量

- 创伤后应激障碍——50～200 mg（普通成人数据）
- 脑卒中后情绪不稳对 50 mg 有效
  - √ 继续用药；若停药，症状通常快速复现
- 非心源性胸痛：50～200 mg
- 惊恐/焦虑可能对 100～200 mg 的较高剂量更有效

副作用

- 与其他 SSRIs 相似
- 最常见的副作用为胃肠道不适（腹泻、恶心、消化不良）、食欲缺乏、头痛、失眠、困倦、震颤、出汗、口干、头晕、男性性功能障碍、激越以及疲乏（表 1.58）

表 1.58　舍曲林的副作用

副作用	最常见*	最严重和较少见
全身性	● 出汗 ● 潮红	
心血管系统		● 心动过速
中枢及周围神经系统	● 头痛（部分研究报告的最常见副作用） ● 失眠（13%） ● 困倦（13%） ● 震颤 ● 注意集中受损	● 激越 ● 颤搐 ● 锥体外系反应 ● 5-HT 综合征
眼	● 视觉障碍	
胃肠道	● 恶心（15%） ● 腹泻/稀便（22%） 　√ 较其他 SSRIs 发病率更高 ● 食欲缺乏（10%） ● 消化不良 ● 口干 ● 便秘 ● 呕吐	

副作用	最常见*	最严重和较少见
血液		● 紫癜/出血（血小板聚集受损）
代谢及营养		● 抗利尿激素分泌不当综合征
肌肉骨骼		● 关节痛
精神	● 焦虑（15%） ● 紧张/激越	● 激发躁狂
生殖	● 男性：射精延迟，力比多减退 ● 女性：力比多减退，性高潮延迟或受损	
皮肤及附属器		● Stevens-Johnson 综合征（病例报告数据）

* 百分比来自普通成人数据。

监测

- 舍曲林的血药浓度与临床效应不相关
- 特殊监测
  - √ 住院老年人的血清钠
  - √ 合用苯妥英的血药浓度

药物相互作用

见表 1.28 到表 1.32。

- 可能增强舍曲林作用的药物
  - √ 西咪替丁——减少清除
  - √葡萄柚汁抑制代谢
    - □ 临床意义尚不清楚
  - √ 与舍曲林联用可能增加 5-HT 综合征风险的药物包括
    - □ 5-HT₁ 受体激动药（舒马普坦、那拉曲坦、利扎曲普

坦、佐米曲普坦、阿莫曲坦、夫罗曲坦)

- □ 其他 SSRIs
- □ 5-HT
- □ 丁螺环酮
- □ 锂盐
- □ MAOIs（MAOIs 停药后至少 14 天内不能服用舍曲林；这是普通成人指南，对药物代谢更加缓慢的老年人可能时间过短）
- □ 哌替啶
- □ 米氮平
- □ 吗氯贝胺
- □ 奈法唑酮
- □ 包含右美沙芬、对乙酰氨基酚、多西拉敏及伪麻黄碱的非处方感冒药
- □ 腺苷甲硫氨酸
- □ 西布曲明
- □ 贯叶连翘
- □ 曲马多
- □ 曲唑酮
- □ 文拉法辛
- 舍曲林可能抑制以下药物的代谢并增加其血浆浓度
  - √ 同时服用去甲替林（以及其他 TCAs）；通常少量增加，但偶尔可能在部分老年人中具有临床意义
  - √ 苯妥英：因抑制 CYP2C9 而增加血浆浓度（老年临床病例数据）
  - √ 氟哌啶醇：可能少量增加血浆浓度，但可能达到临床显著的程度，尤其在亚裔患者当中
    - □ 与舍曲林对 CYP2D6 的抑制作用及这一人群中慢代谢者居多有关
  - √ 甲苯磺丁脲

- √ 抗心律失常药（如普罗帕酮、氟卡尼）
  - √ 华法林
    - □ 监测凝血酶原时间
  - √ 地西泮
  - √ 锂盐
  - √ 氯氮平
  - √ 加兰他敏
- 舍曲林可能抑制可待因的代谢并损害其作用
  - √ 减少镇痛作用（阻断向吗啡的转变）

与功能损害性疾病的相互作用

- 对心肌梗死后抑郁安全、有效
- 疗养院体弱人群似乎耐受性良好（开放、非对照研究）
- 肝、肾损害患者慎用（减少剂量）

特殊警惕及禁忌证

- 逐渐减量至停药，避免停药综合征（见 SSRIs 的停药部分）
- 对该药或此类药物过敏为禁忌证

过量、毒性、自杀

- 过量通常安全
  - √ 联用其他药物致死
- 症状包括
  - √ 嗜睡
  - √ 恶心/呕吐
  - √ 心动过速
  - √ 心电图改变
  - √ 焦虑
  - √ 瞳孔散大

- 处理
  - √ 给予一般性支持（即气道、液体方面）
  - √ 监测生命体征及心功能
  - √ 药用炭联用山梨醇相当有效
  - √ 实施洗胃，或者诱吐
  - √ 认真采集病史，并对合用药物进行毒性筛查是绝对必要的
  - √ 强制利尿、血液灌注、换血或透析无效

临床提示

- 联合心理治疗及药物干预治疗创伤后应激障碍最佳
  - √ 初级保健机构常见诊断不足
- 监测联用去甲替林的血药浓度，在部分患者中此浓度可能显著增加
- 治疗有效的最初表现可能是抑郁的间歇性缓解或精力增加，但无主观抑郁缓解
- 在达到作用平台期前，改善作用可能持续 3 个月或更长时间
  - √ 75％的改善作用在 8 周内发生，但剩余 25％的改善作用仅在治疗 8 周后才能出现
- 与去甲替林的比较
  - √ 除了去甲替林的抗胆碱能作用（即增加口干及便秘，以及对认知的轻度不良影响）外，副作用与去甲替林相似
  - √ 不管抑郁的严重程度如何，二者的疗效都相似
  - √ 临床起效的时间相似
  - √ ＞70 岁的老人可能对舍曲林的耐受性更好
- 因葡萄柚汁的临床影响尚不清楚，故舍曲林治疗期间最好限制其使用
- 快速增加剂量不能加速起效，但可能导致腹泻

贯叶连翘

- 无获得批准的适应证
  - √ 非处方药
- 贯叶连翘提取物
- 广泛使用的抗抑郁药,尤其在德国
- 老年人使用的经验仍然局限于临床知识
- 普通成年人群安慰剂对照试验的综述显示对轻-中度抑郁有效
  - √ 与标准抗抑郁药相比,近期试验比早期试验更少支持贯叶连翘
- 未经批准而声称具有的其他抗精神病作用包括
  - √ 焦虑
  - √ 心境恶劣
  - √ 失眠
  - √ 强迫性障碍
- 药动学
  - √ CYP3A4 诱导剂:降低经此酶代谢药物的血浆浓度(表 1.32)
- 剂量
  - √ 老年抑郁症的剂量尚不明确;所有数据都是针对普通成人的,在老年人中应当根据耐受性作出调整
  - √ 缓慢加量
    - □ 金丝桃素标准化提取物为 0.3％ 口服——300 mg,每天 3 次或 1200 mg/d 或 300～600 mg,每日口服
    - □ 金丝桃素标准化提取物为 0.2％,250 mg,每天 2 次
    - □ 贯叶金丝桃素标准化提取物为 3％,300 mg,每天 3 次
    - □ 也可制备成茶:2～4 g 干茶叶

贯叶连翘的副作用见表 1.59。

表 1.59　贯叶连翘的副作用 *

副作用	最常见	最严重和较少见
全身性	● 疲乏	
病例报告	● 颅内出血（蛛网膜下隙及硬膜下）	
中枢及周围神经系统	● 头晕 ● 头痛 ● 失眠	● 感觉异常
胃肠道	● 口干 ● 胃肠道不适	
代谢及营养	● 5-HT 综合征	
精神	● 激越 ● 焦虑 ● 不安 ● 易激惹	● 转轻躁狂
皮肤及附属器	● 皮疹 ● 光敏	

* 此药暂无可靠的对照数据，尤其在老年患者中。

药物相互作用

- 联用以下药物有 5-HT 综合征风险
  - √ 抗抑郁药，包括 MAOIs、SSRIs、米氮平、文拉法辛和奈法唑酮
  - √ 5-HT$_1$ 受体激动药——色胺类如舒马普坦、那拉曲坦和利扎曲普坦
- 降低部分药物的血药浓度（诱导肠内 P-糖蛋白代谢或 CYP3A4 肝酶）：卡马西平、环孢素、地高辛、地尔硫䓬、芬太尼、TCAs、维拉帕米、茶碱以及华法林钠
- 可能加强或延长毒品、麻醉药的作用

撤药

● 缓慢撤药以避免骤然停药的反应

曲 唑 酮

药物	制造商	化学分类	治疗分类
曲唑酮 （曲拉唑酮）	Bristol	三唑吡啶	抗抑郁药

适应证：FDA/HPB

● 抑郁

适应证：说明书以外

● 催眠
  √ 睡前镇静
  √ 也用于抗抑郁治疗引起的失眠
● 行为控制
  √ 痴呆相关行为紊乱患者的"激越"
  √ 可能对重复、言语攻击以及对抗性行为疗效最佳
● 可能对改善以下症状有效
  √ 疼痛性糖尿病性神经病变
  √ 作为神经安定药的辅助用药治疗晚发精神分裂症的阴性
    症状
  √ 神经安定药无效的谵妄症状（系列病例）

药理学

● mCPP 的血浆浓度可能高于曲唑酮
  √ mCPP 致焦虑

265

- 曲唑酮代谢具有很大的个体差异
- 老年人有必要减量使用
- 食物延迟并增加吸收

作用机制

- 混合性 5-HT 受体激动药
    - √ 母体化合物阻断 5-HT$_{2A}$/5-HT$_{2C}$受体
    - √ 代谢产物 mCPP 为 5-HT$_{1C}$受体激动药及 α_2 受体阻断药，但很可能与介导曲唑酮抗抑郁作用无关
- 明显阻断 α_1 及组胺受体
- 很少抗胆碱能作用

适应证的治疗作用

- 催眠
    - √ 改善主观睡眠质量
        - □ 减少觉醒但不缩短睡眠潜伏期或持续时间
    - √ 有证据表明，如撤药则失眠反弹
- 痴呆相关的精神病、激越以及攻击
    - √ 曲唑酮通常改善这些症状，尤其言语攻击及对抗性行为
    - √ 剂量为 100～250 mg/d
    - √ 改善作用可能在 1 周内出现，部分患者在 1 个月内继续改善
    - √ 痴呆行为心理学症状（behavioral and psychological symptoms of dementia，BPSD）——近期的疗效研究：与氟哌啶醇及安慰剂对照，显示较少优势
        - □ 大部分随机临床试验显示对这一适应证的阳性结果
曲唑酮的药动学见表 1.60。

266

表 1.60 曲唑酮的药动学

生物利用度	血浆蛋白结合率	清除半衰期	t_{max}	吸收	清除率	排泄	代谢
70%～90%	89%～95%（普通成人数据）	11.6～13.6 h	1～2 h	食物可能延迟吸收，但增加吸收程度（高达20%）	6.3 L/h	60%～70%经肾清除；其余经粪便清除；<1%以原型排出	羟基化、氧化、N-氧化、吡啶环断裂、活性代谢产物 m-氯苯基哌嗪（mCPP）经 CYP2D6 代谢；曲唑酮不影响代谢酶

老年人比普通成人更高（1.15 L/kg vs. 0.89 L/kg）（曲唑酮为亲脂性的，老年人脂肪/瘦体重比更高）

药物选择

- 不建议作为老年人的抗抑郁药使用
- 作为辅助治疗用于睡前镇静更为有效
- 避免在近期心肌梗死后使用
- 抗抑郁作用
  - √ 当使用充足治疗剂量时，疗效与阿米替林、丙米嗪及氟西汀相当
  - √ 因为老年人通常使用更低剂量，所以在这一年龄组的疗效不如耐受性更好的药物
- 因新一代抗抑郁药的引入，并不常规用作老年抑郁药，因其在抗抑郁药剂量时并不能良好耐受镇静及直立性低血压的副作用
  - √ 但在早期研究中显示为有效的抗抑郁药，治疗早期具有有效的抗焦虑特性
  - √ 与阿米替林相比，较少在技能操作方面产生损害

剂量

每日给药方案

- 药物作为抗抑郁而非镇静作用使用时，常规每日 3 次给药
- 为达到最佳吸收速度，不要与食物同时服用

初始治疗

- 在达到抗抑郁所需剂量之前，通常已达到镇静所需剂量
- 若作为抗抑郁药使用，可以通过将更多的每日剂量放在晚间服用来减少副作用，例如镇静及直立性低血压

初始剂量

- 治疗抑郁的初始剂量为 25～50 mg/d

√ 可睡前一次给药

增加剂量并达到治疗浓度

● 抗抑郁方案
　　√ 抗抑郁药剂量为 150～300 mg（最大为 400 mg）
　　√ 每间隔 3～4 天增加 25～50 mg

催眠方案

● 以 12.5～25 mg/d 起始
　　√ 每间隔 3～4 天增加 12.5～25 mg，以达到目标水平 25～
　　　200 mg，睡前服用

痴呆行为控制方案

● 最佳剂量尚未确定
● 25～100 mg，每日 2 次或每日 3 次
　　√ 随机临床试验（预初研究）提示平均剂量为 100～250 mg/d
　　√ 高达 500 mg/d 的剂量已经在老年人中有效使用（如用
　　　于痴呆伴列维小体相关的行为障碍）

疼痛性糖尿病性神经病变

● 50～100 mg，睡前服用

谵妄

● 50～100 mg（高达 200 mg）

维持剂量

● 抑郁：与治疗剂量相同
● 镇静：在大多数病例中应限制使用时间
　　√ 在部分病例中，可对顽固性失眠长期使用
　　　□ 剂量应当滴定至最低有效剂量

副作用

- 少有抗胆碱能及心血管副作用（表 1.61）
- 最令人烦恼的副作用为镇静

表 1.61　曲唑酮的副作用

副作用	最常见	最严重和较少见
全身性	● 体重增加 ● 水肿	
心血管系统	● 直立性低血压（可能发生于 50～175 mg 的较低剂量） ● 头晕	● 心律失常——期外心室综合波，可能发生室性心动过速，尤其是已经存在室性障碍者
病例报告		● 运动障碍 ● 梦魇 ● 5-HT 综合征
中枢及周围神经系统	● 嗜睡/镇静/困倦 ● 步态不稳 ● 用于镇静时晨间脚步不稳 ● 头痛 ● 轻度认知损害（如记忆及警觉损害，尤其是易感老人）	● 癫痫发作（与剂量有关）
胃肠道障碍	● 恶心/呕吐 ● 口干	
血液		● 白细胞计数下降 ● 粒细胞缺乏
肌肉骨骼	● 肌痛	
精神		● 转躁 ● 合用 2D6 抑制剂引起的焦虑 　√ 引起致焦虑的代谢产物 mCPP 浓度增加
生殖	● 性功能障碍	● 勃起延长 ● 男性阴茎异常勃起 ● 阴蒂异常勃起 　√ 在男性中不是急症

药物相互作用

增强曲唑酮作用的药物包括

- 乙醇、镇静药、其他中枢神经系统抑制剂
  √ 导致过度嗜睡
- MAOIs——5-HT 综合征（见 5-HT 综合征部分）
- 神经安定药——合用低效价药物导致低血压
- 降压药——附加低血压作用
- 5-HT 能药物——合用 SSRIs、SNRIs 以及其他药物导致 5-HT 综合征（表 1.19）
- 氟西汀——可能减缓曲唑酮代谢
- CYP2D6 抑制剂——可能导致活性代谢产物 mCPP 蓄积，诱发激越及焦虑（表 1.31）

曲唑酮可能减低以下药物的作用

- 华法林
- 甲基多巴
- 可乐定

曲唑酮增加以下药物的血浆浓度

- 地高辛
- 苯妥英

曲唑酮增加哌唑嗪的降压作用。

特殊警惕

- 已经存在心脏疾病的患者慎用——心律失常的风险
- 合用其他镇静药需谨慎——跌倒的风险，尤其在夜间；驾

271

驶或操作其他器械需谨慎

过量、毒性、自杀

- 过量时相对安全（混合年龄数据）
- 致死通常发生于与其他药物合用时

症状包括

- 嗜睡
- 低血压
- 呼吸暂停
- 癫痫发作
- 阴茎异常勃起

常规处理包括

- 实施洗胃
- 给予药用炭
- 强制利尿可能有效
- 监测生命体征，需要时提供支持性措施

临床提示

- 此药用于镇静时存在一定风险（尽管罕见或不常见），如阴茎异常勃起、直立性低血压或5-HT综合征，这些风险与其他类催眠药如苯二氮䓬类不相关；需谨记慎用
- 即使用低剂量，一些老年患者也可能难以耐受
- 将每日剂量的大部分睡前服用以减少副作用
- 向所有男性患者警告阴茎异常勃起的风险
  - √ 发生率为1/10 000～1/1000（普通成人数据）
- 要求患者报告超过2 h的持续勃起
  - √ 需紧急干预以预防尿潴留、阴茎海绵体纤维化、阳萎、

坏疽

- □ 在 50～400 mg 时发生
- □ 通常在第 1 个月内发生（范围：2 天到 18 个月）

阴茎异常勃起的处理

- 作为泌尿科急症处理
- 需要在 4～6 h 内紧急治疗
- ＞30％的报告病例进行了外科校正
- 对阴茎异常勃起进行外科校正后，40％～50％发生持续阳萎

与所有 SRI 药物相同，曲唑酮需谨慎撤药（见撤药综合征部分）。

文 拉 法 辛

药物	制造商	化学分类	治疗分类
文拉法辛（郁复伸，郁复伸缓释制剂）	惠氏-艾尔斯特	双环苯乙胺	抗抑郁药

适应证：FDA/HPB

- 抑郁症状的治疗，包括在脑卒中后急性期的脑卒中后抑郁
- 广泛性焦虑症（缓释制剂）

适应证：说明书以外

- 疼痛
  - √ 对年轻和老年患者的疼痛性糖尿病性神经病变可能有效；年轻患者的头痛和纤维肌痛

√ 数据主要是临床非对照性研究
- 前列腺癌雄激素消融疗法导致的潮热的控制

药理学

- 结构与 TCAs 或其他抗抑郁药不同
- 在肝、肾功能损害的患者中减小剂量
  √ 肾功能损害者减 25%，透析患者减 50%，肝功能损害者减 50%
- 药动学不受年龄影响（但 ODV 清除率在>60 岁的人群中降低 15%）

作用机制

- 与 TCAs 类似
- 较低剂量时，主要阻断 5-HT 能神经元重摄取
- 较高剂量时（>300 mg），主要是抑制去甲肾上腺素能神经元重摄取，并产生抗胆碱能效应，如口干
- 也有部分多巴胺重摄取的抑制作用
- 对毒蕈碱、组胺和 α_1 肾上腺素受体没有亲和力

适应证的治疗作用

- 糖尿病性神经病变：改善外周性的锐痛或灼痛
- 焦虑：改善抑郁患者的焦虑/躯体化（普通成人数据）
- 脑卒中后抑郁：改善情绪，也可能改善神经症状和提高康复评分
- 潮热：减少（但通常不能消除）天数或发作次数

文拉法辛的药动学见表 1.62。

表 1.62 文拉法辛的药动学

生物利用度	血浆蛋白结合率	分布容积	清除半衰期	清除率	t_{max}	吸收	排泄	代谢	线性
不清楚——可能>45%（普通成人数据）	低：<30%（普通成人数据）	母体化合物为2~23 L/kg；ODV为9~13 L/kg	5 h；活性代谢产物ODV为10h；缓释制剂为15 h（非老年患者）	母体化合物为（49±27）ml/(h·kg)；ODV为（94±56）ml/(h·kg)；缓释ODV稳态清除率在60岁以上人群中降低15%	2~4 h。缓释制剂峰浓度较低（6~7h）	吸收好（90%）；食物对吸收没有影响；成人3天达稳态；老年人时间更长	主要经肾（87%）；5%以原型排出；老年人ODV清除率降低	大量经CYP2D6首过代谢为活性代谢产物ODV和其他小分子代谢物；N-去甲文拉法辛由CYP3A4代谢；对2D6有轻度抑制作用	常规剂量范围呈线性

药物选择

- 速释制剂通常需要每天 2 次服用
  - √ 不利于部分老年患者的顺应性
  - √ 部分适应证一天一次服用也有效，如果顺应性是个问题而缓释制剂又不可用，则可以考虑如此
- 缓释制剂一般采用一天一次
  - √ 副作用可能较轻，疗效更好
- 总的来说，老年人的疗效和耐受性与普通成人相当
- 有效预防老年患者抑郁的复发
- 越来越多的证据（普通成人数据）显示对难治性抑郁（即对足量或最大剂量的其他抗抑郁药无效）有效
  - √ meta 分析数据显示文拉法辛疗效优于 SSRIs，但不优于三环类（普通成人数据）
- 据报道对精神病性抑郁有效（普通成人数据）
- 缓释制剂对广泛性焦虑症有效（老年和普通成人数据）
- 对青年患者长期的心境恶劣障碍有效（开放性试验）
- 还没有专门研究对双相情感障碍的作用，但被部分人视作与 SSRIs 和安非他酮同样有效（普通成人数据）

治疗反应的预后指标

- 对有重性抑郁的住院患者有效
- 共病焦虑或其他精神疾病可能降低疗效

数据质量

- 疗效数据
  - √ 缺乏双盲研究
  - √ 临床数据（开放性试验）显示对老年人有效
- 抑郁
  - √ 有些研究包括老年患者，也有专门针对老年患者的研

究，如脑卒中后研究的数据
- 糖尿病性神经病变
  - √ 临床非对照性研究
- 焦虑
  - √ 没有专门针对老年人焦虑障碍的研究

剂量

注意：曲线形的量-效曲线；剂量较高时疗效较好。

每日剂量方案

- 在老年人中还没有明确
- 老年人通常在 75～150 mg 的剂量范围内起效
- 在年轻患者中使用缓释制剂，最佳疗效在较高的剂量范围（225 mg）出现
  - √ 因此，应滴定到最大耐受治疗剂量以获得最佳疗效

初始治疗

- 年龄对药动学没有影响，老年人的研究也没有强烈提示减量，但临床实践提示需要谨慎
- 可从最低剂量［12.5/18.75 mg～25/37.5 mg（美国和加拿大的速释制剂）］起始
  - √ 缓释制剂的最低剂量为 37.5 mg（硬胶囊剂）
- 治疗第一周可能就可观察到抗抑郁药的疗效
  - √ 早期疗效可能并非真实的抗抑郁效应，而是安慰剂效应
    - □ 安慰剂效应与复发风险增加有关
  - √ 广泛性焦虑症的疗效模式类似

初始剂量

- 速释制剂采用每天 2 次（或根据副作用也可换为每天 3 次），与餐同服

- 缓释制剂一天一次，与餐同服

增加剂量并达到治疗浓度

- 根据临床疗效和耐受性在接下来数周中缓慢加量
  - √ 速释制剂：每5～7天增加12.5/18.75～37.5/50 mg/d
  - √ 缓释制剂：以37.5 mg起始，1周后加到75 mg，然后根据耐受情况，每周加量37.5 mg
- 老年人剂量（尤其是缓释制剂）一般不要超过225 mg（而报道的普通成人剂量可达600 mg）
  - √ 据报道，老年人的有效剂量很广：37.5～375 mg/d
- 尽管老年人达到稳态血药浓度慢得多，加量的速度和目标剂量需要根据临床疗效与副作用的耐受性来个体化地进行确定

维持剂量

- 见通用指南
- 如果患者在低剂量时复发，则加量通常能够改善

说明书外的剂量

- 疼痛：临床报道在37.5 mg，每天2次时有效（普通成人数据）
- 在脑卒中后的研究中，75～150 mg/d（速释制剂）可取得较好疗效
- 潮热：低剂量有效——25 mg/d（12.5 mg，每天2次）

联合治疗

- 哌甲酯可以增效
  - √ 可以提高难治性或部分缓解患者的疗效
- 锂盐
  - √ 在足量文拉法辛治疗后加用可以使部分患者有进一步的

改善（普通年轻患者、用药单一的患者和部分老年患者耐受性良好）

- √ 0.7 mmol/L 为锂盐的目标血药浓度
- √ 老年人中合用锂盐需谨慎（见锂盐部分）
- ● 安非他酮
- √ 合用可提高抗抑郁药疗效
  - □ 理论上来说，文拉法辛母体化合物血药浓度的增高和安非他酮的 2D6 抑制作用可使继发高血压的风险增高

停药和撤药

停药综合征

- ● 停药综合征出现于突然停药的数小时内
- ● 逐渐减量以避免出现
  - √ 焦虑
  - √ 紧张/激越
  - √ 失眠
  - √ 恶心
  - √ 腹泻
  - √ 口干
  - √ 头晕
  - √ 头痛
  - √ 感觉异常
  - √ 无力
  - √ 出汗
  - √ 自主神经系统功能不稳（血压和心率变化大，有时可非常严重）
  - √ 意识错乱
  - √ 幻视
  - √ 轻躁狂

- 可能持续数天或数周

副作用

- 一般耐受良好
- 认为对毒蕈碱、组胺和肾上腺素受体影响小
    - √ 尽管治疗剂量引起抗胆碱能效应、镇静和低血压的可能性较小，但在老年人中仍可能具有临床意义，需谨慎
- 副作用可能具有剂量依赖性
- 最常见的副作用（例如恶心和头晕）通常在连续用药数周后缓解
    - √ 有时会持续较长时间后才能自发缓解
- 因药物副作用而停用事件中，剂量相关的占到 17%～30%（普通成人数据）
- 常见的不良反应包括（表 1.63）
    - √ 恶心/呕吐
    - √ 头晕
    - √ 失眠
    - √ 困倦
    - √ 乏力
    - √ 出汗
    - √ 便秘
    - √ 食欲缺乏
    - √ 口干
    - √ 焦虑/紧张
    - √ 震颤
    - √ 视物模糊
    - √ 性功能障碍——射精异常

表 1.63 文拉法辛的副作用

副作用	最常见*	最严重和较少见
自主神经系统	● 出汗	● 与氟西汀联用时出现抗胆碱能症状
全身性	● 乏力 ● 体重轻度下降 ● 可能出现短暂恶心和主观体温改变 ● 病例报告有剂量相关性的出汗（夜晚和白天）	
心血管系统	● 心动过速 ● 心悸 ● 直立性低血压	● 老年患者治疗中出现血压升高的风险更为明显 √ 升高幅度通常较小（2～5 mmHg），而在较高剂量时持续性高血压的发生率可达 13% √ 该效应具有剂量相关性 □ 低剂量时不明显；高剂量（≥225 mg）明显 √ 持续应用可消失 √ 对已经存在的高血压没有负面影响，到目前为止认为对心血管疾病患者是安全的 □ 系统的数据仍然有限 √ 谨慎用于心绞痛和短暂性脑缺血发作的患者
病例报告	● 夜磨牙症（有病例报道用丁螺环酮成功治疗年轻患者）	
中枢及周围神经系统	● 失眠——快速眼动时间减少，觉醒时间增加（普通成人数据） √ 可能是持续的 ● 头痛 ● 头晕 ● 紧张 ● 困倦 ● 精神运动损伤	● 可能出现肌张力异常 ● 个别报道出现意识错乱、惊厥 ● 癫痫发作的风险（风险小）

副作用	最常见*	最严重和较少见
眼		● 瞳孔散大 ● 闭角型青光眼患者眼压升高
胃肠道	● 恶心 　√ 数据汇总后最常见（31%）的副作用，尤其在治疗的第一周 　√ 继续应用一周后可自行适应 ● 口干 ● 便秘 ● 食欲缺乏 ● 体重减轻	
血液		● 出血
肝及胆		● 药物所致的肝炎
营养及代谢		● 低钠血症 ● 抗利尿激素分泌不当综合征
精神		● 药物所致的转躁 　√ 短期治疗风险可能较小 　√ 来自年轻患者的数据提示，双相Ⅰ型或Ⅱ型的女性患者风险较大
生殖	● 性功能障碍	
皮肤及附属器	● 缓释制剂有出现瘙痒症的报道 　√ 可能在治疗数周后出现	
泌尿	● 排尿延迟	● 尿潴留（个别报道）

*百分数来自普通成人数据。

监测

● 常规

　√ 心电图（基线）

√ 血压（开始的 1～2 周和剂量增加时）
- 特殊监测
  √ 肝功能
  √ 血钠

药物相互作用

- 文拉法辛对细胞色素 P450 酶系统的影响小
- 慎与其他对 P450 有影响或有抗胆碱能效应的精神药物联用
  √ 与氯米帕明、氟西汀、去甲替林、氟哌啶醇和地昔帕明联用时有抗胆碱能副作用出现或恶化的报道（非系统的个别病例报道）
- 西咪替丁和氟西汀增加文拉法辛的血药浓度
- 文拉法辛和氟西汀联用有出现严重副作用的病例报道
- 不要与 MAOIs 联用——有 5-HT 综合征的风险
  √ 如果换为 MAOI，洗脱期为 2～5 周
  √ 如果从 MAOI 换用他药，需要等待 2 周（对于有肝、肾功能损害的身体虚弱的患者需要更长时间）
- 乙醇——没有明显的相互作用，但尽量避免合用
- 对于所有 5-HT 能药物均需谨慎——5-HT 综合征的风险（表 1.19）
- 可能抑制丙米嗪、地昔帕明与利培酮的代谢
  √ 临床意义还不肯定，没有老年人的专门数据
  √ 联用上述药物或其他经 CYP2D6 酶代谢的药物（表 1.31）需注意
- 曲马多——增加中枢神经系统抑郁、5-HT 综合征和精神运动损害的风险

注意：在病例报道中，文拉法辛与电休克治疗联用不良反应少（尚无对照性研究的数据）。

283

对实验室检查的影响

- 偶有 QT 间期延长
- 血清胆固醇水平升高

与功能损害性疾病的相互作用

- 对老年高血压患者不作为一线治疗药物
  - √ 如果应用，则应密切监测血压
- 肝硬化患者减量 50%。
- 肾损害患者减量 25%，透析患者减量 50%
  - √ 透析完毕 4 h 后应用

特殊警惕

- 如果肌酐清除率降到 30 ml/min 以下则需要减量
- 当从氟西汀（半衰期长）换为文拉法辛时，需要数周的洗脱期，因为血药浓度可能比预料的更高

禁忌证

- 近期使用或合用 MAOI
- 既往对该药过敏
- 非常需要注意的是下列相对禁忌证
  - √ 心肌梗死后急性期
  - √ 急性脑血管事件
    - □ 原因可能与收缩压和心率的轻度升高有关
    - □ 有些数据还提示文拉法辛能引起血小板活性的增加

过量、毒性、自杀

- 还没有良好的老年人数据
- 最常见的反应包括
  - √ 困倦

- √ 嗜睡
- √ 癫痫发作
- √ 感觉异常
- √ QTc 间期延长
- √ 窦性心动过速
- √ 过量时有肝酶 LDH、SGOT/AST、SGPT/ALT 升高的报道（年轻患者）
- √ 过量时有强直性/阵挛性肌肉收缩的报道（年轻患者）
- 处理
  - √ 提供气道、氧气、液体和电解质方面的一般性支持
  - √ 监测生命体征
  - √ 监测心功能/心电图
  - √ 进行合用药物的毒性筛查
  - √ 实施洗胃
  - √ 使用药用炭
  - √ 强制利尿、血液灌流、透析或换血疗法均无效

临床提示

- 从 MAOI 换为文拉法辛应谨慎
  - √ 可能需要比一般情况下更长的洗脱期
- 在较低剂量范围内，文拉法辛的药理学特征与其他 SSRIs 类似
  - √ 在普通成人中，随剂量增加抗抑郁疗效增大
    - □ 可能与较高剂量时 NA 重摄取抑制作用更强有关（即抑制了去甲肾上腺素能神经元重摄取泵）
- 有些患者出现严重出汗，如果不能换用其他抗抑郁药，苯扎托品有时有效，但需要注意抗胆碱能副作用
- 在年轻患者中可预防广泛性焦虑症
  - √ 因此，有效的患者应坚持用药
- 活动性、社会与职业功能的改善要在用药 8 个月后才会出

现（普通成人数据）

- 在开始阶段评估血压和心率
  - √ 对高血压、快速型心律失常或其他心脑系统疾病患者需格外注意
- 文拉法辛合并电休克治疗时需谨慎
  - √ 在年轻患者中有心动过缓的报道
- 虽然文拉法辛具有双重的作用机制，但在药物相互作用、毒性和副作用等方面与 SSRI 类似（如 5-HT 综合征）
- 一旦开始用药，监测患者的精神状况，记住低钠血症是造成意识错乱或认知改变的一个少见原因
  - √ 必要时监测血清钠
- 如果应用其他抗抑郁药出现过抗利尿激素分泌不当综合征，换为文拉法辛时也需要注意类似的问题
  - √ 几种药物之一与抗利尿激素分泌不当综合征有关
- 监测情绪——有转为双相躁狂的报道
- 在闭角型青光眼患者中监测眼压

2. 抗精神病药

概　述

　　抗精神病药广泛用于治疗多种症状和疾病，包括原发性精神病、痴呆相关的行为紊乱、谵妄、严重的激越和与抑郁、双相情感障碍伴发的精神病。

　　抗精神病药包括典型和非典型两大类。多数的典型抗精神病药在老年患者中已经不再常规使用了，取而代之的是耐受性更好的非典型药物。最主要的例外是氟哌啶醇；中等效价的洛沙平和奋乃静也部分应用。对于顺应性差的老年慢性精神病患者，缓释制剂更适用。

　　抗精神病药的分类见表 2.1。

表 2.1　抗精神病药

通用名	常用初始剂量（mg/d）	常用治疗范围（mg/d）（最大剂量）
典型神经安定药		
脂肪族吩噻嗪类		
氯丙嗪（氯普马嗪、盐酸氯丙嗪）	5～10（肌内注射是口服效价的 4 倍）	10～200
哌啶吩噻嗪类		
硫利达嗪（甲硫哒嗪）	10～25	10～200
美索达嗪（甲砜达嗪）	10	10～200
哌嗪吩噻嗪类		
奋乃静（羟哌氯丙嗪）	2～4	2～24（32）
三氟拉嗪（三氟啦嗪）	1～2	2～15

通用名	常用初始剂量（mg/d）	常用治疗范围（mg/d）（最大剂量）
氟奋乃静（羟哌氟丙嗪）	0.25～0.5	0.25～4.0
● 长效注射剂	根据不同制剂每 14～21 天 6.25 mg	每 2～4 周 12.5 mg（100 mg）
氟奋乃静癸酸酯（保利神）		每 3 周或 3 周以上 12.5 mg（25 mg）
氟奋乃静庚酸酯（Mod-iten）	以测试剂量 2.5 mg 起始	每 2～3 周或 3 周以上 12.5 mg（25 mg）
丁酰苯类		
氟哌啶醇	0.25～0.5	0.25～4.0
癸酸氟哌啶醇（哈力多）		使用低剂量 20～40 mg
● 长效注射剂		（100 mg）（每 4 周注射一次，每次剂量约为每日口服剂量的 10 倍）；能维持约 30 天
噻吨酮类		
替奥噻吨（甲哌硫丙硫蒽）	1	1～15
二苯氧氮平类		
洛沙平（克赛平）	5～10	10～40（80）
二氢吲哚酮类		
吗茚酮（吗啉酮）	5～10	5～20（100）
二苯丁哌啶类		
匹莫齐特（哌咪清）	0.25	2～3
非典型神经安定药		
阿立哌唑（安律凡）	2	10
氯氮平（Clozaril）	6.25～12.5	25～200
奥氮平（再普乐）	1.25～2.5	2.5～10
喹硫平（思瑞康）	25～50	25～200（400）
利培酮（维思通）	0.25～0.5	0.5～3
齐拉西酮（卓乐定）	10～20，肌内注射为 2～5	40～80（160）

这类药物在老年人中应用广泛。

- 在美国 40% 的抗精神病药用于老年人
- 患者接受的药物治疗与接受治疗的场所有关
  - √ 在急诊室和急诊病房，10% 的患者使用抗精神病药，他们的住院时间也相应长一些
  - √ 疗养院：32%～65% 的老人接受抗精神病药治疗，通常是用于治疗痴呆相关的各类症状
- 精神病的患病率
  - √ 社区：1%～5%
  - √ 疗养院：10%
  - √ 阿尔茨海默病患者：高达 63%

老年人中抗精神病药的适应证包括

- 精神病和与下列疾病相关的严重的行为障碍
  - √ 精神分裂症和相关障碍
  - √ 情感障碍
  - √ 谵妄
  - √ 痴呆（BPSD）
  - √ 神经系统疾病

非典型抗精神病药

- "非典型"的含义为
  - √ 这类药物都是多巴胺-5-HT 双受体阻断药
    - □ 非典型药物对 $5-HT_2$ 受体的亲和力大于对 D_2 受体的亲和力
- 能显著减少精神分裂症的阴性和阳性症状
  - √ 有些阴性症状是在治疗药物引起锥体外系反应后继发出现的；与典型抗精神病药相比，非典型药物对阴性症状的优势可能是由于其锥体外系反应的发生率较低

- 越来越多的证据表明非典型药物除了对精神病性症状有效外，对抑郁和敌意也有疗效
- 较少产生锥体外系反应
- 较少引起催乳素浓度的升高（并非所有的非典型药物均如此——例如利培酮对催乳素的水平影响较大）
  - √ 使催乳素释放增加的作用从大到小依次为：利培酮＞氟哌啶醇＞奥氮平＞氯氮平

非典型抗精神病药的局限性

- 老年人中的随机对照研究少
  - √ 更愿意报道阳性结果的出版物偏倚可能人为导致有效结果的报道增多
- 缺少非药厂赞助的研究
- 副作用
- 某些药物（如喹硫平）在某些患者中应用的剂量还不能确定
- 高额费用限制了应用

疗效

- 目前多数的非典型药物用于精神分裂症以外的适应证
  - √ 双相情感障碍（普通成人数据）与"老年激越"
- 还不能确定这类所有药物在普通成人中都有相同的疗效和耐受性
  - √ 老年人的数据很少，但还比较乐观
- 临床证据表明这类药物具有不同的疗效特性
  - √ 因此，当某种非典型药物无效或疗效不好时，可以使用另一种非典型药物
- 总之，它们替代了典型的抗精神病药，成为治疗老年精神病尤其是 BPSD 的首选药物
  - √ 一些证据表明，小剂量非典型抗精神病药对痴呆相关的精神病和激越的疗效优于非痴呆的精神分裂症

√ 通常显示出更好和更广泛的疗效，尤其是对于精神分裂症的阴性症状（如言语流畅性的下降和淡漠）
- 有些证据显示对典型抗精神病药无效的难治性患者，非典型药物可能有效——但对此适应证的证据尚不足
  √ 氯氮平例外，其相关数据已经非常具有说服力了
- 对症状的起效时间
  √ 对睡眠问题、激越和攻击起效最快
  √ 阳性症状在3～6周起效
  √ 阴性症状在6～12周起效
- 认知功能
  √ 非典型抗精神病药对于精神分裂症患者受损的核心认知功能的疗效不一致
    □ 言语流畅性、注意集中、工作记忆和执行功能
- 性价比（所有的普通成人数据）
  √ 氯氮平是性价比最高的
  √ 利培酮和奥氮平中等
  √ 喹硫平、阿立哌唑和齐拉西酮缺少数据

典型抗精神病药

- 副作用不易为老年人接受
- 可被分为高、中、低效价三组
  √ 由于低效价药物生物利用度的个体差异广泛，低效价药物的剂量范围较高效价药物大得多

药理学

- 所有药物均高度亲脂
- 通过胃肠道吸收良好，但经肝代谢的首过效应很明显，因此生物利用度低（范围在40%～60%之间）
- 2～3h达到峰浓度
- 药动学个体差异大（表2.2）

表 2.2 非典型和典型抗精神病药的药动学

药物	生物利用度（%）	血浆蛋白结合率（%）	消除半衰期（h）（范围）	排泄*	代谢	线性
非典型抗精神病药						
阿立哌唑†						
奥氮平		高，>90，尤其是精蛋白和 α_1 酸性糖蛋白	48 (41~55)（老年）	清除率为 26 L/h（12~47 L/h）（普通成人数据）；2/3通过肾，1/3通过粪便排泄；清除率在女性中降低30%，吸烟者增加40%	主要通过 CYP1A2 和 3A4（少量通过2D6 和 2C19）代谢，经黄素单氧化酶系统	线性（普通成人数据）
利培酮	在快代谢者中为66，在慢代谢者中为82（普通成人数据）	90	25（利培酮及其活性代谢产物）	代谢产物主要通过肾排泄	通过CYP2D6；活性代谢产物为 9-羟基利培酮（与母体化合物等效；也可导致锥体外系反应）	线性

非典型抗精神病药

药物	生物利用度(%)	血浆蛋白结合率(%)	消除半衰期(h)(范围)	排泄*	代谢	线性
喹硫平	低——9	83	6.2~6.8；清除率在老年人中低，为30~50		主要通过CYP3A4，少量通过2D6；产生多种代谢产物包括二氢含吲哚和去含吲哚；没有临床意义	线性
齐拉西酮（普通成人数据）	与餐同服，达60	99（与清蛋白和α_1酸性糖蛋白）	4~10（口服；3（静脉注射）	尿液和粪便	主要通过CYP3A4和乙醛氧化酶；可能包括1A2 唯一的活性产物为甲基双氢齐拉西酮	线性
氯氮平	50~60	97	4~16（急性剂量）；66（长期使用（普通成人数据）	尿液——50%代谢产物；粪便30%代谢产物）	在排泄前就通过CYP1A2，2D6，3A4彻底代谢；非氯氮平的代谢产物可能具有活性	线性

*——一般来说，男性对非典型药物的清除快于女性。

†数据见附录A：新批准的药物。

典型抗精神病药

药物	生物利用度（%）	血浆蛋白结合率（%）（与清蛋白）	消除半衰期（h）（范围）	排泄	代谢
氯丙嗪（口服、直肠给药、液体和肌内注射等形式）	根据首过效应的不同为10~33	>90（与清蛋白）	17.7（7~119）	<1%以原型排出体外	CYP2D6和3A4；经肝和肝前的复杂代谢产生7-羟基亚砜氯丙嗪等活性代谢产物
硫利达嗪	25~33	99	两相：7.5（4~10）；21（11~37）		2D6（和2C19，1A2）；活性代谢产物为美索达嗪、磺胺嘧啶和有心脏毒性的代谢产物5-亚砜硫利达嗪
奋乃静	25	92	20~40	尿液和胆汁	2D6；主要代谢产物N-脱烷基奋乃静和7-羟基奋乃静，1A4，2C19和3A4可能参与脱烷基代谢；代谢产物亚砜奋乃静是非活性的
氟奋乃静（缓释注射制剂；在芝麻油中）	50	90~95	33（口服）		2D6酶的作用底物和抑制剂；游离代谢产物亚砜和7-羟基奋乃静有活性；结合型代谢产物氟奋乃静无活性

294

典型抗精神病药

药物	生物利用度(%)	血浆蛋白结合率(%)	消除半衰期(h)(范围)	排泄	代谢
氟奋乃静癸酸酯	60~70	92	单次注射为7～10天，多次注射为大于14天(普通成人数据)		
氟奋乃静庚酸酯			3.5~4天		
氟哌啶醇(口服)(普通成人数据)	100		21(12~36)		CYP3A4、2D6和1A2均参与代谢；代谢产物为羟基氟哌啶醇，可氧化为氟哌啶酸
氟哌啶醇癸酸酯(缓释注射剂；在芝麻油制剂中)			3周		
普奥噻吨	50	90~95	34		硫氧化作用、脱烷基作用、葡糖醛酸化
洛沙平			双相：口服为5/12～19(1～19)(普通成人数据)；肌内注射为8～23	尿和粪便	通过N-脱甲基和羟基化作用成为活性代谢产物阿莫沙平，然后葡糖醛酸化
吗茚酮	76(普通成人数据)		快速消除，为2~4	尿和粪便	2D6的底物

- 药动学一般呈线性
- 机制相同
  - √ 阻断多巴胺受体，尤其是 D_2 受体
    - □ 阻断了黑质-纹状体系统，产生了运动系统的症状
- 对精神分裂症的阳性症状有效，对阴性症状无效
- 除个别例外，其血浆浓度对临床常规使用没有意义

典型抗精神病药的效价见表 2.3。

表 2.3　典型抗精神病药的效价

高效价药物	中效价药物	低效价药物
氟哌啶醇（及其癸酸酯）	洛沙平	氯丙嗪
替奥噻吨	吗茚酮	硫利达嗪
氯普噻吨	奋乃静	美索达嗪
氟奋乃静（及其癸酸酯和庚酸酯）	三氟拉嗪	
匹莫齐特		

抗精神病药缓释制剂

- 缓释制剂适用于顺应性差的患者，但由于其吸收的不可预料性，出现不良反应的可能性更大，且一旦出现不良反应则持续时间长等原因，对于老年患者不常用
  - √ 即使有这些问题，对于顺应性差的慢性精神病患者，应用缓释制剂仍是非常有必要的，对患者也更有利
  - √ 但目前还缺乏明确显示其优越性的研究

缓释抗精神病药的药动学特点（普通成人数据）

- 缓释制剂溶解于油脂（芝麻油、椰子油）
- 从油脂中释放出的药物的分布和利用是药动学首个限速步骤
  - √ 因此，清除的表观速率不是由肝的代谢所决定的，而是由药物吸收和从注射部位释放的速率所决定的
- 没有首过代谢
- 不同制剂的峰时间有很大差异

典型抗精神病药的血药浓度

- 老年人的血药浓度与年轻患者的有很大差异
  - √ 普通成人数据对老年人并不适用
- 目前，血药浓度的测定可用于明确低生物利用度或不依从的情况
- 如果顺应性良好而血药浓度低，则可能意味着生物利用度的降低，可能需要提高剂量、转换为缓释制剂或停止应用能加快肝酶代谢的药物（如卡马西平）
  - √ 肌内注射能避开肝的首过效应，从而增加生物利用度
- 最佳的治疗浓度推荐为
  - √ 硫利达嗪（0.8～2.4 ng/ml——普通成人数据），超过该浓度没有疗效获益，反而出现更多的锥体外系反应
  - √ 氟奋乃静（0.2～2.0 ng/ml——普通成人数据）
- 剂量与血药浓度间的关系个体差异大
- 吩噻嗪类药物在停药数月后仍能在血浆中检测到

抗精神病药的临床应用

BPSD

BPSD 并不是一个正式的诊断术语，但是

- 它是一个涵盖性术语，包含了常见于各类痴呆中的一系列症状和行为
- 这些行为是疗养院中行为障碍最常见的形式
- 极大地增加了照料者的负担
- 流行病学
  - √ 66％的痴呆患者在其整个病程中会出现 BPSD
    - □ 可能在额颞叶痴呆和痴呆伴列维小体中更为常见

- √ 在养老院中更为常见（80％～90％），在社区老年人中为 33％～45％
- BPSD 包括
  - √ 具体的疾病
    - □ 精神病或抑郁
  - √ 非特异的行为
    - □ 精神运动性激越、淡漠、漫游、攻击
- 尽可能地确定诊断并根据诊断进行干预和处理

痴呆相关的激越和精神病在精神生物学和病程上都和具有相似行为表现的其他精神障碍（如精神分裂症）或其他年龄段的患者有很大的不同。例如阿尔茨海默病的精神病与精神分裂症相比，它与下列因素有关

- 多巴胺功能低下（即多巴胺能神经递质减少、D_2 受体密度和摄取位点数目的下降）
- 锥体外系反应更多见
- 衰退更迅速
- 额叶功能损害更重
- 攻击行为、漫游、激越、破坏性行为、家庭问题和难以自我照料的风险更高

非多巴胺能的机制似乎在痴呆相关的精神病中扮演重要的角色，可能正因为如此，抗精神病药才不能起到更好的疗效。

- 精神病的出现可能与阿尔茨海默病中胆碱能活动的降低有关
  - √ 胆碱能药物如毒扁豆碱和乙酰胆碱酯酶抑制剂能够起到抗精神病作用支持了这一理论
- 行为障碍（即激越）反映了保留的多巴胺功能，抗精神病药可能因此对 BPSD 中的这一类有效
- 攻击/愤怒见于 50％的 BPSD 患者
  - √ 与抑制性神经递质的缺乏有关
    - □ 5-HT 和 5-HIAA：阿尔茨海默病患者的脑脊液中 5-HT

代谢产物减少、中缝核细胞减少、$5-HT_1$ 和 $5-HT_2$ 受体减少；5-HT 能药物对控制攻击有时有效

  □ GABA：苯二氮䓬类，可能还包括丙戊酸，为 GABA 能药物

额颞叶痴呆的行为症状与多巴胺损耗有关，导致了过度暴露、反应抑制性丧失和持续言语。在这种情况下，抗精神病药（阻断多巴胺的）应慎用或禁用。这些病理生理上的不同决定了其治疗策略不同于其他精神病，如精神分裂症（如尼古丁贴剂或多巴胺能药物如溴隐亭分别对激越和痴呆相关的精神病可能有效）。

BPSD 的临床表现

- 以不恰当的发音、运动、情感或言语行为为特征（表 2.4）
- 在中度和中重度痴呆中最明显
  √ 有些症状（激越、淡漠、异常的运动行为）会在病程中逐渐加重
- 行为的强度和形式在白天会有波动
  √ 陌生的环境（如住院）、执行超出患者认知能力的任务、疼痛、躯体疾病或药物均会加重 BPSD（愤怒、激越和反抗）

表 2.4　BPSD 的表现*

退缩、被动
全面性激越
进食和食欲紊乱
思维受损
焦虑
知觉障碍——幻觉
睡眠紊乱
攻击——言语性的
知觉障碍——错觉
情感/心境障碍
激越——漫游
攻击——躯体性的
攻击——反抗/不合作

* 按出现的频率排序；摘自 Tariot 等（1997）。

痴呆的精神病性症状

- 多为新出现的，但有时长期慢性的精神病会因同时出现的痴呆而复杂化。痴呆开始 7 年的病程中 40％～80％的患者会出现精神病性症状
- 通常在痴呆的中期出现，而在痴呆晚期，精神病性症状的显著减少可能是由于患者已经无法表达精神病性症状
- 10％～73％（中位数为 34％）的痴呆患者存在妄想
  - √ 21％的患者有被害的信念
  - √ 妄想的特征
    - □ 多变、短暂、容易复发
    - □ 有时为慢性
    - □ 通常具体而简单（例如认为放错地方的东西被盗、被遗弃、妄想身份、认为配偶不忠诚），但也有可能更复杂
  - √ 可能与快速的临床恶化有关
- 幻觉可见于 21％～49％（中位数为 28％）的痴呆患者；对于环境的幻想性错觉也很常见（高达 49％）
  - √ 幻觉可能涉及以下的感觉模态
    - □ 视觉（从不成形的影子到成形的人、动物，有时为奇怪的事物，如小的人影、小丑；不总是很恐怖，但经常出现，并成为妄想的来源）
    - □ 听觉（单纯的声音、说话声、音乐）
    - □ 触觉（如感到有寄生虫）
    - □ 嗅觉（难闻的气味导致妄想性的理解，例如害怕被下毒）
    - □ 味觉（不常见，但味觉的变化可能导致患者出现关于食物坏了或被下毒的妄想）
  - √ 可能比认知损害本身的反应更麻烦并更难处理
  - √ 在感觉损害共存的情况下，精神病性症状可能更持久

（如幻视可能与视力损害有关，幻听可能与听力损害有关）

BPSD 相关的攻击

- 出现的频率还没有明确的数据：据报道在社区中，65％的痴呆老年患者可出现此行为
- 妄想是攻击的预测因素
- 攻击是最困扰照料者的症状
- 躯体性攻击的特征包括
  √ 打、咬、踢、推、抓、撕、揪
- 躯体性的非攻击行为（26％～45％）包括
  √ 走路、漫游、去抑制、不恰当的着装、重复的作态
    □ 漫游和不安是非攻击性激越最常见的形式
  √ 不恰当的与性有关的行为
- 言语性攻击行为包括
  √ 不恰当的抱怨、打扰性的要求、反抗、违拗、侮辱（例如与种族有关的）、猥亵（有时与性格有关，源于既往的人格）和尖叫
- 躯体性的非攻击行为通常能通过下列措施减轻
  √ 熟悉的照料者/家人
  √ 可预料的和熟悉的环境
  √ 分散注意的事物（视觉、触觉或听觉的）

BPSD 相关的情感状态

- 发生于 19％的患者，包括
  √ 淡漠
  √ 情绪不稳定
  √ 抑郁
  √ 焦虑

BPSD 的处理

● 处理原则

  √ 合理并限制用药

  √ 灵活

  √ 耐心（改变需要时间）

  √ 将行为分为不同的部分

    □ 有针对性地进行干预，不要试图一次改变所有的情况

  √ 注意感觉输入、环境和日常行为

BPSD 的初步处理见表 2.5，其非药物干预见表 2.6。

表 2.5 BPSD 的初步处理

临床干预	评述
初步工作	
● 基于直接的观察全面描述行为	
● 尽可能地明确病因	
√ 神经性的（如近期的脑卒中、隐匿的头部创伤）	
√ 精神性的（如心境、焦虑或精神病性障碍）	
√ 医疗情况（如疼痛、谵妄）	
√ 药物作用（如多巴胺能或抗胆碱能药物的不良反应）	
√ 睡眠受损	
√ 感觉受损	
√ 社会事件（如损耗、支持系统的问题）	
有效处理所有的医疗情况和疼痛综合征，包括感觉受损	
优化药物治疗	
注意患者、陪护人员和工作人员的安全	● 尤其注意攻击、漫游和可能引起冲突的扰乱性行为
明确并记录 BPSD 的靶症状	● 不建议使用霰弹枪疗法（可能违反 OBRA 指南和常规）；明确促发因素，避免促发事件（例如过度干扰性的个人护理）

临床干预	评述
明确药物治疗可能无效的行为	● 可能无效的行为包括 　√ 漫游、踱步、寻找出口 　√ 尖叫、不恰当的言语 　√ 不愿意去上厕所 　√ 不恰当的排泄行为或吐痰 　√ 储藏 　√ 退缩（尽管兴奋性的药物如哌甲酯对于淡漠可能有效） 　√ 某些性行为（尽管 SSRI 类或雌激素可能有效）
明确药物治疗可能有效的行为	● 可能有效的行为包括 　√ 并存的轴 I 障碍 　√ 睡眠周期紊乱 　√ 喜好攻击 　√ 过度兴奋 　√ 幻觉 　√ 妄想 　√ 多疑 　√ 敌意
明确社会心理因素	● 社会心理因素包括 　√ 丧失 　√ 家庭冲突 　√ 文化/语言障碍 　√ 与人格相关的事件

最初尽可能使用非药物干预

表 2.6　BPSD 的非药物干预

干预	评述
优化环境	● 降低噪声水平（如电视机声音过大，公共事件如清洁地板、人员呼喊、喧闹） ● 注意处理室友之间的冲突 ● 提供背景音乐——非打击乐，来自患者文化背景和青年生活的较熟悉的音乐 ● 创造简单而平常的环境，缓和的纯色；视觉（标签、标志、图画）、听觉和触觉方面

干预	评述
优化环境	● 创造安全的"漫游环境"（如漫游花园、封闭的单元） ● 可以应用白噪声和宠物疗法
社会和刺激疗法	● 工作人员提供少量缓和的干预 ● 用语简单 ● 必要时可以重复 ● 用支持性但不轻视的语调 ● 确认、支持并鼓励回忆 ● 帮助保持个人认同 ● 使重复的行为转到熟悉的日常任务（如擦桌子、叠衣服）
个体化/优化日常生活	● 增加日常活动（如锻炼身体、小组游戏） ● 评估白日睡眠的需要——尽量避免睡眠节律的紊乱
行为矫正	举例：A-B-C 法 ● 明确行为的前提（antecedents，例如促发因素） ● 明确行为（behaviors） ● 启动恰当的行为矫正顺序（consequences）
光照疗法	改善睡眠时相综合征
教育	惠及患者、照料者和家人

BPSD 的药物治疗（表 2.7）

没有被批准专用于 BPSD 的药物。

● 有人认为老年人在非精神病情况下应用抗精神病药是具有争议的

  √ 但总的来说，抗精神病药是目前最佳的药物治疗手段

● 研究抗精神病药的疗效经常使用评定量表［如简明精神病评定量表（brief psychiatric rating scale，BPRS)］

  √ BPRS 的评分下降超过 20％为改善——最多视为中等改善；结局研究显示的改善可能具有前瞻性

√ 典型抗精神病药只能带来 BPSD 的中等改善，而非典型抗精神病药的疗效可能更好，尤其是对于激越

药物治疗用于

● 对药物治疗有效的症状的急性控制：激烈的行为、过度活动、抑郁症状、精神病性症状
　　√ 在较小程度上还可用于：躯体或言语的激越，尤其是更严重的对行为、社会或环境干预可能无效的攻击/不合作的行为
　　√ 注意：激越一词不为 OBRA 法规所用，但有时却不可避免，因为行为的根本原因不清楚或不能诊断
　　√ 有些情况下需要制订长期的药物治疗策略

表 2.7　BPSD 药物治疗的一般原则

1. 药物选择：没有统一的药物治疗方案；每个患者都是一个小型的临床试验；用药的观察时间约为 12 周
2. 药物的应用一定要有特定的目标，例如轴 I 障碍
3. 症状群可以指导治疗，即使与疾病分类学诊断不完全相符（如与抑郁症状有关的激越、易激惹、病理性心境恶劣和焦虑可能提示抗抑郁药作为首选）
4. 应用规律、定时的治疗；临时使用或临时的医嘱可能造成药物的不恰当使用或误用
5. 避免多药治疗；对于复杂的难治性病例，多药治疗可能是必要的，但一定要在严密的监控下使用
6. 注意药物的不良反应
7. 定期地试行药物减量；很多症状具有自限性（根据 OBRA 的规定）

　　抗精神病药治疗（表 2.8）与非抗精神病药治疗均用于 BPSD。

● 抗精神病药
　　√ 用于精神病或严重的激越
　　√ 对抗精神病药最可能有效的非精神病性症状包括多疑、睡眠减少、兴奋、敌意、情绪不稳定、坐立不安、攻

　　　　击、易激惹和不合作
　　　√ 非典型抗精神病药是首选
　　　√ 根据副作用谱选择药物
　　　√ 剂量比非痴呆的精神病患者低得多
● BPSD 的非抗精神病药治疗
　　　√ 5-HT 能药物，SRI 类抗抑郁药（表 2.9）

BPSD 治疗中其他药物的使用见表 2.10。

表 2.8　BPSD 中抗精神病药的使用

药物	用于 BPSD 的剂量	副作用	评述
非典型抗精神病药			
阿立哌唑	某临床试验起始剂量为 2 mg，平均日治疗剂量为 10 mg		无其他老年人数据
利培酮	0.125～0.25 mg，以每天 2 次起始，需要时加量到 1～2 mg/d，分次服用	直立性低血压和镇静；此剂量范围内少见明显的锥体外系反应，但该副作用可出现于低剂量时，因此需要监测	1 mg 耐受最好（0.5～1.25 mg/d；功能性精神病剂量稍高，为 0.5～3 mg/d）；氟哌啶醇直接换为利培酮能提高疗效且耐受性良好
奥氮平	以 2.5 mg/d 起始，必要时加量	起始阶段有镇静作用，有些抗胆碱能反应，但在这个剂量水平不会持久	5～10 mg/d（最高20 mg）疗效最佳；较高的剂量对于精神病性症状更好；有些数据提示其优于利培酮和氟哌啶醇
喹硫平	25～200 mg/d	常见镇静、困倦、激越和直立性低血压	有效剂量范围广

药物	用于 BPSD 的剂量	副作用	评述
氯氮平	6.25~200 mg/d	显著的抗胆碱能效应、直立性低血压、疲乏、多涎和恶心；很多副作用是剂量相关的，减量后能消失；粒细胞缺乏的风险显著升高——需要严密监测	谨慎加量；老年人对严重的副作用更为敏感；对于其他非典型抗精神病药无效或出现锥体外系反应的难治性精神病有效（尤其是与帕金森病和路易体痴呆相关的）
齐拉西酮	没有明确；平均剂量为 100 mg/d	常见镇静，减量 20 mg 能有效缓解；偶见锥体外系反应	少见药物相互作用。还处于早期使用阶段

典型抗精神病药

		高效价药物在这一人群中常见锥体外系反应和迟发性运动障碍，也容易出现帕金森样副作用（5%～90%），典型抗精神病药通常会使已经存在的认知损害恶化；中效价药物通常是首选	约 1/3 有激越和/或精神病表现的 BPSD 患者用典型抗精神病药治疗有效，尽管研究结果并不乐观；不再推荐为痴呆的一线用药；疗效中等而副作用发生率高；对淡漠、退缩和常见的恶化无效
洛沙平	10~50 mg/d		有些人把它作为治疗 BPSD 的首选，包括攻击
氟哌啶醇	2 mg/d	超过 2 mg/d 则显著增加副作用的风险	常用；0.5 mg/d 的低剂量范围对于多数病例无效；总的来说，对激越无效，对攻击有一定效果

药物	用于 BPSD 的剂量	副作用	评述
替奥噻吨	1～10 mg/d	锥体外系反应和迟发性运动障碍的风险随剂量增加而增加	老年人中的资料有限，但对于急性激越的短期治疗有效
硫利达嗪	10～50 mg/d	QT 间期延长；其余重要的副作用包括镇静、抗胆碱能效应、直立性低血压	对于证实出现的 QT 间期延长，应使用较低的剂量
其他典型抗精神病药现在已经很少使用，在常规治疗中不常见	● 氯丙嗪 10～100 mg/d ● 三氟拉嗪 1～10 mg/d ● 奋乃静 2～16 mg/d		

表 2.9　BPSD 中 SRI 类药物的应用

药物	剂量	评述
西酞普兰	20～30 mg/d	在阿尔茨海默病相关的抑郁方面可能优于其余的 SSRIs（只有初步数据）；在控制精神病和行为紊乱上优于安慰剂，某些方面优于奋乃静
舍曲林	25～100 mg/d	
帕罗西汀	5～20 mg/d	
氟西汀	5～20 mg/d	
曲唑酮	75～400 mg/d（平均剂量为 75～150 mg/d）	对激越有效（2.5 g/d 的色氨酸可以增效）；镇静的副作用是其局限因素；少见阴茎异常勃起

表 2.10 BPSD 中其他药物的使用

药物	剂量	副作用	评述
苯二氮䓬类			
			对事件相关激越的短期治疗有效；使用短效和中效药物（如奥沙西泮和劳拉西泮），不用长效药物；避免使用超短效药物（如三唑仑）
奥沙西泮 劳拉西泮 氯硝西泮 唑吡坦	10 mg 0.25～0.5 mg 0.5～1.5 mg 2.5～5 mg	反常的脱抑制（在痴呆或脑损害的患者中尤其突出）、过度镇静、跌倒的风险、依赖、用药间期的戒断（尤其是临时使用时）、停药综合征、认知和精神运动性的副作用	用药间隔为 30～45 min。在已知的可能引起激越的事件前使用，如沐浴；对与焦虑、紧张和睡眠问题相关的短暂激越有效（不包括易激惹）；疗效随着时间消失；短期使用
丁螺环酮	起始剂量为 5 mg，一天3次，必要时滴定到 15～20 mg（只有临床数据）		1～8 周起效；对攻击中度有效；抗攻击效应的潜伏期为 4～6 周
情绪稳定剂			
丙戊酸钠 （情绪稳定剂的用药选择）	250～1500 mg/d（最高达 2500 mg/d），分 2～3 次服用	注意肝和血液系统毒性（血小板减少）、镇静、共济失调、头晕、体重增加	GABA 受体激动剂；可作用于阿尔茨海默病患者的 GABA 缺乏；与抗精神病药疗效相当；有时与抗精神病药合用可增加疗效；某研究显示能使言语和躯体性的攻击减少50%，但其他研究结果没有这么乐观；目标血药浓度为 30～90 μg/ml，但没有明确的量效关系

309

药物	剂量	副作用	评述
卡马西平	300 mg/d（剂量范围 100～600 mg/d，有些高量达 1000 mg/d）	没有提示；血药浓度超过 9 μg/ml 会增加不良反应的发生率；血液病；药物相互作用强，限制了自身使用；皮肤反应，镇静，共济失调；电解质紊乱；监测传染病；常规血细胞计数	抑制边缘系统活性；对激越、敌意和不合作有效；对无力、焦虑/抑郁、思维障碍无效；血药浓度为 5 μg/ml（范围为 4～9 μg/ml）
加巴喷丁	300 mg，一天 3 次		据报道有效
β 受体阻断药			
		注意其不良反应；充血性心力衰竭、慢性阻塞性肺疾病、糖尿病、心绞痛、重度周围血管病和甲状腺功能亢进患者禁用；可能会引起心动过缓和低血压	证据不足，疗效差异大；是抗精神病药的三线或四线用药；在出现抗精神病性抗攻击效应前有长达数周的潜伏期；需要维持最大量 8 周才能明确疗效
普萘洛尔	10～800 mg/d	以 20 mg 试验剂量起始，每 3 天加量 20 mg/d；部分患者可以耐受每 3 天加量 60 mg	对身体虚弱的老年人剂量范围很广；部分可加量到 12 mg/kg，最大量为 800 mg/d（但这一范围的剂量临床应用少，不建议常规使用）；避免突然停药，尤其是对于高血压患者；以 60 mg/d 的速度滴定到 60 mg 的剂量后，再以 20 mg/d 的速度减停
吲哚洛尔	40～60 mg/d，分两次服用		数据少；其拟交感神经作用可能使其具有一定优势（相对于普萘洛尔），较少出现心动过缓或低血压

药物	剂量	副作用	评述
其他药物			
胆碱酯酶抑制剂			有时有效
毒扁豆碱	6mg/d，每2h一次		在与阿尔茨海默病相关精神病的治疗研究中有应用；起效时间为3～4h
雌激素或甲羟孕酮			治疗性行为紊乱
褪黑激素	3mg，每晚服用		用于控制"激越"；数天或数周后出现疗效（只有初步数据）

对所有的用药

- 监测药物的副作用
- 持续用药 6～12 周；无效则提示可能需要换药
- 患者病情稳定后，可定期进行减药
  - √ 对于有些症状需要延长药物治疗的时间［例如攻击、抑郁或精神病；其他的症状（如激越）会更短暂］
- 减药时，要逐渐减量，避免出现停药综合征
- 约 50% 的患者在停药 3～6 月后会出现症状的反复（成人精神分裂症第 1 年的复发率为 90%）

帕金森病和帕金森综合征相关的精神病

帕金森综合征（不包括特发性的帕金森病）可由多种药物（表 2.20）和神经系统疾病如进行性核上性麻痹、痴呆伴列维小体、阿尔茨海默型老年性痴呆和多系统萎缩导致

- 疗养院中（＞75 岁）帕金森病的患病率达 35%
- 精神病和帕金森综合征通常与多巴胺能药物有关，也可能

311

与路易体有关

- 帕金森病中精神病的风险
  - √ 随年龄的增加而增加
  - √ 在左旋多巴的作用下，精神病的发病率为 20%；如合用多巴胺受体激动剂，则可增加到 >30%

病理生理特征

- 精神病可能与纹状体和额皮质环路的单胺受体突触后的高敏感性相关
  - √ 多巴胺受体激动剂的慢性刺激（如左旋多巴、金刚烷胺、MAO-B 抑制剂、儿茶酚-O-甲基转移酶）可能引发精神病性症状
  - √ 多巴胺受体激动剂引发的幻觉和妄想可能与 5-HT 受体突触后高敏感性有关

临床表现

- 精神病的前驱症状
  - √ 进行性的认知损害
  - √ 全面的睡眠紊乱——白日困倦、失眠、夜间肌阵挛
  - √ 人格改变
  - √ 自知力存在时出现的意识错乱或幻觉
- 症状
  - √ 服用多巴胺能药物尤其是左旋多巴的患者 20% 出现幻视
    - □ 经过 2 年或更长疗程左旋多巴的治疗后发病
    - □ 剂量高的风险更大
    - □ 幻觉通常是非常具体的，能让患者信以为真（如小人国的小人），通常在晚上出现，有时非常恐怖；幻听和幻触，尤其是在多巴胺受体激动剂治疗早期就出现的，提示痴呆伴列维小体或阿尔茨海默型老年性痴呆的可能
  - √ 妄想不如幻觉（3%～17%）常见，但幻觉的发生可由

妄想解释；有病例报告妄想性的身份识别障碍

处理

- 有一定难度，需要在最佳疗效和副作用之间取得平衡
- 治疗其他有关的内科情况和睡眠障碍
- 药物治疗可选择非典型抗精神病药
  - √ 多数情况下不再使用典型抗精神病药
    - □ 如需要使用，可以谨慎试用小剂量的低效价药物（吗茚酮或硫利达嗪）
- 使用任何抗精神病药都要谨慎，因为痴呆伴列维小体会出现与帕金森病治疗中药物引起的精神病非常类似的表现
  - √ 痴呆伴列维小体应尽量避免使用抗精神病药
- 避免使用典型抗精神病药（即多巴胺受体阻断药）
  - √ 使帕金森病症状加重，尤其是灵活性改变和震颤
- 有时电休克治疗对精神病和帕金森病的运动症状均有疗效
  - √ 疗效通常较短暂，通常需要连续的电休克治疗
- 减少左旋多巴或其他多巴胺能药物的使用不是首选
  - √ 可能能改善精神病的症状，但是会使帕金森病症状恶化，导致姿势不稳、低血压和跌倒
- 抗胆碱能药可能增加幻觉和谵妄的风险

帕金森综合征相关精神病的药物治疗小结见表 2.11。

表 2.11　帕金森综合征相关精神病的药物治疗小结

药物	评述
喹硫平	首选；耐受性良好，有效；优于多巴胺能药物的减量
利培酮	可以选择，但要注意可能引发帕金森病症状
奥氮平	作为二线用药，因为小剂量也可能引发帕金森病症状
氯氮平	用比治疗精神分裂症时低得多的剂量（常用剂量的 $1\frac{1}{6}$ ～10%），就能取得良好疗效，但由于其严重的副作用和需要监测血常规，在老年患者中很难安全使用；使用数天内就能起效；对难治性混合震颤也可能有效；氯氮平对 D_1 受体的阻断作用可能对帕金森病患者的运动失调有治疗作用

痴呆伴列维小体

- 占到老年性痴呆患者的 15%～25%；痴呆伴列维小体
  (dementia with Lewy bodies，DLB) 可见于 50% 的痴呆和
  持续性精神病的患者
- 与帕金森病和阿尔茨海默病有明确的遗传上的相关性

病理生理特征

- 因所有帕金森病患者脑干细胞核和 10%～25% 痴呆患者
  （尸检）的皮质存在圆形的嗜酸性包含体而得名
  - √ α 突触核蛋白是其免疫组化特征，与帕金森病和多系统
    萎缩类似
- 病理上可能与纹状体 D_2 受体的阻断有关
  - √ 颞叶和顶叶皮质乙酰胆碱转移酶减少

临床表现

- 是认知障碍、帕金森病和精神病性症状共存的痴呆的特殊
  类型，激越或精神病性症状对抗精神病药疗效不佳
- 快速进展的认知损害
  - √ 认知损害可能出现明显的波动
- 痴呆早期出现的精神病性症状比疾病早期出现的更加提示
  痴呆的可能
- 包括一个或以上的下列症状
  - √ 幻觉——生动，具体的幻视或幻听
  - √ 妄想——偏执、被害
  - √ 轻度的不自主的锥体外系反应
  - √ 额叶释放反射——眉心反射、撅嘴反射、吸吮反射、掌
    颔反射
  - √ 神经安定药敏感综合征——标准剂量的神经安定药引起

314

显著的不良反应
- ✓ 反复的不明原因的跌倒
- ✓ 晕厥
- ✓ 短暂的意识错乱或唤醒困难（可能类似发作性睡病）
- ✓ 波动性的意识错乱
- ✓ 抑郁
- ✓ 睡眠紊乱，包括快速眼动睡眠行为障碍
  - □ 大叫、打、抓挠、抽动和磨牙
  - □ 类似梦游的表现
  - □ 可能伤害自己或睡伴
- ✓ 攻击
- ✓ CT——非特异性萎缩
- ✓ 约9%的DLB有明显的帕金森综合征
  - □ 在DLB早期抗帕金森药有效，后期疗效降低
  - □ 用左旋多巴治疗
  - □ 左旋多巴疗效变化大，不可预测
  - □ 理论上有增加精神病的风险，但临床上不常见

DLB的精神和行为障碍的处理

DLB患者对神经安定药非常敏感。

- 80%出现不良反应，包括增加死亡率
- 使用所有抗精神病药包括非典型抗精神病药的患者都需要十分谨慎；部分非典型抗精神病药（如氯氮平和喹硫平）出现神经安定药敏感综合征的危险性不大，但仍有一定风险
- 25%～80%使用典型抗精神病药治疗的DLB患者会出现神经安定药敏感综合征
  - ✓ 严重的帕金森综合征——震颤、运动徐缓、僵硬、步态异常、面具脸
  - ✓ 自主神经系统功能紊乱

- √ 谵妄/意识错乱
- √ 紧张状态
- √ 不可逆的认知损害（可能由于神经元缺失加剧）
- √ 功能减退
- √ 频繁跌倒
- √ 少数病例出现致死的不良反应

药物治疗

- 在使用抗精神病药前，应先使用胆碱酯酶抑制剂和非药物干预手段。
- 胆碱酯酶抑制剂可能对 DLB 相关的障碍有效
  - √ 幻觉
    - □ 轻度认知损害时尤其突出的幻听和幻视
  - √ 妄想和妄想性的身份识别障碍
  - √ 意识错乱
  - √ 激越
  - √ 抑郁
  - √ 注意障碍
  - √ 嗜睡
  - √ 淡漠
- DLB 如果要使用抗精神病药，应在住院时开始
  - √ 喹硫平、奥氮平和氯氮平均可耐受，但仍需谨慎并观察毒性反应

谵妄

谵妄是短暂的器质性精神综合征，任何内源性或外源性的障碍影响了中枢脑功能均可导致其发生。该综合征以全面的认知和注意损害、意识水平降低、精神运动性异常和睡眠-觉醒周期紊乱为特征。表 2.12 总结了谵妄的病因。

表 2.12 谵妄的病因

病因	特定的药物/情况
中毒	● 药物——抗帕金森药；抗胆碱能药，包括抗组胺药（如苯海拉明）；精神药物（尤其是锂盐、TCAs、苯二氮䓬类）、解痉药、滴眼剂、麻醉剂、镇痛药、类固醇、精神兴奋剂、抗炎药、酒精、抗肿瘤药、抗惊厥药和抗心律失常药（尤其是地高辛） ● 物质中毒 ● 毒药
停药综合征	● 酒精、镇静催眠药
麻醉或术后状态	● 术后谵妄通常由低氧血症或阿片类和苯二氮䓬类药的使用导致
感染	● 全身性败血症、尿路感染、肺炎和伴脱水的上呼吸道感染
代谢紊乱	● 血糖异常；电解质（Na、K、Ca、Mg）、水（脱水）和酸碱平衡紊乱；缺氧、高碳酸血症、体温异常、营养缺乏（尤其是维生素 B_1 缺乏和维生素 B_{12} 缺乏）、肝/肾衰竭、贫血
心肺疾病	● 充血性心力衰竭、心律失常、心肌梗死、恶性高血压、脑卒中、肺栓塞
神经系统疾病	● 肿瘤、硬膜下出血、感染（脑膜炎、脑炎、脑脓肿）、脑血管病、癫痫综合征、头/脑创伤
内分泌疾病	● 甲状腺、甲状旁腺疾病
其他	● 睡眠障碍——呼吸暂停、睡眠剥夺、感觉剥夺、褥疮
其他相关因素	● 约束、多药治疗、营养不良

流行病学

- 占所有住院患者的 10%～31%
  - √ 根据人群不同，变化较大（如在术后患者中更常见）
- 高危患者包括药物依赖、认知损害、多种内科疾病和重症监护病房的患者（尤其是烧伤和开放性心脏手术的患者）
- 谵妄是死亡和住院风险大幅度增高的标志
- 易感因素

- √ 高龄
  - □ 重症监护病房中的高龄患者并不仅因年龄的因素而增加激越的风险
- √ 共病内科疾病
- √ 已经存在的认知功能损害、神经系统疾病
- √ 同时应用多种药物
  - □ 尤其是抗胆碱能药、抗组胺药、地高辛、抗惊厥药、类固醇
- √ 谵妄病史
- √ 身体虚弱
- 诊断
  - √ 高达70%的谵妄病例没有得到内科医生的诊断
  - √ 急性的意识错乱状态是由急性出现的内科疾病或过去慢性疾病的恶化所导致的
  - √ 毒性意识错乱状态是由年龄相关的敏感性增加、药物过量或药物相互作用（尤其是抗胆碱能累加效应导致的中枢神经系统抗胆碱能综合征）导致的药物毒性、感染或发热所致

谵妄的症状

- 发病：数小时或数天内急性发展
- 谵妄初期
  - √ 以人格改变、易激惹、注意力不集中、思维不连贯、去抑制为特征
- 重要的诊断性的特征
  - √ 症状具有波动性
  - √ 意识模糊
    - □ 集中和保持注意的损害
  - √ 注意损害
    - □ 不能转移和集中注意

√ 思维障碍，包括松散、不连贯或不切题

- 用词不准确
- 意思模糊
- 重复或意思不连贯
- 音量、语速和节奏异常——说话急促或犹豫

√ 定向障碍

- 时间和地点；严重时涉及人物
- 严重的意识错乱

√ 记忆损害（尤其是近记忆，也包括远记忆）

√ 熟悉的地方和人的识别障碍

√ 知觉障碍

- 精神病（幻视、幻触、幻听、偏执观念）
- 症状通常不会自发表现出来；需要积极去探寻
- 夜间妄想通常不像其他精神病那么系统和固定

√ 睡眠-觉醒周期紊乱

- 白日睡眠过多
- 夜间激越和警觉性增高
- 梦魇

√ 行为/精神运动性障碍

- 通常具有波动性
- 激越、极度的不安、好斗、尖叫
- 与活动减少交替出现
- 语速减慢、被动、嗜睡、淡漠

√ 情感障碍

- 害怕
- 情绪不稳定
- 易激惹

√ 自主神经系统体征

- 包括脸红、瞳孔散大、出汗、高血压

319

处理

- 明确并纠正谵妄的潜在病因
  - √ 完善病史并进行病历回顾
  - √ 实验室/特殊检查,包括血细胞计数、红细胞、维生素 B_{12}、叶酸、电解质、空腹血糖、二氧化碳、甲状腺功能、AST/ALT、肌酐激酶、肌酐、血尿素氮、尿液分析、胸部 X 线片、心电图、脑电图和氧饱和度,所有患者都要进行;必要时查血药浓度、毒性筛查、血培养、神经影像和血脂
  - √ 明确躯体情况,包括如呼吸暂停的睡眠障碍
  - √ 监测生命体征
  - √ 进行详细的临床精神状况检查
  - √ 排除其他诊断(如痴呆、精神病如精神分裂症、躁狂/轻躁狂、抑郁)
  - √ 明确并纠正毒性来源
    - □ 优化药物剂量,治疗感染
- 在低氧饱和度所致的谵妄中,氧气就足以治疗
  - √ 提供支持性措施:水/电解质平衡(当谵妄与脱水和电解质紊乱有关时尤为重要)、营养和维生素替代
- 优化环境
  - √ 提供适当刺激
    - □ 定向线索(如钟、日历、与家人的照片、私人物品)
    - □ 减少噪声
    - □ 光亮,但避免持续强光照射,因为会损害昼夜节律
  - √ 提供平静而使人安心的交流
  - √ 限制偶然的探视和不必要的检测(尤其是在教学机构)
  - √ 对家属进行教育、安抚和支持
  - √ 在患者耐受范围内,鼓励亲密、熟悉的家人陪伴患者
  - √ 床旁护理、观察和支持(对于轻症的患者通常足够)

√ 一般不需要限制

　　□ 例外情况：对于严重、不能控制的攻击或激越而影响
　　基本治疗的情况可以短期应用

　　□ 由于其不良后果（损伤或死亡），尽可能避免使用

　　□ 可以考虑其他的护理方法（如私人护理/陪伴）

● 针对特定症状

√ 精神病

√ 严重的激越、攻击

对更严重的情况使用药物治疗

● 尽可能少使用抗胆碱能药（避免谵妄恶化）

● 避免使用安眠药

● 对于昏睡和难以唤醒的老年人禁用精神药物

可以选择小剂量的抗精神病药，口服、肌内注射、静脉注射
均可。短期应用建议用氟哌啶醇。

● 以 0.25～0.5 mg/d 口服起始，肌内注射则剂量减半，可加
量到 0.5～1.5 mg/d，分 3 次使用

√ 静脉注射起效快，对于严重的激越有效

　　□ 每次 0.5～2 mg，每隔 30 min 重复使用，直到患者平
　　静下来

√ 不推荐静脉注射，但通常在紧急情况下能有效镇静

　　□ 有 QT 间期延长和急性锥体外系反应的风险

√ 使用镇静患者所需日剂量的 1/3～1/2 进行维持

● 对于严重的病例可口服或肌内注射，每隔 30～60 min 可相
同剂量重复使用一次

● 谵妄缓解后 3～5 天逐渐减停

● 口服利培酮（1～1.5 mg/d，也可以使用液体制剂）和奥氮
平（5～10 mg/d）在 2 个开放性研究和个别病例报道中
有效

√ 肌内注射和舌下含服在老年人群中还没有很好地研究，

321

但对控制急性激越可能有效
- 毒扁豆碱 1～2 mg 肌内注射/静脉注射治疗对抗胆碱能所致的谵妄
　　√ 注意心脏疾病、哮喘、糖尿病、消化性溃疡、膀胱/肠梗阻
- 谵妄的常规处理中应尽量避免应用短效苯二氮䓬类；在失眠和停药综合征（如震颤谵妄、苯二氮䓬类撤药）等少数情况下使用有效

妄想性障碍

- 定义：没有幻觉或器质性障碍的非怪异妄想，不包括精神分裂症或情感障碍
- 根据妄想的主题进行分类
　　√ 钟情妄想
　　√ 夸大妄想
　　√ 嫉妒妄想
　　√ 被害妄想
　　√ 躯体妄想
　　√ 贫穷妄想
- 起病
　　√ 通常在中晚年起病
　　√ 女性起病晚于男性（60～69 岁 vs. 40～49 岁）
- 危险因素：感觉损害（失聪）、人格障碍、移民、早年生活创伤、社会经济水平低下
- 临床特点
　　√ 主要为偏执型
　　　　□ 有时夫妻具有相同的妄想（感应性精神病）
　　　　□ 偏执性的身份识别障碍
　　　　□ Capgras 综合征——冒充者妄想
　　√ 伴发激越和破坏的行为

> √ 常常但不总是伴发器质性损害；脑梗死发生率增高（与晚发型精神分裂症和妄想痴呆相比）

处理

- 在老年人群中还没有很好地研究
- 患者通常缺乏自知力且治疗效果不佳
- 临床和非对照性研究的药物治疗
  - √ 非典型抗精神病药
    - □ 根据副作用谱来确定首选药物
    - □ 在妄想性障碍的老年患者中还没有很好地研究，但抗精神病药的常用剂量可能有效
  - √ 典型抗精神病药
    - □ 匹莫齐特在这种情况下最常用，也有关于其他药物的散发报道（氟奋乃静庚酸酯的缓释剂型）
    - □ 匹莫齐特口服剂量为 $1 \sim 4\,mg/d$，疗效最佳剂量为 $2 \sim 3\,mg/d$；锥体外系反应为突出的不良反应
    - □ 氟奋乃静庚酸酯剂量为 $5\,mg$，每 2 周 1 次；由于顺应性更好，缓释剂型可能更有效

不伴精神病理情况的幻视

幻视在老年人中十分普遍并通常伴有其他疾病如痴呆，但在感觉系统正常、没有精神病理的情况时也可以发生。

Charles Bonnet 综合征

Charles Bonnet 综合征由眼部病变如与感觉剥夺、独处相关的黄斑退化和视网膜病变继发的神经元刺激所致。症状包括

- 突然出现的持续、固定和复杂的幻视形象
  - √ 尤其是脸、动物、人、小人、花、非生命物体、复杂的图案
- 内容可以丰富也可以简单，通常色彩丰富，对患者来说通

323

常是愉悦、新奇和有趣的；很少是恐怖的

- 可以是持续的，也可以是周期性的或发作性的
- 感觉系统是正常的
- 自知力部分存在或完整
- 没有妄想或其他感官的幻觉
- 没有痴呆或神经系统疾病
- 其他方面功能良好

处理

- 治疗可能存在的视觉病变
- 卡马西平（仅见于临床病例报告）
- 丙戊酸钠（仅见于临床病例报告）
- 典型抗精神病药通常疗效不佳，但非典型药物可能好一些

枕叶血管损害

- 有时出现复杂的形象，但通常都是不成形的
- 巴林特综合征（皮层性注视麻痹）
    - √ 幻觉和当移动视线时出现过指

视网膜刺激

- 通常导致不成形的视觉形象（如团状或锯齿状的线）

脑卒中和肿瘤

- 幻视的形式根据损伤部位的不同而不同
- 出现于脑卒中病变的对侧
- 右半球损伤时更容易出现幻视

精神分裂症

- 发病率：65 岁以上人群为 1%；85% 的患者居住于社区中
- 精神分裂症的内在特征为认知损害

√ 记忆

  □ 情景和语义记忆不成比例的损害

√ 执行功能

  □ 社会功能、问题解决能力、群体功能和技能习得能力差

● 虽然没有纳入美国的《诊断和统计手册》第 4 版，但分为两种类型：早发性精神分裂症（early-onset schizophrenia, EOS）和晚发性精神分裂症（late-onset schizophrenia LOS）（表 2.13）

表 2.13　EOS 与 LOS 的共同特点

● 阳性症状、慢性病程和家族史
● 阴性（缺陷）症状；对于 EOS 的老年患者可能更突出
　√ 对于 LOS 的患者不显著
● LOS 患者的认知损害不显著，尽管形式与 EOS 患者类似
　√ 即使认知功能再完整的患者也存在一些执行功能的损害
● 相似的磁共振成像结果：白质高信号
● 两者均以偏执型为主

早发性精神分裂症

● 45 岁前起病

● 以偏执性症状为主

● 有时鲜明的症状（即阳性症状）在老年时消失，但并不总是如此

  √ 阴性症状通常持续存在

  √ 幻觉不常见，即使存在，对患者影响也不大

  √ 妄想内容不那么恐怖

  √ 严重激越发生率下降

● 易增加应激，能使已经存在的精神病恶化

● 存在明显的抑郁

  √ 约 40% 合并临床的抑郁

  √ 通常神经安定药治疗有效，随精神病性症状的缓解而缓解

- 有时叠加年龄相关的障碍，如痴呆或帕金森病，导致治疗更加复杂和困难
  - √ 显著的认知损害通常见于慢性精神分裂症，但不同于痴呆，在晚年并不进展
  - √ 但精神分裂症患者晚年认知损害极为常见，且对功能影响明显
  - √ 没有发现典型的脑部退行性病变的证据
- 随着年龄增长，症状通常保持稳定或改善（占 80%）；20% 恶化
- 在晚年，社会功能缺损多数存在，但应对能力有所提高

晚发性精神分裂症

- 45 岁以后起病
- 15% 的精神分裂症患者为晚发性
- LOS 没有在《诊断和统计手册》中以发病年龄正式进行划分，但有其自身特点
  - √ 女性更常见，为男性的 2～5 倍
  - √ 磁共振成像检查可见脑室和丘脑增大
  - √ 通常需要较低剂量的抗精神病药
    - □ 更容易出现迟发性运动障碍和药物所致的锥体外系反应

LOS 的特点见表 2.14。

表 2.14　晚发性精神分裂症的特点

- 怪异的被害妄想
- 幻听（偶见幻视）
- 阴性症状较 EOS 少见
- 情感不适当，思维松弛（少见）
- 磁共振成像检查显示
  - √ LOS 中丘脑体积增大
  - √ 白质高信号
- 通常对低剂量抗精神病药（为早发性剂量的 1/3）有效
- 迟发性运动障碍的风险增高
- 没有痴呆和情感障碍

处理

老年精神分裂症患者治疗的数据还不充足，尤其在药物治疗的疗效、治疗的长期耐受性、顺应性和转归方面。老年患者与年轻患者相同，需要进行全面的治疗。表 2.15 和表 2.16 总结了老年精神分裂症患者治疗的事项。

表 2.15　老年精神分裂症患者的处理

需要处理的因素	评述
注意老年人中影响药物治疗的一般因素	● 影响治疗的因素包括感觉损害、多药治疗、认知损害和顺应性差
对这一人群进行全面的躯体状况的检查更为重要，这些躯体状况通常治疗不足，从而使疾病加重	● 少数民族的老年人这方面的风险更大 ● 58% 的老年精神分裂症患者至少合并一种严重的内科疾病
抗精神病药的选择	● 对抗精神病药的有效率为 60%～75% ● 选择引起锥体外系反应可能性最小、对目标症状（包括阴性症状）效果好、老年人耐受性好的药物
药物的选择——非急性期治疗选择非典型抗精神病药	● 副作用更小 ● 对老年人的阴性症状更有效
药物的选择——需要快速起效时急性/紧急情况的处理	● 典型抗精神病药（如氟哌啶醇），急性症状控制后使用非典型药物 √ 注射用的非典型药物（齐拉西酮）或快速吸收的剂型（奥氮平速释制剂）可使非典型药物在急性处理中的应用更有效 √ 身体状况良好的老年人在急性处理时可能可以耐受典型和非典型药物的联合应用
阴性症状	● 通常对于非抗精神病药治疗或其他干预手段更有效 √ 例如：心境恶劣对抗抑郁药和心理治疗效果更好；心理社会功能障碍对社会-环境干预和心理治疗效果更好

需要处理的因素	评述
剂量	● 老年人用药剂量还没有很好地研究
	● 部分资料提示与年轻精神分裂症患者相比，老年患者应用较低剂量的氟哌啶醇（2～3 mg/d）有效
	● 低剂量奋乃静（＜15 mg/d）在开始治疗的 10 天对非痴呆的患者疗效不佳；治疗 3 周后，有效率增加
	● 急性治疗如果使用小剂量，不论应用何种抗精神病药，锥体外系反应的发生率都很低

表 2.16　复发的预防和维持治疗

● 长期维持治疗对大部分患者的症状控制和防止复发有效
　√ 即使维持治疗，仍有很大的复发风险
● 如果停用抗精神病药，复发率高于 50％
● 与精神分裂症的初期症状相比，锥体外系反应对长期预后的影响更有限
　√ 需要试行药物逐渐减量或换用非典型药物
● 持续维持治疗比针对性的治疗（即针对复发的前驱症状给予的间断性的治疗）更有效
● 预防和防止复发通常很困难，因为
　√ 顺应性差（约 50％患者）
　√ 随访存在问题
　√ 长期治疗的副作用（如迟发性运动障碍）
● 每周进行随访可能有助于防止复发；但通常会给患者带来很大的负担并不为患者所接受，所以协商是很有必要的

情感障碍中的精神病和行为障碍

● 精神病性抑郁
　√ 激越性的行为可见于老年精神病性抑郁的患者
　√ 储藏行为通常见于精神分裂症和痴呆
　　□ 抗精神病药治疗通常有效
　√ 28％～45％的抑郁发作患者有精神病的特征
　√ 区分抑郁性激越和焦虑很重要（表 2.17）

表 2.17　抑郁性激越与焦虑

抑郁性激越	焦虑
主要是躯体和行为表现	内在的担心/害怕
通常伴有认知损害	较少影响认知
独立于焦虑病史	焦虑病史
使用抗抑郁药和/或抗精神病药治疗（也可用电休克治疗）	使用心理治疗、SRIs、苯二氮䓬类治疗
傍晚、日落时和夜间更严重	通常早间更严重，但有时夜间严重
常见愤怒、易激惹	愤怒不明显

- 双相障碍（见双相障碍部分）
- 与感觉损害（如失明或失聪）有关的幻觉
  - √ 药物治疗效果不肯定
    - □ 低剂量抗精神病药可能有效
- 亨廷顿病
  - √ 精神症状在疾病早期出现（如抑郁、淡漠、易激惹、躁狂、精神病、痴呆）
  - √ 非典型抗精神病药可能有效（如利培酮 3 mg/d；临床病例报道）
- 多发性硬化
  - √ 年轻时发病，迁延到老年
  - √ 这类患者中只有病例报道提示非典型抗精神病药治疗有效
- 继发于内科疾病的精神病（表 2.18）
  - √ 例如：代谢性脑病，毒性/药源性/酒精性脑病
  - √ 治疗/稳定原发病
  - √ 使用小剂量非典型抗精神病药

329

表 2.18　可能引起精神病 * 的内科疾病的鉴别诊断

疾病种类	具体疾病
毒性/药源性疾病	苯二氮䓬类、抗胆碱能药、抗帕金森病药、酒精和其他物质滥用、可的松导致的疾病
脑血管病	脑卒中、颅内出血、狼疮性脑炎、高血压脑病
感染性疾病	常见感染包括尿路感染、肺炎、性传播疾病、朊病毒病（如 Creutzfelt-Jacob 病）
脑外伤	硬膜下/蛛网膜出血、直接脑外伤（额叶）
神经系统疾病（包括退行性病变）	阿尔茨海默病及其相关障碍、帕金森病、癫痫障碍
脑肿瘤	原发性/转移性脑肿瘤
内分泌性/代谢性疾病	甲状腺功能减退/甲状腺功能亢进、低血糖/高血糖、低钙血症/高钙血症、钠/钾平衡失调、内分泌疾病（如库欣综合征）
营养缺乏	维生素（维生素 B_1、叶酸、维生素 B_{12}、烟酸）

* 暂时的和/或长期的。

抗精神病药的治疗原则

- 神经安定药需要针对特定的症状或诊断使用
- 在老年人群中使用抗精神病药要遵守老年人临床用药的通用原则
  - √ 低剂量
  - √ 选择既往对患者有效的药物
  - √ 选择镇静作用弱的药物，除非有特殊的理由需要镇静
  - √ 快速镇静在老年人中还没有很好的研究，不推荐这样做
- 很多患者（达 75%），尤其是有痴呆相关症状的患者，即使没有不良反应，抗精神病药仍需要减量使用或停用
  - √ 对不伴有痴呆的精神病，低剂量药物疗效不佳——症状复发

330

- 有抗胆碱能副作用的抗精神病药由于抗胆碱能反跳综合征而通常更难减量

OBRA

- 美国综合预算调整法案（Omnibus Budget Reconciliation Act，OBRA，OBRA-87 法案）规定了标准实践指南（精神药物使用方案，Psychotropic Utilization Protocol，PUP），包括
  - √ 特定精神药物的使用剂量
  - √ 需要剂量的减量方案和副作用的监测
  - √ 药物超量使用、指南外药物使用、违背方案的药物使用的原则

法案出台于非典型抗精神病药出现之前，但指导原则已经更新。

- 批准的诊断适应证包括
  - √《诊断和统计手册》中的精神病［即精神分裂症、分裂情感性障碍、妄想性障碍、急性精神病性发作、感应性精神病性障碍、分裂样障碍、非典型精神病、躯体状况所致的精神病性障碍（即谵妄或痴呆）、抽动秽语综合征或亨廷顿病］
  - √ 上述特定诊断需要在病历中记录
  - √ 躯体状况所致的精神病
    - □ 记录必须客观、详细
    - □ 不能预防性使用
    - □ 对自己或他人有危险
    - □ 功能损害的患者出现持续哭泣、嚎叫、尖叫
  - √ 紧急情况或患者用其他手段都控制不了
- OBRA 明确规定了在以下情况中禁止使用抗精神病药
  - √ 非特异性激越（漫游、自我照料差、不愿交际、坐立不安、烦躁、紧张、不合作或其他对自己或他人都不造成危害的激越）

331

√ 记忆损害

√ 没有精神病性症状的抑郁

√ 失眠

√ 淡漠

√ 焦虑

● OBRA 特别要求

√ 定期重新评估和记录继续用药的必要性

√ 定期评估和记录副作用

√ 尽量避免临时用药

√ 定期进行药物的减量或停用

抗精神病药的药理学特点见表 2.19。

表 2.19 抗精神病药的药理学特点

药理学特点	评述
普遍吸收良好	胃排空时间和通过肠道的时间可能因为下列因素延迟 ● 年龄相关的肠动力下降 ● 常用药物 ● 抗精神病药本身的抗胆碱能效应 ● 抗帕金森病药 ● 抗酸药
普遍蛋白结合率高	● 与 α_1 酸性糖蛋白和清蛋白的亲和力好
脂溶性	在脂质中储存而周期延长，导致 ● 临床疗效和毒性效应延长 ● 停药后（部分病例甚至停药数月后），体内还有活性药物
老年人敏感性增高	● 随着年龄增大，由中枢多巴胺和乙酰胆碱减少所致，尤其是对于有脑结构异常的患者
经 1 相（氧化）和 2 相（葡糖醛酸化）的肝代谢，由肾排泄	● 非典型抗精神病药的代谢与典型抗精神病药相比与年龄的关系更小，老年人使用的剂量与年轻人更接近 ● 由 CYP1A2 和 3A4 代谢的药物（如氯氮平）随年龄的增加而清除率降低，因为这些酶的水平在老年人中降低

神经安定药的用药前评估

- 确定诊断与用药的适应证
- 进行全面的精神检查和精神科病史的询问，包括
  - √ 既往/当前的用药/不良反应史
    - □ 既往的锥体外系反应增加再次发生锥体外系反应的风险
    - □ 既往抗精神病药的使用和疗效
    - □ 联合用药史
  - √ 症状发展史
- 检查认知功能
- 评估日常生活活动/工具性日常生活活动
- 询问家族史
  - √ 有血缘关系的亲属中出现帕金森病增加发生锥体外系反应的风险
- 询问心理社会/支持史
  - √ 成功治疗的重要因素
    - □ 仅治疗精神病，而不处理非支持性的心理社会因素，可能并不能提高生活质量
  - √ 评估
    - □ 家庭结构
    - □ 冲突
    - □ 可用资源
    - □ 社会资源的利用
- 采集既往病史
  - √ 评估内科疾病，尤其是目前的表现
    - □ 可能产生或表现出类似行为障碍的可治疗的内科疾病
    - □ 感觉缺陷
- 进行躯体和神经系统检查
  - √ 包括帕金森病性的锥体外系反应的量表评估
    - □ 阳性体征提示神经安定药治疗中可能出现锥体外系副

　　　　作用；常见于阿尔茨海默病，尤其是运动徐缓和僵硬的患者
　　　　□ DLB 对神经安定药敏感性很高，是神经安定药的相对禁忌证，需要注意排除
　　√ 评估
　　　　□ 神经安定药副作用的耐受性
　　　　□ 内科疾病恶化的可能性
- 筛查物质滥用
- 进行基线实验室检查
　√ 血细胞计数
　　　□ 尤其是首次使用神经安定药特别是吩噻嗪治疗的患者的基线白细胞水平
　√ 促甲状腺激素
　√ 生化检查
　　　□ 包括肝功能（即 AST、ALT、碱性磷酸酶和血清胆红素）
　　　□ 电解质
　√ 尿液分析
　√ 空腹血糖，血清三酰甘油（尤其是使用奥氮平和氯氮平）
　√ 血药浓度
　√ 必要时检查心电图、血清维生素 B_{12} 和叶酸
- 考虑是否需要神经影像学检查

神经安定药的神经药理学

多巴胺受体

- 阻断 D_2 和 D_4 受体对抗精神病效应非常重要
　√ 出现治疗效应需要 60％～70％的 D_2 受体占有率
　　　□ D_2 受体占有率＞80％导致锥体外系反应，但 55％～65％这一较低的占有率就可产生静坐不能

- 传统的神经安定药
  - √ 非选择性地阻断 D_2 和 D_3 受体
  - √ 显著激活 H_1 受体、α_1 受体、M_1 受体

5-HT 系统

- 5-HT$_2$ 受体阻断药（如非典型抗精神病药的效应之一）可抑制 5-HT 系统，并解除对多巴胺系统的抑制，从而缓解锥体外系反应

谷氨酸和天冬氨酸系统

- 目前谷氨酸和天冬氨酸神经递质的作用尚在研究中
  - √ 在精神分裂症中作为兴奋性神经递质起到一定的作用
  - √ 谷氨酸和多巴胺系统相互作用，相互调节
- 临床意义
  - √ 氯氮平在其谷氨酸能效应上不同于典型抗精神病药
  - √ 谷氨酸介导神经毒性的风险在老年人中增加

抗精神病药的选择

- 总的来说，非典型抗精神病药已经代替了典型抗精神病药而作为常规使用
- 对阳性症状的疗效接近
  - √ 只是因副作用不同而区分
  - √ 根据副作用谱、药物使用、剂型、起效快慢和既往疗效来选择药物
    - □ 对于急性患者，非典型抗精神病药起效偏慢
- 非典型抗精神病药对阴性症状疗效更好，更安全
- 有些非典型抗精神病药，尤其是氯氮平，与典型抗精神病药相比，对难治性精神病和精神分裂症的阳性和阴性症状可能更有效

- 对于急性精神病性激越，应用
  - √ 典型抗精神病药，尤其是静脉注射或肌内注射氟哌啶醇，这是控制急性症状最好的起始治疗方案
  - √ 急性症状控制后，再换为非典型药物
- 部分健康状况良好的老年人可能耐受典型和非典型药物的联合应用，但不推荐常规使用
- 低效价的典型药物（如硫利达嗪和氯丙嗪）与高效价药物的副作用谱不同，很大程度上是因为其毒蕈碱受体亲和力更强
- 尽管如此，高效价和低效价药物都有很明显的缺点
- 中效价的典型药物（如奋乃静和洛沙平）有时作为常规典型药物来使用，因为其副作用强度较小
- 5%～10%的患者是抗精神病药的慢代谢者，取决于CYP2D6的代谢（如氟哌啶醇、奋乃静、利培酮和硫利达嗪）
  - √ 该因素和其他年龄相关因素导致了抗精神病药耐受性的巨大差异
  - √ 尤其是评估CYP2D6代谢的抑制剂对通过2D6酶代谢的药物的疗效和副作用的影响时更应该考虑这一因素
  - √ 注意：CYP2D6的慢代谢者帕金森病性副作用的发生率为普通代谢者的3倍
- 尽管目前在需要神经安定药治疗的情况下，大多数都选择非典型抗精神病药，但氟哌啶醇和硫利达嗪仍广泛使用
  - √ 对非典型抗精神病药无效的患者需要使用典型抗精神病药
  - √ 有时非典型抗精神病药需要与典型抗精神病药合用
  - √ 2000年美国FDA黑框警告提示其QT间期延长及尖端扭转型室性心动过速的风险后，硫利达嗪不再广泛应用
- 阳性症状（如幻觉或妄想）能有效预测老年患者抗精神病药的疗效
  - √ 阴性症状（社会退缩、动力受损）提示对抗精神病药疗效不佳

抗精神病药副作用的比较见表2.20。

表 2.20　抗精神病药副作用的比较

药物通用名	镇静	低血压	锥体外系反应	抗胆碱能症状	其他副作用	合并内科疾病	该药物的选择
氯丙嗪	+++	+++	++	+++	黄疸、皮肤疾病、粒细胞缺乏、体温调节障碍、癫痫		具有脂肪族侧链；低效价；老年人不建议使用；药动学提示老年人中的毒性不可预测，可能更大
氯氮平	+++	++/+++	0/+	+++	老年人粒细胞缺乏的可能性更大；>100 mg/d 可能呼吸窘迫（包括呼吸停止）；糖代谢受损	避免用于1型和2型糖尿病、未治的闭角型青光眼、前列腺肥大和癫痫障碍（除非同时应用抗惊厥药）	对难治性精神分裂症、其他精神病和激越常有效；帕金森病或严重TD；通常在住院患者中使用，需要严密监测；小剂量起始，每周监测血压和精神状况、每周监测白细胞
氟奋乃静庚酸酯	+	+	+++	+			
氟奋乃静庚酸酯注射剂							不建议用于痴呆患者；可用于治疗精神病

337

药物通用名	镇静	低血压	锥体外系反应	抗胆碱能症状	其他副作用	合并内科疾病	该药物的选择
氟哌乃静癸酸酯注射剂	+	+	+			近期心肌梗死和慢性心力衰竭通常耐受良好	癸酸酯形式能在数小时之内释放相当一部分注射药物，增加锥体外系反应风险，总的来说，老年和年轻患者使用剂量相近
氟哌啶醇	+	+	+++	+	常见	近期心肌梗死和慢性心力衰竭通常耐受良好	对各种精神病、兴奋和激越状态均适用；精神病需要2～3 mg的剂量范围，可能出现锥体外系反应
氟哌啶醇庚酸酯注射剂	+	+	+		缓释制剂可能带来长期而严重的锥体外系反应；3个多月后达稳态（普通成人数据）	一般对于心肌梗死和慢性心力衰竭的患者安全	静脉注射对于紧急镇静有效，但有急性锥体外系反应和QT间期延长的风险
洛沙平	++	++	++	++			对老年人有效；适应证与奋乃静类似
美索达嗪	+++	+++	+	+++			不良反应与硫利达嗪类似；在老年人中数据不足

338

药物通用名	镇静	低血压	锥体外系反应	抗胆碱能症状	其他副作用	合并内科疾病	该药物的选择
氯丙嗪	++	+/++	+/++	++	不引起体重增加		老年人中不常用
奥氮平	+	+	+	+	老年人中抗胆碱能效应可能成为问题；糖代谢损害	避免应用于1和2型糖尿病患者	>10 mg/d可能疗效降低
奋乃静	++	++	++	++			对兴奋、攻击、激越有效；6 mg对痴呆相关的激越/精神病有效，非痴呆相关的精神病需要更高剂量
匹莫齐特	+	+	+++	+		避免应用于心律失常和心电图提示的QT间期延长	老年人中不建议使用
喹硫平	++	+	0	+			
利培酮	++	++	+	0			低剂量（0.25 mg/d）对BPSD样症状有效；精神分裂症状要更高剂量（4~6 mg/d）；高剂量时可出现帕金森病

药物通用名	镇静	低血压	锥体外系反应	抗胆碱能症状	其他副作用	合并内科疾病	该药物的选择
硫利达嗪	+++	+++	+/++	++/+++	QT间期延长和尖端扭转型室性心动过速的风险；T波改变；色素性视网膜病	避免应用于心律失常和心电图提示的QT间期延长	具有哌啶侧链；低效价；过去老年患者最常用的药物；由于心脏毒性，谨慎使用，可能禁用于老年患者；对激越可能有效
替奥噻吨	++	++	++/+++	+/++			老年人中不常用；临床报道可用于急性意识错乱状态、激越、日落综合征、痴呆相关的攻击、精神病、坐立不安、兴奋；低剂量可减少锥体外系反应
三氟拉嗪	++	++	++/+++	+/++			
齐拉西酮	+	+	+	+			老年人中不常用

+表示轻度；++表示中度；+++表示重度。

340

注意：尽管低效价抗精神病药产生锥体外系反应的可能性较小，但在老年人中发生率仍高（约为高效价药物的一半）。在老年人中不同剂型可能带来一些优势，有时其副作用和疗效具有较大差异。

- 静脉注射（起效最快）
  - √ 有时加重低血压的副作用
  - √ 对于急性情况，氟哌啶醇是最有效的静脉注射药物
  - √ 奥氮平和齐拉西酮的注射型药物正在研制；还没有老年人数据
- 肌内注射和口服液体制剂几乎同时起效
  - √ 前者可能峰浓度高，导致急性副作用（如低血压）
  - √ 肌内注射氟哌啶醇对于亚急性情况有效
- 长效剂型
  - √ 优点
    - □ 便于使用，提高顺应性
    - □ 对顺应性不好、不愿口服用药或住在社区不经常看医生的老年慢性精神病患者尤其有效
    - □ 当出现以下情况导致顺应性不好时，考虑长效剂型（氟哌啶醇、氟奋乃静、氯哌噻吨）
      - ○ 不愿意服药
      - ○ 不愿口服用药
      - ○ 吞咽困难
      - ○ 家人或照料者对用药存在矛盾
      - ○ 对于顺应性实际情况的考虑，如没有去医院或得到药物的能力
  - √ 缺点
    - □ 在老年人中还没有很好地研究
    - □ 如果出现副作用，不能很方便、灵活地调整剂量
    - □ 注射部位疼痛，尤其是对于瘦弱的肌容量减少的老年人
    - □ 吸收可能不规律

□ 若长期应用，患者需要去治疗诊所进行注射

□ 氟奋乃静癸酸酯的快速释放更容易产生锥体外系反应

□ 长效药物有时与口服药物的药动学不同（如生物利用度增高、血浆浓度的个体差异减小）（见特定药物部分）

√ 剂量

□ 每 4 周用口服剂量的 10 倍，根据疗效和副作用调整

□ 不同的药物存在差异

○ 氟奋乃静癸酸酯：尽可能先用口服药物稳定；逐渐减口服药物和停药；以试验剂量为长效药物的起始剂量；根据口服剂量确定长效药物的剂量。当口服药物减量期间出现临床情况恶化时，考虑同时肌内注射（6.25 mg），2～4 周后再次注射（6.25 mg），然后继续口服药物的减量；用药间隔为 2 周到 2 个月。部分老年患者可稳定在每 4 个月一次。在肌容量减少的老年人中，长效药物的吸收和释放可能存在差异

药物使用和剂量确定

近期关于多巴胺受体占有率的研究表明，低剂量的抗精神病药通常对于治疗效应来说就足够了——即 D_2 受体占有率为 $60\%\sim70\%$。尤其对于脑功能损害和代谢能力改变的老年人来说，确实如此。

● 评估对于患者和/或照料者的治疗风险/效益比

● 起始剂量为普通成人剂量的 $1/5\sim1/4$，尤其对于虚弱的老年人

● 起始时分次服用，减少单次服用产生的高药物峰浓度带来的不耐受

√ 对药物耐受并临床稳定后，可考虑试行高效价典型抗精

神病药物每天服用1次

  □ 多数非典型药物和低效价典型药物是每天服用2次

  □ 尽管奥氮平在达到目标日剂量后可1天服用1次

 √ 对于低血压和镇静作用大的药物要尤其注意

- 夜间激越：必要时可在通常起病前1~2 h用药，达到最大的镇静作用
- 对部分抗精神病药，如非镇静的非典型药物，曲唑酮可加强其镇静作用

 √ 苯二氮䓬类和抗组胺药具有不可接受的副作用，不应作为老年人的常规镇静药使用，尽管有时难以避免其使用

- OBRA 指南明确规定了药物剂量，对于超量使用也有明确要求

用药的规律性

- 精神病通常需要规律治疗而不是临时用药
- 短暂、不可预测的行为（如 BPSD）可在严密监测下进行临时用药

 √ 经常临时用药应转换为每日规律用药

- 在常规用药基础上增加临时用药对于控制意外突发的激越精神病性行为有效

根据耐受性和临床疗效加/减剂量。需要考虑内科并发症、联合用药、代谢因素和物质使用如烟、酒和药物。

- 部分老年人需要比年轻成人更大的剂量，尤其是治疗不伴痴呆的精神病
- 肌内注射更有效（如注射氟奋乃静为口服疗效的5倍）

 √ 当不能口服用药或口服用药不可行时，用肌内注射

  □ 尽管肌内注射在老年人中广泛应用，但在老年人中的实验性数据还不足

  □ 在急性情况下需要应用肌内注射（如攻击、自伤、严重激越性谵妄）

√ 在吞咽困难时可以应用液体制剂

监测

- 在下列患者中需谨慎
  - √ 肝、肾功能损害
  - √ 低血压
  - √ 心血管疾病
  - √ 呼吸系统疾病
  - √ 青光眼，尤其是未治的
  - √ 前列腺肥大
  - √ 癫痫障碍
  - √ 光敏感性
  - √ 视网膜病变
  - √ 贫血

患者的内科疾病可能会随时间恶化。在慢性疾病的长程治疗中，药动学和药效学以及随之而来的剂量需求也随时间而变化。

- 在药物加量过程中每日常规监测
  - √ 血压
  - √ 体温
  - √ 其他生命体征
  - √ 观察锥体外系反应
- 确定基线和每 6 个月监测
  - √ 空腹血糖
  - √ 空腹胆固醇
  - √ 三酰甘油
  - √ 血糖

维持治疗期

- 根据目标症状的不同，治疗时间不同
  - √ BPSD 的急性激越通常是时间自限性的，数天即可停用

抗精神病药或对于突发的行为障碍临时使用

　　√ 精神病性抑郁（见精神病性抑郁部分）

　　√ 慢性精神病需要长期治疗

　　　　□ 药物的药动学和药效学随年龄而变化，造成病程中药物和剂量也需要随之变化

　　√ 阳性症状的严重程度随年龄增长而减轻，因此对抗精神病药的需要量也减低

　　　　□ 对于部分慢性稳定的精神分裂症患者需要仔细观察并谨慎试行药物停用

- 从急性期剂量非常缓慢地逐渐减量以确定控制症状的最低有效剂量
- 仔细观察并在症状复发的最早期增加剂量
- 为确保最低有效剂量的应用，定期评估用药的需要

常规监测包括

- 确保顺应性（见影响顺应性的因素部分）

　　√ 缓释制剂可以提高顺应性，但需要考虑安全性（长期治疗的高锥体外系反应风险）

- 定期监测血常规

　　√ 尤其是白细胞及其分类，开始 2 个月内定期复查，之后每 6 个月复查一次

- 体重

　　√ 如果出现预期之外的体重增加，则制订减轻体重的计划

- 每 3～6 个月复查步态、发僵程度、异常运动（如用异常不随意运动量表）
- 肝功能检测，每年 2～3 次
- 肾功能
- 每 6 个月检测空腹血糖，每年检测三酰甘油，尤其是用奥氮平和氯氮平时

　　√ 若出现高血糖，检测空腹血糖

√ 必要时进行葡萄糖耐量试验

√ 重新评估药物的风险/效益比

  □ 可将喹硫平或齐拉西酮作为氯氮平、奥氮平或利培酮的替代用药

停药

● 如果需要停用药物，可通过以下措施降低复发风险

  √ 逐渐减量至停用（数周或数月），但复发风险仍高（第1年＞50％）。

  √ 逐渐减量并加用新药

    □ 监测叠加的副作用，如心脏传导的变化

● 高效价典型抗精神病药逐渐减量至少需要2周

● 抗胆碱能作用显著的药物（如氯氮平、硫利达嗪）逐渐减量至少需要4周

  √ 通常需要3~6个月

  √ 可能出现抗胆碱能反跳症状，尤其是低效价抗胆碱能作用显著的药物。即使多巴胺能药物被替代使用了也可能出现（如高效价抗精神病药或非典型药物）

    □ 主要症状包括失眠、焦虑反跳、不安、恶心/呕吐和急性锥体外系反应

    □ 症状可能类似精神病复发的表现

  √ 撤药症状可能使患者不愿按计划进行撤药

从典型抗精神病药换为非典型抗精神病药绝不是那么精确的科学。

如果是因为典型抗精神病药疗效不好而换药，典型药物需要维持使用，直到非典型药物达到目标剂量后方能逐渐减小典型药物的剂量。

如果是由于副作用而换药，在非典型药物加量的同时就可以将典型药物逐渐减量。

● 这种交叉滴定需要很长一段时间——数周或数月，根据患

者的耐受性和副作用而不同

- 减量计划应该是每周减量约 10%

不管是哪种情况，虚弱的老年人都需要更多的监护；有时他们不能耐受同时使用 2 种药物。这样的话，开始使用另一种之前，就应该将原药物减量，但这样也会增加复发的风险。当然，在紧急情况下（如神经阻滞剂恶性综合征），必须立即停用治疗药物，如果需要，新药物再逐渐加量。

治疗抵抗

- 在能耐受副作用的情况下，使用最大剂量
- 如果典型药物无效，可换为非典型药物
  - √ 尽量避免在普通门诊开始应用氯氮平，除非患者能得到很好的监护
  - √ 住院患者在应用 1 种典型药物和 2 种非典型药物治疗失败后，可以换为氯氮平，但也需谨慎
- 根据目标症状的不同，药物起效时间也不同
  - √ 如果出现部分疗效，可继续观察 6～12 周

增效策略

- 对无效的患者，可以在非典型药物的基础上，加用 1 种典型药物
- 加用情绪稳定剂
- 如果抑郁症状显著，可加用抗抑郁药
- 短效苯二氮䓬类对激越的短期处理有效
  - √ 避免与氯氮平合用
- 其他增效办法在老年人中还没有很好地研究，包括锂盐的应用（由于神经系统副作用的风险高，需谨慎使用）、曲唑酮、精神兴奋剂、β 受体阻断药和钙通道阻滞药

顺应性问题

- 使用抗精神病药的患者不依从的情况较为常见（普通成人数据）；下列情况提示顺应性差
  - √ 症状恶化
  - √ 未出现预期中的副作用
- 老年人常犯的错误是服用剂量太少，但有时又会因为意识错乱而出现服药过量
- 患者可能因为自杀计划而储存药物
- 观察和监测是十分必要的
  - √ 监督患者服药，对患者可能产生的被监督的感觉又要敏感
  - √ 在复诊时数药片
  - √ 与药师讨论用药管理
  - √ 回顾治疗联盟的情况，包括家人的阻抗和可能造成患者顺应性差的阻碍
  - √ 口服药物 12 h 后，检测血药浓度

显然会从治疗中获益或既往曾经从药物治疗中获益的患者，却拒绝任何抗精神病药治疗属于特殊情况。

- 对于不依从的患者有时可通过食物或果汁进行暗服
- 这样做对于照料者和医院来说是伦理与法律的两难，因此需要仔细地考虑。即使没有广泛地进行讨论，但还是常常被使用
- 考虑各种临床、伦理和法律问题
  - √ 得到家人的配合与许可
  - √ 患者是没有法律责任能力的
  - √ 得到外界对于临床换药必要性的意见
  - √ 与照料者团队充分讨论并得到普遍同意
  - √ 在病历上明确记录方法与理由
  - √ 监测患者的疗效与副作用

√ 注意 OBRA 中的精神药物使用方案

对不同症状的干预见表 2.21。

表 2.21　对不同症状的干预

目标症状	干预	评述
阳性精神病性症状	● 抗精神病药	● 根据患者的疗效和耐受性增减剂量；根据疗效，必要时换药
精神病活动期的阴性症状	● 抗精神病药	● 非典型药物是首选
继发于抗精神病药的伴有运动不能的阴性症状	● 减量抗精神病药，加用抗胆碱能药	● 观察抗胆碱能副作用
伴有情感障碍或焦虑的阴性症状	● 加用抗抑郁药或抗焦虑药，减量抗精神病药，考虑辅助的心理治疗	● 精神病性抑郁需要抗精神病药和抗抑郁药合用，但电休克治疗是最有效的；精神分裂症中的抑郁可能对抗抑郁药无效，部分普通成人数据显示三环类会延缓抗精神病药的疗效
抗精神病药无效的阴性症状	● 停用抗精神病药和以社会、环境、心理治疗性的干预替代	
伴痴呆的急性激越	● 单次口服或肌内注射典型抗精神病药（如氟哌啶醇），最好单剂量使用；人际支持和环境改变；支持性心理治疗	● 定期进行药物减量或停用的评估，这些激越状态多为自限性的；明确激越的其他原因，如隐匿性抑郁和内科疾病

抗精神病药的副作用

● 最容易忽视的副作用包括迟发性运动障碍、精细运动障碍、轻度认知损害、跌倒、静坐不能、药源性的吞咽困难

和便秘

- 已经存在的神经系统疾病（如 DLB、帕金森病）对抗精神病药治疗的耐受性有负面影响
- 痴呆患者使用非典型抗精神病药有出现张力失常的报道
- 不论是低效价还是高效价典型抗精神病药，在非常低的剂量都可能产生药源性的帕金森病
- 脑电图改变包括慢波活动、α 节律增加（没有临床意义）

非典型药物的副作用

- 与典型药物相比，尤其是对于老年人，锥体外系反应发生率较低（但仍显著）
  - √ 产生锥体外系反应的可能性：氯氮平＜喹硫平＜奥氮平＝齐拉西酮
  - √ 利培酮难以归类
    - □ 低剂量时风险小
    - □ 较高剂量时，为非典型药物中最容易引起锥体外系反应的药物
- 老年人应用这类药物更容易出现锥体外系反应，监测患者锥体外系反应的出现非常重要，尤其是对于合并帕金森病的患者
- 非典型抗精神病药对已经存在的运动障碍症状，有抗运动障碍的作用，尤其是颊舌咀嚼症状
- 对催乳素水平影响较小（但有些药物如利培酮有显著的临床影响）
- 很多副作用与药物加量的速度有关，尤其是氯氮平
  - √ 在长期治疗环境中，可以缓慢进行药物滴定，但在进行急性期治疗的医院，有快速出院的压力，因此药物加量更快；这些患者出现与剂量相关的副作用的风险更大
- 作为同一种类的药物
  - √ 它们有共同特征，但在药理学与副作用谱上也有较大

差异
- 副作用主要来源于对毒蕈碱和组胺受体的阻断作用
- 副作用谱包括
  - 低血压如直立性低血压
  - 镇静
  - 体重增加
  - 尤其是氯氮平和奥氮平，同时应用锂盐或丙戊酸钠可加重（普通成人数据），还没有老年人体重增加程度的数据
  - 抗胆碱能副作用
  - 部分患者的血糖控制显著受损（突然出现糖尿病并可能出现酮症酸中毒）
  - 氯氮平与奥氮平最常见；喹硫平也可能出现（普通成人数据）；对于 40 岁以上患者，利培酮引起糖尿病的可能性较小；老年人数据还不明确。在某近期研究中，氯氮平在老年人中较少引起糖尿病，但最好谨慎并监测血糖
  - 有报道在开始使用这些药物后不久出现糖尿病酮症酸中毒（通常在开始 6 个月之内）
- √ 血脂异常——应用氯氮平和奥氮平出现高三酰甘油血症，利培酮和齐拉西酮无此效应，后两者可能使血脂水平降低

● 受体亲和力还没有完全明确，数据也不一致
  - √ 氯氮平与奥氮平阻断组胺和毒蕈碱受体的效应远强于利培酮，因此产生更多抗胆碱能副作用；而对认知功能的影响很可能小
  - √ 氯氮平阻断 D_4 受体，产生部分抗精神病效应
  - √ 对 α_2 受体的阻断与阴茎异常勃起有关，并抑制某些抗高血压药的临床效应
    - 非典型药物，尤其是氯氮平，有显著的谷氨酸受体活

性，从而继发性抑制皮质下多巴胺，产生部分抗精神病效应

- 某些非典型药物如利培酮同时具有典型药物（高剂量时）和非典型药物（低剂量时）的特征
- 停药均需缓慢
- 非典型药物的起效在急性精神病中不如典型药物迅速，但对激越和继发性精神病起效快
- 与典型药物相比，非典型药物受年龄相关清除因素的影响小
- 男性对非典型药物的代谢较女性快
- 性价比分析——损害不出现在老年人身上，非典型抗精神病药顺应性较好，严重的副作用较少，从而减少了住院次数与时间（普通成人数据）

抗精神病药的副作用类别

镇静

- 常见；是非常有效的控制激越和诱导睡眠的药物特性
- 可能损害精神功能，产生意识错乱/定向障碍
  - √ 有这个问题时，考虑使用高效价抗精神病药或利培酮，注意评估锥体外系反应的风险
- 即使应用轻度镇静效应的药物也常见过度镇静，合用其他镇静药物或麻醉剂更容易产生
- 多数患者治疗 1～3 周后可适应镇静的副作用
  - √ 在有些患者中会有慢性问题

处理

- 等待反应随时间减弱
- 尝试较低的剂量
- 换镇静作用较弱的药物

- 在耐受和适合的情况下给予足够剂量，睡前服用

心血管副作用

- 心率＞90 次/分的心动过速
  - √ 继发于血管舒张和 α_1 受体阻断作用的抗胆碱能迷走神经抑制效应或反射性的心动过速
  - √ 处理
    - □ 降低药物剂量
    - □ 更换抗精神病药
    - □ β受体阻断药或抗心律失常药
  - √ 其他心律失常包括室性心动过速、二联律、心室颤动
- 心电图改变
  - √ 非特异性 T 波改变和 QT 间期延长（尤其是硫利达嗪或高剂量抗精神病药）
- QT 间期延长，继发（即非先天的）尖端扭转型室性心动过速
  - √ 晕厥前期、晕厥、猝死
  - √ 多形性室性心动过速
  - √ 通常对抗心律失常药无效
- 心源性猝死：使用中/高剂量神经安定药时其风险增加 2 倍，尤其对于严重心血管病患者

延长 QT 间期的药物

- √ 酒精（低镁血症）
- √ 抗心律失常药（I_A 和 III 类）
  - □ 胺碘酮
  - □ 苄普地尔
  - □ 丙吡胺
  - □ 多非利特
  - □ 伊布利特

□ 普鲁卡因胺

□ 奎尼丁

□ 索他洛尔

√ 阿司咪唑

√ β受体阻断药

√ 布地奈德

√ 地高辛（有心动过缓的效应）

√ 利尿药（低钾血症）

√ 莫西沙星

√ 匹莫齐特

√ 钾通道阻滞药

√ 右丙氧芬

√ 司帕沙星

√ 三环类抗抑郁药

√ 硫利达嗪

使尖端扭转型室性心动过速风险增加的情况包括

- 代谢异常
- 电解质紊乱
  √ 低钾血症，低镁血症
- 心血管系统疾病
- 中枢神经系统疾病
- 先天性 QT 间期延长

硫利达嗪

- 剂量大于 100 mg/d 时，心脏副作用和风险增加
- 心脏停搏和室性心律失常的风险较高，并有量效关系
- 尖端扭转型室性心动过速的风险最高
  √ 对于长期 QT 间期大于 500 ms、近期心肌梗死、慢性心力衰竭和心律失常患者避免出现 QT 间期延长

其他导致尖端扭转型室性心动过速的药物包括

- 奎尼丁、抗疟药（奎宁、卤泛群）、特非那定、Astimozole（已停止流通）合并 CYP3A4 抑制剂
  - √ 抗真菌药（唑类等）
  - √ 大环内酯类抗生素如红霉素和促胃肠动力药西沙必利
- 避免同时应用抗精神病药
  - √ 尤其是硫利达嗪
  - √ 对于心肌梗死后和慢性心力衰竭的患者，氟哌啶醇通常是安全的
    - □ 口服和静脉注射氟哌啶醇均很少引起尖端扭转型室性心动过速
  - √ 匹莫齐特也可能引起 QT 间期延长和 T 波与 U 波低平/倒置；调整剂量时监测心电图
- 避免同时应用延长 QT 间期的药物（见延长 QT 间期的药物部分）

非典型抗精神病药对心脏的作用与典型抗精神病药相比没有明显的优势。

- 氯氮平与心肌炎有关
  - √ 心肌炎与嗜酸性粒细胞/淋巴细胞浸润有关
- 齐拉西酮
  - √ 较高剂量时 QT 间期延长

已经患有心血管疾病的高危患者在开始治疗前需要进行详细的评估。危险因素包括

- 心力衰竭、心律失常病史、心肌梗死
- 电解质紊乱和自主神经功能障碍
- 对于敏感患者应用神经安定药（尤其是高剂量的低效价药物）需谨慎

355

直立性低血压

- 在老年人中更常见
- 药物作用由中枢神经系统的血管调节中枢引起
    - √ 阻断 α_1 受体
- 心排血量下降和同时应用其他 α_1 受体阻断药的患者风险更高
- 症状
    - √ 头晕
    - √ 站立时晕倒/晕厥
- 避免使用低效价药物、非典型抗精神病药
- 通常在治疗早期和血药浓度达峰时出现
- 肌内注射给药增加风险
- 低血压与跌倒（尤其在夜间）、心肌梗死或脑卒中有关

处理

- 减少抗精神病药的剂量
- 换为对血压影响小的药物
- 向患者/家属宣教风险，尤其是夜间的风险
    - √ 从坐位和卧位起立时要缓慢（15～60 s）
    - √ 穿医用弹力袜作为外部辅助措施（昼夜均使用）
- 避免使用麻黄碱和苯丙胺，以免使精神病和激越恶化。避免使用肾上腺素和异丙肾上腺素，以免出现继发于 β 受体激动作用的降压效应
- 保持水/电解质平衡
    - √ 盐分摄入不足、脱水、抗高血压药、甲状腺功能减退和兴奋剂戒断均增加风险
    - √ 可以试着增加血容量（盐水负荷），但要注意心血管超负荷
- 使用 α 受体激动药（如间羟胺、去氧肾上腺素、去甲肾上

356

腺素）或醋酸氟氢可的松（0.1mg/d），使用时需谨慎；注意避免使用抗高血压药

抗胆碱能诱导的反应

见抗胆碱能副作用部分。
- 对老年人可能非常严重，有时危及生命
- 下列情况增加风险
  - √ 随年龄增加，胆碱能功能减弱
  - √ 同时应用抗胆碱能药（如抗帕金森病药、三环类抗抑郁药、哌替啶）
- 硫利达嗪是抗胆碱能反应最显著的药物之一；避免使用其他抗胆碱能药
- 使用氯氮平时需注意
- 谵妄患者避免使用抗胆碱能药
  - √ 使用氟哌啶醇并注意观察便秘的情况（容易忽视）
- 长期使用抗胆碱能药可能导致可逆的双侧弥散性葡萄糖低代谢

处理

- 减少药物剂量，换为喹硫平、利培酮、齐拉西酮或高效价抗精神病药
- 视物模糊则可以考虑
  - √ 1%毛果芸香碱滴眼剂
  - √ 氯贝胆碱 5～10 mg 口服，每 60～90 min 服一次，直至最大量 50 mg/d
    - □ 注意偶尔出现的低血压反应与反射性心动过速
  - √ 戴眼镜
- 对于干眼
  - √ 注意隐形眼镜的使用
  - √ 使用人工泪液

对性功能的影响

- 乳房增大，偶见乳溢
- 力比多减低
- 性高潮反应和质量受损
- 射精后疼痛
- 与 α 肾上腺素能抗精神病药相关的阴茎异常勃起

处理

- 可能需要药物减量或换为非 α 肾上腺素能的药物
  - √ 严重的阴茎异常勃起需紧急处理（见阴茎异常勃起的处理部分）

运动障碍

急性（早发）锥体外系症状——静坐不能

- 老年人中常见的、令人苦恼的一种副作用
- 客观症状
  - √ 腿脚无目的运动
  - √ 坐或者站的时候重心不稳
  - √ 肌肉紧张
  - √ 紧张和焦虑，尤以腿部运动为突出特点
    - □ 交叉/非交叉腿，跺脚，摇晃，横向摆动，踱步
- 主观症状
  - √ 肌肉僵硬、焦躁、与内在紧张相关的不安
  - √ 内在的不安也可能不伴有可观察到的运动和激越
- 共存的运动减少可能抑制不安运动，从而进一步掩盖运动成分
- 可能加重与极度心境恶劣相关的自杀性激越
- 变异形式——假性静坐不能
  - √ 是客观运动，但是没有主观意愿

√ 如持续超过 6 个月，则称为"慢性静坐不能"
- 发作迅速，可能在首次服药后几小时内发生
  √ 多数发生在治疗的前 1～2 周内
  √ 与药物血浆峰浓度相关

锥体外系症状的严重程度与药物的效价有关：效价低的药物和非典型抗精神病药较少引起锥体外系症状，而高效价的典型抗精神病药较多引起。

静坐不能可能由多巴胺 D_2 受体阻滞和 5-HT 能机制引起，但是病理生理过程尚未阐明。

吗啡、丙戊酸钠和碳酸钠可能增加躯体疾病患者（如临终患者）静坐不能的风险。

处理

- 鉴别焦虑和其他原因所致激越（如痴呆、疼痛、精神病性症状）与静坐不能
- 评估并处理自杀观念和行为
- 降低药物剂量
  √ 如果激越加重，需要考虑其他原因并采取相应的措施
- 加用普萘洛尔（20～80 mg/d）
  √ 注意：如果抗精神病药引起 α_1 受体阻断，加用 β 受体阻断药可能造成低血压和心脏失代偿
- 换用非典型药物治疗
- 非常谨慎地加用苯二氮䓬类药物（如劳拉西泮、氯硝西泮）
- 在严重病例或者诊断不明时，肌内或静脉注射比哌立登（抗胆碱能药）可以快速缓解症状，但是持续时间较短暂（4 h）
  √ 总之，抗胆碱能药帮助不大

急性（早发）锥体外系症状——帕金森病样症状

- 典型抗精神病药治疗的老年人发生率可达 75%
  √ 70～80 岁人群高发

- 可暴露11%患者的特发性帕金森病锥体外系反应

除了用药史外，帕金森病样症状和特发性帕金森病难以鉴别。突出的症状有

- 运动徐缓
  - √ 面具脸，走路时摆臂减少，小碎步，声音虚弱，运动起始困难，驼背
- 僵硬（伴有齿轮样强直）

附加症状包括

- 口周震颤（兔唇综合征）
  - √ 在药物所致帕金森病中少见
  - √ 舌部不受累
  - √ 睡眠时持续存在
  - √ 抗胆碱能药或者停用抗精神病药可缓解
- 静止性震颤
  - √ 在药物所致帕金森病中不常见，但是可能为原发性症状
  - √ 通常发生在上肢
    - □ 搓药丸性震颤不常见
- 缺少姿势反射（正位反射受损）
- 继发于吞咽减少的唾液分泌过多，伴有流涎
- 自主神经失调
- 写字过小症

症状通常是对称性的，但也可能非对称性发生

- 易感患者在开始治疗48 h内可发病
  - √ 更典型的是发生在用药10~14天内

药物所致帕金森病与特发性帕金森病相比单侧发病少见。帕金森综合征可能与跌倒风险增高有关，也可能与精神分裂症的阴性症状有关。神经安定药所致帕金森病发生的危险因素包括

- 高龄
- 女性
- 基线更高的锥体外系症状
- 特发性震颤家族史
- 重度痴呆或者共病其他脑损害（锥体外系症状可能在较低剂量神经安定药治疗时就发生）
- 肌内注射神经安定药

锥体外系症状的出现是使用神经安定药治疗一年内死亡率增加的标志，其与以下状况相关

- 迟发性运动障碍的增加
- 继发阴性症状
- 病理性心境恶劣、顺应性下降以及认知功能受损

其他与药物所致帕金森病相关的药物有

- 苯甲酰胺类（甲氧氯普胺、舒必利、氯波必利）
- 利血平
- Tetrabenzine
- 甲基多巴
- 钙通道阻滞药（氟桂利嗪、桂利嗪、尼莫地平、硝苯地平、维拉帕米、地尔硫䓬）

处理

每周监测，尤其是治疗早期监测初始变化，而后进行周期性监测。在治疗初 4 天内表现出的早发锥体外系症状（如强直、写

字过小症）与之后锥体外系症状的严重程度有关。

- 鉴别运动不能和抑郁
- 降低药物剂量
- 换用低风险药物（如非典型抗精神病药）
- 加用抗胆碱能药（如苯扎托品、丙环定、比哌立登或苯海拉明），但要注意中枢神经系统抗胆碱能综合征
- 考虑多巴胺能药物（金刚烷胺、左旋多巴）或苯二氮䓬类药物

存在以下情况时多巴胺受体激动药将带来更多的风险

- 认知功能受损
- 直立性低血压
- 精神疾病史

经过治疗，大部分症状可在 7 周内消除（可能需 1～36 周）。

急性肌张力障碍

- 老年人中不常见
- 发生率为 1.5%～2%（年轻人中发生率为 30%）

临床描述

- 缓慢而持续的肌肉收缩或痉挛
  - √ 可能伴有疼痛
- 肌肉痉挛可发生在颈部（斜颈或颈后倾）、面部、颌（被迫开放导致错位或牙关紧闭）、舌（伸舌或扭转）、眼外肌（眼动危象）和背部
  - √ 可能引起吞咽困难、构音困难、呼吸困难
- Pisa 综合征可能发生在治疗早期
  - √ 发生在治疗开始或增加剂量后 48～96 h 内

高效价的典型神经安定药引起急性肌张力障碍的风险最高，但是任何神经安定药（如利培酮）都有可能引起该反应。

- 原因可能为基底节区乙酰胆碱和多巴胺失平衡
  - √ 抗胆碱能药可恢复平衡
- 多数发生在下午和傍晚
  - √ 很少发生在晚上和上午
- 复发的急性肌张力障碍可能预示对药物治疗的不依从

处理

- 抗胆碱能药可迅速起效
  - √ 苯扎托品 0.5～1 mg 或苯海拉明 25 mg
- 立即停用典型抗精神病药
  - √ 如果不能停药，则降低药物剂量
- 换用非典型抗精神病药
- 抗胆碱能药尽量短时使用，只要控制症状即可
- 对于其他干预措施都无效的极端病例可考虑应用肉毒杆菌毒素
- 以上干预措施对 Pisa 综合征可能都无效
  - √ 金刚烷胺可能有效
- 老年人中尽量避免预防性使用抗胆碱能药

吞咽困难

- 帕金森病和药物副作用都有可能引发
- 主动询问是否有吞咽困难
- 进餐时观察吞咽情况
  - √ 观察有无梗阻、咳嗽或窒息的征象
- 对服用抗精神病药的患者要检查咽反射

处理

- 减量或停用抗精神病药
- 避免使用抗胆碱能药，因其可能加重吞咽困难
- 饮食调整（如切碎的或者匀浆的食物）

- 指导有能力的患者调整饮食习惯（如小口进食、主动注意吞咽状况）

迟发性运动障碍——晚发运动障碍

迟发性运动障碍（tardive dyskinesia，TD）是一种增强型运动障碍，而且可以一直持续到停药后。

- 治疗晚期发生（通常发生在治疗至少 4 周后）
- 患病率：随着年龄的增长和疗程的延长而增加
  - √ 用典型抗精神病药治疗超过 3 年的患者发生率超过 60%，而其中 23% 为重度
    - □ 而用非典型抗精神病药治疗者发生率低得多（如利培酮治疗 1 年后，发生率为 2.6%）
  - √ 目前尚未获得老年人群中的长期随访数据
  - √ 老年人发生率为普通成年人群的 6 倍
  - √ 非裔美国人发生风险较高

症状

- 口面部肌肉是最常涉及的，尤其是咀嚼运动；其他还有扭动舌头和/或抽动、蠕动、鼓腮、撇嘴/撅嘴/努嘴、吧唧嘴、吹气、用力眨眼
  - √ 口面部迟发性肌张力障碍只有在进餐时发生
  - √ 鉴别口面部运动障碍和其他症状
    - □ 与不合适的义齿有关
- 肢体扭转运动（手足徐动样症状）
  - √ 类似于震颤，有节奏的低频运动
    - □ 与帕金森病的细微震颤的每秒 7 个周期不同，手足徐动样症状频率为每秒 3 个周期
- 手部运动包括手指扭转运动、反复伸屈拇指、反复握拳
  - √ 手指运动将使书写能力和其他精细动作受损
- 脚趾运动，顿足，扭动

- 严重病例会发生颈部和躯干扭动
- 呼吸肌运动障碍尽管极少见，但累及膈肌和呼吸肌会危及
  生命
  - √ 吞气症，呃逆，打鼾
- 睡眠时运动消失，在应激下加重

尤其是早期，患者经常意识不到这种运动，它却经常使患者很尴尬。

病程

- 可变——但是可以保持稳定很多年
- 有可能会部分自发缓解，但是在老年人中很少见
- 如果药物剂量减低或者停药，症状有可能在几个月至 2 年
  内改善，也可能一直持续
  - √ 尤其是刚刚减量或者停药时容易恶化

风险

- 相对较高，即使短期（1~12 个月）服用低剂量的典型抗
  精神病药（如氟哌啶醇＜2 mg/d 或者硫利达嗪＜75 mg/d）
  的老年人也是如此
- 相关的危险因素包括
  - √ 更大的年纪
  - √ 累积抗精神病药使用量
  - √ 酒精依赖
  - √ 早发锥体外系症状
  - √ 认知功能受损
  - √ 女性
  - √ 非裔美国人后代
  - √ 糖尿病
  - √ 可能并发的情感障碍；同时服用抗胆碱能药
- 对任何抗精神病药都要使用最低有效剂量以降低风险。首

选非典型抗精神病药治疗。如果必须服用典型抗精神病药，选择中等效价药物。应及时停用不必要的治疗

检测早发锥体外系症状；同一个患者可能不只发生一种运动障碍（帕金森病或者 TD 合并迟发性肌张力障碍）

处理

- 适当检测，采用标准的非自主运动量表（如异常不随意运动量表）对服抗精神病药的患者进行基线评估
- 详细了解病情
  - √ 躯体/神经系统检查
  - √ 了解抗精神病药服用史（包括总时间和剂量），左旋多巴、锂盐、雌激素、苯丙胺和其他兴奋剂、有毒物质以及重金属等接触史
    - □ 幼时风湿热和神经系统疾病，如 Sydenham 舞蹈症
    - □ 运动障碍家族史
    - □ 甲状腺疾病、红细胞增多症、系统性红斑狼疮等疾病史
  - √ 实验室/影像学检查
    - □ 血常规/生化检查
    - □ 促甲状腺激素
    - □ 尿液分析
    - □ 如果病史支持，可检查兴奋剂和过渡金属元素
    - □ 可考虑脑电图和 CT 扫描
- 鉴别常和 TD 共病的帕金森病
  - √ 注意：某些抗帕金森病药（即抗胆碱能药）常常会加重 TD
- 初始处理
  - √ 最好的策略就是停用典型抗精神病药，而以非典型抗精神病药替代
    - □ 利培酮治疗舞蹈样动作的 TD 效果好，但是其他类型的 TD 应避免使用利培酮

□ 氯氮平在年轻患者中有一定的效果，但是目前缺乏对照性研究数据，而且也应该考虑其严重的副作用

□ 如果不能停用药物，则用最小剂量的抗精神病药治疗，同时加用

　○ 苯二氮䓬类药物

　○ 维生素 E，400～1600 IU/d（但是对于严重或持续性病例效果不明显）

　○ 也可以考虑 β 受体阻断药（如大剂量普萘洛尔——增加老年人的风险，成人剂量为 500～800 mg/d）、可乐定（0.2～0.9 mg/d）、甲基多巴（750～1500 mg/d）（所有推荐剂量均为普通成人量）

□ 电休克治疗对于严重病例尤其是伴有抑郁者可能有效

√ 备选处理策略

□ 停用引起 TD 的药物（有一半患者 2 年内改善，普通成人数据）

□ 减量至最低有效剂量

□ 无论是停药还是减量都存在以下风险

　○ 50％以上的患者在 9 个月内精神疾病复发或者短期内 TD 症状加重

□ 增加神经安定药剂量可能抑制运动（有时只是短暂的）

□ 服用低剂量抗精神病药的年轻 TD 患者，很可能会自发缓解，但是老年人自发缓解的可能性很小

√ 其他干预措施的临床试验

□ 乙酰唑胺（1.5～2.0 g/d，分 3 次服用），同时服用维生素 B_1，每日 3 次，每次 0.5 g

□ 昂丹司琼 4～8 mg/d

□ 苯二氮䓬类，尤其是氯硝西泮可能有效，但是目前相关研究数据很少，且质量不高

□ 还可以考虑溴隐亭、丁螺环酮、胆碱、赛庚啶、醋谷地阿诺、卵磷脂、锂盐、硝苯地平、色氨酸、维拉

帕米

　　○ 以上所有药物都被报告有效，但是对于治疗 TD 的证据很少而且不一致

　　□ γ-氨基丁酸受体激动药（如巴氯芬、丙戊酸钠、普洛加胺）可能无效

　　□ 肉毒杆菌毒素每隔几个月进行局部注射，可以缓解局部综合征，如斜颈或颈后倾

　　□ 对患者进行宣教，使其理解症状，知道如何向他人解释自己的症状，避免难堪

　　　○ 建议：避免纽扣（而用粘扣）；建议重新建立平衡，鞋类、浴室和浴缸做好防滑措施（如防滑垫、扶手、淋浴椅、长柄沐浴用具）

　　□ 建议进行步态训练，以预防跌倒

张力失常、静坐不能、肌阵挛和秽语

迟发性肌张力障碍（维持扭曲状态，不随意肌收缩）在老年人中不常见——发生率为 1.5%~2%。通常起病隐匿，发生率随着药物治疗时间的增加而增加，且可能与药物治疗的改变（换药或者减量）有关。

- 通常表现为局部肌张力障碍（如斜颈、眼睑痉挛、步态紊乱、吞咽困难）
- 从身体的某个部位向其他部位逐步进展
  √ 通常上行性进展；普通成人数据
- Pisa 综合征（躯干向一侧弯曲；轻度轴向旋转）
  √ 危险因素包括老龄和脑器质性疾病
  √ 发生在开始服用抗精神病药或者加量后 48~96 h
- 静坐不能可能发生在撤药后（迟发性）
- 兔唇综合征：周期性非自主锥体外系症状，表现为类似兔子嘴部运动的快速交替的垂直运动

√ 张嘴时可能伴有爆裂音

√ 舌头不受累

√ 缓慢、扭转型 TD 症状不突出

处理

- 如果可能，停用产生副作用的药物
- 抗胆碱能药通常对静坐不能无效
  √ β受体阻断药（如普萘洛尔 40～80 mg/d）、氯氮平或者利血平有效
- 对其他迟发性障碍，可以考虑 Tetrabenzine、苯扎托品或注射肉毒杆菌毒素
- 兔唇综合征对抗帕金森病药治疗有效（与 TD 相反）

紧张症

- 少见；与高效价抗精神病药有关
- 开始治疗几周内起病
- 紧张症状包括静止不动、蜡样屈曲、齿轮征、停顿、拒绝进食、违拗、缄默、重复言语、模仿言语、模仿动作、流涎、尿失禁
- 致死性紧张症与神经阻滞剂恶性综合征（neuroleptic malignant syndrome，NMS）类似，二者经常难以区分

处理

- 停用抗精神病药
- 对症支持治疗，肌内注射 1～2 mg 劳拉西泮以进行试验性治疗，第 2～3 天加至可耐受的最大剂量
- 此后维持口服劳拉西泮
- 如果症状没有消失，采用电休克治疗
- 其他可能有效的药物包括氯硝西泮、金刚烷胺，抗胆碱能药有时也有一定效果

神经阻滞剂恶性综合征

NMS 是一种急性、致命性综合征，死亡率达 11%～25%（普通成人数据），同时发生脑器质性病变、酒精/药物滥用以及与长效抗精神病药共用时均增加死亡风险。

- 不常见，全程治疗中都可能出现，发生率为 0.2%～2%
- 老年人群中发生率会增加，也可能随药物的蓄积增加发生率
- 改变药物剂量时风险增加
- 发生前有明显的风险因素
- 病因尚不清楚，相关假说如下
  - √ 释放 5-HT 的多巴胺受体阻滞，继而出现体温失调
  - √ 骨骼肌的溶解增加了 Ca^{2+} 离子的释放

诊断和症状

- 在症状发作 7 天（通常 24～72 h）内开始抗精神病药治疗，排除其他原因。诊断标准并不统一。常用的一套标准要求具有 2 个主要症状——发热和肌强直（铅管样）——加上至少 5 个下列症状
- 严重的帕金森综合征（尤其是粗大震颤），其他还有肌张力障碍、运动障碍、运动不能、屈伸姿势、慌张步态
- 自主神经功能失调（发热至 38.3～41.7℃，大汗）
- 波动性意识障碍，可表现为缄默、兴奋、意识错乱、昏迷
- 自主神经功能失调
  - √ 心动过速
  - √ 快速呼吸
  - √ 高血压/低血压波动
  - √ 尿失禁
  - √ 唾液分泌增加
  - √ 出汗

√ 吞咽困难

√ 面色苍白

- 血液生化检查的变化

    √ 肌酸磷酸激酶升高，甚至可达到 350～4300 IU/ml

    √ 代谢性酸中毒

    √ 肌球蛋白血症

- 重度白细胞增多——$1.5×10^{10}$～$3×10^{10}$/L（常伴有核左移）

- 肝功能异常

- 血清铁水平降低

- 横纹肌溶解可导致急性肾衰竭

    √ 致死率增加至 50%

- 吞咽困难可导致继发于误吸的肺功能不全

- 非致命性但是持续存在的后遗症包括：残留肌阵挛、构音障碍、吞咽困难

- 偶见不典型 NMS

    √ 没有肌强直或发热的表现

《诊断和统计手册》第 4 版的诊断标准要求发热和肌肉僵直附加两个下列症状：震颤、缄默、兴奋/昏迷、心动过速、血压波动、大汗、吞咽困难、肌酸激酶和白细胞升高。

可导致 NMS 的抗精神病药是强 D_2 受体阻断药，最常见的是氟哌啶醇（但与其他药物相比，氟哌啶醇所致的致命后果较少）。

- 低效价药物风险较低。据报道非典型抗精神病药也可导致 NMS（喹硫平和奥氮平）

- 剂量的突然改变（增加或者减少）会导致与剂量和疗程无关的 NMS。有过其他多巴胺受体阻断药如阿莫沙平的相关报告

- 极少数情况下，多巴胺受体激动药的撤药可能会引起类似 NMS 的状态，SSRIs 药物和锂盐的撤药也是如此

诱发因素包括

- 脱水
- 高度激越状态
- 电休克治疗史
- 脑器质性病变（尤其是发育迟滞和物质滥用）
- 高治疗剂量或负荷剂量的抗精神病药治疗
- 高效价、长效抗精神病药治疗
- 一种以上抗精神病药联合治疗
- 应激
- 合用锂盐或抗抑郁药治疗
- 血清铁水平低也可能会诱发 NMS
  - √ 与氟哌啶醇/氯氮平/文拉法辛联合用药
- 高气温环境

处理

鉴别引起发热的其他可能原因：抗胆碱能综合征、药源性发热（哌替啶、NSAIDs、苯丙胺）、甲状腺功能亢进、急性致死性紧张症、中枢神经系统感染、重金属（铅、砷）中毒、锂中毒、甲状腺毒症、物质戒断（酒精、苯二氮䓬类药物）。

向患者和照料者宣教 NMS 的风险，并及早发现。一旦发生

- 立即停用神经安定药和抗胆碱能药
- 积极对症支持治疗
  - √ 补液
  - √ 纠正电解质失衡
  - √ 静脉输液
  - √ 通过物理降温和解热药控制体温

目前没有老年患者中药物干预是否有必要的深入研究，这个问题还存在一些争议。在支持治疗 2～4 天后，如果 NMS 没有改善，可考虑以下药物

- 丹曲林应用最为广泛
  - √ 0.25～2 mg/kg，每天 4 次，静脉注射，直至病情稳定
  - √ 然后改为口服或者肌内注射
  - √ 口服或者肌内注射可加量至 1～2 mg/kg，每天 4 次（每天 4～8 mg/kg）
  - √ 在累计剂量超过每 24 h 10 mg/kg 时监测肝毒性
- 溴隐亭 5 mg，每天 3 次，口服或者通过鼻胃管送入，必要时可加至 10 mg，每天 3 次
  - √ 观察血压变化，警惕低血压
- 金刚烷胺 100 mg，口服或通过鼻胃管送入，可滴定至 200 mg，每天 2 次
- 代谢缓慢的癸酸酯类制剂可能需要血浆置换

现有资料显示，应该像对待恶性紧张症那样积极处理 NMS 以减低其致死率。

有人极力推荐

- 劳拉西泮 3～4 mg/d，3～4 天后加至大剂量（最大 16 mg/d，普通成人数据）
- 电休克治疗（诊断性治疗，以排除恶性紧张症，二者常常难以区分）
- 如果 7～14 天内无效，严重的"恶性"病例收入重症监护病房治疗
  - √ 对于极端病例考虑血浆置换

如果持续的精神病难以控制，使用作用机制不同的另一种抗精神病药，以患者没有用过的非典型抗精神病药作为首选。

- 80% 再次服用同一种抗精神病药的患者 NMS 会复发

373

- 避免氟哌啶醇、三氟拉嗪、替奥噻吨和氟奋乃静
- 将风险告知患者、照料者和家属，取得知情同意
- 选用非典型抗精神病药（低效价或非典型药物可能相对安全，但是缺乏相关数据）
  √ 缓慢加量
- 患者应住院滴定剂量
- 监测
  √ 生命体征和体温
  √ 白细胞，肌酸磷酸激酶

癫痫大发作

脑电图出现不规律慢波、尖波或棘慢复合波反应可能预示着癫痫大发作。危险因素包括

- 癫痫病史
- 电休克治疗
- 快速加/减药量
- 合并中枢神经系统器质性疾病
- 多种药物合用降低了发作阈值

处理

- 避免血中抗精神病药浓度快速升高
- 缓慢加量以降低癫痫的风险
  √ 氯氮平在低剂量时风险相对较低，但是剂量滴定和高剂量维持阶段风险很大。对于高危患者应监测血药浓度（应不超过 $450\,\mu g/ml$）
- 如果发生了癫痫
  √ 降低抗精神病药剂量，至少减半
  √ 脑电图检查
  √ 抗惊厥药

√ 请神经科医生会诊

眼科综合征

- 色素性视网膜病变
    - √ 由高剂量硫利达嗪（>800 mg）、美索达嗪引起
- 皮-眼综合征
    - √ 在服用吩噻嗪类药物多年的老年人中偶见
    - √ 特点是皮肤区域以及眼结膜和巩膜进行性色素沉着，伴有角膜和晶状体星状混浊
- 视物模糊
    - √ 抗胆碱能效应

处理

- 禁用高剂量硫利达嗪
- 定期、全面的眼科检查
    - √ 易患人群至少每 6 个月检查一次
- 晶状体的改变在停药后仍然持续
- 角膜的改变几年后可能逐渐缓解

黄疸

- 尽管少见，吩噻嗪类药物可能导致阻塞性黄疸（胆汁淤积型）
- 有阻塞性黄疸或肝病史的患者禁用吩噻嗪类药物
- 停药后，一般可逆

对血液系统的影响——粒细胞缺乏

- 1‰服用氯氮平的患者发生粒细胞缺乏
    - √ 发作有时很突然，一般是开始治疗后的几个小时内，或者是 1 个月至 12 周内，但极少数情况也会延迟到用药一年以后
    - √ 女性和老年人更多见

375

- 服用氯丙嗪的患者发生粒细胞减少的很少（0.7%），而吩噻嗪类更少（<0.02%）
- 白细胞中的 spike 蛋白含量>15%提示 75 天内发生粒细胞缺乏
- 体征：急性咽喉痛、高热、口腔溃疡、乏力、嗜睡
  - √ 如果不停药，死亡率很高
- 白细胞<3.5×10^9/L——不要服用低效价抗精神病药
- 处理
  - √ 造血生长因子和粒-巨噬细胞集落刺激因子

体重增加

- 体重增加是几乎所有类型的抗精神病药都会发生的最常见的副作用。目前没有老年人群的数据
- 非典型抗精神病药中，氯氮平（4~5 kg）和奥氮平体重增加最明显，而齐拉西酮（0.5~1 kg）增加最少
- 典型抗精神病药中，氟哌啶醇和吗茚酮最不容易引起体重增加；奋乃静和氯丙嗪体重增加最明显（10 周增长 4~6 kg，普通成人数据），且治疗时间越长体重增长越多
- 引起体重增加的原因尚不明确
  - √ 可能与氯氮平和奥氮平所致的胰岛素和瘦素水平升高有关
- 监测肥胖患者的体重，尤其是合并躯体疾病的患者，如慢性阻塞性肺疾病、肺气肿、睡眠呼吸暂停综合征、糖尿病、高血压、脑卒中、胆囊疾病
- 慢性精神分裂症患者随着年龄的增长发生药源性肥胖的风险较高；可能导致一些患者顺应性差

处理

- 可以换药，但不一定有效
  - √ 虽然有些人推荐停药，但是精神病复发的高风险是个问题
- 体重控制计划（限制热量入量的平衡膳食）对于住院的老

年人可能有效
- 提前告知患者体重增加的风险和预防策略
  - √ 饮食咨询和教育
- 警惕患者自行停药
- 奥利司他 120 mg 每天 3 次有效（普通成人数据），而且与神经安定药之间没有相互作用

内分泌系统紊乱——催乳素水平增加

催乳素通常受多巴胺的抑制（下丘脑投射的神经元）；促甲状腺素释放激素和 5-HT 也可能受累。而抗精神病药的 D_2 受体阻断作用抑制了多巴胺的释放，使催乳素水平增加。

氯氮平和喹硫平不太可能引起这一副作用。临床表现如下

- 乳腺胀痛或肿大
- 男子乳房发育
- 极少见的乳溢
- 乳腺肿瘤快速生长
- 骨质疏松

处理

- 很少需要换药，如换为喹硫平
- 抑制催乳素
  - √ 溴隐亭——以 1.25～2.5 mg/d 起始，每周增加 1.25～2.5 mg，直至理想剂量 5～7.5 mg/d（剂量范围为 2.5～15 mg/d，以上均为普通成人数据）
  - √ 金刚烷胺 50～100 mg，每天 2 次——以低剂量起始，缓慢加量

皮肤病

- 发生在长期大剂量治疗后
  - √ 在现代治疗模式下，尤其是低剂量非典型抗精神病药治

疗为主的情况下，很多严重的副作用已经很少见了

- 很多经典抗精神病药都有光敏感性的副作用
- 过敏反应
  - √ 斑丘疹，瘙痒，全身皮疹
  - √ 紫色皮肤色素沉着
    - □ 主要由氯丙嗪引起，其他吩噻嗪类极其罕见

处理

- 警告患者暴露于阳光下的危险性
  - √ 除了被晒黑外，还有可能发生灼伤
- 积极使用 SPF 值较高的防晒霜以防晒伤，尤其要注意面部等脆弱部位
  - √ 不要进行日光浴或长时间暴露于日光下（包括冬天滑雪或者阴天）
  - √ 即使在荫凉中也要穿戴防晒衣物，如宽边太阳帽、深色 T 恤衫
  - √ 建议佩戴太阳镜
- 换用另外一种抗精神病药以控制皮疹
  - √ 建议中低剂量治疗以防止皮肤色素沉着
  - √ 色素沉着可以在停止抗精神病药后几个月或者几年后淡化
  - √ 对于皮脂溢出，采用局部涂抹润肤露、肥皂和停药的方法处理

认知障碍

- 可能由于某些抗精神病药的抗胆碱能特性引起
- 短时词语记忆受损
- 在易感患者中可能发生谵妄
- 可能与高剂量范围有关
- 抗胆碱能毒性的症状包括
  - √ 瞳孔散大

√ 皮肤干燥

√ 黏膜干燥

√ 心动过速

√ 肠鸣音缺失

处理

- 避免使用伴有抗胆碱能作用的药物，对于不确定的病例，停用引起问题的药物
- 抗胆碱能谵妄（见谵妄部分）

抗利尿激素分泌不当综合征

抗利尿激素分泌不当综合征（syndrome of inappropriate secretion of antidiuretic hormone，SIADH）在身体虚弱的患者中尤其突出。在易患老年人中，甚至轻度的低钠也可能引起意识错乱/定向障碍（见 SIADH 部分）。

要注意区分 SIADH 和服用抗精神病药患者中偶见的水中毒。

- SIADH 患者的尿渗透压是高的
- 而水中毒时，尿渗透压很低

血糖控制障碍

- 新出现的糖尿病通常是 2 型（非胰岛素依赖性）
- 高血糖
- 加重 1 型和 2 型糖尿病
- 酮症酸中毒（可致命）

在 3 个月内发作（10 天至 18 个月；普通成人数据）。

血糖控制障碍是非剂量依赖的，而且似乎与抗精神病药所致的体重增加不相关。

- 作用机制可能是胰岛素降低，诱导高三酰甘油血症
- 2 型糖尿病的危险因素有

√ 年龄增加

√ 与药物效应无关的早发精神分裂症

√ 治疗前的体重增加

√ 治疗期间体重增加大于 10%

√ 治疗前糖耐量异常或高血压病史

√ 糖尿病家族史

√ 女性

√ 种族（西班牙裔、非裔和本土美洲人，亚裔印度人，波利尼西亚人，澳大利亚土著居民）

抗精神病药治疗显著增加了精神分裂症患者糖尿病的发生率。血糖控制障碍可能（但不是一定）发生在

● 尤其是氯氮平和奥氮平治疗时

√ 偶尔也发生在利培酮和喹硫平治疗时

● 典型抗精神病药治疗，尤其是硫利达嗪、洛沙平和氯丙嗪治疗时

√ 在其他药物治疗时也有报道

处理

以是否有各种危险因素为基础，和患者讨论发生血糖控制障碍的风险；根据风险选择药物。

● 高风险患者尽量避免选择氯氮平和奥氮平，可能的话定期监测

● 检查基线和 6 个月空腹血糖、空腹胆固醇和三酰甘油水平

● 服用抗精神病药治疗期间与其他需常规检测的指标一起监测血糖

● 停药通常能逆转血糖控制障碍，但是重新服药也会再现血糖控制障碍

肝功能损害

● 肝酶升高（AST、ALT、GLD）

● 通常是良性的轻微升高（约 50 IU/L，尤其是 ALT）

- 很少发生相关的黄疸或显著的肝细胞损害

处理

- 继续治疗，并监测肝功能
- 如果受损加重，酌情减低药物剂量
- 如果怀疑是过敏形式的阻塞性黄疸（胆红素和尿胆素原升高），则考虑换药
  - √ 如果肝酶超过正常水平 2～3 倍，重新评价治疗方案，换用肝毒性较小的药物（即非典型抗精神病药，而不是氯氮平）

体温失调

- 偶见体温过低
  - √ 不常见发热（与 NMS 无关）
  - √ 体温可能超过 40℃
- 在给药后几小时内发生
- 可能由于出汗少（抗胆碱能效应）而加剧
- 体温过低
  - √ 尤其是吩噻嗪类、氟哌啶醇和奥氮平治疗时易发生
  - √ 也与低蛋白血症、恶病质、洋地黄中毒和甲状腺功能减退有关
  - √ 严重的发热与下丘脑或下丘脑垂体轴的皮质下疾病有关（个案报告）
- 体温过低的最常见原因是败血症
  - √ 与高死亡率相关

处理

- 告诫患者体温过高、过低的危险，确保适当的环境温度
- 体温过高：除停药外，物理降温（如冰袋冷敷）和解热药可能是有必要的

- 体温过低：除了处理可能的药物副作用，也要治疗可疑的感染，直到证明并无感染
  - √ 停用抗精神病药
  - √ 给予热性静脉输液（warmed IV fluids）、加热灯和温暖的毛毯

猝死

抗精神病药引起猝死的原因尚不明确。
- 可能有心源性因素
- 大多与硫利达嗪有关

水肿

- 水肿经常发生在下肢
- 原因不明，可能由于多巴胺与醛固酮或催乳素的相互作用有关

抗帕金森病药

- 经常用来控制某些锥体外系症状
  - √ 急性肌张力障碍
  - √ 帕金森综合征
  - √ 兔唇综合征
- 抗胆碱能药和多巴胺能药物是最常用的药物
  - √ 首选药物是苯扎托品或丙环定，金刚烷胺可作为二线药物
- 考虑到药物副作用，以及这些药物与其他拟精神药物合用的潜在危险，仅在紧急症状（而不是预防性）时短期使用
  - √ 对于急性锥体外系症状（运动不能，肌张力障碍）使用急性剂量，只在必要时维持治疗
  - √ 对静坐不能无效
  - √ 大多数情况下在几周或者 1～6 个月内停药
  - √ 慎用 SSRIs 类——曾报道有谵妄发生
- 与饭同服

- 告诫患者服药后存在反射受损，不能操作机器和驾驶
- 其他抗胆碱能相关的预防和干预措施（见抗胆碱能副作用部分）

副作用

副作用的处理见抗胆碱能副作用的处理部分。

撤药

- 缓慢、逐渐地减量（至少1周）以防止撤药反应
  - √ 消化系统——恶心、呕吐、腹泻、唾液分泌过多
  - √ 中枢神经系统——头痛、失眠、梦魇
  - √ 其他——鼻漏、头晕、震颤
- 反应可持续2周

药物相互作用

- 与下列药物合用时需谨慎
  - √ 具有抗胆碱能特性的药物
  - √ 中枢神经系统抑制剂
  - √ 升压药物
  - √ 肾上腺素（低血压）
  - √ 降低癫痫发作阈值的药物
- 对于所有抗精神病药
  - √ 左旋多巴和其他抗帕金森病药的抗帕金森病作用可能被抗精神病药的多巴胺受体阻断作用减低
  - √ 以下物质会增加中枢神经系统的镇静作用
    - □ 酒精
    - □ 苯巴比妥类，其他中枢神经系统抑制剂
- 对于低效价抗精神病药
  - √ 抗胆碱能药的额外效应可扩大其抗胆碱能效应（表1.14）

抗帕金森病药的简介见表2.22，抗胆碱能药和金刚烷胺的副作用见表2.23。

383

表 2.22　抗帕金森病药简介

商品名	金刚烷胺	苯扎托品	比哌立登	丙环定	苯海索
	Symmetrel	Cogentin	Akineton	开马君	安坦
化学分类	多巴胺能	抗胆碱能	抗胆碱能	抗胆碱能	抗胆碱能
剂量	50~100 mg, 每天2次	0.5~2 mg/d 急性肌张力障碍: 肌内注射后, 每天口服, 1~2周, 并试行停药	1~2 mg, 肌内注射/静脉注射 每0.5~1 h重复一次, 直到急性症状缓解, 24 h内最多注射4次, 对于虚弱的老年人, 要用较低剂量	2~5 mg/d, 每天增加2.5 mg, 直到起效(安全范围为5~10 mg, 痴呆或者虚弱的老年人慎用)	以1 mg/d起始, 必要时加量(安全范围为5~10 mg/d)
适应证	●肌张力障碍 ●帕金森综合征 ●兔唇综合征	●急性肌张力障碍 ●帕金森综合征 ●兔唇综合征	●急性肌张力障碍 ●帕金森综合征 ●兔唇综合征	●急性肌张力障碍 ●帕金森综合征 ●兔唇综合征	●急性肌张力障碍 ●帕金森综合征 ●兔唇综合征
禁忌证	泌尿系统: 尿潴留, 前列腺肥大 消化系统: 麻痹性肠梗阻, 肠梗阻, 巨结肠	泌尿系统: 尿潴留, 前列腺肥大 消化系统: 麻痹性肠梗阻, 肠梗阻, 巨结肠 代谢性: 中暑, 高热	与苯扎托品相同	与苯扎托品相同	高血压以及苯扎托品的禁忌证

	金刚烷胺	苯扎托品	比哌立登	丙环定	苯海素
禁忌证	代谢性：中暑，高热 心血管系统：心力衰竭，外周性水肿 眼：闭角型青光眼	心血管系统：心动过速，充血性心力衰竭，心绞痛，外周性水肿 眼：闭角型青光眼 中枢神经系统：痴呆			
注意事项	●撤药 √观察急性NMS ●监测白细胞，注意白细胞减少	●撤药	●撤药	●撤药	●撤药

385

表 2.23　抗胆碱能药和金刚烷胺的副作用

副作用	最常见	最严重和较少见
全身性		● 发热
心血管系统	● 心悸 ● 心动过速 ● 头晕	
中枢和周围神经系统	● 意识错乱 ● 注意集中下降 ● 不安 ● 震颤 ● 共济失调 ● 虚弱 ● 嗜睡 ● 说话含糊不清 ● 失眠	● 谵妄 ● 定向障碍 ● 短时记忆受损、乏力、懒惰、意识错乱 　√ 与金刚烷胺相比，苯扎托品更易发生
内分泌系统		● 乳溢（金刚烷胺）
眼	● 视物模糊 ● 光敏感 ● 干眼症	● 闭角型青光眼
消化系统障碍	● 口干 ● 恶心/呕吐 ● 便秘 ● 喉干燥	● 麻痹性肠梗阻 ● 急性假性肠梗阻
精神科	● 抑郁 ● 焦虑性兴奋（尤其是苯海索）	● 精神病（尤其是金刚烷胺）
呼吸系统	● 鼻充血	● 可能加重呼吸系统疾病
皮肤和附属器	● 皮肤干燥/汗液减少 ● 脸红	● 皮疹
泌尿系统	● 排尿延迟 ● 尿潴留	

药物相互作用

药物相互作用见表 2.24。

表 2.24　药物相互作用*

抗精神病药	CYP 代谢酶	CYP 抑制剂**	CYP 诱导剂***
氟哌啶醇	可能是 2D6，但是代谢途径尚不清楚；可能有 1A2 或者 3A 的参与	3A 抑制剂：胺碘酮，西咪替丁，SSRIs（氟西汀，氟伏沙明），克拉霉素，红霉素，醋竹桃霉素，甲硝唑，诺氟沙星，氟康唑，酮康唑，伊曲康唑，奈法唑酮，葡萄柚汁，奎尼丁，茚地那韦，那非那韦，沙奎那韦，利托那韦	1A2 诱导剂：多环芳香化合物（吸烟），苯妥英，奥美拉唑，利福平，卡马西平 3A 诱导剂：巴比妥类，地塞米松，利福平，利托那韦，苯妥英，卡马西平，奥昔布宁，贯众连翘
氯氮平	1A2（原发途径）；2D6（继发途径）	1A2 抑制剂：西咪替丁，氟伏沙明，葡萄柚汁，酮康唑 2D6 强抑制剂：氟西汀，帕罗西汀，奎尼丁，安非他酮也有可能 其他 2D6 抑制剂：胺碘酮，氯苯那敏，西咪替丁，氯米帕明，舍曲林，西酞普兰（弱抑制剂），氟哌啶醇，美沙酮，奋乃静，普罗帕酮，利托那韦，茚地那韦，特比萘芬，普萘洛尔，丙戊酸钠	1A2 诱导剂参见氟哌啶醇
奥氮平	1A2，2D6	1A2 抑制剂参见氯氮平 2D6 强抑制剂参见氯氮平 其他 2D6 抑制剂参见氯氮平	1A2 诱导剂参见氟哌啶醇
奋乃静	2D6	2D6 强抑制剂参见氯氮平	不可诱导

抗精神病药	CYP 代谢酶	CYP 抑制剂**	CYP 诱导剂***
硫利达嗪	2D6	2D6 抑制剂参见氯氮平	不可诱导
利培酮	2D6	2D6 抑制剂参见氯氮平	不可诱导
氯丙嗪	2D6，3A	2D6 抑制剂参见氯氮平 3A 抑制剂参见氟哌啶醇	3A 诱导剂参见氟哌啶醇
地昔帕明	2D6	2D6 抑制剂参见氯氮平	不可诱导
匹莫齐特	3A4	3A 抑制剂参见氟哌啶醇	3A 诱导剂参见氟哌啶醇
喹硫平	3A4	3A 抑制剂参见氟哌啶醇	3A 诱导剂参见氟哌啶醇

* 普通成人数据；** 可增加血浆浓度；*** 可减低血浆浓度。

典型抗精神病药过量

症状

- 中枢神经系统的效应
  - √ 不安
  - √ 意识错乱/谵妄
  - √ 昏迷
  - √ 严重的锥体外系症状
  - √ 镇静
- 低血压
- 心脏效应
  - √ 心动过速
  - √ 心律失常
  - √ 血管运动/呼吸衰竭
  - √ 瞳孔缩小：高热，死亡

处理

- 洗胃，催吐（意识清醒的患者）
- 用药用炭的生理氯化钠溶液导泻
- 支持性措施
  - √ 开放气道，吸氧，补液
  - √ 昏迷者行气管插管，长期昏迷者行气管切开术
- 维持电解质平衡
- 监测心功能、血压
- 低血压
  - √ 使患者保持特伦德伦伯卧位姿势
  - √ 给药：静脉注射，浓缩清蛋白，多巴胺或者去甲肾上腺素
  - √ 注意：禁用肾上腺素
- 癫痫发作
  - √ 必要时使用苯二氮䓬类药物（劳拉西泮静脉注射）或者苯妥英
- 锥体外系症状
  - √ 苯扎托品（维持 48 h）
- 血液透析无效

非典型抗精神病药过量

- 症状比典型抗精神病药过量更多变
  - √ 见每个药物的详细论述

抗精神病药单药概要

阿立哌唑

详见附录 A。

氯 氮 平

药物	制造商	化学分类	治疗分类
氯氮平（Clozaril）	诺华	二苯二氮䓬类	抗精神病药

适应证：FDA/HPB

● 难治性精神分裂症

适应证：说明书以外

● 最有效的非典型抗精神病药（普通成人和少数老年临床数据显示），用于
  √ 难治性精神病
  √ 双相障碍（包括快速循环型以及伴或不伴精神病性症状的难治性躁狂）
  √ 分裂情感性障碍（躁狂相）
● 难治性 BPSD
● 临床报告显示对于痴呆相关的行为紊乱、攻击、躁动和抑郁症状有效
● 控制精神分裂症相关的攻击行为
● 对于帕金森病治疗相关的左旋多巴或多巴胺受体激动药所致的精神病有效
  √ 控制精神病性副作用和改善帕金森病症状时，可以增加抗帕金森病药的剂量
    □ 缓慢开始及滴定剂量可改善耐药性并减少副作用
    □ 对治疗帕金森病后突发性欲倒错有效（临床病例）
● 非精神科应用
  √ 控制帕金森病的震颤（基于更突出的 D_1 受体阻断作用）
  √ 控制帕金森病中左旋多巴所致的运动障碍

√ 有效的抗震颤药（作用相当于苯扎托品），但因其副作
用不作为一线治疗药物

√ 其他运动障碍

□ 亨廷顿病（对于运动障碍效果不确定）

药理学

见表 2.2。

血药浓度

- 与剂量相关
- 吸烟会使其降低（尤其是男性）
- 男性低于女性
- 随年龄增加而升高

作用机制

- 对 5-HT_{2A} 受体亲和力（5-HT_2 受体阻断药）比对 D_2 受体
  亲和力大得多（5-HT_{2A}/D_2＞2）

  √ 对 5-HT_{2C}/5-HT_{3C} 和 5-HT_{1A}/5-HT_{1B}/5-HT_{1C} 受体有亲
  和力；近来证实了氯氮平对 5-HT_6、5-HT_7 受体有很高
  的亲和力

  √ 对 5-HT_3 受体的阻断可能与止吐效应和多巴胺释放的抑
  制有关

- 对 D_4 受体的阻断作用等于或大于对 D_2 受体的，明显阻断
  D_1/D_3/D_5 受体

  √ 基底节区 D_2 受体占有率相对较低可能解释锥体外系症
  状发生率低

  √ 对边缘叶（A10 区）和中脑皮质多巴胺通路有较高的选
  择性

  √ 不阻断中脑黑质多巴胺能神经元

- M_1 抗胆碱能（心动过速，便秘，出汗，谵妄，泌尿功能

391

障碍），α_1/α_2、β 抗肾上腺素能（直立性低血压，性功能障碍，镇静）和 H_1 抗组胺能（镇静）效应
- 对谷氨酸和 γ-氨基丁酸受体可能有亲和力

适应证的治疗作用

- 抑制帕金森病患者左旋多巴治疗引起的运动障碍
- 对帕金森病患者的抗精神病效果经常是几天后显现
- 大多数精神分裂症和其他形式精神病的阳性症状和攻击行为可以改善
- 中度改善阴性症状（淡漠，意志缺失，兴趣缺失，社会退缩）

药物选择

- 几乎没有老年人疗效的对照性研究
- 现有资料显示对于老年严重的精神分裂症有一定疗效
- 多数数据来自开放性或者非对照性临床试验
- 通常不适合在老年人中广泛应用，因为
  √ 直立性低血压
  √ 需检测粒细胞缺乏
  √ 意识错乱/谵妄
  √ 心脏副作用
  √ 镇静/嗜睡
  √ 抗胆碱能效应
- 尽管有副作用，但很多老年人可耐受低剂量
- 疗效等同于氯丙嗪
- 其他副作用较小的非典型抗精神病药（如利培酮）可能同样有效，但有些普通成年人群的研究表明，对于严重的慢性精神分裂症，氯氮平比利培酮更有效
  √ 某些指南建议氯氮平应该在 2 种其他抗精神病药（包括一种典型抗精神病药）无效后使用

- 鉴于它的疗效以及通常耐受性较好，对于那些病史较长的患有严重精神病的住院老年人来说，这种建议过于谨慎
- 对于便于监控的患有严重精神病的住院患者，氯氮平是非常有效的（临床资料）
- 对未筛选的精神病、自然病程住院人群的疗效显示，尽管老年人整体对药物有反应，但可能比年轻人要弱一些
- 可能延至 2~4 个月显现疗效
- 不太可能引起迟发性运动障碍，且通常能改善现有的迟发性运动障碍症状
- 老年人中粒细胞缺乏可能更常见（数据仅供参考）
- 以下情况不要服用氯氮平
  √ 白细胞<$3.5×10^9$/L
  √ 骨髓增生性疾病史
  √ 氯氮平所致粒细胞缺乏或粒细胞减少的病史

种族

- 粒细胞缺乏可能在德系犹太患者中较多见

剂量

- 血药浓度监测：精神分裂症的治疗浓度范围为 200~350 ng/ml（普通成人数据）
- 每个剂量范围都应该分次服用

初始剂量

- 第 1 天：以 6.25 mg/d 起始（或者甚至隔天一次）
- 第 7 天：每周增加 6.25 mg

增加剂量并达到治疗浓度

- 老年人有效治疗剂量范围很广：根据目标症状的不同，可以是 12.5～450 mg
  - √ 与其他所有的神经安定药一样，治疗精神分裂症这样的原发精神障碍需要较高的剂量，即 200～450 mg/d，常用剂量约为 200 mg/d
  - √ 双相障碍：25～112.5 mg/d（临床病例资料）
  - √ 对于继发性精神病（如痴呆或帕金森病相关的），用 12.5～125 mg/d 的剂量即可
    - □ 治疗帕金森病相关的精神病通常在 25～50 mg/d 有效（有效剂量范围为 6.25～150 mg/d）
  - √ 左旋多巴诱导的运动障碍对 50～100 mg/d 有效（初老年人数据），但是剂量需根据经验决定，个体之间并不相同，尤其是身体虚弱的老年人经常需较低剂量
- 老年人加量的时间表不好确定，但是建议非常缓慢地用几周甚至几个月的时间加量
  - √ 快速加量经常导致对药物不耐受，且常拒绝下一步的治疗
  - √ 老年人加量计划的推荐方案各有不同，但是总体来说，一般是缓慢地每周增加 6.25～12.5 mg/d
- 一旦达到维持剂量，可以采用每天服药 1 次或 2 次的时间表

说明书外适应证的使用剂量

- BPSD：范围广，12.5～125 mg/d
- 帕金森病的运动障碍的治疗
  - √ 老年患者的治疗剂量不好确定，但是可以尝试成人剂量（100～200 mg）的 1/5～1/3
    - □ 临床数据显示老年人中帕金森病震颤的有效剂量为

12.5 mg/d

√ 由于起效较慢，尤其是对于阴性症状，所以治疗效果可在一年后获得

联合或替代治疗

- 奥氮平：病例报告（普通成人数据）可成功增加药物
- 氯氮平换为其他药物（如喹硫平，见喹硫平部分）
  - √ 老年人的策略和计划不好确定
  - √ 可以考虑先从小剂量加用新药（如利培酮、奥氮平或喹硫平），然后在逐渐加量的同时交替着逐渐减少氯氮平剂量
    - □ 老年人采用这种策略的潜在风险就是会增加副作用负担
    - □ 建议换用奥氮平的方案是：以奥氮平 5 mg 加用 1 周，然后开始每周减氯氮平 12.5~25 mg/d

停药和撤药

- 停药率很高（大于 40%），但和较年轻的成年人相似
- 在慢性精神病有效治疗后停药经常会引起精神病和激越症状的加剧
  - √ 在不紧急的情况下，一般用 4~6 周或者更长时间逐渐停药
    - □ 症状包括精神病性症状的急剧增加、出汗、意识错乱、恶心、呕吐、头痛、腹泻、激越、锥体外系症状和坐立不安

副作用

百分比都是根据普通成人资料获得的数据。

- 抗胆碱能副作用很明显
  - √ 与低效价抗精神病药相似
- 常见直立性低血压、乏力、唾液分泌过多和恶心

- 服药前患有帕金森病、姿势不稳和骨质疏松的老年人副作用更突出
- 锥体外系症状发生率较低
- 粒细胞缺乏是一个严重的副作用，需密切监测
  - √ 1年发生率为0.8%，1.5年发生率为0.91%（普通成人数据）
  - √ 老年人中风险更高
- 即使低剂量治疗也可能出现严重的副作用（如意识错乱）
- 常见的副作用常在剂量滴定期间发生
- 很多副作用有剂量依赖性，会随着药量的减少而消失
- 副作用是高剂量治疗原发性精神病的一个限制因素

自主神经系统副作用

- 唾液分泌过多（31%）
  - √ 由于药物的抗胆碱能作用所致的令人惊讶的副作用
  - √ 唾液分泌可能极其旺盛，尤其是睡眠的时候，这限制了对药物的耐受性
  - √ 流涎可能使老年人非常尴尬，尤其是夜间吞咽活动减弱时
  - √ 苯扎托品或阿米替林在临床上已有应用，但是因为有中毒的风险，一般不推荐老年人应用；可以考虑 α_2 受体激动药可乐定
- 出汗（6%）

全身性副作用

- 发热，尤其是在治疗初期多见，但是任何阶段都可能发生
  - √ 通常是良性的、短暂的，具有自限性，但是偶尔需要停止治疗，待体温恢复正常后再谨慎恢复治疗
    - □ 大多数患者能够耐受低剂量缓慢加量的再次治疗
  - √ 良性情况下有时会出现白细胞计数升高

√ 进行血细胞计数及其分类，注意排除粒细胞缺乏
- 体重增加——可能是很显著的
  √ 有时对于老年人是有问题的，尤其对易患糖尿病或心血管疾病的患者
  √ 考虑营养咨询和运动
    □ 有时理论意义大于实践意义，因为很多服用氯氮平的老年人无法配合这些疗法
  √ 通常在治疗开始的 12 周最明显（普通成人数据），但是可以持续 4 年
- 睡眠紊乱

最严重和较少见的副作用

- NMS
  √ NMS 的很多症状也仅与氯氮平相关（如心动过速、发热、白细胞增多和谵妄）
    □ 肌肉僵硬是鉴别 NMS 的一个重要症状
- 罕见：与苯二氮䓬类合用时引起猝死

心血管系统副作用

- 心动过速（25%）
  √ 与剂量相关
  √ 可能持续于治疗的全过程
  √ β 受体阻断药（如阿替洛尔）可能有效
  √ 可能由于抗胆碱能和去肾上腺素能效应共同作用
- 直立性低血压（9%）
  √ 由抗肾上腺素能作用引起
  √ 通常发生在剂量滴定的起始阶段
  √ 可通过延长增加药物剂量的时间间隔和减小增量而减轻
  √ 勿用肾上腺素治疗低血压
- 高血压

最严重和较少见的副作用

- 深静脉血栓形成（发生率为 1/3000；普通成人数据）和静脉血栓栓塞
  - √ 有肺栓塞的风险
  - √ 尚不清楚是与所有的抗精神病药治疗相关，还是仅仅是氯氮平治疗的风险
- 晕厥与罕见的呼吸停止
  - √ 与低血压相关，也可能与苯二氮䓬类药物共用有关
- 跌倒
- 可能发生心动过缓
- 心电图
  - √ T 波改变，ST 段压低（且可能有 QTc 间期延长，但是没有临床意义）
- 嗜酸细胞性心肌病（普通成人数据）
- 心肌炎——罕见（0.06%；普通成人数据；迄今为止没有报告老年病例），但是有潜在的致命风险（0.02%，普通成人数据）
  - √ 尤其发生在治疗的第一个月和剂量滴定阶段
  - √ 与流感样症状、发热、窦性心动过速、低血压、胸痛和心力衰竭有关
- 偶有心包炎、心包积液和心肌病的报道

副作用的病例报告

- 梦游
- 急性间质性肾炎
  - √ 出现血清肌酸酐和尿素突然升高，有时伴有发热
- 各种心律失常，充血性心力衰竭

中枢和周围神经系统副作用

- 镇静（39%）

√ 部分患者感到头脑昏沉

√ 睡前给药减少白天镇静作用

- 头晕（19%）
- 谵妄/意识错乱
- 头痛
- 震颤（6%）

√ 快速细颤

- 静坐不能
- 额叶 D_1 受体阻断可能使某些认知功能受损
- 坐立不安

最严重和较少见的副作用

- 肌阵挛
- 癫痫发作和脑电图改变——剂量依赖性
- 缓慢增加剂量以降低风险
- 53%～74%的脑电图模式改变

√ 最常见的改变，一般缓慢（普通成人资料）

- 癫痫发作可能是剂量依赖性的

√ 发生在剂量滴定的低剂量阶段和维持治疗的高剂量阶段

√ 发生率（普通成人资料）

□ 1%～2%：<300 mg/d

□ 3%～4%：300～600 mg/d

□ 5%：600～900 mg/d

- 对于易感性增加的老年人一定要加倍小心

√ 有癫痫、痴呆或者其他中枢神经系统疾病史，同时服用降低癫痫发作阈值的药物者

□ 丙戊酸钠是可选择的抗惊厥药

- 意识错乱状态

√ 老年人更容易出现

√ 低剂量（25 mg/d）时也可出现

√ 可以进展为谵妄
- TD 罕见，但也可能发生

内分泌系统副作用

- 很多患者会出现或者加重原有的糖尿病或者血糖控制障碍
（普通成人资料）
  √ 在开始治疗后的 1～5 周发生
  √ 可以在相对低剂量（如 50 mg）时发生
  √ 偶尔会出现严重的高血糖
  √ 可能使原有糖尿病恶化，需要增加胰岛素剂量
    □ 出现糖尿病的处理：大多数患者需要口服降血糖药；
      5％的患者需要胰岛素治疗或者停止抗精神病药
- 可以降低血浆皮质醇水平

眼部副作用

- 视觉紊乱
- 可以诱发闭角型青光眼

胃肠道副作用

- 便秘
  √ 高纤维饮食并且注意液体摄入会有所帮助
  √ 必要时服用轻泻药
- 恶心/呕吐
  √ 处理：减小服药剂量，给予抗酸药或者雷尼替丁（而不
    是西咪替丁）
  √ 口干（6％）

最严重和较少见的副作用

- 肠梗阻
- 嗜酸细胞性结肠炎综合征（临床报告，尚未经研究证实；

普通成人资料）

血液系统副作用

● 粒细胞缺乏（在成年人中发生率<1%；老年人群数据尚
不明确，可能是成年人的 5 倍甚至更高）

　✓ 为毒性而非过敏反应

　✓ 可能在女性、老年人、身体虚弱人群中更常见

　✓ 是逐渐发展而来的，所以可以通过谨慎地检测血细胞计
数来控制

　✓ 治疗的剂量、时间和这种可能致命的副作用的出现没有
明确相关性

　　□ 通常在治疗开始的 3 个月内发生，但是偶尔也可能在
长期治疗 1 年以后出现

　　□ 如果及早发现并停药，通常是一个良性的过程

● 嗜酸粒细胞增多（即>$4\times10^9/L$）

　✓ 发生率不明确——据报道为 0.2%～13%（普通成人数据）

　✓ 3～5 周内发生

● 其他血液系统疾病

　✓ 白细胞减少

　✓ 白细胞增多

　✓ 中性粒细胞增多

肝和胆副作用

● 血清肝酶和肌酸激酶水平增高

　✓ 通常是短暂的

　✓ 偶尔较严重，会导致肝炎

　✓ 降低治疗剂量或暂停治疗

● 胰腺炎

代谢和营养副作用

- 血三酰甘油水平升高

骨骼肌肉副作用

- 肌病特点——肌肉无力

精神科副作用

- 帕金森病患者在氯氮平治疗后偶尔矛盾地出现精神病性症状（病例报告）
- 焦虑障碍
  - √ 揭示或者诱发强迫性障碍样的特征和社交恐惧症（普通成人数据）

生殖系统副作用

- 男性勃起和射精功能障碍
- 女性性高潮障碍

呼吸系统副作用

- 罕见与深静脉血栓相关的肺栓塞
  - √ 与氯氮平治疗的因果关系尚不能确定
- 呼吸抑制

泌尿系统副作用

- 尿潴留
- 尿失禁
  - √ 麻黄碱已经被应用，但是在老年人应慎用

监测

常规监测

- 老年人使用氯氮平治疗时一定要小心监测所有的副作用，

而不能只监测血液系统疾病
- 按照血液系统疾病检测的最短期限定期监测白细胞时，还应包括白细胞分类计数
- 粒细胞缺乏——中性粒细胞绝对值$<5\times10^8/L$
  - √ 可能是致命的，但是监测可以降低风险
  - √ 需要记录治疗前基线的白细胞计数
  - √ 前6个月至少每周需要检查白细胞
    - □ 如果白细胞$<3.5\times10^9/L$，不要开始用氯氮平治疗
  - √ 如果白细胞计数保持在$3\times10^9/L$以上（中性粒细胞绝对值$>1.5\times10^9/L$），可以减少检查频率为每2周一次
  - √ 停药后至少监测白细胞4周（普通成人资料，可能老年人应监测更长时间）
  - √ 如果氯氮平停药超过1个月以上或者更长时间后再次服用，仍需要每周检测白细胞，6个月后每两周监测一次
  - √ 以下情况应停止治疗
    - □ 白细胞减至$3\times10^9/L$以下
    - □ 中性粒细胞绝对值减至$1.5\times10^9/L$以下
    - □ 以下情况可以恢复治疗
      - ○ 没有发生感染的迹象
      - ○ 白细胞和中性粒细胞绝对值计数恢复到阈值以上
  - √ 如果白细胞减至$2\times10^9/L$以下，或者中性粒细胞绝对值减至$1\times10^9/L$以下，可以考虑骨髓穿刺以明确粒系生成情况
  - √ 注意
    - □ 如果白细胞已经减至$2\times10^9/L$以下，或者中性粒细胞绝对值减至$1\times10^9/L$以下则患者不能重新开始氯氮平治疗
    - □ 白细胞spike蛋白含量$>15\%$可能是粒细胞缺乏的标志，会在75天内发病；应提高警惕
- 也有必要每周监测嗜酸粒细胞，尤其是开始的2个月，然

后降至每月监测一次

  √ 如果嗜酸性粒细胞$>3\times10^9$/L则应停药

    □ 直到恢复到1×10^9/L再考虑恢复治疗。

  √ 1.5×10^9/L以下通常是自限性的（普通成人资料），但应密切观察

  √ 嗜酸粒细胞增多可能是中性粒细胞减少的先兆

- 应每年监测三酰甘油
- 定期监测体重
- 监测肝功能

特殊监测

- 血药浓度为 $350\sim450$ ng/ml（氯氮平与去甲氯氮平之和）是可能的目标水平（普通成人水平），但是临床效果与血药浓度间可能的关系尚不确定
- 血药浓度超过 1000 ng/ml 可能与癫痫发作有关（普通成人数据）；目前还没有老年人群数据

药物相互作用

- 药物滴定阶段避免与苯二氮䓬类药物的合用——存在潜在致命性心力衰竭、呼吸衰竭的风险
- 避免与抗胆碱能药合用（表 1.14）
- 氟伏沙明、舍曲林和氟西汀增加药物和代谢产物的血药浓度，虽然增加幅度较小，但是往往有临床意义

  √ 尤其是与 SSRIs 类药物和大剂量氯氮平合用时，一定要监测药物副作用

- 与降压药合用时要小心
- 与西咪替丁、依诺沙星、氯喹、华法林和地高辛合用时血药浓度升高
- 咖啡因在电休克治疗中作为癫痫发作的增效剂，与室上性心动过速有关（病例报告）

404

- 有奋乃静与氯氮平合用血药浓度增至中毒水平的病例报告

氯氮平的作用可被以下因素拮抗

- 吸烟——诱导 CYP1A2 并使血药浓度降低

与功能损害性疾病的相互作用和禁忌证

- 帕金森病
  - √ 谵妄等副作用的发生率较高
  - √ 低剂量治疗可降低副作用
- 糖尿病
  - √ 可诱发新的 2 型糖尿病
  - √ 可诱发糖耐量异常
  - √ 可使原有糖尿病恶化
- 密切监测高血压和心律失常
- 既往有癫痫发作病史的患者慎用
  - √ 可建议合用抗惊厥药，要注意年龄相关的问题
- 服用氯氮平治疗前出现血液系统受损的疾病如粒细胞缺乏，则为禁忌证
- 患有严重心脏病的患者禁用本药
- 以下情况慎用
  - √ 癫痫患者
  - √ 糖尿病患者或者有糖尿病家族史者
  - √ 女性可能对副作用更敏感

过量、毒性、自杀

本部分内容仅反映普通成人数据。

出现以下症状

- 意识状态改变
  - √ 镇静

√ 谵妄

√ 昏迷

- 心动过速、低血压

- 呼吸抑制/衰竭

- 唾液分泌过多

- 偶有癫痫发作

- 注意：毒性反应可能延迟出现

  √ 需观察数日

处理

- 一般性支持——开放气道并保持呼吸道通畅，吸氧，补液，维持电解质平衡

- 使用药用炭/诱导呕吐

- 监测心脏和生命体征

- 注意：避免用肾上腺素（对于低血压而言）、奎尼丁或者普鲁卡因胺治疗心律失常

- 未提示需进行透析治疗

照料者注意事项

- 照料者应该对副作用保持警觉

  √ 咽痛、发热、嗜睡、乏力或其他感染的征兆

  √ 烦渴、多尿、乏力——可能是糖尿病的征兆

  √ 排尿困难、眼痛、严重便秘

  √ 持续心动过速、胸痛、气短、低血压（伴有头晕的低血压）或者流感样症状

- 建议患者不要自行停药和恢复服药

  √ 如果停药 2 天以上，再恢复同样剂量服药是很危险的。应向医生求助

- 建议患者不要服用非处方药

临床提示

- "低量起始，缓慢加量"的原则对于氯氮平控制直立性低血压来说尤其重要
  - √ 在急性期，保健机构如为了更有效地周转患者而需快速加量则应格外谨慎
    - □ 观察剂量相关的副作用
    - □ 快速增加剂量并不经济，有可能因为副作用的出现延长平均住院时间
- 治疗起始阶段减少或停用苯二氮䓬类药物可降低直立性低血压的风险
- 控制精神病性症状（通常是药物诱导的）并优化抗帕金森病治疗方法，以改善帕金森病的治疗
  - √ 对部分患者来说，血液监测可能是一个限制因素，但是相对低剂量的治疗可降低其他副作用的风险
- 个别患者在初始剂量即发生较强的超敏感性
  - √ 在初始低剂量（25 mg）发生晕厥/低血压、心动过缓、锥体外系症状
  - √ 从 6.25～12.5 mg 开始治疗
  - √ 剂量增加过程中，观察抗胆碱能副作用的出现
- 虽然通常对痴呆的精神病性症状有效，但是对于患有痴呆的身体虚弱的老年人来说，即使接受 25～75 mg 的剂量，副作用也很常见
- 特别注意
  - √ 癫痫患者
  - √ 糖尿病患者或者有糖尿病家族史者
  - √ 女性可能对副作用更敏感
- 在治疗的第 2 年，药物的抗精神病作用有时会减弱，
  - √ 有时增加药物剂量会有帮助，但是副作用是一个限制性因素

- 发热的处理（超过 37.8℃）
    - √ 常规检查
        - □ 体格检查
        - □ 尿液分析
        - □ 白细胞计数/分类
        - □ 胸部 X 线片
        - □ 必要时进行血培养
        - □ 肌酸激酶
    - √ 如果怀疑 NMS，则停止氯氮平治疗
    - √ 如果没有发现其他原因，则考虑氯氮平导致发热的可能，在发热没有进一步恶化的情况下，可以谨慎地继续氯氮平治疗
- 不明原因发热、流感样症状、心动过速或者心力衰竭症状应该引起医生注意，要考虑心肌炎或者心肌病的可能
- 电休克治疗——一般情况下联合治疗很安全，但是也有电休克治疗后自发癫痫发作的病例报告，且偶有血压升高和心动过速（都是普通成人数据）

氟奋乃静

药物	制造商	化学分类	治疗分类
氟奋乃静（Prolixin） 氟奋乃静庚酸酯（Moditen） 氟奋乃静癸酸酯（保利神）	Geneva	哌嗪类的吩噻嗪	抗精神病药

适应证：FDA/HPB

- 精神病

适应证：说明书以外

见抗精神病药的临床应用部分。

药理学

见表 2.2。

注意：以下各点仅反映普通成人资料。

- 个体间的稳态血药浓度和半衰期等有 5~40 倍的变异
- 口服和长效制剂的代谢特点不同
  - √ 口服制剂：代谢物浓度大于母体化合物浓度
  - √ 长效制剂：代谢物浓度小于母体化合物浓度
  - √ 癸酸酯形式的生物利用度更高，血药浓度更可预测
- 3 个月达稳态，但是老年人可能需要更长时间

药物选择

- 不推荐在老年人中广泛应用
- 是吩噻嗪类中药效最强的
- 产生明显的锥体外系症状

剂量

- 庚酸酯形式可能需要更高的剂量以达到同样的治疗效果
  - √ 氟奋乃静庚酸酯的血药浓度低于氟奋乃静癸酸酯的
- 庚酸酯形式的作用时间（1~3 周）比癸酸酯形式（4~6 周或可能更长）的短（普通成人资料）
- 老年人的吸收率因肌肉减少而改变
- 肌内注射比口服效力强 5 倍左右

每日剂量方案

- 可以每天给药一次

初始剂量

- 口服——0.25~1 mg/d

增加剂量并达到治疗浓度

- 每周增量 1 次或 2 次，每次增加 0.25～1mg
- 肌内注射（盐酸盐，非长效制剂）：1/3～1/2 的口服剂量；从 0.25 mg 起始
- 长效制剂：老年人给药剂量方案尚未确定
  - √ 首剂起效后 4～6 周可尝试减少 25% 的有效剂量
  - √ 除非患者复发，否则与口服方式重叠没有必要
    - □ 在这种情况下，可临时增加口服给药

维持剂量

- 口服给药目标剂量为 0.5～4 mg/d
- 癸酸酯制剂目标剂量
  - √ 精神病
    - □ 每 2～4 周 3.75～12.5 mg
    - □ 推荐范围接近 3.75 mg，尤其是在耐受性确定前的起始阶段
  - √ 痴呆
    - □ 每 14 天 3.75 mg
    - □ 痴呆患者不推荐长效制剂；少见的慢性精神病状态除外
  - √ 某些老年患者可以间隔更长时间（如间隔 3～6 个月）

副作用

见抗精神病药的副作用部分，尤其是抗胆碱能心血管、神经系统和血液系统反应。

- 与其他吩噻嗪类相比，有较轻的抗胆碱能、镇静和低血压反应
  - √ 但是锥体外系症状较重
- 长效制剂

√ 副作用可能持续至停药后 1 个月

√ 与口服方式相比 NMS 发生率高，但是锥体外系症状发生率低

● 癸酸酯形式长期使用后出现晶状体和角膜混浊（5 年后 17%），庚酸酯和口服形式没有病例报道

常规监测

● 对老年人很难确定有效治疗所需要的血药浓度，用血药浓度判断疗效一般不可靠

● 据说稳态血药浓度为 1.2～1.4 ng/ml（有效范围为 0.2～2.8 ng/ml）

禁忌证和特殊警惕

● 怀疑皮质下脑损害者禁用

√ 高热反应的危险（有时延迟 14～16 h 发生）

● 检测肝功能

● 可能在治疗的 4～10 周引起粒细胞缺乏

药物相互作用

● CYP2D6 的底物和抑制剂

● 甲氧氯普胺增加锥体外系症状的发生率

● Metrimazide 增加癫痫发作的风险

过量

见典型抗精神病药的过量部分。

临床提示

● 长效制剂可能导致长期持续且有时很严重的毒性反应

√ 一般不推荐在老年人中常规应用

√ 如果使用（如由于慢性精神病患者的显著不依从），则

411

要密切监测且要格外小心

- 服用液体制剂要避免与咖啡因、茶和苹果汁同服
- 无论口服还是肌内注射，镇静作用出现都很快，在用药后约 1 h 出现

氟 哌 啶 醇

药物	制造商	化学分类	治疗分类
氟哌啶醇（卤吡醇）	奥索-麦克奈尔	丁酰苯	抗精神病药

适应证：FDA/HPB

- 精神疾病
- 抽动秽语综合征

适应证：说明书以外

- BPSD：严重的激越、意识错乱、攻击和活动极度增多
  √ 只要可能，应给出具体诊断
- 谵妄

药理学

见表 2.2。

- 对很多中枢神经系统位点有较高的亲和力
  √ 中枢神经系统组织的浓度有可能比血浆浓度高很多
- 老年人的药动学数据很少
  √ 老年人血药浓度可能很高：氟哌啶醇血药浓度可被因子 2 或更多因子增高，而被因子 5 降低
  √ 肝代谢可能存在年龄相关的减少（但是数据尚不明确）
  √ 某些老年人尽管接受足量治疗，血药浓度可能也比预期

的低（某些患者察觉不到）

  □ 治疗意义未知

    □ 由于在中枢神经系统的结合率高，因此血药浓度可能
    反映不了临床疗效

- 还原性（羟基）氟哌啶醇
  - √ 慢性给药时可累积，可能延长减药过程中的药物作用
  - √ 因其可再转换成氟哌啶醇，故在临床上很重要
- 癸酸酯形式脂溶性较强，活性测定期以周计（而口服形式
  只有几天），延迟至 6～8 天达血浆峰浓度，半衰期约 21
  天，3～4 个月达稳态（而口服为 3～4 天，都是普通成人
  数据）

作用机制

- 多巴胺尤其是 D_2 受体阻断作用
- 增加多巴胺转换率

药物选择

- 不宜作为首选长期一线常规用药——非典型抗精神病药
  更好
- 可作为短期快速控制精神病性症状和激越的选择
  - √ 这种情况肌内注射和静脉注射更有效
  - √ 痴呆患者对本药锥体外系副作用很敏感
    - □ 超出急性期后使用本药 2mg 以上，几乎所有的患者都
    会出现锥体外系症状
  - √ BPSD 整体有效性研究显示，比安慰剂稍有优势，所以
    临床效果主要以副作用来衡量
- 痴呆和急性激越——仍然是首选药物
  - √ 尽管控制症状有效，但是如果超过 5 mg/d 或者长期使
    用，副作用仍然是明显的限制因素
- 经常诱发 NMS

- 尽管存在潜在的副作用，但对于需要长期治疗却顺应性差的患者，长效治疗仍然很有用
  - √ 可降低复发率
- 尽管 BPSD 对抗精神病药的总体反应一般，但氟哌啶醇如果给予有效剂量（2～3 mg 治疗精神病性症状），其治疗有效率还是较高的
- 病例报告显示对单一症状的妄想有效
- 灵活的剂型和给药途径是其有力的优势

种族

- 相比于亚洲女性和白种人，亚洲男性对药物的代谢似乎更慢
  - √ 当剂量范围较宽时，可能需要较低剂量（普通成人数据）

剂量

每日剂量方案

- 精神病/阿尔兹海默病的激越：标准剂量（2～3 mg/d）比低剂量（0.5～0.75 mg）有效
  - √ 副作用是限制因素

初始剂量

- 口服制剂
  - √ 开始时分次服用，每天 2 次
- 长效制剂
  - √ 可用的制剂形式对很多老年人剂量过高，所以癸酸酯形式不作为老年人常规使用，因为存在过度用药和副作用的风险
  - √ 效价是口服剂型的 10 倍

√ 给予长效制剂应非常谨慎

　　□ 氟哌啶醇癸酸酯在老年人中的代谢特点（如半衰期或剂量效应等）还没有很确定

　　□ 采用长效制剂有发生急性锥体外系症状的风险

　　□ 吸收可能不稳定（由于老年人和年轻人肌肉含量不一样）

　　□ 清除缓慢，可能需要几个月

√ 以口服制剂作为必要的补充时，长效制剂的剂量应为口服制剂的 10～15 倍

√ 口服制剂换用长效制剂时，血药浓度可能明显下降，而复发的风险增加（普通成人数据）

　　□ 第 1～2 周：口服氟哌啶醇逐渐减少 50%，然后加用长效制剂

　　□ 第 3～4 周：进一步减低口服药物，而再次给予长效制剂

　　□ 第 2 个月：口服药继续减量，而长效制剂减至第 1 个月总量的 75%

　　□ 第 3～4 个月：达到稳态——长效制剂再减少 25%，并根据临床疗效滴定剂量

√ 另一个方法：给予长效制剂全部负荷剂量而不以口服剂型为补充

　　□ 此方法在老年人中没有研究

　　□ 此方法没有明显的治疗优势

　　□ 可能增加锥体外系症状或者静坐不能的风险

　　□ 老年人的负荷剂量更危险而一般不推荐，除非是难以处理的慢性精神病，且如果血药浓度下降后极易复发

　　□ 注意：第 2～3 次给药后血药浓度的增加远远高于第 1 次后，所以需要减少剂量

415

初始剂量

- 口服制剂：在虚弱/痴呆老年人中以 0.25～1 mg 的低剂量
  起始，分两次服用，适当的时候根据临床反应和副作用的
  情况逐渐增加剂量
- 长效制剂：12.5 mg（近似剂量——个体剂量差异很大）
  √ 每月给药 1 次可达稳态

增加剂量并达到治疗浓度

- 口服制剂：阿尔茨海默病患者的目标剂量范围是 1.5～3 mg
- 长效制剂：根据临床效果滴定剂量
  √ 目标剂量范围较宽，为每月 12.5～100 mg
    □ 剂量范围中较高的剂量适用于慢性精神分裂症而不适
      用于伴有精神病的痴呆

维持剂量

- 口服制剂：稳定后
  √ 晚上单次给药通常比较合适，耐受性也很好
  √ 可调整剂量至最小有效剂量
- 长效制剂：治疗慢性精神病一旦有效，尽可能长时间地维
  持有效剂量治疗

停药和撤药

- 痴呆患者短期耐受性较好，但是超过几周或几个月的长期
  服药则出现锥体外系症状
  √ 症状稳定后可尝试停药，而后间歇治疗
  √ 以最低有效剂量维持

副作用

- 最常见的：锥体外系症状和其他中枢神经系统副作用

- 低剂量耐受性较好
- 见抗精神病药的副作用部分的详细论述
  - √ 尤其是锥体外系症状、NMS 和 TD（表 2.25）

表 2.25　氟哌啶醇的副作用

副作用	最常见	最严重和较少见
全身性		● 某些人体重增加，但是轻于氯氮平
心血管系统		● 直立性低血压（不常见） ● QTc 间期延长和相关的尖端扭转型室性心动过速（静脉推注治疗的多形性室性心动过速）——有时致命
病例报告		● 与苯扎托品联合治疗时出现急性假性肠梗阻
中枢和周围神经系统	● 镇静 ● 锥体外系症状 　√ 老年人以 2～3mg/d 以上治疗时风险增加 　□ 低于 1mg/d 时风险和有效性都减低 　□ 低剂量治疗时发生率减低，但是仍然很严重 　√ 静坐不能 　√ 帕金森病样症状 　√ TD——比非典型抗精神病药的发生率高 ● 有跌倒的风险	● 紧张症
内分泌系统		● 男子乳腺发育
眼	● 视物模糊	
胃肠道	● 口干 ● 便秘	
肝和胆	● 肝酶升高——通常是良性的	
营养和代谢		● NMS ● 体温过低

副作用	最常见	最严重和较少见

呼吸系统		● 喉痉挛
		● 治疗早期出现与 TD 相反的呼吸道痉挛
		  √ 打鼾、吸气、呼吸频率紊乱
		  √ 降低剂量或者抗帕金森病药治疗有效

皮肤和附属器	● 庚酸酯形式：注射部位炎症	
泌尿系统		● 尿潴留/前列腺肥大所致梗阻

常规监测

● 老年人临床相关血药浓度范围尚不确定，不推荐常规监测血药浓度

  √ 总体来说，老年人血药浓度比一般成年人稍低

  √ 老年人精神分裂症的血药浓度为 10 ng/ml（普通成年人为 15 ng/ml）

  √ 适宜的血药浓度可达 D_2 受体位点 70% 的占有率

    □ 痴呆病例对 0.3～1.4 ng/ml 疗效好

  √ 个体剂量/血药浓度差异很大

    □ 未曾用过抗精神病药的痴呆患者用本药治疗时的血药浓度可能不那么多变且比较可靠

  √ 长期治疗且血药浓度很高的患者有时剂量减低至 10 ng/ml 的"窗口"会比较有利

    □ 也降低锥体外系症状的发生率

特殊监测

● 高剂量氟哌啶醇很少与 QTc 间期延长和尖端扭转型室性心

动过速相关

　　√ 易患人群应定期监测心电图，有提示时立刻停药

药物相互作用

增强作用

- 氟伏沙明——显著提高血药浓度
- 吲哚美辛——可能引起意识错乱和严重的嗜睡
- 甲基多巴

拮抗作用

- 卡马西平——诱导肝酶，可使血药浓度下降 60％
  - √ 尽管降低血药浓度，合用卡马西平时仍然可致心脏毒性（QTc 间期延长和心力衰竭）
- 巴比妥类诱导肝酶
- 致氟哌啶醇血药浓度下降的因素有
  - √ 苯海索
  - √ 苯妥英
  - √ 吸烟（继发于同工酶 CYP1A2 的诱导）

禁忌证

- 甲状腺毒症：氟哌啶醇的使用可致神经毒性
- DLB
- 帕金森病：由于精神病和激越而相对禁忌
- 慎与锂盐合用
  - √ 尽管没有经过对照性试验的肯定，仍有发生脑病的可能，伴有乏力、嗜睡、意识错乱、震颤、发热、锥体外系症状，以及白细胞、血尿素氮和空腹血糖、血清酶的升高

过量、毒性和自杀

见典型抗精神病药的过量部分。

症状

- 严重的锥体外系症状
- 低血压
- 镇静
- 呼吸抑制
- 休克样状态
- 心律失常（包括尖端扭转型室性心律失常）

临床提示

氟哌啶醇曾作为产生疗效的金标准，现在被非典型抗精神病药取代，但是它仍然广泛应用于临床，而且对于那些对非典型抗精神病药所致的直立性低血压和抗胆碱能效应非常敏感的患者，氟哌啶醇可以作为首选。

不推荐静脉注射作为老年人常规给药途径，但是在特殊情况下，尤其是在重症监护病房可能是很有用的（如对谵妄的处理）。

- 急性锥体外系症状的风险很低，但是与苯二氮䓬类合用可能进一步降低
  - √ 若使用劳拉西泮（肌内注射或静脉注射）则以氟哌啶醇和苯二氮䓬类 4∶1 的比例（如 4 mg 氟哌啶醇∶1 mg 劳拉西泮）
- 静脉注射剂量范围很宽，但是一般为 10～40 mg/d 的范围
- 有时给予相对高剂量治疗
  - √ 有时由于药物诱导的静坐不能掩盖了靶症状，而出现对药物治疗的抵抗，导致药物剂量的升高
- 疗程为 1～5 天
- 总体来说，注射给药时严重的副作用不明显

- 在心脏病理方面的安全性是氟哌啶醇的优势
  - √ 注意：高剂量治疗（口服或静脉注射）偶尔可导致 QTc 间期延长，可危及生命
  - √ 持续静脉滴注比静脉推注的危险性低，但是在老年人中没有很好地研究
- 尽可能以口服方式代替静脉给药
- 定义靶症状并频繁评估疗效很重要
- 对于长期治疗激越的患者（通常是疗养院里），可以每周有不连续的 2 天药物"假期"，这样不会使激越加重
- 肌内注射后 30～60 min 快速起效，快于静脉注射
- 长效制剂吸收存在延迟，需要较长的给药间隔
- 氟哌啶醇和锂盐合用的特殊危险性之前虽被怀疑，但是没有经过对照性试验的证实
  - √ 尽管如此，总体来说锂盐的毒性在老年人中比较高
肝酶升高可能造成紧张的临床形势。
- 一般与老年人不常用的高剂量相关
- 一般在前几天的急性升高是剂量依赖的，减低剂量可缓解
- 轻度升高很常见，但是一般是良性的，除非比正常值升高 2～3 倍以上
  - √ 除非自行消退 50% 以上，否则需要重新考虑治疗方案
监测锥体外系反应，尤其是剂量超过 2 mg/d 时。

洛 沙 平

药物	制造商	化学分类	治疗分类
洛沙平（Loxitane）	华生	三环的二苯氧氮平	抗精神病药

适应证：FDA/HPB

- 精神分裂症

适应证：说明书以外

见抗精神病药的临床应用部分。

药理学

注意：抗抑郁药阿莫沙平是洛沙平的一个代谢产物。

作用机制

- D_2 受体亲和力高
- 5-HT$_2$ 和 D_4 受体结合力高
- 由于体内 D_2 受体亲和力高于 5-HT$_2$ 受体占有率，所以洛沙平不是非典型抗精神病药（与体外 5-HT$_2$ 受体亲和力高于 D_2 受体不同）
  - √ 近期有正电子成像术数据显示占有率相同

药物选择

- 化学结构与其他抗精神病药不同，但是药效和副作用与奋乃静相似
- 5-HT 阻断特性
- 与其他抗精神病药等效
- 抗组胺和抗胆碱能作用较弱
- 对痴呆的攻击行为有效
- 比肌内注射氟哌啶醇更快出现镇静效果

剂量

每日剂量方案

- 分次服用，每日 2~4 次
起始剂量为 5~10 mg/d。

增加剂量并达到治疗浓度

- 每周加量 1~2 次，每次加量 5~10 mg
- 15~30 mg/d 的低剂量可达 60%~80% 的 D_2 受体占有率，提示低剂量比标准剂量有效
- 有效剂量为 10~15 mg/d
  - √ 剂量范围为 10~100 mg/d

副作用

多数为普通成人数据；很少有专门老年人的数据（表 2.26）。见抗精神病药的副作用部分。

- 锥体外系症状
  - √ 不像高效价药物那么明显

表 2.26　洛沙平的副作用

副作用	最常见	最严重和较少见
全身性	● 虚弱 ● 体重增加（慢性用药）	
心血管系统	● 直立性低血压（不常见）	● 心动过速 ● 心律失常 ● 心电图改变 ● 晕厥 ● 头晕
眼	● 视物模糊	● 视网膜色素沉着 ● 眼色素沉着
中枢和周围 神经系统	● 镇静 　√ 尤其是肌内注射给药 ● TD	● NMS ● 癫痫发作
胃肠道	● 口干 ● 便秘	
血液系统		● 粒细胞缺乏 ● 白细胞减少
肝和胆		● 过敏性胆汁淤积性黄疸
泌尿系统		● 尿潴留

药物相互作用见表 2.24。

药物过量见典型抗精神病药的过量部分。

奥 氮 平

药物	制造商	化学分类	治疗分类
奥氮平（再普乐）	礼来	噻吩苯二氮䓬类	非典型抗精神病药

适应证：FDA/HPB

- 精神分裂症和双相障碍的短期治疗

适应证：说明书以外

见抗精神病药的临床应用部分。

- BPSD，包括精神病性症状、激越、攻击、情感性症状
- 强迫性障碍
- 谵妄
- 对精神分裂症相关抑郁症状有效
- 单一症状性精神病（病例报告）
- DLB——减轻精神病而不加重帕金森病（初步数据分析）

经济效益

- 虽然和利培酮疗效相近，但是花费比利培酮高得多
- 对患者个体来说，最关键的问题是有效，而有些患者只对
  一种药物而不是另外一种有效且耐受性良好

药理学

见表 2.2。

- 男性吸烟者清除率较高（25%）

424

√ 女性比男性的血药浓度高

　　√ 对于身体虚弱且不吸烟的女性可考虑减低剂量

● 个体间清除率因因子 4 而存在差异（普通成人资料）

● 与氟哌啶醇相比持续的高催乳素血症发生率较低

　　√ 治疗 6 周后与安慰剂没有差异

作用机制

● 与多个受体位点（体外）亲和力高，包括 $5\text{-HT}_{2A}/5\text{-HT}_{2C}/$
$5\text{-HT}_3/5\text{-HT}_6$ 和 $D_4/D_1/D_2$、H_1、α_1 和 M_1/M_5 受体阻断
作用，可能也存在谷氨酰胺能机制

● D_2 受体占有率与氯氮平相似，但是低于氟哌啶醇

● 5-HT 受体阻断作用大于 D_2 受体

药物选择

● 老年人首选药物之一

● 老年人一般耐受性较好，即使对于慢性精神病性损害和住
院的患者也是如此

● 对于急性精神病和其他激越的老年人有效，包括 BPSD 相
关的精神病

　　√ 对疗养院患者的研究显示，75％患者的精神病和激越症
状明显改善

　　√ 不是所有的安慰剂对照性研究都显示对老年人有效

● 精神病性抑郁

　　√ 与 SSRIs 合用（即西酞普兰、帕罗西汀；普通成人数
据）的初步研究显示阳性结局

　　√ 可能具有某些抗抑郁药特性，对于伴有抑郁症状的患者
是较好的选择

● 由普通成人双盲安慰剂对照性研究推断可用于双相障碍

　　√ 治疗急性躁狂比安慰剂有效得多（48％ vs. 24％）

　　√ 治疗老年人双相障碍的有效性的数据非常有限

- 每天服药一次是有优势的
- 速溶片无需液体即在口腔内轻易溶解
- 起效较迟：潜伏期为 6 周至几个月
- 紧急情况下口服临时给药无效（延迟峰时间 5～6 h）
  - √ 肌内注射对于痴呆相关的激越效果较好
- 剂量相当的情况下，锥体外系症状可能比利培酮少见
  - √ 但是比氯氮平或喹硫平多见
  - √ 治疗帕金森病幻觉时，尽管可以减轻运动障碍，但是会加重帕金森病症状并增加"关闭"时间
    - □ 对精神病，尤其是痴呆相关的，没有明显的效果

剂量

- 老年人的最佳剂量尚不确定
  - √ 数据显示小于 15 mg/d 效果最佳
- 即使在相对低剂量，副作用也会出现，所以老年人，尤其是虚弱或者体弱者第一次治疗时一定要谨慎

初始治疗

- 以低剂量开始，缓慢加量，监测副作用
  - √ 尤其是锥体外系症状、镇静、直立性低血压

初始剂量

- 对于虚弱的老年人以及患有痴呆或者帕金森病预先存在锥体外系症状者，以 1.25～2.5 mg/d 开始
- 其他病情不复杂的精神病患者每晚睡前服用，以 2.5～5 mg 起始
- 以 5 mg/d 起始治疗时，从每天服药 2 次开始，而后一旦每日剂量确定且副作用可控制则变成每晚睡前单次服药
- 肌内注射 2.5～5 mg
  - √ 30～60 min 起效

- DLB 剂量为 5～10 mg

  √ 剂量尚不确定

  √ 因本药在该人群中还没有很好地试验，故一定要谨慎

增加剂量并达到治疗浓度

- 每 5～7 天增加 2.5 mg/d
- 不伴有痴呆的精神病患者大概在 10 mg 起效（有效范围为 2.5～10 mg/d）
- 患有痴呆和精神病的患者最佳剂量为 5 mg/d（范围为 2.5～10 mg/d）

维持治疗剂量

- 尚不明确——一般经验治疗精神病为 5～10 mg

副作用

见抗精神病药的副作用部分，尤其是抗胆碱能作用、心血管系统、体重和血糖控制受损（表 2.27）。

- 基于有限的老年人数据，一般耐受性较好
- 不与粒细胞缺乏或癫痫发作相关
- 锥体外系症状风险低
- 伴有跌倒风险的困倦是个突出的问题
- 最常见的副作用包括

  √ 头晕

  √ 便秘

  √ ALT 升高

  √ 静坐不能

  √ 直立性低血压

表 2.27　奥氮平的副作用

副作用	•最常见*	最严重和较少见
抗胆碱能反应	● 尤其是高剂量时；在 5～10 mg/d 很少出现抗胆碱能反应；某些抗胆碱能反应在 15 mg/d 出现 ● 便秘 ● 口干	
全身性	● 食欲亢进 ● 体重增加 　√ 可能很显著 　√ 可能在 30 周左右达到高峰，但是相关数据很少	
心血管系统	● 心动过速	● 直立性低血压不常见，但是可能很严重 　√ 有时是自限性的，或者减低剂量可缓解 　√ 晕厥，罕见
中枢和周围神经系统	● 困倦，嗜睡 　√ 剂量依赖性的 　√ 与步态异常相关 　√ 睡前服药以减少白天的镇静作用 ● 对于慢性患者，谵妄很常见，经常是住院的患精神疾病的老年人 　√ DLB 患者谵妄发生率增高 　√ 社区居住老年人的发生率不详 　√ 通常与联合用药相关 ● 锥体外系症状 　√ 一般在高剂量时出现，但是低剂量也可能发生，所以一定要很小心 　√ 帕金森病症状（发生率为氟哌啶醇的 1/3；有时很严重）	● 静坐不能 ● 迟发性运动障碍（年发生率为 1.5%，普通成人数据） ● 脑电图异常

428

副作用	最常见*	最严重和较少见
中枢和周围神经系统	□ 运动不能症状——可能是严重的僵硬和运动徐缓 □ 步态障碍 　○ 驼背姿势 　○ 不稳 　○ 倾斜 　○ 离床活动障碍 □ 语言障碍 □ 帕金森病患者即使在低剂量也更容易出现运动障碍的恶化（震颤） ● 头晕 ● 失眠 ● 静坐不能 ● 激越/活动过多 ● 焦虑 ● 无力 ● 神经质 ● 认知反应 　√ 老年人可能以镇静为标志性反应 　□ 如反应时间延长，则警觉性消失 　√ 随时间延长可能出现适应	
内分泌系统	● 血糖控制受损	● 血糖控制异常（普通成人病例报告）很常见（某研究中为 18%） 　√ 通常停药可缓解 　√ 诱发糖尿病，尤其是有易患因素的患者在治疗开始的前 3 个月 　√ 治疗中可出现严重的高血糖 　√ 糖尿病酮症酸中毒
胃肠道	● 消化不良	

副作用	最常见 *	最严重和较少见
血液系统		● 青肿
肝和胆		● 肝酶升高
代谢和营养	● 血清三酰甘油水平升高	● NMS 在几个病例研究中被引用（普通成人和老年人数据） ● 肝酶升高（ALT） 　√ 体温过低（病例报告） 　√ 发热
肌肉骨骼	● 肌痛 ● 背痛	
精神病性		● 可诱发躁狂/轻躁狂（普通成人数据）
生殖系统		● 有报道阴茎异常勃起
呼吸系统	● 鼻炎	

* 百分比来自普通成人数据。

监测

● 监测血压，从最初的滴定阶段直到剂量稳定
● 治疗血药浓度大于 9 ng/ml
　√ 该浓度不确定，不做常规临床用药参考
● 必要时监测血糖
● 每年监测肝酶

药物相互作用

见表 2.24 关于 CYP 酶相关的药物相互作用。

● 药物相互作用风险较低
● 1A2 的抑制明显增加了血药浓度，降低了清除率
● 2D6 的抑制作用在普通成人对奥氮平的代谢没有影响，但是对敏感老年人有较高的临床相关性

- 苯二氮䓬类和酒精可增加心率，引起低血压和镇静
- 氟哌啶醇——有病例报告合用时增加帕金森病样症状
- 肾上腺素——低血压效应
- 以下药物须慎用
  - ✓ 中枢神经系统抑制剂
    - □ 抗组胺药
    - □ 巴比妥类
    - □ 苯二氮䓬类/镇静催眠药
    - □ 西替利嗪
    - □ 可乐定
    - □ 环苯扎林
    - □ 甲基多巴
    - □ 阿片类
    - □ 右丙氧芬
    - □ 曲马多
  - ✓ 抗胆碱能药物（表 1.14）

对实验室检查的影响

- ALT—过性升高
- 催乳素水平增加，但是比氟哌啶醇增加程度轻（普通成人数据）

与功能损害性疾病的相互作用

- 肾功能不全：不需要因此单独调整剂量
- 肝功能不全：谨慎使用直到患者反应明确
- 警惕抗胆碱能反应
- 患有心血管疾病、脑血管疾病以及有癫痫发作风险的患者慎用
- 对本药过敏者禁用
- 慢性肺病者慎用；呼吸抑制可继发于镇静反应

431

过量、毒性、自杀

危险（普通成人数据）

- 症状包括
  - √ 昏睡
  - √ 言语不清
  - √ 抗胆碱能效应（即激越、精神状态改变、高热、肠鸣音减弱、不伴有心律失常的心动过速）
  - √ 抗组胺症状（镇静，昏睡）
  - √ 拮抗 α_1/α_2 受体（激越，瞳孔缩小，直立性低血压，反射性心动过速）
- 与其他药物合用，包括酒精，可致昏迷和死亡

处理

- 药用炭和轻泻药联合应用可减少吸收
  - √ 对奥氮平过量早期可能有效
- 药物过量后进行血液透析无效（分布广泛且蛋白结合率高）
- 一般性支持治疗
- 避免 β 受体激动药特性的药物（如肾上腺素、多巴胺）
  - √ 可加重低血压

临床提示

- 病史采集包括询问吸烟史
  - √ 吸烟可诱导 CYP1A2 酶，降低奥氮平的血药浓度
- 在疗养院患者中证实奥氮平可有效减低精神病性症状，但是不建议预防性应用
- 如果以典型抗精神病药替代，1～2 周内逐渐加用典型抗精神病药
- 不需检测白细胞（如氯氮平）

432

✓ 对于使用氯氮平导致白细胞减少的患者仍然安全（普通成人资料），不会影响恢复

- 如果出现药物副作用，可先减少剂量，再以更缓慢的速度滴定加量
- 住院并患有痴呆的老年人大多数对 5 mg 有效，某些患者有必要增至 10 mg
　　　✓ 该人群通常对高剂量无效，且副作用发生率增高
- 在易患人群中，即使以 2.5～5 mg 的低剂量治疗也可能发生谵妄
- 谵妄的处理
　　　✓ 停药
　　　✓ 评估其他因素
　　　✓ 重新从较低剂量开始服用
　　　✓ 缓慢加量
　　　✓ 监测血糖，尤其是对于有糖尿病危险因素的患者
　　　✓ 对有 NMS 发生史的患者需监测

奋 乃 静

药物	制造商	化学分类	治疗分类
奋乃静（Trilafon）	先灵	哌嗪类吩噻嗪	抗精神病药

适应证：FDA/HPB

- 精神分裂症
- 严重的恶心和呕吐

适应证：说明书以外

- 激越、兴奋、攻击的患者

433

药理学

见表 2.2。

作用机制

- 阻断多巴胺、肾上腺素和胆碱受体
- 对 5-HT$_{2A}$ 受体亲和力强，而 D$_2$ 受体亲和力较弱

药物选择

- 尽管奋乃静有某些非典型抗精神病药的特点，如在较低血药浓度（小于 1.2 ng/ml）时锥体外系反应发生率较低，但仍然不能替代非典型抗精神病药而作为老年人的首选
- 直到最近，成为治疗 BPSD 的可选药物
- 与年轻人的反应时间（10 天内）相比，患非痴呆性精神病的老年人较长（3 周）

剂量

每日剂量方案

- 不伴有痴呆的精神病以低剂量治疗效果欠佳
- 有液体和肌内注射剂型
起始剂量为 2 mg/d，睡前服用。

增加剂量并达到治疗浓度

- 每周加量 1～2 次，每次加量 2～4 mg
- 痴呆相关症状的治疗剂量为 2～8 mg
- 较高剂量范围用于治疗其他形式的精神病

副作用

见抗精神病药的副作用部分。奋乃静的副作用见表 2.28。

表 2.28　奋乃静的副作用

副作用	最常见	最严重和较少见
抗胆碱能	● 口干 ● 便秘 ● 尿潴留 ● 视物模糊	
心血管系统	● 心电图改变 ● 低血压（直立性） ● 心动过速 ● 心律失常	
中枢和周围神经系统	● 锥体外系症状 ● 不安 ● 焦虑	● TD ● 癫痫发作
眼		● 视网膜色素沉着
血液系统		● 粒细胞缺乏 ● 白细胞减少
肝和胆		● 胆汁淤积性黄疸
营养和代谢		● NMS
皮肤和附属器		● 皮疹 ● 色素沉着过多

监测

● 老年人数据很少
● 最佳血药浓度为 0.8~2.5 nmol/L（范围为 0.8~6 nmol/L）
　√ 严重精神病可能需要较高剂量（普通成人数据）

药物相互作用

见表 2.24。
● 增强药效
　√ 中枢神经系统抑制剂
　√ 抗胆碱能药
● 对某些抗高血压药有拮抗作用

- 氟伏沙明可增强药物作用
- 由于较强的 2D6 拮抗作用，可抑制通过此酶代谢的其他药物的代谢

与功能损害性疾病的相互作用和禁忌证

- 皮质下脑病患者给药首日偶尔出现严重高热反应
- 已知对奋乃静过敏
- 意识水平严重下降
- 使用高剂量中枢神经系统抑制剂（如巴比妥类、酒精、麻醉剂、镇痛药、抗组胺药）
- 存在严重的骨髓抑制、恶血质和肝损伤

过量、毒性和自杀

- 立即启动紧急治疗
- 住院
- 症状和体征
  - √ 锥体外系症状
  - √ 自主神经系统反应
  - √ 心血管系统反应（如低血压、心律失常、心脏停搏）
  - √ 木僵、昏迷

处理

- 除非有意识受损，否则即使已经自发呕吐仍然需要诱吐（吐根）
  - √ 8～12 盎司吐根水
  - √ 如果 15 min 没有呕吐则重复给药
  - √ 注意：吐根除了局部胃肠刺激作用，也作用于中枢
    - □ 奋乃静可通过中枢止吐作用抑制吐根的作用
- 给予药用炭
- 必要时洗胃

- 处理休克
  - √ 吸氧，开放气道，静脉补液，给予皮质类固醇
- 控制体温失调
  - √ 体温过低和过高
- 心血管系统的处理
  - √ 心电监测 5 天或者更长时间
  - √ 心律失常：给予新斯的明、溴吡斯的明或者普萘洛尔
  - √ 心力衰竭：地高辛
  - √ 低血压：避免肾上腺素
    - □ 使用去甲肾上腺素
- 有些效应可能延迟几小时或者几天出现
- 急性锥体外系症状：苯扎托品或者苯海拉明
- 透析无效

喹 硫 平

药物	制造商	化学分类	治疗分类
喹硫平（思瑞康）	阿斯利康	二苯硫氮杂䓬	非典型抗精神病药

适应证：FDA/HPB

- 精神分裂症的短期治疗

适应证：说明书以外

见抗精神病药的临床应用部分。

对喹硫平的研究包括

- 医疗环境中的精神病
- 双相障碍

437

- 对 DLB 相关的精神病有效（开放性小样本的非安慰剂对照性研究）

药理学

见表 2.2。

- 老年人清除率降低 30%～50%
- 需要相应较低的剂量
- 肝损害：减低剂量，缓慢加量
  - √ 肾损害不需要调整剂量
- 很少引起血浆催乳素水平持续增长

作用机制

通过与 D_2 和 5-HT_2 受体结合发挥抗精神病作用。

- 5-HT_{2A} 受体抑制作用比 D_2 受体的强
- 最强的 H_1 受体抑制作用
- 对以下受体有亲和力
  - √ D_1 受体
  - √ 5-HT_{1A} 受体
  - √ D_2 受体亲和力较低
    - □ 因此很少发生药物所致帕金森病样症状
- 较弱的 α_1 受体抑制作用
  - √ 所以很少发生直立性低血压
- 几乎没有胆碱、毒蕈碱或者苯二氮䓬类受体亲和力
  - √ 所以抗胆碱能效应不明显
- 对催乳素水平影响小
- 长期给药后选择性地作用于中脑边缘系统

药物选择

- 老年人首选药物
- 即使用高剂量治疗，锥体外系症状风险也很低

- 没有抗胆碱能或者催乳素升高作用
- 可能是非典型抗精神病药中吸收最快的
  - √ 食物可促进其吸收
- 对 DLB 患者来说，比其他抗精神病药有更好的耐受性
- 改善精神分裂症的阳性和阴性症状
- 有效缓解音乐性幻觉（病例报告）
- 改善帕金森病相关的精神病性症状，而且一般不加重运动症状
- 改善阿尔茨海默病的攻击和敌意

剂量

每日剂量方案

- 有效剂量范围很宽，但是老年人剂量还未确定
- 痴呆患者平均剂量为 120～150 mg/d
  - √ 最近有研究显示低于 120 mg 无效
- 患原发性重性精神病（精神分裂症）或者双相障碍的非痴呆患者需要较高的剂量范围
- 每天 2 次或 3 次服药的方案
  - √ 对某些患者来说可能是影响顺应性的不利因素，除非在可监控的环境中

初始治疗

- 以 25 mg/d 口服起始

增加剂量并达到治疗浓度

- 如果需要且耐受性好，每 2～4 天增加 25～50 mg
  - √ 虚弱的老年人加量应更缓慢
  - √ 缓慢加量可改善完成治疗的可能性
    - □ 可考虑晚上给较大剂量以减少白天的镇静作用

√ 对副作用（如低血压）耐受性低的患者可考虑每天给药
　　　3 次
　　√ 目标范围
　　　□ 治疗激越和痴呆相关精神病以 120～150 mg/d 的低剂
　　　　量范围比较常用
　　　　○ 帕金森病的目标剂量可能更低——50～75 mg/d（范
　　　　　围为 25～150 mg/d）——但是还不确定
　　√ 对于患有精神分裂症和其他重性精神病，且身体其他方
　　　面健康、能耐受高剂量治疗的老年人，300～800 mg/d
　　　的高剂量是必要的

副作用

- 基于有限的数据，老年人一般耐受性较好
- 常见的副作用主要有嗜睡、头晕、激越和直立性低血压
（表 2.29）

表 2.29　喹硫平的副作用

副作用	最常见*	最严重和较少见
全身性	● 体重改变 　√ 增加或者减少 　√ 普通成人试验中长期服药体重 　　明显增加（5～6 kg）	● 流感样症状 ● 出汗
心血管系统	● 直立性低血压发生率为 15% 　（但是只有 3% 进展为有显著临 　床意义的直立性低血压） 　√ 尤其在正在加量时发生，通常 　　发生在治疗早期（前 2 周） 　√ 大多数为轻或中度 　√ 心动过速 　√ 偶有晕厥 　√ 原有低血压危险的患者慎用 　√ 观察共济失调和步态障碍 　　□ 发生意外伤害的风险为 12%	

副作用	最常见*	最严重和较少见
中枢和周围神经系统	● 锥体外系症状发生率低：6%～13% 　√ 震颤 　√ 运动障碍 　√ 步态受损 　√ 其他运动障碍 　√ 很少需要抗帕金森病药治疗 　√ 原有 TD 常在治疗中消除 ● 嗜睡：30% 　√ 在治疗早期相对低剂量（50 mg）时发生 　√ 与 H_1 受体抑制有关 ● 失眠发生率相对较低 ● 头晕：12%～17% ● 头痛	● 癫痫发作 　√ 原有脑疾病（如阿尔茨海默病）者更易发生 ● 急性肌张力障碍
内分泌系统		● 某些患者罕见 T_4 水平下降 　√ 促甲状腺激素很少升高 　√ 停药后完全可逆 ● 糖尿病散发报告
眼		● 理论上存在发生白内障的可能
胃肠道	● 8%的患者受累 ● 便秘 ● 口干 ● 食欲缺乏/消化不良	
血液系统		● 白细胞减少/中性粒细胞减少 ● 血小板减少 ● 牙龈出血，青肿
肝和胆		● 治疗早期短暂肝酶（ALT/AST）升高
营养和代谢		● 偶发血清胆固醇升高；通常自发缓解

副作用	最常见*	最严重和较少见
		● 体重增加
		● NMS
精神病性	● 激越：16% √ 通常短暂（1天），但是可能很严重	
生殖系统		● 阴茎异常勃起
皮肤和附属器		● 皮疹

* 百分比来自普通成人数据。

常规监测

● 监测头晕和虚弱的患者的血压
● 在治疗初期和每 6 个月进行一次常规裂隙灯检查以发现白内障
  √ 然而，临床经验显示，该药物很少引起白内障
● 测量基线甲状腺指标

药物相互作用

见表 2.24。
● 与抑制 CYP3A4 酶的药物（如酮康唑、伊曲康唑、红霉素、氟康唑）或者酶的底物合用需谨慎

以下药物增强药效

● 酮康唑，伊曲康唑，氟康唑，奈法唑酮，红霉素
● 酒精
  √ 增强药物的认知/运动作用
● 抗高血压药
  √ 降压作用可被增强

442

- 西咪替丁降低清除率

老年人的临床相关性不详

- 劳拉西泮：喹硫平降低其口服清除率

以下药物拮抗药效

- 苯妥英，卡马西平，巴比妥类，利福平，糖皮质激素
  - √ 苯妥英增加5倍的清除率
  - √ 若同时服用苯妥英，可能需要增加喹硫平的剂量，但是一旦停用苯妥英，应减低喹硫平的剂量
- 增加硫利达嗪的清除率
- 慎用中枢神经系统抑制剂，包括非处方药物
- 如果与这些药物合用，需要增加喹硫平的剂量

对实验室检查的影响

- 血清三酰甘油水平升高（轻度，无意义）
- 肝功能指标升高——无症状（普通成人数据，老年人没有报告）
- T_4 下降
  - √ 停药后可恢复

特殊警惕

- 除非患者对药物的反应明确且达到稳定状态，否则禁止操作机器或者驾驶

过量、毒性、自杀

- 老年人的资料有限
- 可发生低血压、镇静/嗜睡、心动过速，可能有癫痫发作、肌张力障碍、心律失常
- 给予支持性治疗，包括开放气道、辅助通气
- 洗胃

443

- 心电监测
- 慎用丙吡胺、普鲁卡因胺或者奎尼丁——可延长 QT 间期
- α 受体阻断药（如溴苄铵）可加重低血压
- 抗帕金森病药治疗严重的锥体外系症状
- 静脉补液以维持血压，应用交感神经兴奋剂

临床提示

- 避免快速加量
  - √ 增加不耐受副作用的可能，且可能造成治疗不依从/停药
- 如果从氯氮平换用喹硫平，缓慢减氯氮平的同时缓慢滴定喹硫平较容易换药成功
  - √ 最好有较长的重叠期
  - √ 喹硫平每周增加 12.5 mg，而氯氮平则每周或每 2 周减 6.25 mg，然后接下来 1 周或 2 周减 12.5 mg，再然后 25 mg，直到减完
- 三酰甘油和总胆固醇增加的临床相关性不详
- 50% 的病例的精神病性症状可明显改善（>20%）

利 培 酮

药物	制造商	化学分类	治疗分类
利培酮（维思通）	杨森	苯丙异噁唑衍生物	非典型抗精神病药

适应证：FDA/HPB

- 精神障碍
- 据报道利培酮治疗有效的老年人相关的特殊形式的精神病包括
  - √ 精神分裂症（EOS，LOS）

444

√ 急性紧张症

√ 寄生虫妄想（病例报告）

√ 幻视（Charles Bonnet 综合征）

√ 帕金森病相关精神病（幻觉）

√ DLB——利培酮发生抗精神病药敏感反应

√ 左旋多巴诱导的精神病

√ 伴精神病性症状的情感障碍

√ 伴有躯体疾病的精神病

- BPSD 在加拿大列入适应证，但是在美国没有

适应证：说明书以外

基于广泛研究的有效性数据大多数来自普通成人，某些为老年人数据。进行了几项对照性试验，但是大部分为非对照性临床数据。

- BPSD：对激越、攻击有效
- 双相障碍：普通成人资料，但是很少有对照性研究，且缺乏老年人数据

   √ 双盲普通成人研究显示快速控制躁狂症状的疗效与氟哌啶醇相当

- 运动障碍
- 谵妄

经济效益

- 相对于典型抗精神病药的高成本，它并不能因其再住院率的降低而抵消

   √ 但是其对副作用的改善对于老年人是比典型抗精神病药更好的选择

药理学

- 老年人清除半衰期延长

445

- 老年人和肾功能不全的患者应减少利培酮的剂量
  - √ 最近有研究显示不需要减少年龄相关的剂量，但是应引起注意
  - √ 肾功能不全者半衰期延长
    - □ 降低活性代谢产物的清除率达 30%——降低剂量
  - √ 肾功能不全者清除率下降
    - □ 导致 9-羟基代谢产物浓度增加
    - □ D_2 受体阻断作用与母体化合物相当
- 明显持续升高催乳素水平

作用机制

- 较强的 $5-HT_{2A}/5-HT_C$ 受体阻断作用但是 D_2 受体阻断作用较弱
  - √ 3 mg/d 时 $5-HT_2$ 受体占有率为 80%（高于氯氮平；普通成人数据）
  - √ 3 mg/d 时，D_2 受体在纹状体的占有率为 72%（普通成人数据）
    - □ 高剂量（超过 4 mg/d）时，D_2 受体亲和力比其他非典型抗精神病药高
    - □ D_2 受体阻断作用与血清催乳素水平升高有关
- 阻断 α_1 和 α_2 受体（与低血压相关）、H_2 受体（亲和力较低）以及 $5-HT_{1C}/5-HT_A/5-HT_D$ 受体
- 总体来说，在低剂量时作为非典型抗精神病药，而高剂量时可作为典型抗精神病药
- 促进催乳素的释放

适应证的治疗作用

痴呆

- 比典型抗精神病药更有效地改善激越/攻击行为，因为它

对 5-HT 受体有较高的亲和力

- 改善夜间睡眠
- 可改善焦虑症状
- 可改善抑郁情绪，但是对病理性心境恶劣和淡漠的疗效比对其他 BPSD 症状差
- 病例报道称可改善严重痴呆的持续发声
- 尤其可有效控制痴呆患者的攻击行为
    √ 控制攻击约 3 周起效，而控制激越需 5~7 周

精神分裂症

- 改善阳性症状，有可能可以改善阴性症状（普通成人数据）
    √ 在慢性非痴呆相关的老年精神病患者中，症状改善可持续 12 个月
- 可间接改善认知功能
    √ 改善简易智力状态检查得分

帕金森病

- 改善帕金森病的精神病性和激越症状，但可能加重锥体外系症状
    √ 应非常谨慎地应用于该人群，即使是应用 1~1.5 mg/d 的小剂量
    √ 对于帕金森病，高剂量应用预后很差，应尽量避免

安全性

- 老年人首选药物之一
- 比氯氮平更适宜
- 不像氯氮平有粒细胞缺乏的风险
- 在痴呆的老年人群中持续的 TD 发生率较低（剂量约 1 mg）
- 无需监测白细胞
- 比其他非典型抗精神病药起效稍快，可能是个优势（非对

照性临床证据）

- 改善精神分裂症相关的抑郁症状（普通成人数据）
- 最新发布的警告
  - √ 增加痴呆老年患者脑卒中或脑血管事件的风险

有效性

- 疗养院样本调查显示 75％患者的精神病性和激越症状可明显改善
- 对照性研究显示与氯氮平疗效相当，但是副作用比氯氮平少一些
- 几天内起效
- 对精神分裂症的阴性症状比典型抗精神病药疗效好，阳性症状也可能较好（普通成人数据）

种族

- 有证据显示中国患者代谢较慢

剂量

- BPSD 的剂量一般低于精神分裂症或者其他精神障碍的剂量
- 施行基本剂量策略
  - √ 谨慎地滴定
  - √ 很多老年人需要成人剂量的 1/3
- 液体制剂（1 mg/ml）对滴定剂量或者那些不能或不愿意吞服药片的患者很有帮助
- 注射和长效制剂正在研究中
- DLB 患者的最大剂量比较低

每日剂量方案

- 为避免血浆峰浓度时的副作用，每日分 2 次服药；如果患者对药物耐受性较好，为了方便和提高顺应性也可以每日

一次服药

- 特殊疾病的剂量——仅供参考（目前缺乏老年人确定剂量的研究）

  √ 帕金森病的精神症状：0.25～1 mg/d

  √ BPSD：0.25～1 mg/d

  √ DLB：0.25～1 mg/d

  √ Charles Bonnet 综合征：1～2 mg/d（单一病例报告）

  √ 精神分裂症/精神分裂样障碍：2～4 mg/d

初始治疗

- 从低剂量开始，剂量为缓慢加量以减少副作用的发生
- 一般每日一次给药有效
- 确定对药物的代谢能力前，推荐对中国患者的药量减半

初始剂量

- 保守方案：每天睡前 0.125～0.5 mg
- 体弱老年患者从 0.5 mg 开始，剂量为 0.25 mg，每天 2 次，2～3 天稳定后可考虑每天服药 1 次
- 对于 DLB 或者帕金森病患者，采用较低剂量，以 0.125 mg/d 起始
- 根据患者的耐受性缓慢滴定
- 口服制剂（治疗 BPSD 相关的激越）——以 0.25 mg/d 起始

增加剂量并达到治疗浓度

- 超过 1.5 mg 时，根据耐受性，每 7 天增加 0.25～0.5 mg/d（低剂量用于治疗帕金森病）
- 有些患者能耐受快速加量（低剂量时每 2～4 天加量一次，直至 1.5 mg）

  √ 增加副作用的风险
- 口服制剂（治疗 BPSD 相关的激越）——每周增加 0.25 mg

维持剂量

- 有效剂量范围为 0.5～6 mg（每日分 2 次服药）；6 mg 不是常规剂量，且很多老年人不能耐受
- 目标范围
  - √ 多数老年人对较低剂量范围有反应（1 mg/d），尤其是痴呆、体弱、患有躯体疾病以及 BPSD 患者
    - □ 通常最大剂量为 2～3 mg
  - √ 有些老年人（包括那些过度代谢者）需要较大剂量，平均为 3～4 mg
    - □ 一般是精神分裂症、耐药性激越以及行为怪异的患者

联合治疗

- SSRIs：临床数据显示，对于难治性抑郁可增加抗抑郁效果

停药和撤药

- 停药方案（梯形逐渐递减）
  - √ 攻击：2～8 个月后停药
  - √ 轻度激越：1～6 个月（如果快速而全面地起效，则可以更早）
  - √ 长期应用需监测，继续治疗需理由充分

副作用

- 一般耐受性较好（表 2.30）
- 老年人不良事件发生率为 30%～40%
- 低剂量治疗以减少副作用（小于 1 mg/d 时副作用发生率与安慰剂相当）
- 在高剂量（＞2 mg/d）时发生锥体外系反应
  - √ 可能因为高剂量时 D_2 受体占有率高，而且 5-HT_2 介导的锥体外系反应阻止作用缺失

- 耐受性不良的征兆有

  √ 过度镇静

  √ 意识错乱

  √ 头晕

  √ 运动徐缓

表 2.30 利培酮的副作用

副作用	最常见*	最严重和较少见
自主神经 系统	● 口干 ● 视物模糊 ● 唾液分泌过多	
全身性	● 乏力	● NMS

心血管
系统
	● 直立性低血压（10%）
	 √ 剂量依赖性；减量通常可缓解
	 √ 诱发因素包括原有心脏病、
	  高血压，以及降压药的使用
	 √ 剂量调整阶段监测立、卧位
	  血压，直到确定耐受性
	● 非直立性低血压（29%）可能
	 很突出，尤其是原有心脏病的
	 情况下
	 √ 监测血压，包括直立性的，
	  直到确定安全维持剂量
	● 心动过速/心悸
	● 外周性水肿（16%）
		● QT 间期延长

病例报告	● 男性乳房胀大/乳头敏感 ● 紧张症 ● 与其他药物和电休克治疗相关 的谵妄 ● 严重过敏反应 √ 治疗开始几周后出现 √ 水肿，散发斑丘疹，喘鸣 √ 处理包括停药和抗组胺治疗 ● 抗利尿激素分泌不当综合征 ● 诱发躁狂——不能完全确定与 利培酮治疗的直接关系（普通 成人数据）	● 猝死

副作用	最常见*	最严重和较少见
病例报告	● 白细胞减少/中性粒细胞减少 ● 与锂盐合并治疗——急性肌张力障碍	
中枢和周围神经系统	● 出现以下情况则症状加重 　√ 身体日益虚弱 　√ 合并痴呆或者其他神经退行性疾病 　√ 增加剂量 ● 失眠：16% ● 头晕：5%~22% ● 步态异常——无力或行走困难 ● 镇静：4%~15% ● 意识错乱：2% ● 激越：1%~15% ● 新发锥体外系反应：11% 　√ 尤其是震颤、僵硬/行动徐缓、静坐不能和流涎 　√ 锥体外系反应的预测因素包括 　　□ 高剂量：大于1mg，但是0.5mg/d 的低剂量也可能发生（不常见） 　　　○ 剂量小于 1.5mg/d：一年后锥体外系反应发生率为2%~3% 　　　○ 治疗前锥体外系反应严重度评估得分较高 　　□ 肾功能不全 　　□ 高龄 　　□ DLB 　　□ 合并 SSRIs 类药物、丙戊酸钠和左甲状腺素可能具有预测意义 　　□ 皮质下痴呆 　√ 新发 TD 的风险是氟哌啶醇的20%	● 可能出现 TD（不常见）；发生率不详 　√ 一项研究显示治疗一年内发生率为2% 　√ 单一病例报告在短期低剂量治疗后发生 ● 停药后出现静坐不能 ● 脑电图异常：癫痫发作（病例报告） ● 烧灼样感觉异常 ● 痴呆相关的脑卒中和短暂性脑缺血发作

副作用	最常见*	最严重和较少见
内分泌系统		● 新发糖尿病（病例报告）
胃肠道	● 便秘 ● 腹部痉挛 ● 恶心	
肝和胆		● 肝酶升高通常在治疗几周后发生 √ 有服药两次后快速发生的病例报告
营养和代谢		● 抗利尿激素分泌不当综合征
生殖系统		● 射精延迟 ● 阴茎异常勃起（罕见）
皮肤和附属器		● 光敏感 ● 罕见严重皮疹（Stevens-Johnson综合征）
泌尿系统		● 尿潴留

* 百分比来自普通成人数据。

监测

● 常规检测
  √ 应该监测血压（包括直立性）至稳定的维持剂量确定后
● 特殊监测
  √ 血糖
  √ 血清钠

药物相互作用

见表2.24酶的诱导/抑制部分。

- 与延长 QT 间期（奎尼丁样效应）的药物合用时需小心
- 与 SSRIs 和丙戊酸钠合用时要注意
  - √ 可增加血药浓度
- 卡马西平可降低利培酮的血浆水平（病例报告）
  - √ 尽管 2D6 是利培酮代谢的主要通路，但是理论上也存在 CYP3A 同工酶诱导的可能
- 利尿药、ACE 抑制剂、其他血管扩张剂、钙通道阻滞药以及肾上腺素受体阻断药可加重低血压
- 病例报告（原因和效果不详）
  - √ 多奈哌齐——锥体外系症状
  - √ 锂盐——谵妄

与功能损害性疾病的相互作用和禁忌证

- 有脑卒中史的痴呆患者需注意
  - √ 脑卒中或短暂性脑缺血发作的风险是安慰剂的 2 倍（利培酮为 4%，而安慰剂为 2%）
    - ○ 机制不明
- DLB 为抗精神病药，包括利培酮的相对禁忌证
  - √ 已有成功应用的经验（临床病例报告）
  - √ 如果必要，应使用非常低的剂量（0.25～1 mg/d）
- 帕金森病：对于左旋多巴诱导的精神病有效，但是对于敏感患者或者较高剂量时可能加重僵硬症状
  - √ 偶尔可改善锥体外系症状和 TD
- 有心脏病，尤其是正在服用延长 QT 间期药物的患者慎用
- 对于原有心脏病、血量不足、脱水的患者，利培酮可能会增加低血压效应的易感性
- 肾功能不全：建议每日剂量减半
- 肝功能不全与血浆蛋白降低相关，故可降低药物的蛋白结合，引起潜在的游离药物增加
  - √ 考虑分次服药

- 糖尿病易感性——可诱导新发糖尿病
- 癫痫患者慎用

过量、毒性、自杀

- 各种相关数据极少
- 病例报告（普通成人数据）提示药物过量几乎没有危险
- 已知药理作用增加的症状表现为
  - √ 嗜睡
  - √ 心动过速
  - √ 低血压
  - √ 锥体外系症状
- 处理：支持性措施
  - √ 以药用炭洗胃
  - √ 服药的最初几小时内监测心功能

临床提示

- 心血管药物和中枢神经系统抑制剂减至最小剂量
- 利培酮可改善原有的锥体外系症状
- 有证据显示存在抗抑郁效应
- 对于幻觉和妄想，可能延迟至 6 周以上起效
  - √ 先以起效较快的典型抗精神病药开始治疗可能会有帮助
    - □ 可单独给药至患者情况稳定
    - □ 有些患者耐受性较好，可合并利培酮治疗，利培酮逐渐加量时典型药物应减量
    - □ 后一个治疗方案对于体弱患者存在较多问题
- 对帕金森病精神症状维持治疗 3～4 个月后需注意，可能出现继发于药物效应的帕金森病症状恶化
- 可能在几天至 2～4 周内起效

硫 利 达 嗪

药物	制造商	化学分类	治疗分类
硫利达嗪（硫醚嗪）	非专利	哌啶类酚噻嗪	抗精神病药

适应证：FDA/HPB

- 精神障碍的治疗
- 治疗老年患者的多种症状
  - √ 焦虑/恐惧
  - √ 激越
  - √ 抑郁心境
  - √ 紧张
  - √ 睡眠紊乱
- 短期治疗伴有不同程度焦虑的中度至重性抑郁患者
- 注意：它是针对特定老年人群有效的少数几种药物之一

药理学

见表 2.2。
- 在老年人群中的血药浓度高达普通人群的 1.5～2 倍
  - √ 未经反复验证
- 比氯丙嗪具有更高的胆碱受体结合能力

作用机制

- 非选择性多巴胺受体阻断药
- α 受体阻断药
- 与 5-HT 和组胺受体结合

药物选择

- 不建议对痴呆患者常规使用，尽管 FDA 很长一段时间内都批准痴呆为此药的适应证
- 注意：FDA（USA）和 HPB（加拿大）规定对 QTc 间期延长（阻断整流钾通道可以引起尖端扭转型室性心动过速）需要特别标示
  - √ 曾广泛用于 BPSD 样症状和老年人群的精神病，并普遍有效
  - √ 由于它的心脏方面的风险，目前仅推荐为三线用药
  - √ 已经大部分被非典型抗精神病药取代
- 老年人群中的适应证的对照性数据稀少
  - √ 与先前的经验相反，除了对焦虑有效外，没有经验对照性证据表明它对于痴呆有特定优势
- 优点是锥体外系反应的发生率低
- 缺点是低效价药物的副作用特性
  - √ 诱导低血压、镇静、奎尼丁样效应

剂量

初始剂量

- 10～25 mg/d，口服，单次或分次服用

增加剂量并达到治疗浓度

- 目标剂量范围为 10～75 mg/d（最高可达 200 mg/d）
- 高于 75 mg 的剂量可引起镇静与认知损害
  - √ 不推荐对虚弱的老年患者使用

副作用

可在抗精神病药的副作用部分见到有关抗胆碱能、镇静和心血管方面的副作用（表 2.31）。

457

- 尽管有广泛的低效价药物副作用，但维持在低剂量如 25～ 200 mg 时，一般对于老年人来说是能够耐受的

表 2.31　硫利达嗪的副作用

副作用	最常见	最严重和较少见	评述
抗胆碱能			● 见抗胆碱能副作用的处理部分
心血管系统	● 直立性低血压	● 心电图改变 √ 异常 T 波和 U 波 ● QTc 间期延长 √ 尖端扭转型室性心动过速的风险增高 ● 期外心室综合波，室性心律失常，晕厥，癫痫和死亡（少见）	● 在其他方面功能正常的心脏可发生尖端扭转型室性心动过速 √ QT 间期延长：＞450 ms √ 通常会自动恢复窦性心律，但也有例外 √ 可进展为室性心动过速、心室颤动和心脏停搏
中枢及周围神经系统	● 锥体外系反应，通常是低水平的 ● 眩晕 √ 可虚脱、黑矇 ● 谵妄 ● 认知受损 ● 镇静（轻度） ● 跌倒		● 随着剂量增加至 50～75 mg 的范围，锥体外系反应发生的概率骤升 √ 使老人"摇摆"，增加跌倒的可能性
眼			● 高剂量治疗时可引起色素视网膜病
胃肠道			● 见抗精神病药的副作用部分
代谢与营养	● 体温过低		

监测

- 常规监测
  √ 治疗前进行心电图监测

- √ 治疗前检查眼睛
- √ 治疗血药浓度为 2～5.2 ng/ml
- 特殊监测
  - √ 在有心脏毒性的情况下，考虑持续的心电图监测
  - √ 开始治疗后应常规多次复查眼睛，在很少的情况下，高剂量也会用作长期治疗

药物相互作用

- 硫利达嗪增加苯丙醇胺和奎尼丁的血药浓度
- 抑制 CYP2D6（表 2.24）的药物使用需谨慎
- 氟伏沙明通过 2C19 和 1A2 抑制代谢
  - √ 可极大地增加此药的血药浓度
- 延长 QTc 间期的药物
  - √ 酒精（低镁血症）
  - √ 抗心律失常药（ⅠA 类和Ⅲ类）
    - □ 胺碘酮
    - □ 苄普地尔
    - □ 丙吡胺
    - □ 多非利特
    - □ 伊布利特
    - □ 普鲁卡因胺
    - □ 奎尼丁
    - □ 索他洛尔
  - √ 阿司咪唑
  - √ β受体阻断药
  - √ 布地奈德
  - √ 地高辛（减慢心率的作用）
  - √ 利尿药（低钾血症）
  - √ 氢氯噻嗪类利尿药
    - □ 低钾血症增加心律失常的风险

- √ 莫西沙星
- √ 匹莫齐特
- √ 钾通道阻滞药
- √ 右丙氧芬
- √ 司帕沙星
- √ 三环类抗抑郁药
- 抗酸药可能降低此药的有效性——口服至少需隔开 1 h
- 使用时，需注意与以下药物的合用
  - √ 中枢神经系统抑制剂
    - □ 抗组胺药
    - □ 巴比妥类
    - □ 苯二氮䓬类/镇静催眠药
    - □ 塞替利嗪
    - □ 可乐定
    - □ 环苯扎林
    - □ 甲基多巴
    - □ 阿片类
    - □ 右丙氧芬
    - □ 曲马多
  - √ 抗胆碱能药（表 1.14）

与功能损害性疾病的相互作用和禁忌证

有一些通用的注意事项；小剂量的此药通常用于老年人，下面列出的有些相互作用不太重要。

- 心血管系统疾病
  - √ 心律失常
  - √ 低血压
  - √ QT 间期延长
  - √ 重度高血压
- 帕金森病

- 癫痫障碍/易感性
- 前列腺慢性病
- 肝功能受损
- 青光眼
- 对此药高敏感性

过量、毒性、自杀

见典型抗精神病药的过量部分。

替奥噻吨

药物	制造商	化学分类	治疗分类
替奥噻吨（Navane）	辉瑞	酚噻嗪类或噻吨类	抗精神病药

适应证：FDA/HPB

- 精神分裂症和其他精神障碍

适应证：说明书以外

- 激越
- 精神病
- 兴奋和坐立不安

药理学

见表 2.2。

药物选择

- 高效价抗精神病药产生低血压、镇静和抗胆碱能的副作用可能性较低
- 高的锥体外系反应发生率

461

- 和氟哌啶醇的使用类似
- 由于锥体外系反应的高发生率，不推荐作为长期使用
  - √ 在换用非典型药物或停药之前可用于控制急性症状

剂量

初始剂量

- 开始服用 1 mg，之后按 1 mg 的量递增
- 低剂量使用时，每天 1 次服用
- 更高剂量使用时，可按每天 2 次或每天 3 次服用

增加剂量并达到治疗浓度

- 目标治疗剂量为 2～10 mg/d

副作用

见抗精神病药的副作用部分。

- 最常见的副作用如嗜睡、坐立不安、激越和失眠（表 2.32）

表 2.32　替奥噻吨的副作用

副作用	最常见	最严重和较少见
抗胆碱能	● 低剂量使用时偶见	
全身性	● 虚弱 ● 疲劳	● 外周性水肿 ● 高热
心血管系统	● 心动过速	● 低血压伴晕厥（少见） ● 非特异性心电图改变
中枢及周围神经系统	● 锥体外系反应，特别是静坐不能 ● 兴奋 ● 头痛	● 谵妄（很少见） ● TD——通常与高剂量、长期使用有关
眼		● 长期使用后可引起晶状体色素沉着（不同于在老年患者中的短期治疗）
胃肠道		● 恶心/呕吐

副作用	最常见	最严重和较少见
血液系统		● 偶见短暂性白细胞减少或白细胞增多
肝和胆		● 无临床症状的肝酶升高
精神病性	● 抑郁	● 致精神病（减少剂量）
皮肤及附属器		● 皮疹 ● 瘙痒 ● 光过敏

药物相互作用

● 与下列药物合并使用需谨慎
  √ 中枢神经系统抑制剂
  √ 抗胆碱能药

禁忌证与特殊警惕

● 如对此药高度敏感则不可使用
● 普遍需注意
  √ 中枢神经系统抑制
  √ 癫痫障碍或易感者
    □ 戒断状态（如苯二氮䓬类、酒精）
  √ 合并使用抗胆碱能药

过量、毒性、自杀

症状包括

● 肌肉颤搐
● 嗜睡
● 眩晕

严重的过量可导致

● 中枢神经系统抑制

- 强直
- 虚弱
- 斜颈
- 震颤
- 流涎
- 低血压
- 昏迷

处理

- 给予灌胃、药用炭
- 诱导呕吐
- 提供支持性措施（如开放气道、通氧、开放静脉通道等）
  - √ 因为锥体外系反应可导致吞咽困难和呼吸困难，故需监测呼吸道是否通畅
- 恢复电解质平衡
- 对于低血压
  - √ 变换患者体位（垂头仰卧位）
  - √ 给予静脉输液、多巴胺或去甲肾上腺素

注意：避免使用肾上腺素和其他升压物质。

- 癫痫：苯二氮䓬类（静脉注射劳拉西泮）
- 锥体外系反应：苯扎托品（维持48 h）
- 血液透析没有益处

齐 拉 西 酮

药物	制造商	化学分类	治疗分类
齐拉西酮	辉瑞	苯异噁唑哌嗪衍生物	抗精神病药

适应证：仅在美国可用

- 精神分裂症、精神分裂样急性激越

药理学

- 老年人群的血药浓度比其他人群高 20% 左右
- 肝硬化增高其血药浓度
- 肾损害不升高血药浓度

作用机制

- 对 $5-HT_{1A}$ （激动）、D_2 （比 $5-HT_2$ 受体低）受体具有高亲和力
- 对 $5-HT_{2A}/5-HT_{2C}/5-HT_{1B}/5-HT_{1D}$ 受体具有高亲和力——阻断药
  - √ 对 $5-HT_{2A}$ 受体亲和力是 D_2 受体的 8～11 倍
  - √ 是非典型抗精神病药中具有最高 5-HT/多巴胺比率的药物
- 与 D_1 和 $α_1$ 受体具有中度的亲和力
- 与 $α_2$、β、$5-HT_3/5-HT_4$、H_1 或 M_1 受体的亲和力低
- 增加催乳素分泌水平
- 和抗抑郁药相比，它能抑制神经元重摄取 5-HT 和去甲肾上腺素

药物选择

- 和利培酮类似，锥体外系反应发生率较小
- 对于急性激越患者（普通成人数据），可使用肌内注射剂型，剂量为 10～20 mg，比较有效
  - √ 老年人群用药的数据不详，但经验是在老年人群中可减量使用
- 老年人群中使用的安全性和有效性尚未确定
  - √ 数据表明痴呆患者激越时可使用此药，有病例报道激越性痴呆和谵妄患者与情感障碍有关

药物使用的普通成人数据

- 很少或没有体重增加（和其他非典型药物比较而言）
- 锥体外系反应的低发生率（大致与奥氮平相同）
- 减少升高血糖的风险
- 增加延长 QTc 间期的风险，有可能比较严重
- 低剂量时对情感和焦虑症状有效
- 对于精神分裂症的治疗与传统抗精神病药相当（并不更好），对于阴性症状可能疗效和副作用更优
- 可能对预防精神分裂症的复发有益处
- 急性躁狂：与利培酮、氯氮平和奥氮平的治疗结局类似
- 对精神病性和情感性精神分裂性障碍有效
  - √ 剂量依赖性反应
  - √ 与其他药物的比较未有定论

数据质量：相对短期的试验（最长达 6 月），很少有老年人群的数据。

有效性数据

- 尚未有老年人群的数据
- 有一些双盲、对照和开放性研究
- 最长的研究为 6 个月

剂量

目前仍没有老年人群的使用数据可供参考。

初始剂量

- 精神分裂症、分裂样情感障碍可给予 4～10 mg，每天 2 次
  - √ 推测的老年人群用药剂量，每位患者的用量需小心调整直至确定
- 痴呆（BPSD）可给予每日 10 mg（通常为成人推荐剂量的

25%）口服，必要时可增减

- 与食物同服
- 其肌内注射制剂在成人研究中对于控制急性症状有效且可耐受
  - √ 普通成人数据有限，对于老年人群尚缺乏这方面的报道或数据
    - □ 对于急性精神病性激越，普通成人肌内注射剂量在 10 mg 左右
    - □ 对于老年人群，减量至 2~5 mg 作为试验性干预——但在这个阶段，还需反复试验才能确定合适的剂量

增加剂量并达到治疗浓度

- 普通成人的治疗剂量为 120~160 mg/d
- 年龄本身不会改变药物的药动学特性如清除率
  - √ 老年人群的药效学因素尚未确定
  - √ 建议在此阶段依据经验使用 25%~50% 的剂量（即 25~80 mg/d，每天 2 次服用，必要时可加量）

换用齐拉西酮

- 突然停用前一种药物，立即换为齐拉西酮，不需要交叉增减剂量，在普通成人中是可以耐受的，目前没有关于老年人群的数据

副作用

注意：副作用是基于普通成人的数据得出的，缺乏老年人群相关数据（表 2.33）。

- 肌内注射制剂会引起注射部位的疼痛
- 与氟哌啶醇相比，具有更高的恶心和呕吐发生率
- 早期研究表明会引起短暂的嗜睡反应

表 2.33　齐拉西酮的副作用

副作用	最常见*	最严重和较少见
全身性	● 哮喘	
心血管系统		● QTc 间期延长 6～10 ms 　√ 理论上增加了发生尖端 　　扭转型室性心动过速的 　　风险 ● 直立性低血压 　√ 口服制剂不常见，注射 　　制剂较常见
中枢和周围神 　经系统	● 嗜睡/镇静（14%） ● 眩晕 ● 头痛	● 锥体外系症状 ● NMS
内分泌系统		● 暂时性的高催乳素血症
胃肠道	● 恶心/呕吐（注射制剂 　更甚）	
代谢和营养		● 升高催乳素水平 　√ 常常是暂时性的
呼吸障碍	● 暂时性的鼻炎	
皮肤和附属器	● 注射部位疼痛	● 皮疹（在治疗的同时可自 　行消退）

* 百分数来自普通成人数据。

常规监测

● 例行检查和常规心电图（特别需注意的是 QTc 间期），特
　别是在药物剂量有变化的情况下

药物相互作用

● 避免与可以延长 QTc 间期的药物一起使用
　√ 酒精（低镁血症）
　√ 抗心律失常药（ⅠA 类和Ⅲ类）
　　□ 胺碘酮
　　□ 苄普地尔

　　　　□ 丙吡胺

　　　　□ 多非利特

　　　　□ 伊布利特

　　　　□ 普鲁卡因胺

　　　　□ 奎尼丁

　　　　□ 索他洛尔

　　　√ 阿司咪唑

　　　√ β受体阻断药

　　　√ 布地奈德

　　　√ 地高辛（减慢心率作用）

　　　√ 利尿药（低钾血症）

　　　√ 氢氯噻嗪类利尿药

　　　　□ 低钾增加心律失常的风险

　　　√ 莫西沙星

　　　√ 匹莫齐特

　　　√ 钾通道阻滞药

　　　√ 右丙氧芬

　　　√ 司帕沙星

　　　√ 三环类抗抑郁药

　　　√ 硫利达嗪

- 抑制 CYP3A4 的药物

　　√ 在普通成人中可能无临床意义，而对老年人可能是问题

- 西咪替丁诱导 3A4 同工酶，可降低此药 36% 的血药浓度

- 酮康唑可增加 39% 的血药浓度

- 抗高血压药

- 可能拮抗多巴胺受体激动药

- 不抑制 CYP2D6

与功能损害性疾病的相互作用及禁忌证

- 轻度至中度的肝或肾损害不影响药物代谢

469

√ 基于随着年龄增长肝、肾功能的衰退而在老年患者中进行剂量调整可能不必要

√ 在老年患者中，其他因素可能导致需要低剂量的药物治疗

● 注意可以引起尖端扭转型室性心动过速的风险因素

√ QTc 间期超过 450 ms

√ 晕厥发作的病史

√ 合并使用抑制可以引起 QTc 间期延长的药物的代谢的药物

√ 女性

过量、毒性、自杀

● 尚未有老年人群的数据可供参考

● 提供一般性的支持性措施

● 清醒患者可诱导呕吐

√ 谨防误吸

● 使用混有轻泻药的药用炭

● 监测心律失常

● 避免肾上腺素、多巴胺和溴苄铵

● 透析无效

临床提示

● 与食物同服

● 谨慎地监测心电图 6～12 个月，以防不确定的潜在的严重副作用

√ 尖端扭转型室性心动过速

3. 抗焦虑药和镇静催眠药

概　述

6类药物可以治疗焦虑和睡眠障碍

- 苯二氮䓬类（最常用）
- 非苯二氮䓬类镇静催眠药
- 丁螺环酮
- 抗抑郁药（第1章）
- β受体阻断药
- 抗组胺药

此章涵盖苯二氮䓬类、非苯二氮䓬类镇静催眠药和丁螺环酮。

- 普萘洛尔和其他相关药物也有涉及
- 也会简略讨论卡瓦和缬草这类复方中药

巴比妥类、氯氮䓬和甲丙氨酯在过去很常用，但现在已不再建议对老年人使用。

- 巴比妥类有严重的副作用、明显的药物相互作用、滥用倾向、过量的危险和严重的戒断综合征（梦魇、焦虑、反弹性失眠，在高剂量或突然戒断的情况下有癫痫发作的可能）
- 甲丙氨酯也有同样的副作用问题，包括滥用倾向
- 氯氮䓬通常不适用
- 水合氯醛偶尔会使用，但并不推荐
  - √ 包括戒断综合征在内的副作用和胃刺激有时会很严重

（如发生谵妄）

　　√ 治疗谱很窄，它能诱导肝酶而导致药物相互作用
● 抗组胺药不推荐对老年人群使用
　　√ 此类药促进睡眠，但有抗胆碱能作用，与其他药物有相
　　　互作用，催眠作用易较快失效

　　本章会详细讨论睡眠障碍和酒精滥用。用于治疗焦虑或睡眠
障碍的其他药物在其他章节会详细讨论。在某些情况下（如惊恐
发作、恐惧障碍、强迫性障碍和创伤后应激障碍），抗抑郁药比
某些苯二氮䓬类药物在治疗焦虑方面更有效。

● 曲唑酮、SSRIs 和米氮平在第 1 章中已详细讨论
● 加巴喷丁偶尔会被用来催眠（但无对照性试验研究），在
　第 4 章会有涉及
● 丁螺环酮（非苯二氮䓬类抗焦虑药）会在本章讨论

苯二氮䓬类

化学分类

● 2-酮基化合物
　　√ 非活性化合物（前药）代谢生成活性化合物
　　√ 在肝被缓慢氧化代谢
　　√ 半衰期长
● 3-羟基化合物
　　√ 半衰期短
　　√ 在肝通过结合反应被快速代谢
　　√ 没有活性代谢产物
● 三唑化合物
　　√ 活性和非活性代谢产物
　　√ 半衰期短（或超短）
　　√ 在肝被氧化代谢

抗焦虑药和镇静催眠药见表 3.1。

表 3.1　抗焦虑药和镇静催眠药[*]

通用名 (商品名)	高效价	低效价	抗焦虑剂量 (mg/d)	催眠剂量 (mg/d)	评述
短效和中效苯二氮䓬类药物[*]					
阿普唑仑 (安宁神)	✓		0.125～1.5 (每天2次 或每天3 次)	0.25～1	2 mg 或大于这个剂量增加镇静作用；通常为 0.25～0.5 mg/d；对于某些患者，用药中的反跳性焦虑可能是个问题；用药中的焦虑和戒断综合征常会带来问题
劳拉西泮[**] (罗拉)	✓		0.25～2 (分 次服用)	0.25～2	起效时间居中；普遍使用；有很好的耐受性
咪达唑仑 (只有静脉 注射或肌 内注射制 剂) (Ver- sed)	✓				用于围手术期镇静，有时也用于麻醉诱导；不作为常规抗焦虑或镇静用途；镇静剂量应避免在重症监护病房之外使用，因为它有抑制呼吸系统和中枢神经系统的风险
奥沙西泮[**] (舒宁)		✓	10 (每天1～ 3次)	10～30	较慢进入脑内减少了其作为催眠药的使用 (尽管在临床上仍很有用)；推荐老年人群使用
镇静催眠药					
水合氯醛		✓		250～500	不建议并且很少再用来帮助睡眠；低治疗指数，且在2倍最高推荐剂量的情况下会有生命危险；很快就会产生耐受性；戒断综

473

通用名 （商品名）	高效价	低效价	抗焦虑剂量 （mg/d）	催眠剂量 （mg/d）	评述
水合氯醛					合征有时很严重（如谵妄且有时会致命）
艾司唑仑** （舒乐安定； 中效）	√			0.5（0.5~2）	快速起效（15~30min），白天镇静；不推荐老年人群使用
硝西泮 （硝基安定）		√		2.5mg，睡前服用；某些人可能需要5mg才能起效，但增加了发生不良反应的风险	由于在身体内的分布更广，其消除半衰期在老年人中增加40%；酒精性肝硬化的人群中其代谢容量下降；肾功能不全对其清除率无影响；半衰期长；长期用药有累积效应；不适合用在老年人群中缓解焦虑，尽管单一用药有很好的耐受性
替马西泮** （羟基安定； 中效）		√		15（7.5~30）	相对较慢的吸收率；起效需20~40 min；低剂量在老年人群中可用来进行限时睡眠治疗；在高剂量的情况下副作用发生的风险增加
三唑仑* （海乐神）	√			0.125~0.25	起效需20 min；可能会引起早醒；超短的作用时间；对于老年人群不推荐使用
扎来普隆** （Sonata；短 效非苯二 氮䓬类）		√		5~10，睡前服用	入睡前诱导睡眠速度快；短效——对于睡眠的维持作用不是很大
唑吡坦** （思诺思；短- 中效非苯 二氮䓬类）		√		5~10，睡前服用	入睡前即刻服用；有效的促进入睡和睡眠维持作用；少见反跳

通用名 （商品名）	高效价	低效价	抗焦虑剂量 （mg/d）	催眠剂量 （mg/d）	评述
佐匹克隆** （忆梦返；短- 中效）	√			3.75～7.5	有反跳的可能；性质类 似于苯二氮䓬类，但 具有更弱的肌松作用
氟西泮 （氟安定； 长效）	√			15～30	不推荐老年人群使用； 由于代谢产物的原因 作用时间延长；起效 大约需 30 min；长期 慢性给药由于药物累 积作用可导致白天昏 睡和残留损害
夸西泮（四 氟硫安定； 长效）	√			7.5～15	不推荐老年人群使用； 较慢的吸收率；起效 需 30 min；次日镇 静、共济失调，戒断 或反跳效应不很明显
长半衰期苯二氮䓬类药物					
氯氮䓬 （利眠宁）	√		5～30	5～30	不推荐老年人群使用； 初始剂量为 5 mg/d， 仅可缓慢谨慎地加量 至 20～30 mg/d
氯硝西泮** （克诺平，利 福全）	√		0.25～1	0.25～2	对老年人群有效；长半 衰期致使有可能会有 累积效应
氯拉䓬酸	√			3.75～15	长效药物不建议作为老年 人群的常规用药；在正 常老年人群中很少有记 忆损伤效应（即和劳拉 西泮相当）；疾患老年 人群的数据未知；合并 使用扑米酮可导致抑 郁、易激惹和攻击行为
地西泮 （安定）	√			2～5	长效药物；长时间使用 有累积效应；单次用 药对于急性用途耐受，

通用名 （商品名）	高效价	低效价	抗焦虑剂量 （mg/d）	催眠剂量 （mg/d）	评述
地西泮 （安定）					但长期使用不耐受； 单次用药起效较快

*高效价短半衰期药物在突然停药的情况下，可能会带来更严重的停药综合征；也可能会带来依赖的高风险，尽管没有明确的证据表明这点。

** 对老年人群有效。

- 7-硝基化合物
  - √ 活性化合物
  - √ 长半衰期
  - √ 通过硝基还原和氧化在肝代谢
  - √ 代谢产物无活性

普萘洛尔

- 用来控制与焦虑相关的躯体症状很有效
  - √ 心慌、心悸、胃肠道不适、震颤和出汗
  - √ 30～120 mg/d，口服，每天 3 次
- 对于惊恐发作和社交恐怖症仅有些许疗效
  - √ 快速起效（t_{max} 为 2～4 h，普通成人数据）
    - □ 初始剂量为 10 mg，每天 2 次，口服
    - □ 必要时按 10 mg 的剂量递增，每天服用 3～4 次，可加量至 30～60 mg 的范围
  - √ 是 β 受体阻断药中中枢神经系统副作用发生率最大的药物
  - √ 在使用过程中监测心血管、呼吸和内分泌功能
    - □ 监测心率——小于 55 次/分是最低限度
    - □ 糖尿病——掩盖了低血糖的症状并且增加了未被认识到的严重胰岛素反应的风险
    - □ 心血管系统障碍
      - ○ 心动过缓、哮喘和充血性心力衰竭患者禁用
    - □ 肺功能不全和内分泌障碍时需谨慎使用

- GABA
  - √ 为抑制性脑内神经化学物质，可抑制神经兴奋
  - √ GABA$_A$ 受体
    - □ 3 种亚型——omega1、2、3
  - √ omega1（Ⅰ型）
    - □ 介导苯二氮䓬类的镇静催眠作用
  - √ omega2（Ⅱ型）
    - □ 介导抗焦虑和抗惊厥作用
  - √ 经典的苯二氮䓬类是 GABA 能物质，它能非选择性地与受体相互作用
    - □ 相比之下，选择性物质（如非苯二氮䓬类药物唑吡坦）仅仅与一种类型的受体位点结合
  - √ 苯二氮䓬类通过抑制 GABA 能活性或干扰前额叶多巴胺功能，间接地抑制 5-HT 能和去甲肾上腺素能前额叶功能
  - √ 因此它们能降低急性应激反应

与老年人群相关

- 多巴胺能活性随着年龄增长而递减
  - √ 表现在以下方面如警觉性、注意力、记忆力、智能和性活动的下降
- 多巴胺能活性的退化（某种程度上指 5-HT）可能是老年人群对应激的耐受性低且更易于受苯二氮䓬类药物副作用影响的原因
  - √ 多巴胺和 5-HT 功能减退与认知损害有关，苯二氮䓬类可加重该损害

在单一剂量治疗时，不要把作用持续时间和半衰期弄混淆（即短半衰期药物不一定有短的作用时间，长半衰期药物不一定有长的作用时间）。抗焦虑药和镇静催眠药的药动学见表 3.2，苯

表 3.2 抗焦虑药和镇静催眠药的药动学

通用名	生物利用度(%)(范围)	血浆蛋白结合率(%)	分布容积(L/kg)(范围)	清除半衰期(h)(范围)	起效速度 t_{max}(h)(范围)	吸收	排泄	代谢
阿普唑仑	65~75		1~1.2(男性更高)	21(9~37)(男性更长)	0.8(0.5~2.1)	食物和抗酸药延缓吸收，即刻分布	口服清除率为0.86(0.4~1.84)ml/(min·kg)；80%从肾排泄；7%从粪便排泄；老年男性延长	CYP3A4氧化代谢
丁螺环酮	4(普通成人数据)	>95	5.3	11(男性)，7(女性)	快速，0.6~1	快速吸收，1天达稳态；食物可能降低吸收但提高肝提取率	<1%以原型排出	CYP3A4可能介导代谢
水合氯醛		水合氯醛为94；三氯乙醇为70~80		8(4~12)	快速起效，0.5~1	快速吸收	服后4~8h排泄	乙醇脱氢酶代谢为活性产物三氯乙醇
氯氮䓬	100	老年女性更高	随年龄显著增加	30(18~45)	即刻，0.5~4	食物/抗酸药可延缓吸收	0.35 ml/min	氧化代谢

478

续表

通用名	生物利用度(%)(范围)	血浆蛋白结合率(%)	分布容积(L/kg)(范围)	清除半衰期(h)(范围)	起效速度 t_{max}(h)(范围)	吸收	排泄	代谢
氯硝西泮	85			19~50	1~2	迅速吸收	肾	硝基还原为无活性代谢物
地西泮			随年龄增加	90(可高达200)	1.4(0.5~2)	食物/抗酸药可延缓吸收		CYP2C19
艾司唑仑		93	0.99	18(10~34)	服后15~30 min起效	快速吸收;食物/抗酸药物延缓吸收	<5%以原型由尿排出	代谢为4-羟基艾司唑仑
劳拉西泮	100	89		16(7~37)	1~6	快速吸收;食物/抗酸药物延缓吸收	清除率低;0.77 ml/(min·kg)	葡糖苷酸化
咪达唑仑		97	0.8~1.7	5.6(1~10)		快速吸收;食物/抗酸药可延缓吸收	1~4.4 ml/(min·kg)	CYP3A4
硝西泮			1.96	38(26~64)		快速吸收;食物/抗酸药可延缓吸收	0.84 ml/(min·kg)	硝基化
奥沙西泮		96		8~10(5~25)		快速吸收;食物/抗酸药可延缓吸收	70%~80%由肾排出	葡糖苷酸化

通用名	生物利用度(%)(范围)	血浆蛋白结合率(%)	分布容积(L/kg)(范围)	清除半衰期(h)(范围)	起效速度 t_{max} (h)(范围)	吸收	排泄	代谢
普萘洛尔				3.6				4-羟基普萘洛尔
三唑仑		75~80		1.7~5	男性为0.5~6; 女性为0.5~1.5			CYP3A4
扎来普隆	30		1.27	1~2	1		总清除率为194~266 L/h	CYP3A4
唑吡坦	70	92	0.54~0.68	2.9	2(0.75~2.6)	老年女性比男性浓度高;食物促进吸收但延缓镇静起效时间	0.24~0.27 ml/(min·kg)	CYP3A4, 2C9, 1A2
佐匹克隆	94	45		7~8	0.5~3.0	吸收良好	由尿、粪便(7%~10%以原型)及肺(50%成为CO_2)清除	CYP3A4, 2C8

480

二氮䓬类的代谢见表 3.3。

表 3.3　苯二氮䓬类药物的代谢

药物	对代谢的评述
长效苯二氮䓬类药物	
溴西泮	在肝被 1 相氧化代谢
氯氮䓬	● 不建议老年人使用
氯巴占	● 此系统产生某些药物的活性代谢产物（尽管不都有临
氯硝西泮	床意义）
氯拉酸	● 因年龄相关因素影响而疗效降低
地西泮	√ 清除率下降，半衰期延长
氟西泮	● 长效药物的血药浓度在老年人中更高；蛋白结合率
氯普唑仑	高，因而随着年龄增大血浆蛋白水平下降，游离药
氯甲西泮	物增多
普拉西泮	● 年龄对延长代谢和增加血药浓度的影响在男性中尤
夸西泮	其显著
中效苯二氮䓬类药物	
劳拉西泮	被 2 相葡糖苷化代谢
奥沙西泮	● 不产生活性代谢产物
替马西泮	● 不受年龄相关改变的影响
	● 短效和中效药物的血药浓度在老年人中不更高
	● 普遍不随时间积累
	● 肾疾病损害排泄功能，需要减量
	● 糖尿病：增加分布容积和清除率，但半衰期不变
阿普唑仑	被氧化代谢，受年龄相关改变的影响
艾司唑仑	● 有活性代谢产物（除了艾司唑仑）
哈拉西泮	● 阿普唑仑——严重的撤药综合征和依赖性
	● 艾司唑仑——脂溶性高（不建议老年人使用）
短效苯二氮䓬类药物	
咪达唑仑	被氧化代谢
三唑仑	

起效时间和作用持续时间的关键性决定因素

● 吸收率

481

- 分布率
  - √ 高亲脂性药物（地西泮、氟西泮和夸西泮）
    - □ 由于分布到脂肪组织中，作用持续时间降低
      - ○ 由于药物累积在身体里，延长了其作用时间
    - □ 由于透过血脑屏障更快，其起效更快
    - □ 具有更高的脑清除率
  - √ 低亲脂性药物（如劳拉西泮）
    - □ 起效较慢
    - □ 单一剂量时有较长的作用持续时间
      - ○ 由于外周组织分布减少，脑内有效浓度就会持续更久

苯二氮䓬类药物的临床特性和有效性

- 所有的苯二氮䓬类药物都有如下 5 种主要作用（有些许不同）
  - √ 催眠作用
  - √ 抗焦虑作用
  - √ 抗惊厥作用
  - √ 肌松作用
  - √ 遗忘作用
    - □ 作用大小与药物占据受体的数量呈正比
    - □ 老年人群对受体位点的作用更敏感，特别是在有脑病的情况下（如痴呆、帕金森病、脑血管疾病）
- 所有的苯二氮䓬类药物都是有效的抗焦虑药
  - √ 快速起效
    - □ 和抗焦虑作用相比，镇静作用起效快
  - √ 高效
  - √ 药物的选择基于消除半衰期，倾向于选择作用时间更短的药物
  - √ 惊恐障碍

　　　　□ 倾向于选择高效价药物（如阿普唑仑、氯硝西泮）
　　　　□ 低效价药物镇静作用太强
　　　√ 一般来说毒性较低
　● 所有的苯二氮䓬类药物都对苯二氮䓬类受体的所有亚型起作用
　　　√ 解释了作用广谱的原因（即肌松作用、抗焦虑作用、抗惊厥作用和镇静作用）
　　注意：有关老年人群的剂量和效应通常是从年轻群体外推而来的。

老年人群用药相关问题

处方模式

- 在苯二氮䓬类使用者中，老年人群（特别是女性）是其他人群的2倍
- 老年人群（特别是女性）占苯二氮䓬类处方患者的40%～50%
- 33%的苯二氮䓬类药物的长期使用者是老年人
- 在一项研究中，大多数老年苯二氮䓬类药物使用者每日都服用此类药物，且随着年龄增加，这种比例也在不断增大
  - √ 许多老年人的使用剂量比制造商建议治疗剂量要高
- 和年轻的使用者相比，老年人群倾向于长期使用苯二氮䓬类药物
- 有报道指出6%～16%的社区居住老年人使用苯二氮䓬类药物
  - √ 其中3/4的人使用超过1年；女性多于男性

　　自我报告的使用者数据并不都是可靠的；许多开了苯二氮䓬类药物的患者并不使用此药或仅间断使用；相反地，一些否认或

没有报告使用此类药物的人，其实一直在使用苯二氮䓬类药物（普通成人数据）。

- 尽管指南推荐使用苯二氮䓬类药物进行短期治疗，但在老年人群中，长期治疗更常见
  - √ 一项研究指出 30％开了苯二氮䓬类药物的老年患者使用超过了连续 30 天以上
- 在疗养院/医疗机构，苯二氮䓬类可能被过分地使用，造成较高比例的上述事实
  - √ 高比例的患者被收入院
- 处方模式正在向更短效药物方面转变（阿普唑仑、劳拉西泮）
- 和更年轻的群体相比，老年人群在各种处方中接受了大量的此类药物（在一项超过 180 人的研究中，此情况占所有处方的 36％）
  - √ 由于易获得和由不经常进行处方剂量的评估而造成的不良监督，过长时间和过量使用此类药物造成了许多麻烦
- 抗焦虑药经常不适当地用来处理抑郁症状，而不是使用更合适的抗抑郁药

在老年人群中使用抗焦虑药

处理老年人群的焦虑障碍应从细致的评估和鉴别诊断开始，尤其是继发性焦虑的原因（表 3.6）。

- 采集既往史
  - √ 既往疾病（如反复惊恐）
  - √ 药物
  - √ 物质使用
    - □ 尤其是酒精，它是苯二氮䓬类药物滥用和潜在的副作用的标志

- √ 家族史
  - □ 尤其是惊恐发作和抑郁
- ● 焦虑的症状和体征包括
  - √ 恐惧、沮丧和抑郁的主观体验
  - √ 肌肉紧张/震颤
  - √ 不安
  - √ 易激惹
  - √ 疲乏
  - √ 紧张性头痛
  - √ 吞咽困难（咽部有"异物"）
  - √ 出汗/脸红/寒战
  - √ 心动过速
  - √ 呼吸短促
  - √ 口干
  - √ 眩晕
  - √ 消化道症状（即恶心、呕吐）
  - √ 尿频
  - √ 警觉性增高
  - √ 惊吓反射增加
  - √ 失眠
- ● 要求进行全面的躯体检查，尤其是寻找继发性焦虑的原因
- ● 必要的实验室检查
  - √ 血细胞计数，尿常规，维生素 B_{12}，叶酸，心电图，促甲状腺激素，空腹血糖，电解质，肾上腺、肝和肾功能检测，如果有提示需做血气分析和毒物筛查
- ● 评估症状的影响，以明确是否有用药指征
- ● 确定和校正继发性焦虑潜在的原因
- ● 确定和指出心理社会应激因素
  - √ 常常要求特定的心理治疗干预（如咨询、支持、认知行为疗法、人际关系疗法或内省疗法）

- □ 对于伴随着适应问题、外界应激或源于人格障碍的不自主性焦虑来说，心理治疗常常被认为是基础的或辅助的措施
  - √ 完全的环境和心理社会的改变
    - □ 提供睡眠卫生教育、清晰的程序信息和该期待什么
    - □ 鼓励家庭支持、可预知的惯例和强大的治疗关系
    - □ 教会放松技巧
- 一些数据表明，心理治疗方法（如认知行为疗法）是广泛性焦虑症的最有效的方法
  - √ 苯二氮䓬类可能会降低其效果
- 使用的一系列药物，包括抗抑郁药（常为 SSRIs、文拉法辛缓释制剂或安非他酮）、丁螺环酮、苯二氮䓬类、普萘洛尔、抗惊厥药（加巴喷丁），有时是针对伴随认知损害的严重的焦虑状态和激越而使用的抗精神病药
  - √ 惊恐障碍可能需要维持治疗，尤其是用 SSRIs 时
    - □ 临床报道，在有惊恐障碍的 60 岁老年人中使用丙米嗪和阿普唑仑，疗效是相当的
    - □ 在老年人群中，缺少有关苯二氮䓬类药物关于此指征的好的研究

苯二氮䓬类药物治疗

- 苯二氮䓬类药物的使用取决于患者因素和药物的使用指征
- 此系列药物的优势为
  - √ 起效快
  - √ 有效
  - √ 与其他很多药物比较，具有相对低的毒性
    - □ 尽管有很多需要避免的显著问题
- 老年人可选择的口服制剂
  - √ 劳拉西泮、奥沙西泮、替马西泮和阿普唑仑
  - √ 可观察到焦虑所需的剂量和快速形成的耐受性

- 老年人可选择的非肠道药物
  - √ 咪达唑仑或劳拉西泮
  - √ 使用静脉注射-肌内注射
    - □ 疼痛和不可预测的吸收情况
- 注意：在年轻人中使用苯二氮䓬类药物，很多指南建议使用长效药（地西泮、硝西泮、氟西泮、氯噻西泮），到第二天仍有镇静和抗焦虑作用
  - √ 尽管没有很多关于急性期使用的研究，但不建议老年人也这么用
- 丁螺环酮
  - √ 在焦虑和焦虑-抑郁混合状态中使用是安全的，并有良好的耐受性
    - □ 在认知和精神活动方面很少有不良反应
- β受体阻断药——非选择性阻断药（普萘洛尔、吲哚洛尔、噻吗洛尔）和心脏选择性的 β_1 受体阻断药（阿替洛尔、醋丁洛尔、美托洛尔）
  - √ 不要强调焦虑而忽略了自主神经反应，尤其是心动过速和出汗
  - √ 避免在心血管疾病中使用，也避免在哮喘和慢性阻塞性肺疾病中使用非选择性阻断药
  - √ 在肺部疾病和糖尿病中使用心脏选择性的 β_1 受体阻断药
    - □ 很少影响低血糖的糖原生成和低血糖的生理体征
    - □ 直到血糖水平很低时，患者仍对问题缺乏认识，此种影响是很危险的
- 通常苯二氮䓬类药物的治疗是短期的
  - √ 建议使用 2~4 周
    - □ 慢性焦虑或难治性状态（如抑郁、人格障碍）常需要更长期的治疗
    - □ 对于应激导致的焦虑，其治疗持续时间很短（精确的

指南很少；建议最多 4 个月，然后逐渐减少），或作
为抑郁发作的附加药物使用（4 周）

√ 若日常功能因焦虑和内在的病理性心境恶劣而受损，则
提示治疗过度

● 长期治疗有时是必需的

√ 慢性的原发性焦虑（如广泛性焦虑症）常用长效苯二氮
䓬类治疗

□ 因患者精神上的依赖和对反跳性焦虑的害怕，中断治
疗很困难

√ 患者常坚持治疗以从长期使用中获益

√ 最佳策略是减少剂量，以使耐受性和持续性最小化，通
常是合并使用其他药物如抗抑郁药

√ 通常是安全的，但常规监测是安全用药的必需部分

□ 观察认知改变和步态不稳

□ 当需要时减少剂量

√ 考虑以一种非苯二氮䓬类药物如丁螺环酮来替代

√ 使用多次剂量时，长效的药物在脂肪组织蓄积会增加药
物副作用

√ 尽管有很多原因，证据表明对副作用的耐受性随时间而
增加

□ 很多长期使用镇静药的老年人并没有出现理论上的副
作用

√ 尽管临床显著性并不明确，苯二氮䓬类药物的长期摄入
导致免疫系统改变（即淋巴细胞和细胞毒性的改变），
与伴随衰老的自然改变的方向是相似的（与长期不能缓
解的应激状态也是一样的）

√ 在长期使用中，有时过了很多年，老年人的健康和代谢
状态会下降

□ 必要时，可在对药物的耐受性逐渐或突然改变和剂量
减少或中断时，进行持续的监测

使用苯二氮䓬类药物抗焦虑的指南见表3.4。

表3.4 使用苯二氮䓬类药物抗焦虑指南

1. 使用时间尽可能短
2. 使用最低有效剂量
3. 优先选择短效药物，但避免超短效药物（如三唑仑）
4. 监测药物副作用，尤其是镇静、跌倒和认知损害
5. 小心合用拟精神药物，尤其是有镇静作用的药物
6. 小心有酒精或其他物质使用史的患者
7. 小心住院患者；增加谵妄/认知功能受损的风险
8. 一有可能就中断治疗
9. 慢慢减量以避免戒断综合征
10. 有时需要长期维持治疗，需很小心地监测

剂量

见表3.1。

- 起始用最低有效和耐受剂量
  - √ 大多数老年人要求减少剂量
  - √ 在老年男性中，直至患者对已知药物有反应方考虑减低剂量（相对于老年女性）
- 慢慢增加剂量，小心监测副作用，直至达到需要的治疗效果
- 当使用有干扰作用的药物时，药物代谢快的患者（即与普通成人差不多）可能需要每日2次或每日3次的剂量来产生一日的抗焦虑作用
- 合并有抗癫痫作用药物（如巴比妥类、苯妥英）的患者，可能需要增加剂量以缓解焦虑
- 首次使用后便产生药物作用，此后一直增加直至达到稳态

对患者和家庭有关苯二氮䓬类药物的建议见表3.5。

489

表 3.5　对患者和家庭有关苯二氮䓬类药物的建议

1. 针对目标症状治疗的教育
2. 记录剂量安排，包括每日最大剂量，重要的是不要使剂量加倍和要空腹服用镇静药
3. 解释潜在获益，同时降低期望值——例如，药物可减少睡眠间隔时间，但不能消除它；可能增加睡眠持续时间，但总的睡眠时间的增加是适度的
4. 解释风险〔认知损害（常为轻度），白天镇静作用，跌倒，反应和动作受损（驾车或过马路时）〕
5. 解释突然撤药的风险——例如癫痫发作
6. 警告药物相互作用，尤其是酒精（"感觉喝一杯酒就像喝了三杯"）
7. 记录期望的治疗疗程——受时间限制，依据病程而定，急性耐受和减低效果
8. 若出现药物副作用，告知该向谁报告和什么时候该报告
9. 规律地接触患者以调整安排

疗效和耐受性

在老年人中苯二氮䓬类药物的疗效

- 全部苯二氮䓬类药物对焦虑状态均有同等的疗效
    √ 根据药物副作用谱选择药物
- 对惊恐发作、广泛性焦虑症、伴随社交恐怖症的焦虑症状、急性焦虑状态均有效
    √ 对惊恐疗效最好的是阿普唑仑或氯硝西泮
- 对伴随抑郁的焦虑优先选择阿普唑仑
- 社交恐怖症对各种治疗均有效，包括氯硝西泮或阿普唑仑，但 SSRIs、苯乙肼或丁螺环酮更有效（普通成人数据）

老年人的耐受性

- 目前尚无疗效与潜在的副作用的对比性研究
    √ 通常有关处方过量的一些说法似乎更多是推测而非循证的
- 涉及痴呆共病时，苯二氮䓬类药是其高发病率的常见原因

490

- 对副作用的敏感度取决于年龄和剂量
  - √ 对照性试验证据表明在老年人中，年龄相关的抑制药物副作用的适应力下降，对药物敏感度增加
- 老年人对苯二氮䓬类的临床及毒性反应的敏感性增加可能与以下相关
  - √ 同年轻人相比，对治疗过程中药物引起的损害的抵抗能力较差，甚至在低剂量时亦是如此
    - □ 损害表现得更为突出且出现亦较年轻人为早
  - √ 在处理要求精神运动速度的认知任务时脑储备力不足
  - √ 损害持续时间较年轻人更长，在较高剂量时尤为明显
    - □ 随着任务要求的增加，损害亦表现得更为明显
  - √ 药动学/药效学改变
    - □ 大脑反射终端器官敏感性
    - □ 依赖肝氧化作用代谢的抗焦虑药半衰期延长
  - √ 出现疾病状态（如肝源性、神经性）
  - √ 药物相互作用
    - □ 老年人常多药治疗
    - □ 如肝代谢作用受氟西汀、抗肿瘤药、H_2 受体阻断药、甾类、中枢神经系统镇静药的累积效应的影响
  - √ 敏感性的增加并不能单纯用代谢过程延长、半衰期增加或血药浓度升高解释
    - □ 可能与苯二氮䓬类 $GABA_A$ 受体改变有关
- 长期治疗可减低苯二氮䓬类作用的敏感性，使疾病进程加重
- 现已证实适于长期用药且耐受性好的药物为短效类（如劳拉西泮、奥沙西泮，可能还包括阿普唑仑），但这些药物并非不会导致宿醉效应及相关风险的增加（如髋部骨折）
  - √ 奥沙西泮对那些敏感的患者的作用尤为明显
  - √ 单次用药可考虑长效药物
    - □ 地西泮或夸西泮可能安全且有效

491

□ 具有累积效应，不建议长期常规使用

顺应性

● 身体其他方面健康的老年人能更放心地使用苯二氮䓬类药物，良好地耐受且不必增加剂量
● 顺应性差多与剂量不足有关
　　√ 认知损害可导致忘记服用处方量的药物，或者在一次服药量中将缺失的部分补足
　　√ 有时老年人会在午夜不能入睡时多服一次药物
　　　　□ 最好向有上述行为的患者告知危险性，因为夜间的血药浓度峰值会致精神运动损害及跌倒风险的增加

对认知的作用

● 老年人对长期治疗会产生部分耐受，年轻人则较少出现
● 损害对临床疗效的影响并不一致；在已有认知损害的老年患者中此问题更为突出，而其他老年患者则耐受性较好
● 老年人自我报告的镇静效果并不可靠
　　√ 相对患者自身，外界的观察者倾向于评定更高的镇静效果
● 认知表现同血药浓度的关系
　　√ 血药浓度及半衰期与药物诱导的记忆损害的相关性不明显（表 3.2）

焦 虑 障 碍

● 若症状显著且不能通过寻求潜在因素或疾病而得到控制，建议使用抗焦虑药
● 焦虑障碍通常较为隐蔽，不易引起临床关注，尤其是居住于社区的老年人
● 焦虑障碍通常发病于成年早期，多以缓解、复发的模式慢

性化发展，并持续至老年期

- 除广场恐怖症外，老年期新发的原发性焦虑障碍并不常见

惊恐障碍（含或不含广场恐怖症）

也可见第1章的惊恐障碍部分。

- 在老年人群样本中，期间患病率低于0.5%
  - √ 在住院与门诊的老年患者中患病率为0.9%
- 常有抑郁共病，并与晚年新发的惊恐相关
- 晚发的惊恐更多与呼吸短促、慢性阻塞性肺疾病等内科疾病相关
- 冠状动脉正常的胸痛患者中，$1/3 \sim 1/2$ 的人具有惊恐症状
  - √ 多与先前的抑郁病史相关（混杂有年龄因素）
  - √ 在二尖瓣脱垂患者中的发生率为 $5\% \sim 8\%$
  - √ 典型的心绞痛及冠心病与惊恐障碍无关
- 临床报告提示新发的惊恐也可与脑卒中、髋部骨折、慢性阻塞性肺疾病、丧居、退休等有关
- 未充分治疗的惊恐障碍的并发症包括
  - √ 自杀
  - √ 抑郁
  - √ 酒精滥用
  - √ 在男性中心血管事件死亡率增加（普通成人数据）

处理

- SSRI类为治疗的选择
  - √ 去甲替林同样有效
- 大多数苯二氮䓬类对于终止惊恐无效
  - √ 阿普唑仑及氯硝西泮例外
    - □ 阿普唑仑有效剂量范围为 $1 \sim 5\,\text{mg/d}$
      - ○ 其短效性可能导致服药间隔期内惊恐发作
      - ○ 严重的撤药症状中也包括惊恐发作

493

○ 减药宜非常缓慢，每 1～2 周减 0.125 mg

□ 氯硝西泮

○ 1～2 mg/d，睡前服用

○ 具镇静效果

○ 可能产生抑郁感

√ 丁螺环酮无效

● 苯二氮䓬类可与 SSRI 合用

√ 如有效，抗焦虑药可逐步减量，SSRI 则持续应用 1.5～2 年

√ 认知行为疗法应当整合于全部治疗计划中

● 高效价药物对惊恐更有效

√ 阿普唑仑和氯硝西泮有效

√ 低效价药物镇静作用过强

● 氯硝西泮适于作为 SSRI 的辅助药物

√ 几乎没有用药间期的反跳，起效较快，撤药反应较轻，每日用法更易接受（每日 2 次而非 3 次或 4 次）

恐怖症（广场恐怖症，特异恐怖症，社交恐怖症）

● 6 个月的患病率为 10%～19%

● 多与抑郁共病

● 社交恐怖症多慢性化并持续到老年阶段

● 老年患者中精神及躯体疾病的共病率更高

● 老年人极少寻求帮助

恐怖症多起病急骤，继发于其他年龄相关的障碍或问题，如

● 身体上的攻击/抢劫

● 跌倒

● 对环境产生的危险感（如邻里、天气的变化）

● 身体虚弱

广场恐怖症

- 患病率为 8%
- 在老年患者中极少与惊恐相关
- 恐惧常为现实性的
  - √ 害怕夜间外出
  - √ 害怕成为牺牲品
- 与严重的社会功能损害相联系
- 早期父母的缺失可能为易感因素
- 并非所有患者均对药物有反应
  - √ 阿普唑仑对广场恐怖症引起的急性焦虑有效
    - □ SSRIs 类有时有效
- 包括暴露及去条件化在内的心理治疗对多数成年患者的疗效优于药物治疗，但在老年患者中的效果研究尚不充分

社交恐怖症

- SSRIs 类有效
- 临床数据表明氯硝西泮 0.5 mg/d 及丁螺环酮 15 mg 每天 3 次有效（普通成人数据）
  - √ 数据为散发的，最好作为个例对待
- MAOIs（不可逆及可逆）可能有效
- 普萘洛尔在疗效不佳时可作为辅助药物，但需谨慎使用
  - √ 躯体状况差的老年患者不建议使用
  - √ 在应激事件或已知的促发因素前 2 h 给药
- 认知行为疗法或其他心理治疗很重要

特异恐怖症

- 苯二氮䓬类通常无效

强迫性障碍

- 老年发病率为 0.8%

495

√ 6 个月患病率为 1.5％，终生患病率为 2％～3％
- 通常起病于青少年期，持续至晚年
- 症状包括对污物的害怕、自我怀疑（担心伤害他人）、仪式行为（检查、计数、洗涤）
- 强迫性障碍常有共病
　　√ 与抑郁相关的强迫性思维反刍
　　√ 焦虑障碍的风险（惊恐、广泛性焦虑症、恐怖症）
　　√ 接受 SRI 治疗，常为大剂量
　　√ 酒精滥用
- 处理
　　√ 进行完整的医疗评估
　　√ 选择 SSRIs
　　　□ 如 SSRIs 无效则用氯米帕明，剂量加至 100～200 mg/d
　　√ 有病例报告对以下措施有效
　　　□ 伴抑郁的强迫性障碍使用电休克治疗
　　　□ 文拉法辛
　　　□ 三环类抗抑郁药
　　√ 单用苯二氮䓬类无效

创伤后应激障碍

参见第 1 章相应部分。
- 可于老年期起病或迁延多年直至老年期（如大屠杀、战争、虐待、搏斗或个体伤害的幸存者）
- 苯二氮䓬类可用于治疗独立的症状或警觉性增高，但仅作为辅助性用药
- 已有多种药物试用于治疗创伤后应激障碍：GABA 能药物（如噻加宾、丙戊酸盐、托吡酯、卡马西平）用于反复创伤；SSRIs 用于单次创伤
- 部分有效，但无一是有决定性意义的

广泛性焦虑症

参见第 1 章相应部分。

- 部分于 65 岁后起病；女性可能更为常见
- 症状包括过度的焦虑/担心，加上至少 3 个附加症状（如坐立不安、疲劳、注意集中受损、易激惹、睡眠障碍）
  - √ 晚年新发的焦虑多与抑郁或心境恶劣相关
  - √ 35％患有重性抑郁的老年患者至少曾有一次焦虑障碍的诊断
    - □ 20％～36％的患者目前具有该诊断。躯体疾病也可以模拟焦虑的表现（心血管系统、肺、甲状腺、神经系统方面的病症）
- 治疗
  - √ 治疗需要长期进行，苯二氮䓬类由于其副作用的风险，如依赖，并不推荐作为老年人一线用药。然而，其往往必不可少且被广泛应用。使用时可用
    - □ 劳拉西泮 0.5～1 mg，每天 2～3 次
    - □ 氯硝西泮 0.5～1 mg/d
    - □ 丁螺环酮 5～20 mg（在未经苯二氮䓬类治疗的患者中每日 3 次使用尤为有效）
      - ○ 如存在抑郁症状亦可同时治疗
- 用于治疗抑郁相关的焦虑时
  - √ 苯二氮䓬类通过减少焦虑，在治疗开始几周内加快了起效速度（普通成人数据，但同样适用于老年人）
    - □ 4 周后疗效并不比安慰剂好
    - □ 治疗抑郁时如使用抗焦虑药，应尽快将其减量
- 有效的措施包括
  - √ 帕罗西汀
  - √ 米氮平（早期的普通人群数据）
  - √ 加巴喷丁可作为有效的辅助药物（无老年数据）
  - √ 认知行为治疗

躯体疾病导致的焦虑障碍

参见表 3.6。

物质诱发的焦虑障碍

参见表 3.6。

继发性焦虑

参见表 3.6。

表 3.6　继发性焦虑的诱因

引起继发性焦虑的原发病	评述
神经系统的 ● 痴呆——BPSD；昼夜节律颠倒 ● 小的脑卒中 ● 短暂性脑缺血发作 ● 帕金森病 ● 紧张症 ● 静坐不能 ● 脑病 ● 大面积损伤 ● 脑震荡后综合征	● 痴呆患者的焦虑障碍常以偶发形式存在，多与并发的抑郁有关 ● BPSD 常表现为易激惹/睡眠障碍 ● 面对无法应对或挑战性的任务时可能诱发痴呆患者的惊恐及焦虑的不确定性
抑郁障碍	● 是晚年新发焦虑的最常见的共病因素；焦虑常随抑郁的治疗而改善，但亦可迁延（焦虑的持续存在是抑郁的复燃或复发率增高的预后标志）；抗焦虑药作为抗抑郁药的辅助药物或增效剂
精神障碍	
人格障碍	● 抗焦虑药作为抗精神病药的辅助药物 ● 苯二氮䓬类作为间歇性焦虑/惊恐的睡眠辅助用药；滥用的潜在可能增加；可能诱导行为脱抑制
可诱发焦虑的年龄相关的心理因素及反应	● 躯体状况差 ● 经济压力

引起继发性焦虑的原发病	评述
	● 自暴自弃，对失去配偶、家庭或其他支持的担心 ● 对死亡的焦虑 ● 日复一日的超出认知及体力能力范围的任务要求 ● 长期照料设施的改变
悲伤	● 与心理因素相关的焦虑或抑郁的急性反应
谵妄	● 见表 2.12
物质使用、滥用及戒断	● 尽管少有老年组资料，但该组人群的苯二氮䓬类滥用风险增高
内分泌系统疾病 ● 甲状腺功能亢进 ● 较少见 　√ 甲状腺功能减退 　√ 低血糖 　√ 嗜铬细胞瘤 　√ 甲状旁腺功能减退	● 类似焦虑的症状包括震颤、易受惊吓、心动过速或反射亢进；糖尿病发生率较高
代谢性疾病 ● 高钾血症 ● 高热 ● 低钠血症 ● 缺氧 ● 卟啉病	
免疫系统疾病 ● 过敏反应 ● 系统性红斑狼疮	
心血管及肺部疾病 ● 寂静型心肌梗死 ● 充血性心力衰竭 ● 心律失常——室性早搏、房性心动过速 ● 肺栓塞 ● 气胸 ● 肺水肿 ● 慢性阻塞性肺疾病	● 焦虑存在于 70%～80% 的重症监护病房患者，尤其是被监测或使用呼吸机的患者；症状包括恐惧、困惑、虚弱、眩晕、呼吸窘迫、出汗；冠状动脉正常的胸痛、原发性心肌病、哮喘及慢性阻塞性肺疾病患者惊恐障碍患病率高（34%，普通成人数据），建议使用劳拉西泮或咪达唑仑

引起继发性焦虑的原发病	评述
	● 哮喘
	● 心绞痛
	● 心瓣膜病
消化系统疾病	● 焦虑与胃肠疾患高度相关（如肠易激综合征），但原因及效应尚未阐明
● 消化道溃疡	
● 肠易激综合征	
药物及兴奋剂	● 药物的使用、滥用及戒断（如酒精、苯丙胺、尼古丁、过量咖啡因、可卡因、大麻、麻醉剂）均可引起焦虑。仅一杯半咖啡（150 mg 咖啡因）即可诱发焦虑甚至惊恐发作；可卡因、大麻、麻醉剂很少用于老年人，但某些药物的使用与文化因素相关，可能在老年人中更常应用（如阿拉伯茶的芽和叶含有兴奋性肾上腺素能样物质；在非洲及阿拉伯社会中咀嚼此种茶叶的行为很常见，且被迁至北美的移民所延续）
● 抗胆碱能药	
● 抗抑郁药	
● 抗高血压药（利血平、肼屈嗪）	
● 抗精神病药（静坐不能）	
● 抗结核药（异烟肼、环丝氨酸）	
● 苯二氮䓬类	
● 支气管扩张药/拟交感神经药（异丙肾上腺素、茶碱）	
● 洋地黄中毒	
● 钙通道阻滞药（维拉帕米、硝苯地平、地尔硫䓬）	
● 左旋多巴	
● 利多卡因	
● 单胺氧化酶抑制剂	
● 甲基多巴	
● 哌甲酯	
● 美西麦角	
● 谷氨酸钠	
● 烟酸	
● 非处方药（肾上腺素能药物如麻黄碱、苯丙胺、伪麻黄碱、苯丙醇胺）	
● 丙卡巴肼	
● 奎尼丁	
● 镇静催眠药的撤药反应	
● SSRIs	
● 甾类	
● 甲状腺激素	
● 三环类	

应用苯二氮䓬类的其他情况

- 躁狂
  - √ 氯硝西泮、劳拉西泮有效（普通成人数据）
  - √ 用于主要治疗（即丙戊酸盐或锂盐）起效前的早期镇静
- 睡眠障碍
  - √ 失眠
  - √ 快速眼动睡眠障碍
  - √ 睡眠相关的肢体周期性运动（如夜间发作的肌阵挛）
- 手术期间的镇静/麻醉诱导
  - √ 劳拉西泮 1～2 mg，静脉注射或肌内注射
  - √ 咪达唑仑 1 mg，缓慢推注 2 min 以上。可以 1 mg 作为增量，最大量为 3～3.5 mg（躯体状况差的老年人需减低剂量）
- 非精神药物用途
  - √ 耳鸣（阿普唑仑）
  - √ 化学治疗引起的恶心/呕吐（劳拉西泮）
  - √ 幻肢痛
  - √ 不宁腿综合征
  - √ 与以下相关的运动症状
    - □ 神经阻滞剂恶性综合征
    - □ 精神药物引起的紧张症
    - □ 精神分裂症、情感障碍、酒精依赖、小脑及脑干萎缩所致的紧张症（劳拉西泮 2 mg，肌内注射）
    - □ 静坐不能

副 作 用

- 苯二氮䓬类及苯二氮䓬受体激动药在以下情况通常是安全

并能良好耐受的

- √ 正确而慎重地用药
- √ 正确的诊断
- √ 适应证明确
- √ 剂量合理
- √ 疗程长短适宜
- √ 停药指征明确

● 长半衰期药物的临床使用建议

- √ 副作用可能出现于进入稳定期后
- √ 短半衰期药物同样存在副作用风险，如因跌倒致髋部
  骨折
- √ 超过半衰期的用药剂量和持续时间可能更为关键

● 苯二氮䓬类最常见的副作用包括

- √ 镇静
- √ 疲劳
- √ 无力
- √ 头痛
- √ 意识错乱
- √ 眩晕
- √ 协调能力受损
- √ 易激惹
- √ 震颤
- √ 共济失调
- √ 低血压

毒性

急性毒性

● 日间过度镇静
● 跌倒的风险增加，尤其是治疗的第一周

- 精神运动欠协调
- 记忆损害（停药后多可逆）
- 注意集中受损
- 兴奋
- 谵妄

慢性毒性

- 与痴呆相似的认知功能下降
- 长期每日应用则死亡风险增加（普通成人资料）

耐受性

- 苯二氮䓬类引起的睡眠结构改变倾向于在用药数周后回归基线
- 苯二氮䓬类改变正常的睡眠结构
  - √ 减少非快速眼动睡眠1期及3、4期（慢波睡眠），增加非快速眼动睡眠2期，延迟首个快速眼动期
- 部分证据显示长效药物（如氟西泮）的有效镇静作用持续的时间更长
- 对抗焦虑效应的耐受性需更长时间形成，假设确实有耐受的话
- 对于老年人，抗焦虑效应的持续效果不易判断，可能需以月甚至年来计
  - √ 长达数年的持续治疗的效果未经完善地研究
  - √ 某些病例疗效不佳甚至加重焦虑
    - □ 问题仍存争议
- 关于认知及精神运动效应（即记忆、视空间及学习抑制）的耐受性变化的资料仍然存在分歧
  - √ 部分研究及临床资料表明并未产生耐受，同时另一些资料显示出了耐受，并于约一周后出现任务处理能力的改善（普通成人资料）

- 短期的记忆损害可能在一段时间后仍持续

反跳性失眠

- 催眠药撤药后总觉醒时间增加
- 通常出现于突然停药后的 1~3 个晚上
- 与以下有关
  - √ 剂量
    - □ 通过使用最低有效剂量来控制
  - √ 突然停药
- 发生尤以短效（三唑仑、咪达唑仑）及中效（劳拉西泮、替马西泮）苯二氮䓬类多见，但不像艾司唑仑、唑吡坦或扎来普隆那么明显
  - √ 长效药物不易引起即刻的反跳，但可致延迟的反跳作用
  - √ 超短效的三唑仑的反跳作用可在一夜内发生，出现凌晨早醒及日间焦虑
    - □ 此为不建议用于老年人的原因之一
  - √ 症状一般持续数晚（3~7 天），但有时可持续更长时间
    - □ 睡眠潜伏期延长
    - □ 快速眼动睡眠持续时间及深度增加
      - ○ 对应激状态敏感的患者（如心绞痛患者）应增加警惕
      - ○ 多梦的患者（如创伤幸存者）存在的问题增多
- 反跳效应与剂量相关（即在较高剂量时易于发生）
- 逐步减量可减轻反跳效应
- 偶可持续数周，尤其是使用诸如地西泮和硝西泮的长效药物
- 长期使用后易于出现，但可早至用药后 1 周

宿醉效应

- 为次日残留的某种损害

- 因药物种类、代谢速度、剂量及疗程长短而异
  - √ 认知功能较差的老年人更易发生
  - √ 硝西泮的此效应尤其明显，导致精神运动的任务处理能力受损
    - □ 临床发生率不确切，因部分患者可通过降低用药速度、提高警觉起到代偿作用

依赖性

生理依赖性发生于可导致戒断症状的药物的停药期，戒断综合征的发作、持续时间、病程经过均可预测，并可通过再次给药控制症状。

- 甚至可于治疗量时发生并使撤药过程变得困难

处理上需要患者具备一定的教育背景、动机和支持系统。

- 成功前可能要经历几周时间和数次尝试
- 在医院或长期疗养院等药物可集中控制的场所更易治疗管理
- 门诊患者偶有无法管理而需要住院治疗
  - √ 另一部分采用住院治疗的理由是提供在一个受控环境的背景中改变用药行为的策略

呼吸抑制

- 影响呼吸的机制包括
  - √ 低氧/高碳酸驱动力的减低
    - □ 可降低通气反应而导致高碳酸血症
  - √ 由气道阻塞导致的觉醒度降低
  - √ 睡眠模式改变——呼吸异常的睡眠比例增加

苯二氮䓬类的使用

- 可加重或诱发睡眠呼吸暂停

- 可增加死亡率
  - √ 原因未明但可能与呼吸相关
- 对存在睡眠呼吸暂停、打鼾、高血压及肥胖的患者应提高警惕
  - √ 对哮喘及慢性阻塞性肺疾病患者低剂量小心使用通常是安全的
  - √ 避免用于存在慢性二氧化碳潴留的患者

跌倒

- 导致 75 岁以上老年人因外伤致死和住院的主要原因
- 在有人照顾的家庭中，因使用苯二氮䓬类而导致跌倒的发生率高达 44%
  - √ 该比例随剂量增加而升高
- 风险因素包括
  - √ 高龄
  - √ 运动控制能力受损
  - √ 疾病状态的多样性
  - √ 多种药物治疗方案
  - √ 酒精/药物滥用史
  - √ 性别：男、女的比例为 2∶1
  - √ 苯二氮䓬类的使用
    - □ 风险在给药后前 2 周最大
    - □ 治疗 4 周后可先下降随后再次增加
    - □ 短效和长效药物造成跌倒的风险相同
    - □ 快速增加剂量
    - □ 高剂量或者过量（含 3 mg 地西泮以上）增加风险
  - √ 尽管尚无结论性的依据，但催眠疗法及催眠药似乎较抗焦虑药更易引起跌倒

驾驶

- 增加交通事故风险
- 长效药物更易造成问题
  - √ 引起后遗的日间认知损害
- 合用 2 种及以上药物（包括抗抑郁药）则风险增加
- 较新的催眠药如佐匹克隆对某些驾驶技能存在不良影响，但没有苯二氮䓬类的影响那么明显

对康复过程的抑制

- 精神运动损害使康复治疗过程中的表现变差，尤其是应用多种长效药物时

失禁

- 增加风险
- 尤其是氧化代谢的苯二氮䓬类及长效药物
- 患者夜间起床避免失禁发生时跌倒的风险增加

认知损害

- 部分持续至次日
- 顺行性遗忘在三唑仑尤为明显，劳拉西泮则少见
  - √ 某些情况下可能恰为所需（如医疗/手术过程中的镇静）
- 遗忘效应包括记忆的信息获取、巩固及存储方面的损害
  - √ 同时存在酒精滥用时加重
  - √ 可与痴呆相似，甚至能达到其诊断标准
- 有新的证据显示长期使用苯二氮䓬类可能造成老年人认知功能加速下降

抗焦虑药和镇静催眠药对精神运动和认知的影响见表 3.7，它们的副作用见表 3.8。

表 3.7 抗焦虑药和镇静催眠药对精神运动和认知的影响

对精神运动/认知的影响	评述
阿普唑仑	

● 研究中的结果多样化；总体上耐受良好但可产生某些表现上的改变
● 快速而大量的口服剂量可造成精神运动方面的损害
● 单次用药的急性影响
  √ 对记忆和行为表现的损害呈显著的剂量相关性，随后产生的耐受性则各不相同
  √ 急性期治疗产生的记忆功能损害与地西泮相似；甚至 5 h 后仍然存在
  √ 长期用药（21 天以上）：0.25 mg，每天 2 次，不会对次日的行为表现造成残留的影响，但稍高的剂量（0.5 mg，每天 2 次）则有此可能（尽管不如地西泮突出）
  √ 自我评估的镇静作用极少与功能下降相关
	● 老年人对阿普唑仑产生耐受性的过程比年轻人长；需低剂量小心使用，逐渐加量；损害较劳拉西泮稍明显

氯拉草酸	
● 剂量在 3.75～7.5 mg 间时很少有即刻或延时记忆的损害	
地西泮	
● 2.5 mg 即可在次日有明显的功能下降	● 静脉注射对老年人的效价是 2～3 倍；1 相氧化代谢和清除受年龄和肝功能的影响
艾司唑仑	
● 用量为 1 mg 时对身体其他方面健康的老年人次日表现的影响极为微小	
氟西泮	
● 对次日表现为影响，参与康复活动的能力受损	
劳拉西泮	

● 急性高剂量以及长期给药可导致记忆损伤
  √ 此效应可产生耐受
● 单次给药的急性表现效应
  √（外显）记忆和知觉启动剂量依赖性地显著受损
	● 半衰期相对较短；几乎没有累积毒性风险
	● 无活性代谢产物
	  √ 无氧化代谢作用（代谢不受年龄影响）

对精神运动/认知的影响	评述
√ 给药 5 h 后损伤仍然明显 √ 执行任务功能受损（随着时间产生不同的耐受性） ● 慢性治疗（即＞21 天）：0.5～1 mg，每日 2 次，对次日的表现不会产生残留损伤 ● 急性治疗：相对于地西泮更易使记忆功能受损	● 诱发的回忆受损较阿普唑仑明显

奥沙西泮

● 宿醉效应 　√ 次日表现为一定程度的减低 　√ 言语记忆的顺行性损伤（较劳拉西泮不明显）（普通成人数据）	● 半衰期相对较短 ● 几乎没有累积毒性风险 ● 无活性代谢产物

替马西泮

● 首次用药后日间表现下降（反应时间）
　√ 随着给药时间延长，效果逐渐增加

三唑仑

● 老年人对认知的作用更敏感 ● 超短效作用，与次日的遗忘综合征有关	● 不广泛适用于老年人

表 3.8 抗焦虑药和镇静催眠药的副作用

	最常见*	最严重和较少见	评述	处理
全身性		● 受损的急性应激反应 ● 免疫失调		
心血管系统	● 头晕（13%） ● 低血压（5%） ● 心悸（8%）	● 心动过缓 ● 晕厥（3%）	● 合用阿片类药物会加重 ● 如果与氯氮平一起给药则发生严重的心血管损伤	● 按指征监测血压和心率
中枢和周围神经系统	● 嗜睡/困倦（35%） ● 头痛（9%） ● 运动减少 ● 共济失调（17%）	● 可逆性痴呆延长 ● 智能/精神运动功能受损 ● 遗忘效应（多为顺行性） ● 奇怪/异常行为	● 步态和平衡失调所致高跌倒风险 　√ 髋骨骨折风险约为 5% 　√ 跌倒常发生在给药当日	● 常见的反应常在 2 周内耐受 ● 逐渐缓慢地滴定，认真监测（尤其

	最常见*	最严重和较少见	评述	处理
	● 协调异常 (20%) ● 疲劳 ● 意识错乱 (10%) ● 虚弱（18%） ● 摇摆体位增多 ● 眩晕 ● 晕厥 ● 反常兴奋/脱抑制（攻击，好斗，过度外向） ● 呃逆	● 谵妄 ● 构音障碍/口吃 ● 睡眠障碍 　√ 梦境生动 　√ 梦游 ● 罕见有肌张力障碍、帕金森病、迟发性运动障碍 　√ 最常见于地西泮，亦见于溴西泮	● 脑损伤患者中的脱抑制尤其显著（如脑卒中、痴呆性创伤） ● 长期使用不会影响即时回忆 ● 提醒患者在适应药物作用之前尽量避免从事机械操作和驾驶工作 　√ 家属监督 　√ 和患者或者家属定期回顾驾驶技能 　√ 如果必要则给予法定通告 ● 警告患者避免同时饮酒或者服用中枢神经系统抑制剂（如镇静的抗组胺药、镇静的抗抑郁药或抗精神病药）	在夜间），对患者以及家属进行宣教
眼	● 视物模糊 (11%) ● 眼干	● 罕见加重闭角型青光眼		● 尽管很少需要药物干预，对于视物模糊也可以给予氯贝胆碱 5～10 mg，口服，每天 2～3 次
胃肠道	● 口干（13%） ● 恶心/呕吐 (7%) ● 腹泻（7%） ● 便秘（7%）	● 味苦		● 降低剂量
精神病性		● 焦虑 ● 抑郁及罕见的自杀	● 有报道抑郁与苯二氮䓬类药相关 　√ 未表明直接因	逐渐降低剂量或中止 兴奋剂用来

最常见*	最严重和较少见	评述	处理
	● 躁狂	果关系，但可	治疗行为紊
	√ 尤其对于阿普	能与高剂量范	乱
	唑仑	围相关	
	● 人格解体	√ 监测此效应，	
	● 药物依赖	尤其在神经损	
	● 与痴呆以及脑损	伤之前	
	伤相关的行为紊	● 行为紊乱常发生	
	乱	在治疗初期	
	√ 激越，攻击，活	√ 随着治疗继续	
	动增强	会自发缓解	
	● 异常反应		
	√ 兴奋		
	√ 激越		
	√ 惊恐		
	√ 发怒		
	√ 肌肉痉挛增加		
	√ 睡眠紊乱		
	√ 幻觉		
	√ 意识错乱		
	● 电休克治疗		
	√ 长效药可能降		
	低第二日癫痫		
	发作时长，治		
	疗效果不确定		
	√ 单次剂量使用		
	短效药未见此		
	影响		
	√ 年龄也降低癫		
	痫发作时长		
泌尿系统	● 尿潴留		
生殖系统	● 氯拉草酸出现阳		● 换药
	萎		
呼吸系统 ● 鼻充血（7%）	● 呼吸抑制	● 呼吸抑制发生于	● 呼吸抑制常
	● 加重睡眠呼吸障	高剂量时，尤其	短暂
	碍，尤其是中枢	是静脉注射时	● 与麻醉药合
	型，亦见阻塞	● 治疗剂量有争议	用会加重
	型，可诱发低氧，	√ 慢性阻塞性肺	
	偶尔致死	疾病只允许低	
		剂量使用	

最常见*	最严重和较少见	评述	处理
		● 任何一种睡眠呼吸暂停均避免应用苯二氮䓬类药	
皮肤及附属器	● 皮疹/瘙痒 (5%)		

* 百分数来自普通成人数据。

药物相互作用

此类药的药物相互作用见表 3.9。

表 3.9　药物相互作用

抗焦虑药/镇静药	相互作用的药物	反应以及评述
全部	中枢抑制剂——阿片类，麻醉药，镇静催眠药，镇静抗组胺药，其他中枢抑制剂（苯二氮䓬类药，氟哌利多，巴比妥类，酒精，可乐定）	抗焦虑药/镇静药超剂量使用增加中枢抑制以及自杀的发生风险
苯二氮䓬类药	酒精	增强药效，尤其对于长效药；通过竞争微粒体酶延长药物半衰期
	抗胆碱能药物（包括吩噻嗪类、一些 SSRIs、三环类抗抑郁药）	认知损害
	咖啡因	拮抗苯二氮䓬类药
	西咪替丁	减小清除率，增加苯二氮䓬类药氧化代谢产物的血浆浓度；使用雷尼替丁、法莫替丁替代
	氯氮平	高血压，包括循环衰竭、镇静，增加呼吸抑制的风险

抗焦虑药/镇静药	相互作用的药物	反应以及评述
	洋地黄	增加苯二氮䓬类药的血浆浓度
	双硫仑	增加大多数苯二氮䓬类药的浓度
	麻黄碱、茶碱（以及其他拟交感神经药和兴奋剂）	降低苯二氮䓬类药的疗效，可能需要较高剂量
	食物和抗酸药（氢氧化铝/氢氧化镁）	延迟吸收；无重要临床意义，除非患者要求快速起效（如诱导睡眠）
	氟马西尼	竞争性抑制 CYP3A4；延长三唑仑和阿普唑仑的半衰期
	异烟肼	增加苯二氮䓬类药的水平
	左旋多巴	拮抗左旋多巴的效应；可能加重帕金森病；奥沙西泮引起该效应较少
	MAOIs	增加苯二氮䓬类浓度
	奈法唑酮和氟伏沙明	增加苯二氮䓬类药的半衰期
	苯妥英	可能增加 3-羟基化合物（劳拉西泮）
	丙磺舒	降低苯二氮䓬类药的效应（除了3-羟基化合物如劳拉西泮）
	利福平	拮抗苯二氮䓬类药，某些患者需要较高剂量
	茶碱	拮抗苯二氮䓬类药的作用
经 CYP3A4 氧化代谢的药物（长效以及某些短效苯二氮䓬类药，如咪达唑仑，三唑仑）、唑吡坦、扎来普隆和佐匹克隆	吡咯抗真菌药 抗抑郁药（奈法唑酮，氟伏沙明，丙戊酸，氟西汀） 抗生素（红霉素，克拉霉素，环孢素，异烟肼） 西咪替丁 双硫仑	抑制 3A4 氧化代谢；增加抗焦虑药/镇静药的血浆浓度

抗焦虑药/镇静药	相互作用的药物	反应以及评述
	胺碘酮	
	利托那韦	
	葡萄柚汁	
	抗真菌药	
	右丙氧芬	
	卡马西平	诱导 3A4 代谢；增
	利福平	加抗焦虑药/镇
	苯妥英	静药的血浆浓度
	地塞米松	

睡 眠 障 碍

睡眠障碍可以分为

- 初期失眠症
  - √ 入睡困难；睡眠潜伏期>1 h
- 睡眠维持受损
  - √ 频繁觉醒；觉醒 1～2 次，每次长于 1 h，或觉醒次数多于 2 次，觉醒不计持续时间
- 终期失眠症
  - √ 早醒；早晨 5 时以后无法再次入睡
- 其他类型包括
  - √ 睡眠不解乏
  - √ 持续时间障碍
    - □ 可能是暂时的（1 个或几个晚上）、短期的（几天到 1 个月），或者是长期的（大于 1 个月）
  - √ 日间睡眠过度
    - □ 常见于老年人
  - √ 原发的（不是由其他疾病或是物质诱发的）与继发的

流行病学

- 睡眠障碍十分常见

- 发生率依研究、地区和定义的不同而有差异
  - √ 一般人群为 15％（范围为 15％～35％），社区老年人为 25％（范围为 10％～60％）
    - □ 女性中发生率较高
  - √ 疗养院＞50％
- 与年龄的关系的结论不一致；一些研究发现老年人发病率高，其他研究则未发现
  - √ 在老年人中，躯体疾病的高发病率较年龄来说更易导致睡眠障碍的差异
- 常常不是自发地报告给内科医生（普通成人数据）
- 与下列情况相关
  - √ 抑郁/焦虑症状
  - √ 酒精滥用
  - √ 夜间排泄增多
  - √ 疼痛
  - √ 自测健康状况差以及躯体疾病增加（呼吸系统主诉，心血管疾病如心绞痛、心律失常，关节炎）
  - √ 近期得到过医疗服务
  - √ 镇静催眠药的使用
  - √ 非处方药（如不伴困倦的感冒/鼻窦炎的治疗药物）
  - √ 久坐的生活方式（与有氧运动相对）
  - √ 住院
- 老年人使用了 40％的镇静催眠药
- 普通人群中的 4％以及老年人中的 14％～22％（女性＞男性）使用睡眠药物
  - √ 尤其是过去 6 个月内咨询过内科医生或者其他医疗机构的人
- 尽管睡眠障碍似乎并未随年龄增加而升高，但是间断使用药物的比率（与持续用药相对）却随之升高

50 岁以上人群的睡眠改变包括

- 睡眠潜伏期延长
- 非快速眼动（补给）睡眠减少，尤其是 δ 波睡眠
  - √ 早醒、夜间觉醒频繁以及觉醒时间延长导致相对的睡眠剥夺
- 一些研究显示存在总体睡眠时间降低，但是各研究间结果不一致
- 睡眠的深度以及效率降低
- 昼夜节律改变
  - √ 日间睡眠和打盹增加
  - √ 夜间睡眠减少
  - √ 驾驶时警戒性受损

睡眠障碍的原因

- 急性睡眠问题
  - √ 急性应激或适应障碍，治疗效应，躯体疾病，丧居，急性心理创伤，急性关系冲突
  - √ 常常持续数日或数周
  - √ 可能预示精神病性障碍
- 持续的失眠
  - √ 治疗基础疾病
  - √ 原发性精神障碍治愈后仍可持续存在

睡眠障碍的诱因见表 3.10。

表 3.10　睡眠障碍的诱因

损害	评述
躯体性的/生理的	
年龄相关的睡眠改变	间断睡眠，昼夜节律紊乱，睡眠结构受损
与疼痛有关的情况	关节炎，癌症，十二指肠溃疡，冠状动脉病变
睡眠障碍式呼吸	呼吸暂停发作：气流暂停至少 10 s；常与增重和肥胖相关

损害	评述
	● 睡眠呼吸暂停的类型 　√ 阻塞性（反复上呼吸道阻塞，与打鼾相关） 　√ 中枢性（与脑血管以及心脏疾病相关的呼吸中枢调节功能衰竭） 　√ 混合性 ● 普通老年人群为 5%～20%，住院老年人群为40%～50% ● 常常导致日间嗜睡和夜间失眠 ● 处理：减肥，避免使用镇静药，侧身睡眠，采取相关措施治疗，持续正压通气；偶需行气管造口术
内科疾病	高血压，充血性心力衰竭，甲状腺功能减退 继发性睡眠障碍（如咳嗽、尿频、胃食管反流、慢性阻塞性肺疾病、脑血管疾病、肾透析）
不宁腿综合征/夜间肌阵挛	在70%～80%的患者中与睡眠相关，不同类型的肌阵挛/睡眠抽搐在放松、困倦以及睡眠时发生，导致严重的失眠 ● 不宁腿综合征发生在 5%的老年受试者中 　√ 症状常发生于夜间，且包括不寻常的、难以形容的深度爬行/匍匐感，迫使移动下肢 　√ 常发生于休息时，随着活动而减轻 　√ 咖啡因、利尿药、抗组胺药、抗抑郁药、抗精神病药、支气管舒张药、电解质紊乱、贫血以及尿毒症可使其加重 　√ 氯硝西泮为有效治疗药物，但是需慎用苯二氮䓬类药物，因其可加重睡眠呼吸暂停 　√ 左旋多巴/卡比多巴常有效 ● 周期性的睡眠期腿部运动（夜间肌阵挛）发生于30%～50%的老年人中 　√ 发生于非快速眼动睡眠期的、反复的、时而猛烈的、每 20～40 s 一次的运动 　√ 被类似药物加重，治疗亦类似
异态睡眠	快速眼动睡眠期行为障碍或梦游 ● 快速眼动睡眠期的正常肌弛缓消失和伴随侵袭或剧烈的梦境的异常睡眠行为 　√ 可能对患者或者睡伴有害

损害	评述
神经障碍	帕金森病，痴呆（包括阿尔茨海默病、痴呆伴列维小体和血管性痴呆），橄榄体脑桥小脑变性，格林-巴利综合征，蛛网膜下腔出血（异常快速眼动睡眠行为障碍可能发生）

环境的

影响睡眠节律的生活状况	例如：住院；跨时区旅行
居住条件	例如：噪声，室温调节不当（尤其太热时）

心理的 *

精神病性障碍	存在抑郁、焦虑、恐慌、精神病、痴呆、创伤后应激障碍、睡眠循环颠倒、日落综合征。如在抑郁患者中 ● 快速眼动睡眠密度增高 ● 首次快速眼动睡眠发生延长 ● 快速眼动睡眠潜伏期变短 ● 慢波睡眠移向第二阶段非快速眼动睡眠
阿尔茨海默病	快速眼动睡眠消失，多次觉醒，梭形波和 K 复合波消失，所有慢波睡眠减少
不良的睡眠习惯	缺乏睡眠规律，熬夜，回避上床，睡眠地点不合适（如沙发、椅子等），日间打盹，睡觉时间饮用使人兴奋的饮品
物质使用	酒精，吸烟，咖啡因，镇静催眠药，非法药品

医源性的

● 肾上腺素能支气管扩张药
● 抗胆碱能药（可引起激越/意识错乱）
● 抗抑郁药
● 抗高血压药
● 抗帕金森病药
● β 受体阻断药（引起梦魇）
● 咖啡、茶、可乐以及一些非处方药（如阿司匹林或对乙酰氨基酚制剂）中的咖啡因
● 心脏药物——奎尼丁类制剂
● 西咪替丁（与激越相关）
● 皮质醇类

损害	评述
	● 地尔硫䓬
	● 利尿药
	● 左旋多巴
	● 甲基多巴
	● 硝苯地平
	● 苯妥英
	● 拟交感神经药，包括解充血药
	● 甲状腺激素

* 在 37%～67%的失眠患者中；普通成人数据。

镇静催眠药的适应证

最保守的指南建议有严重睡眠障碍的时候、给患者或家庭带来严重困扰的时候、导致重大压力或其他方法无效时再使用此类药物。通常把初始剂量再放宽一些也适宜。

● 老年人常常因为睡眠周期变短而变得沮丧
　√ 夜晚欲睡难眠，孤独难耐，尤其在伴有抑郁或其他焦虑症状的睡眠障碍时
　　□ 对抑郁的短程辅助治疗必要而且有效
● 对睡眠障碍的耐受各有不同，因此应该摸索出满足患者需要的睡眠药物起始剂量
● 对镇静作用的耐受的发展相对比较快，尤其是一些推荐老年人使用的短效制剂
　√ 而一些患者声称他们在长期的治疗中从镇静作用中获益更多
　　□ 也可能是抗焦虑或主观信念而非镇静作用的效果

环境导致的睡眠紊乱

● 给予1～2周短程低剂量镇静催眠药治疗，之后再做评估
● 认知损害的患者对副作用非常敏感，故需要注意步态不稳及夜间跌倒的危险

慢性失眠

- 难以治疗
- 一些对其他干预措施都反应不佳而需要长期镇静药治疗的患者要间断给药（约 2 周为 1 个周期），并要尝试减药及停药
  - √ 如果可能，把需要用药改为限制用药的次数增加到 3～4 次/周
- 一些患者需要长期维持治疗
  - √ 给予必要的监测

睡眠中的四肢运动、不宁腿综合征

- 可能与睡眠呼吸暂停有关，因此需慎重治疗
  - √ 考虑睡眠实验室协助给予诊断
- 减少/间断强效药物的使用（表 3.10）
  - √ 治疗潜在问题（如缺铁性贫血；补充铁有效）
- 培高莱或左旋多巴（可能在长期治疗中有效）
- 氯硝西泮 0.5～1 mg/d 有效
  - √ 通常辅助使用叶酸、维生素 B_{12}，维生素 C、维生素 E（使用高剂量 800～1200 IU/d）、铁、镁
  - √ 其他药物包括罗匹尼罗、米氮平、奈法唑酮、溴隐亭

睡眠障碍的治疗

睡眠的改善可以增加日间觉醒及减少睡眠障碍的副作用。
- 睡眠紊乱的副作用包括
  - √ 白天睡眠过多
  - √ 头痛
  - √ 夜间胃肠反流
  - √ 抑郁症状
  - √ 性功能紊乱
  - √ 易激惹

√ 注意集中下降

√ 脑功能损害

√ 更为严重的是死亡率增加

采集睡眠病史的询问条目见表 3.11。

表 3.11　采集睡眠病史的询问条目

- 睡眠质量及满意度——醒来时精力是否充沛
  √ 24 h 睡眠日记——上床时间，常规作息，入睡时间，觉醒次数，睡眠干扰（如疼痛、多梦、呼吸困难）
- 从身边睡眠伙伴得到的侧面信息，关于打鼾、肢体活动、不休息、呼吸暂停
- 睡眠不适的持续时间
- 短暂的还是持续的，急性还是慢性
- 活动水平——运动还是轻度户外活动
- 躯体健康系统回顾/体检
- 精神健康问题——回顾目前的精神疾病或对治疗反应不佳
- 回顾药物使用——处方药，非处方药，酒精，其他物质
- 进食——时间及类型
- 环境因素——温度（热）、噪声、光线
- 实验室检查——血常规、电解质、血钙、肾功能、心电图、甲状腺功能、呼吸功能

- 采集详细、完整的病史
- 首先对潜在的影响睡眠的因素加以治疗或处理
  √ 如果怀疑有睡眠呼吸暂停或非正常睡眠（如肌肉异常运动、发作性睡病），睡眠实验室评估或许有用

行为或非药物治疗应该在所有睡眠障碍中常规使用，可以合用或不用镇静催眠药。这些治疗非常有效但是需要较强的动机及治疗师的支持性随访。主要包括

- 识别睡眠类型和潜在问题
  √ 如可能，嘱咐患者记录 2 周的睡眠日记，包括上床时间，觉醒时间，入睡时间，夜间觉醒次数，总睡眠时间，睡眠质量，在床上的时间，白天小憩的时间，次日

身体健康程度，锻炼的形式，酒、咖啡因、尼古丁及其他物质使用类型，减少刺激的类型（晚上不看电视）

√ 向睡眠同伴采集信息

● 介绍控制刺激的技巧（如关灯、减少噪声）

● 限制或避免日间小睡

● 给患者及家属提供一般性的关于睡眠需求的宣教

睡眠卫生清单见表3.12。

表3.12 睡眠卫生清单

● 作息时形成规律的睡眠节律
● 避免白天小睡
● 建立有助睡眠的环境——舒适的床垫、周围温暖适宜的温度、减少噪声（如必要时戴上耳塞，关闭灯、电视）
● 规律地参加日间锻炼，尤其是在早晨；避免睡前进行重体力劳动或身体活动
● 避免晚上服兴奋剂、酒精；睡觉前吃含糖甜点是可取的
● 处理分离焦虑，如关掉电视离开时的沮丧
● 必要的膀胱控制练习
● 将在床上的时间仅限为睡眠；避免长期躺在床上尝试入睡；如果睡不着可以起床做放松训练

行为/非药物疗法包括

● 避免睡前接触刺激性物质，如酒精、咖啡因、尼古丁

● 改变工作习惯

√ 对于老人，处理自我照料和日间杂事很繁琐纷杂且消磨时间，造成上床时间推迟、干扰睡眠，特别若是有认知损害则降低完成任务的效率而增加焦虑

√ 可能患者需要外界支持来调整环境和完成任务

● 认知治疗（如阻止不想要的想法，对抗焦虑引发的思维方式）可以辅助治疗睡眠障碍

● 放松训练

● 对于初期的失眠给予早上的亮光疗法，中、晚期的失眠在

夜间给予此治疗

    √ 注意：可能损伤视网膜（可以考虑治疗前进行视网膜检查）

- 正压通气装置/激光外科手术治疗睡眠呼吸暂停
- 改善日间功能

药物干预

镇静催眠药适用于睡眠诱导和维持，但是所有老年人的研究都为相对短期的研究（不超过1个月）。

- 在与抑郁相关的睡眠障碍中，基本治疗是抗抑郁药，而镇静药也是有效的辅助药物

苯二氮䓬类在一些睡眠参数（如睡眠诱导）上除安慰剂作用之外的效用仍然不清楚；苯二氮䓬受体激动药（扎来普隆、唑吡坦）作用的数据正在收集中；更高质量的试验显示效果不明显。

目前数据显示镇静催眠药有如下作用

- 缩短睡眠潜伏期（入睡加快）
  - √ 为普通成人数据，对睡眠潜伏期的效果不同：meta分析数据显示睡眠潜伏期没有明显缩短；其他数据显示药物可以缩短睡眠潜伏期约30%（行为干预可以缩短潜伏期约43%）
  - √ 老年人数据更少
    - □ 一些研究显示减少30 min的睡眠潜伏期（佐匹克隆有时效果更好但总体上没有显示明显的差异）
- 减少夜间觉醒次数
  - √ 药物治疗减少46%，行为治疗减少56%（普通成人数据）
- 睡眠总时间延长
  - √ 普通成人数据：药物治疗增加12%，行为治疗增加6%
  - √ 老年人：开始几天夜间睡眠总时间增加47～81 min（meta分析数据显示佐匹克隆没有明显优势）
- 有时镇静催眠药改善主观睡眠质量
  - √ 老年患者用苯二氮䓬类治疗失眠受益颇多，对这点患者

要比内科医生体会更深。在制订疗程及监督治疗时要与
患者直接商议这个问题

- 苯二氮䓬类改变正常睡眠类型
  √ 延长 2 期睡眠（浅睡眠）
  √ 缩短慢波睡眠及快速眼动期
    □ 替马西泮除外
  √ 延长快速眼动潜伏期——第一个快速眼动期的起始延
    长，减少做梦（服用抗抑郁药的患者易产生多梦，这类
    患者服用苯二氮䓬类药物效果更佳）
    □ 氟西泮除外
- 自然社区研究显示催眠药可能只是较轻程度地改善了总体
  睡眠；可能的原因包括
  √ 催眠药剂量不足，导致起效时间缩短
  √ 长期使用产生药物耐受
  √ 因撤药产生失眠的患者想要限制用药
  √ 药物作用时间较短
  √ 尚未认识的睡眠障碍对催眠药不敏感（如睡眠呼吸暂停
    综合征）

镇静催眠药的基本用药原则

- 就用药原因和治疗方法对患者进行宣教
- 中断无效的药物方案，包括其他处方催眠药和非处方药
  √ 患者通常抵触这步，这就需要支持和宣教而使本人和家
    属都能够配合
- 使用最低有效剂量
- 睡前给药
  √ 在午夜睡眠中断时给予催眠药的做法不可取
    □ 跌倒的危险和次日精神运动异常、认知损害
    □ 唑吡坦由于作用时间较短而可能除外，但并未获得老
      年患者数据，所以老年人也最好不用

- 一般按需给药，除非长期睡眠受损的患者需要若干天的镇静作用
- 如可能，短期使用 1～4 周
  - √ 在慢性精神疾病中或许不能遵照此条
- 逐渐减量至停用
- 如调整剂量（如反跳性失眠）则应监测患者
- 至少每 3～6 个月评估一次患者的认知功能、精神运动副作用、顺应性、滥用、联合用药，尤其是酒精使用
- 监测药动学有年龄敏感性的患者的药物耐受变化
  - √ 阿普唑仑，水合氯醛，氯氮䓬，氯硝西泮，地西泮，氟西泮，咪达唑仑，夸西泮，三唑仑，唑吡坦
- 监测认知能力或脑储备受损的患者
  - √ 对苯二氮䓬类及镇静催眠药耐受减弱时需要下调剂量
- 血药浓度的临床意义不大
  - √ 可能阿普唑仑除外
    - □ 惊恐障碍的治疗范围为 20～40 ng/ml（普通成人数据）

镇静催眠药的选择

- 药物选择：通常以快速起效、半量维持最好
  - √ 劳拉西泮，替马西泮，佐匹克隆，艾司唑仑
  - √ 扎来普隆、唑吡坦对睡眠诱导有效，而对维持睡眠效果一般
  - √ 药物诱导和维持睡眠的目标是到晨起时药物已清除
    - □ （老年人）消除半衰期超过 15 h，会致药物蓄积
    - □ 快速吸收对快速诱导睡眠较好，以至于患者感到无需再次服药并增加不必要的副作用
- 早醒者可以给予长效药物
  - √ 延长效果，宿醉效应是主要弊端，老年人应避免使用这种药物
- 奥沙西泮起效较慢
  - √ 因此用于睡眠时，建议患者睡前 1～2 h 服用

- 超快速代谢药物（如三唑仑）不建议老人使用
  - √ 快速，有时反跳性失眠加重，次日记忆严重受损或健忘
- 长效药物（如地西泮、硝西泮）清除缓慢，通常不适合老年人进行长期夜间睡眠诱导及维持治疗，但研究尚不清楚
  - √ 地西泮单次给药不能延长作用时间
    - □ 小剂量地西泮（1 mg）增加跌倒的风险尚未证实
    - □ 地西泮的镇静作用较少产生耐受
    - □ 因此，除有关老年人使用的一般警告，对身体其他方面健康的老年人用低剂量地西泮长期治疗偶尔是有用的
- 快速眼动睡眠行为障碍对低剂量氯硝西泮是有效的
- 老年人按照要求使用曲唑酮是有效的
- 褪黑激素
  - √ 剂量为 3~6 mg，睡前服用
    - □ 可能纠正衰老相关的低褪黑激素水平
    - □ 临床数据显示对轻度认知障碍的睡眠受损有效
  - √ 逐渐减量以避免反跳性失眠

通常不建议老年人使用的药物

- 尽量少用长效睡眠药物如氟西泮
- 不建议用夸西泮，因为药物或代谢物蓄积
  - √ 然而，低剂量使用（7.5 mg）在第 1 周基本不会蓄积，且相对安全和有效，因此指南对身体其他方面健康的老年人的规定灵活
- 水合氯醛和抗组胺药效果不佳且迅速产生耐受
  - √ 抗组胺药会产生不可预见的副作用
    - □ 认知损害，日间清醒度下降，抗胆碱能作用
    - □ 住院患者尤其有谵妄和延长住院时间的风险
- 色氨酸无效，会引起嗜酸粒细胞增多、肌痛
- 巴比妥类、乙氯维诺、格鲁米特、甲喹酮过量使用有致死性、快速耐受、成瘾性、多种药物相互作用

警惕

- 评估潜在的药物相互作用
- 给有潜在自杀风险的患者开药时注意其过量使用
- 使用最低有效剂量
  - √ 但也要注意不要剂量不足
- 有严重肝疾病时，减少经肝氧化代谢的药物的剂量
- 长期用药者，建议周期性进行血细胞计数、生化检查、尿液分析

治疗无效的处理

- 重新评估
  - √ 诊断
  - √ 药物和剂量的耐受
  - √ 躯体对药物的耐受
    - □ 减效
  - √ 认知状态和脑储备
    - □ 可能增加副作用
- 查清目前共用的物质（即酒精、其他物质、其他精神药物、其他药物治疗、非处方药）
- 重新评估剂量，并适当增加或减少剂量
  - √ 建议如有必要则在早期治疗时增加镇静药剂量，而不建议增加因耐受而疗效降低的药物的剂量
- 换药
  - √ 苯二氮䓬类药物的内部调换通常效果不佳
    - □ 有的患者偶尔对某种药物反应更好，或许是心理因素导致
  - √ 如果苯二氮䓬类药物效果不佳或产生耐受，则换成非苯二氮䓬类药物可增加镇静作用

镇静催眠药的副作用

除已提及的抗焦虑药的副作用（见抗焦虑药的副作用部分）外，关键的问题还包括

- 耐受性
- 反跳效应
- 日间功能受损
- 记忆丧失

如苯二氮䓬类药物未能诱导入睡

- 会导致次日昏睡、意识错乱、激越

警告患者相关的危险；痴呆、视力受损、直立性低血压及其他神经系统或肌肉骨骼系统疾病的患者容易出现；一般警示包括

- 共济失调，跌倒
- 认知改变
- 呼吸抑制
- 睡眠呼吸暂停
- 意识错乱
- 精神运动受损
    - √ 损害包括警觉性降低、注意力分散、反应速度延迟、运动协调性差，以上症状也可出现于年龄相关障碍中（如早期痴呆）
    - √ 意外事故风险增加 1.5～4 倍，尤其在初期使用时（普通成人数据）
- 合用药物和酒精
    - √ 较多使用非处方药，包括苯海拉明及复合苯海拉明制剂、多西拉敏、色氨酸、褪黑激素
- 注意不要不经咨询医生而自行调节剂量
    - √ 向患者解释增加剂量可导致依赖并损害白天的警觉性及

注意力

酒精滥用和酒精中毒

酒精中毒是一种原发性慢性疾病，遗传、心理社会和环境因素都会影响疾病的进展和表现。该疾病具有进展性和致命性。

苯二氮䓬类与酒精有交叉耐受的作用，因此可用于处理酒精戒断。

- 其表现包括对饮酒失去控制、被饮酒占据大量的时间、尽管饮酒带来不良后果但仍继续饮酒、否认和其他思维的损害
- 患病率（各种普通人群和老年人的研究）
  - √ 在社区为期 1 年的研究；保守估计老年人中男性为 3％，女性为 0.5％
  - √ 急诊中为 14％
  - √ 精神科住院部为 23％～44％
  - √ 综合医院为 18％
  - √ 从疗养院去戒酒机构者为 11％
- 晚年新发的酒精中毒
  - √ 老年人中的危险因素包括
    - □ 家族史
    - □ 有时间、机会和经济条件饮酒
    - □ 中枢神经系统对酒精的敏感性增加
    - □ 对酒精的躯体耐受消失
    - □ 伴疼痛或失眠的慢性内科疾病
    - □ 可能的心理社会因素，例如丧居

处理

进行全面的评估。

- 酒精中毒可应用酒精依赖筛查工具，也可以用密歇根酒精中毒筛查试验老年版
- 完善躯体和实验室检查

√ 老年酒精中毒患者更容易合并复杂的躯体和认知问题
　　　（如多发神经病变、小脑性共济失调）
　　√ 老年酒精中毒患者更容易出现生化指标的异常
　　√ 全面的实验室检查
　　　□ 血、尿的酒精浓度
　　　□ 肝功能、血细胞计数、电解质、尿液分析、维生素
　　　　B_{12} 和叶酸、同时使用的物质的毒理学
　　　□ 如有认知功能损害或神经系统症状，行神经影像学检
　　　　查（CT、MRI）
- 完善心理社会因素评估
- 评估继发因素
　　√ 例如共病躯体或精神疾病、自我忽视、营养不良、跌
　　　倒、其他药物包括非处方药的滥用
- 进行药物回顾，注意酒精引起的代谢改变
- 评估抑郁、精神病、戒断、暴力和自杀
- 认知评估
- 其他相关信息

戒酒的住院治疗

- 老年人中发生率和死亡率更高，尤其是震颤性谵妄
- 提供支持性的治疗和建立治疗性的团体，进行患者教育，
  治疗同时出现的抑郁或其他障碍，处理疼痛、悲痛，定期
  查血/尿的酒精浓度

酒精戒断综合征

病理生理学

- 酒精是 GABA 能的
- GABA 抑制交感神经（肾上腺素能）输出
- 停酒降低了 GABA 活性，从而促进了交感神经的输出
　　√ 需要密切观察可能出现的以肾上腺素能亢进为特征的严

重的戒断综合征

  □ 多汗、食欲缺乏、心动过速、高血压（收缩压＞160 mmHg，舒张压＞100 mmHg）、易激惹、心肌梗死或心脑血管疾病的危险性增加、震颤、癫痫、精神病

  √ 停酒后 6 h 即可产生

戒断

- 反复发作可能加重（点燃效应）
- 老年人中可能更重
  √ 症状更多
  √ 认知损害、白日睡眠和高血压可能更重

药物治疗

可以选择苯二氮䓬类。

- 避免选择经 CYP3A4 酶代谢的苯二氮䓬类
  √ 酒精所致的肝硬化可能会影响代谢
  √ 有镇静作用延长的病例报道，需要增加通气
  √ 肌内注射苯二氮䓬类（如地西泮、氯硝西泮），当溶解于丙二醇中时，峰时间会延长 2 倍，吸收也不规则
    □ 短时间内多次应用可能会出现蓄积并同时达到峰浓度（有肝损害的患者在约 36 h 后），引起毒性反应，包括呼吸抑制
- 推荐应用经葡糖醛酸作用来代谢的药物
  √ 可选劳拉西泮
    □ 处理酒精戒断综合征可每 4 h 用 1 mg，每 8 h 用 1 mg 可预防戒断综合征的出现
    □ 肌内注射的吸收情况和半衰期是可预计的
  √ 如果不要求快速起效，可选奥沙西泮，每 4 h 用 15 mg
    □ 口服用药 5.5 h 达峰浓度
- 苯二氮䓬类需要逐渐减量

531

√ 突然停药可能出现戒断综合征

辅助治疗

- 纠正水、电解质紊乱
- 维生素 B_1 50～100 mg 静脉注射不少于 3 天（预防 Wernicke-Korsakoff 综合征）
- 应用复合维生素合并叶酸至少 1 mg
- 其他药物
  √ 可乐定（α_2 受体激动药）被用于控制酒精戒断
    □ 治疗酒精戒断的肾上腺素能相关的表现（如高血压、心动过速、呼吸加快、震颤、出汗、不安）
- 应用抗精神病药治疗精神病（如氟哌啶醇）
- 应用阿替洛尔治疗震颤、心动过速、出汗和高血压

停药/戒断综合征和反跳综合征

停用抗焦虑药和镇静催眠药可能出现戒断症状和反跳性的焦虑。这些反应各不相同。

戒断

- 应用苯二氮䓬类药物超过 4 周的患者中约 35% 会出现戒断症状（普通成人数据）
  √ 通常是由突然停药导致的（有时是因为忘记服药或住院导致停药），但长期用药后即使缓慢减量也可能出现，尤其是超剂量使用时
  √ 也可能出现于睡前使用超短效药物后的清晨
  √ 由于生理依赖而出现
    □ 有些药物按治疗剂量仅使用 2 周都可能出现，包括非苯二氮䓬类，尤其是短半衰期的药物
  √ 支持性治疗通常可能在成功减量和停药的过程中起到决定性作用

苯二氮䓬类戒断综合征的危险因素见表 3.13。

表 3.13　苯二氮䓬类戒断综合征的危险因素

- 用药时间长
- 剂量大
- 有成瘾行为史
- 突然停药
- 药物半衰期短
- 药物效价高

长半衰期药物并非戒断症状的有利因素，但短半衰期药物意味着戒断症状出现得更早，程度更重。例如，地西泮停用 4～6 周后可能出现轻度的戒断症状。

- 患者的代谢、药物特性（如清除速度）、剂量、用药时间的长短、药物减量的快慢会对症状有影响
- 综合征表现通常较轻，但可能包括精神、神经、胃肠道和其他症状

苯二氮䓬类的戒断症状见表 3.14。

表 3.14　苯二氮䓬类的戒断症状

精神症状	神经症状	胃肠道症状	其他
激越	共济失调	食欲缺乏	脸红
焦虑	梦魇	金属味	高血压
恐惧	眼睑痉挛	恶心	低血压
谵妄	紧张症	呕吐	出汗
人格解体	头痛		畏光
抑郁（有时非常严重）	听觉过敏		心动过速
病理性心境恶劣	嗅觉过敏和部分复杂		耳鸣
幻觉	的癫痫		晨汗
易激惹	注意集中受损		
偏执狂	不合作		
	记忆障碍		
	肌阵挛		
	感觉异常		
	反跳性失眠		
	癫痫		

精神症状	神经症状	胃肠道症状	其他
	反跳性感觉过敏		
	发抖、肌痛、抽动和		
	震颤		
	异常肌肉活动（舔嘴		
	唇、舌部活动、腿		
	痉挛）		

癫痫

- 在苯二氮䓬类撤药患者中的发生率为 4‰（普通成人数据；有既往脑外伤或脑病的老年患者可能更高）
- 尤其多见于以下情况
  - √ 突然停用短半衰期药物
  - √ 高剂量时出现耐受
  - √ 既往有
    - □ 脑外伤
    - □ 痴呆
    - □ 多种药物依赖
    - □ 酒精成瘾
    - □ 降低癫痫发作阈值的药物（如三环类或神经安定药）
    - □ 癫痫发作阈值降低的异常脑电图

症状的出现

- 通常在短效药物（如劳拉西泮和奥沙西泮）停用后 6～72 h 内，长效药物停用后 4～7 天
  - √ 超短效药物（如三唑仑）停用后可能立刻出现症状
  - √ 对于易感患者要避免快速减量
- 可能持续数天至 2～4 周
  - √ 注意：三唑仑由于代谢快，在治疗剂量时就可能出现白

日焦虑和撤药反应

● 可能出现持续数周的幻觉（罕见）

反跳性焦虑

● 药物减量以后出现较治疗前更严重的焦虑

● 见于 40%～45%的患者

● 症状包括焦虑、静坐不能、病理性心境恶劣、食欲缺乏、恶心、呕吐

● 通常短暂，但也可持续 3 周（普通成人数据）

● 代谢快的药物更明显（如劳拉西泮、阿普唑仑）

处理

长期使用苯二氮䓬类药物成功减停的比例差异较大，在 15%～73%之间。

● 缓慢减停，从而将失眠和反跳性焦虑的可能性降到最低

● 根据患者的耐受性调整减量的速度

● 多数患者能够耐受每周减量 10%～25%

● 通常需要 2～3 个月或更长时间

　　√ 第一次减量可能失败，需要重新使用该药物

　　　　□ 不能放弃第二次尝试

　　　　□ 不要让患者出现消极情绪

　　　　□ 在撤药期间，通常需要经常复诊、支持性治疗和更多的正规的心理治疗

● 必要时让患者根据自身的耐受调整剂量

● 注意过度自信和伪独立人格特点的患者有时可能采用突然停药的方式

为了减轻撤药困难患者的戒断症状，在减量期间应注意

● 在苯二氮䓬类药物减量过程中，用佐匹克隆进行替代

● 在苯二氮䓬类减量前加用 SSRI 类（如帕罗西汀 10～20 mg），

以避免出现反跳性焦虑和/或惊恐

- 加卡马西平 200～800 mg/d
- 加加巴喷丁 300～900 mg/d
- 加普萘洛尔（处理自主神经系统症状）
- 换为长效药物后再逐渐减量

注意：这些策略在老年人中都没有很好地研究，每种策略对每种药物来说都可能有风险。替代药物的副作用可能导致中断治疗或不耐受从而使减量失败。

药物过量

尽管认为苯二氮䓬类药物过量的致死性要小于传统药物如巴比妥类药物，但是苯二氮䓬类药物过量还是有致死性的，不能认为其安全是理所当然的。如果与酒精、巴比妥类药物或其他中枢神经系统抑制剂合用，则致死性的风险将增加（表 3.15）。

表 3.15　药物过量的症状与处理

症状	处理
● 呼吸抑制	● 筛查各种药物的毒理作用
● 嗜睡	√ 注意：阿普唑仑、劳拉西泮、替马西泮、三
● 低血压	唑仑可能在尿中检测不出来
● 谵妄/意识错乱/烦	● 催吐（注意呼吸）
躁不安	● 洗胃
● 协调性受损	● 开放气道
● 共济失调/跌倒	● 监测生命体征
● 运动不能	● 密切观察
● 言语不清	● 静脉注射补液以维持血压，加强利尿
● 尿失禁	● 使用氟马西尼（苯二氮䓬受体阻断药）
● 昏迷	√ 1 mg 静脉注射（0.1 mg/15 s）
● 死亡（罕见，除非	√ 有时也可以 0.1～0.5 mg/h 的速度静脉滴
合用药物）	注，根据患者的清醒水平进行调整
	√ 氟马西尼的半衰期短（1 h）
	√ 有时可以直肠给药
	√ 患者可以吞咽时，最好口服给药

症状	处理
	✓ 镇静好转后仍应注意镇静与呼吸抑制
	✓ 注意癫痫发作的危险（特别是长效苯二氮䓬类药物）以及三环类抗抑郁药过量；有个案报告服用氟马西尼致完全心脏传导阻滞
	● 血液透析、血液灌流、换血无效
	● 对低血压可使用去甲肾上腺素或间羟胺

抗焦虑药与镇静催眠药单药概要

阿普唑仑

药物	制造商	化学分类	治疗分类
阿普唑仑（安宁神）	法玛西亚普强（辉瑞）	三唑苯二氮䓬	抗焦虑药

适应证：FDA/HPB

● 短期缓解焦虑症状；广泛性焦虑症
● 伴或不伴广场恐怖症的惊恐障碍

适应证：说明书以外

● 伴有抑郁的焦虑
  ✓ 一些证据表明与抗抑郁药等效，但在老年患者中很少使用
    □ 有个案报告对与强迫性障碍相关的抑郁状态也有效
● 伴有认知损害的易激惹患者
  ✓ 疗养院患者使用中度有效
● 在年轻精神分裂症患者的治疗中作为抗精神病药的增敏剂
● 抗躁狂药治疗的增敏剂（普通成人资料），作为神经安定药的替代品

537

- 与普萘洛尔或硝酸甘油合用治疗心绞痛相关的焦虑（年轻-老年患者组）
- 用于治疗癌症相关的焦虑（不同年龄的资料）

药理学

参见表 3.2。

- 主要通过氧化代谢，之后通过葡糖醛酸化代谢并经肾排泄
- 肾功能不全对药动学影响很小
- 严重的肝疾病时清除率减低
- 药动学随着年龄改变
  - √ 在健康男性中单剂量口服清除率下降，半衰期延长；其中年轻男性约占一半；女性不显著；躯体疾病可增加半衰期；一项研究表明年龄不影响血药浓度的峰值
  - √ 老年人中活性代谢产物（α-羟基阿普唑仑）的生成及经肾排泄较慢（比率与年龄无关）
  - √ 老年人的分布体积小
  - √ 游离药物受年龄影响小

作用机制

- GABA$_A$ 受体激动药

药物选择

- 高效价苯二氮䓬类药物
  - √ 老年人应小剂量使用
  - √ 需分次服用（避免治疗剂量内的焦虑）
  - √ 与其他苯二氮䓬类药物相比，停药后的撤药症状会加重（普通成人资料）
- 急性小剂量使用对身体其他方面健康的老年人的精神运动功能损害小
- 短期使用常规剂量之后，无累积性损害

✓ 可能是对副作用产生了耐受
- 不会产生镇静作用
  ✓ 耐受很快发生，特别是低剂量使用时（0.25～0.5 mg）
- 静脉注射给药：起效要快于口服，但是药动学却是相似的
- 目前没有缓释制剂，但是已经提交了申请
  ✓ 可能需要减少剂量，但是缺乏老年人的上市前研究经验

剂量

- 老年人对低剂量耐受良好
- 治疗焦虑：以每次 0.125～0.25 mg，1～3 次/天起始
  ✓ 每 4～5 天增加 0.125～0.25 mg
  ✓ 2 mg 将产生过度镇静，损害精神运动功能
- 惊恐障碍
  ✓ 使用剂量在老年人中没有研究
  ✓ 广泛性焦虑症可能需要双倍的剂量
  ✓ 一些试验证实其有效
  ✓ 有效剂量范围较广：1～10 mg
    □ 剂量超过 2 mg 不推荐常规使用
- 说明书外适应证的使用剂量
  ✓ 治疗抑郁：2～3 mg/d
  ✓ 辅助治疗心绞痛：在不同年龄人群中的报告剂量为 1～2 mg/d

增加剂量并达到治疗浓度

- 日常剂量为 0.25 mg，每天 2 次（剂量范围为 0.25～2 mg/d）
- 通常最大剂量为 0.75～1 mg/d，但个体差异很大

停药与撤药

参见停药/撤药综合征部分。

- 严重的撤药反应不常见，但是老年人总的发生率不清楚

- 可能出现撤药性谵妄

可能的撤药反应包括

- 焦虑，惊恐发作，乏力，易激惹，感觉过敏，注意集中和协调力受损，感觉倒错，腹泻，视物模糊，心动过速，出汗，颤抖，头痛，失眠，恶心，呕吐，口干，食欲缺乏，体重下降，肌痉挛，虚弱，眩晕
- 偶见高血压和癫痫发作，罕见支气管痉挛和精神病
  - √ 有报告显示癫痫发作开始于 20～72 h 内（混合年龄人群的资料）
- 主要与治疗时间延长以及相对高剂量有关（普通成人大于 4 mg/d，但在老年人中不推荐这么高的剂量）
  - √ 突然停药时，即使是在治疗剂量也会出现戒断综合征
- 阿普唑仑的剂量与撤药症状的关系在老年人中没有确立
- 同样，撤药的安全性也未明确，可能每 5～7 天减少 0.25 mg/d
  - √ 撤药和/或反跳症状可能在缓慢和少量减量时发生

处理

- 在撤药前暂时重新调整药物
- 换用另一种苯二氮䓬类药物是很不满意的，但是可能有部分作用
- 联合用药可有效减少戒断反应
  - √ 卡马西平 100 mg 每天 4 次或 200 mg 每天 2 次
    - □ 卡马西平只建议住院患者使用（普通成人资料）
  - √ 当阿普唑仑减量时使用丁螺环酮 5 mg 每天 3 次，或可耐受剂量

副作用

参见苯二氮䓬类药物的副作用部分。

● 总体耐受性较好，但是一些患者有撤药问题（表 3.16）

表 3.16　阿普唑仑的副作用

副作用	最常见	最严重和较少见	评述
全身性	● 疲劳/乏力 ● 药物依赖 ● 食欲增加 ● 体重增加	● 食欲缺乏	● 依赖性可能出现在相对短期的治疗剂量后 √ 高剂量则风险增大
心血管系统	● 低血压	● 晕厥 ● 心动过速	
中枢与周围神经系统	● 嗜睡/镇静 ● 共济失调 ● 头痛 ● 认知（记忆损害） 　√ 通常较轻 ● 构音障碍	● 不协调 ● 遗忘 ● 癫痫发作（病例报告） ● 谵妄 ● 昏迷	● 癫痫发作及谵妄与突然停药有关
胃肠道	● 便秘 ● 腹泻 ● 恶心 ● 口干		
肝和胆		● 黄疸	
精神病性	● 治疗剂量内焦虑 ● 易激惹	● 抑郁 ● 自杀 ● 双相障碍患者快速情感变化 ● 过度镇静致脱抑制 ● 发怒 ● 不安、易激惹以及偏执观念（病例报告）	● 抑郁或自杀并不能直接归罪于阿普唑仑，此问题仍存争议 ● 首次治疗后可能出现早晨焦虑反跳 ● 行为脱抑制记录较少 ● 生理依赖的风险 　√ 常由于高剂量（普通成人资料） 　□ 可能出现于短期相对低的剂量
生殖系统	● 性功能障碍		

副作用	最常见	最严重和较少见	评述
呼吸系统	● 鼻充血	● 呼吸抑制	
皮肤及附属器		● 瘙痒	
特殊感觉	● 视物模糊	● 眼压增高（罕见）	● 避免闭角型青光眼
泌尿系统		● 尿失禁	

监测

● 血药浓度可能有帮助

  √ 惊恐障碍为 20～40 ng/ml

● 血压，直到稳定

药物相互作用

● 通过抑制 CYP3A4 酶，阿普唑仑有增强作用，有时是显著性的

  √ 特别是西咪替丁、奈法唑酮、氟伏沙明、唑类抗真菌药（如伊曲康唑、酮康唑）、氟西汀以及右丙氧芬

● 葡萄柚汁可阻碍代谢并增加血药浓度

● 卡马西平减小阿普唑仑的血药浓度

● 阿普唑仑 1 mg/d 可显著增加地高辛的血药浓度

  √ 可能与减小肾清除率有关

● 避免与酒精合用

● 与下列药物合用时应注意

  √ 所有中枢神经系统抑制剂〔如镇静抗组胺药、麻醉性镇痛药、单独或联用阿片类（如合用阿司匹林、对乙酰氨基酚）〕

  √ 镇静催眠药，其他苯二氮䓬类药物，中枢 α_2 受体阻断药（如可乐定）

√ 某些抗生素（如克拉霉素、环孢素、红霉素）

√ 苯妥英（理论上有药物相互作用，但临床上未观察到）

- 丙米嗪与地昔帕明血药浓度增加

与功能损害性疾病的相互作用与禁忌证

- 禁忌证包括

  √ 急性闭角型青光眼

  √ 中枢神经系统抑制

  √ 注意肝/肾功能不全

  √ 应特别监测有酒精或药物滥用史患者的顺应性

过量、毒性、自杀

- 一般来说过量相对较安全

  √ 单用阿普唑仑的致死性报导很少，通常出现于联合使用
    并过量时，包括酒精

  √ 无老年人资料

症状

- 中枢神经系统抑制
- 嗜睡
- 冲动
- 不合作

处理

- 催吐（意识清醒的患者）
- 监测生命体征
- 一般性支持（开放气道，吸氧，补液）
- 洗胃
- 严重心肺衰竭时使用去甲肾上腺素
- 血液透析的作用很小

照料者备忘

- 建议患者及家人
  - √ 避免使用酒精
  - √ 在患者适应药物的反应之前小心驾驶
  - √ 不要突然停药

临床提示

- 镇静作用可能限制其在惊恐障碍治疗中的大剂量使用
- 与地高辛合用时，应监测血药浓度
- 应考虑治疗剂量内焦虑和晨起反跳性焦虑的可能性
  - √ 在维持每日治疗总量不变的前提下，应通过缩短给药间隔来控制
    - ○ 注意由于增加剂量所致耐受性升高而引起的药物依赖，这是另一个出现治疗剂量内反跳的原因
- 即使缓慢减药，也偶有癫痫发作的报告
- 应逐渐减药
  - √ 老年人中很少使用高剂量，如果使用的话，应按照每2～3周减少 10％～15％ 的速度减药
  - √ 低剂量治疗同样应该缓慢减药

丁 螺 环 酮

药物	制造商	化学分类	治疗分类
丁螺环酮	Bristol	氮杂螺环癸烷双酮类	非苯二氮䓬类抗焦虑药

适应证：FDA/HPB

- 焦虑

适应证：说明书以外

- 抑郁
  - √ 普通成人资料支持其抗抑郁作用，但是疗效却各不相同
  - √ 肯定不是一线抗抑郁药，但是在治疗共病抑郁的焦虑时是一个好的选择
  - √ SSRIs 药物增效剂（普通成人资料）
- BPSD——攻击/激越/脱抑制
- 对 SSRIs 治疗强迫性障碍有增效作用
- 高剂量可能改善左旋多巴所致的运动障碍（临床报告）
- 减少对酒精的渴求

药理学

- 代谢产物 1-嘧啶哌嗪是 α_2 受体阻断药
  - √ 可以解释丁螺环酮的精神兴奋作用
- 可以间接作用于 GABA 受体复合物
- 在肝、肾损害患者中减少剂量
  - √ 增加血药浓度和半衰期（有严重的肝损害时）
- 在峰时间、半衰期、血药浓度等方面没有显著的年龄相关的差异
  - √ 个体间有显著的药动学差异，但无年龄相关性

作用机制

- 是复杂与非特征性的
  - √ 被认为是中等脑功能调节剂
  - √ 与 GABA 受体无关
- 作用于多巴胺系统的阻断药与激动药
  - √ 对 D_2 受体有部分阻断作用
  - √ 增加纹状体的多巴胺、高香草酸、二羟基苯乙酸浓度

- 对突触前 5-HT$_{1A}$受体有阻断与部分激动作用
  - √ 下调 5-HT$_2$ 受体
  - √ 使 5-HT 水平趋向正常
- 代谢产物阻断 α$_2$ 受体

药物选择

- 广泛性焦虑症
  - √ 推荐使用（基于有限的老年人资料）
  - √ 治疗 2～4 周后明显改善
  - √ 对未使用苯二氮䓬类药物 1 个月的患者更有效
  - √ 与苯二氮䓬类药物作用相似，但没有过度镇静以及对警觉、精神运动速度和记忆的作用
    - □ 与奥沙西泮（普通成人资料）或阿普唑仑（老年人资料）相比，对认知状况的优势并不明显
- 抗抑郁的特性使其对伴有抑郁的焦虑的治疗有效
- 与中枢神经系统抑制剂相互作用小
- 对伴有肺部疾病患者的焦虑有效（临床报告）
- 对急性焦虑症状的缓解不适合临时给药
  - √ 抗焦虑作用起效慢（1～2 周，4～6 周完全起效）
  - √ 对于体验过苯二氮䓬类的即刻效应或希望此效应的患者，顺应性常常是一个问题
- 对惊恐障碍无效
- 对 BPSD 有些效果
- 每日分次服药——每天 2～4 次
- 必须规律服药

数据质量

- 有一些成人的双盲对照性试验，但是很少有针对老年人的研究

剂量

初始剂量

- 以 5 mg/d，每天 2 次起始

增加剂量并达到治疗浓度

- 每 3 天增加 5 mg
- 目标剂量为 10 mg，每天 3 次（从 5 mg 每天 2 次到 20 mg 每天 4 次）
- 对左旋多巴导致的运动障碍：20 mg/d
- 对痴呆的激越/攻击：15～30 mg/d（可达 60 mg/d），分 3 次服用
  - √ 平均有效剂量为 35 mg/d

停药与撤药

减药时间不需要太长，撤药反应小（普通成人资料）。

副作用

- 一般来说耐受性较好，甚至在 80～89 岁的老年人中
- 单次急性给药对认知的作用小
- 最主要的副作用包括头晕、头痛、不安、出汗、恶心（表 3.17）

表 3.17　丁螺环酮的副作用

副作用	最常见 *	最严重和较少见
全身性	● 虚弱 ● 出汗	● 疲劳 ● 过敏
心血管系统	● 心动过速	● 晕厥 ● 低血压 ● 高血压

副作用	最常见*	最严重和较少见
中枢与周围神经系统	● 嗜睡（8%） ● 紧张 ● 头痛（4%） ● 困倦 ● 感觉异常 ● 注意集中下降 ● 失眠	● 理论上潜在诱导锥体外系症状，但是很少有临床资料支持 √ 口部运动障碍（不确定，病例报告） ● 癫痫 ● 言语不清
眼	● 视物模糊	
胃肠道	● 恶心 ● 呕吐 ● 口干 ● 胃肠道主诉 √ 腹痛（6%） √ 便秘	● 腹泻 ● 多涎 ● 舌灼痛
血液		● 白细胞减少 ● 嗜酸粒细胞增多 ● 血小板减少
代谢与营养		● 5-HT综合征（临床罕见） ● 可能体温过低
精神病性		● 违拗性焦虑，激越，思维奔逸，强制性言语，紧张/不安 ● 欣快 √ 特别是痴呆以及合用SSRI时（病例报告）
皮肤与附属器	● 皮疹	● 脱发
泌尿系统		● 尿潴留

*百分数来自普通成人资料。

药物相互作用

丁螺环酮的增强作用

● CYP3A4抑制剂：氟西汀、氟伏沙明特别明显，偶见癫痫

发作，与红霉素、氟康唑、酮康唑、伊曲康唑以及萘法唑酮有显著的相互作用

 √ 联合用药时应降低剂量，小心地缓慢加量

- 维拉帕米
- 地尔硫䓬
- 合用下述药物时应小心

 √ 巴比妥类

 √ 西咪替丁（增加血药浓度；轻微增加副作用）

 √ MAOIs（高血压作用）

- 氟哌啶醇（血药浓度增高）
- 曲唑酮（可能增加肝转氨酶）

丁螺环酮的作用被以下药物拮抗

- CYP3A4 诱导剂（可能减小丁螺环酮的浓度），巴比妥类，地塞米松，利福平，利托那韦，苯妥英，卡马西平，奥昔布宁，贯叶连翘
- 最近使用苯二氮䓬类：患者很少对丁螺环酮产生反应

与功能损害性疾病的相互作用、警惕及禁忌证

- 临床报告其治疗慢性阻塞性肺疾病患者的焦虑安全而有效，不导致呼吸症状
- 癫痫发作时应注意
- 注意肝、肾损害
- 3 周内禁用 MAOI

对实验室检查的影响

- AST/ALT：偶见升高
- 白细胞：偶见升高或降低

过量、毒性、自杀

急性过量的症状

- 胃肠道：恶心，呕吐，胃痛
- 中枢神经系统：眩晕，嗜睡，共济失调，震颤，不协调，失眠，幻觉
- 情绪：过度敏感
- 心血管系统：低血压
- 其他：瞳孔缩小

处理

- 住院治疗
- 洗胃或催吐（意识清醒的患者）
- 监测生命体征
- 提供基本的支持性措施
- 行合用药物的毒理学筛查
- 不需要透析

临床提示

- 使用 30 天后才能决定丁螺环酮是否有效
- 不能预防苯二氮䓬类药物的戒断反应
  - √ 如果将苯二氮䓬类换为丁螺环酮，应将苯二氮䓬类逐渐减量
    - □ 如果可能的话，在使用丁螺环酮之前应有 1 周的洗脱期，这可鉴别苯二氮䓬类药物撤药所致的反跳性焦虑与丁螺环酮对焦虑症状的疗效
    - □ 如果洗脱期在临床上不可行，可在苯二氮䓬类药物减药的同时加用丁螺环酮
      - ○ 在 4～6 周内逐渐加量至治疗剂量，同时逐渐将苯

二氮䓬类减量（每周减少 15%～20%）

　　□ 总的来说，停用苯二氮䓬类常常较困难

　　√ 与三环类药物合用的疗效往往优于丁螺环酮

- 之前使用苯二氮䓬类会使丁螺环酮的疗效下降
- 痴呆综合征中的"抗破坏"作用（与抗焦虑作用相反）的起效可能迅速或延迟

水合氯醛

药物	制造商	化学分类	治疗分类
水合氯醛	非专利药	卤代醇	镇静催眠药

适应证：FDA/HPB

- 失眠——短期治疗
- 酒精戒断

药理学

见表 3.2。

- 在肝快速吸收、代谢
　　√ 活性代谢产物为三氯乙醇
- 快速起效（30 min 起效）以及相对短的半衰期（4～14 h）

药物选择

- 不推荐使用，很少使用
- 有效的催眠作用（有宿醉效应）
- 对快速眼动睡眠影响小
- 液体和栓剂剂型；令人不愉快的味道与气味
- 耐受性（5～14 天达到镇静作用）及生理依赖性显露
- 对有严重的肝、肾损害者应减量

剂量

- 仅作短期使用，如外科手术前用药或短期睡眠治疗
- 用 120 ml 水稀释以减少胃刺激
- 日常剂量为 250～500 mg，睡前服用

停药和撤药

- 从长期使用中突然停药可能导致谵妄、癫痫，偶可致死
- 缓慢减药

副作用

最常见的副作用包括（表 3.18）

- 胃刺激（恶心，呕吐，腹泻，胃痛）
- 令人不愉快的味道
- 诱导肝酶

表 3.18　水合氯醛的副作用

副作用	最常见	最严重和较少见
全身性	● 乏力	● 过敏反应
心血管系统		大剂量时 ● 心律失常 ● 低血压 ● 尖端扭转型室性心动过速
中枢与周围神经系统	● 嗜睡/困倦 ● 头重感 ● 头晕/眩晕 ● 头痛 ● 共济失调 ● 意识错乱	● 谵妄（包括撤药期） ● 梦魇
眼		● 过敏性结膜炎

副作用	最常见	最严重和较少见
胃肠道	● 胃刺激 ● 恶心 ● 呕吐 ● 腹泻 ● 气胀	
血液	● 嗜酸粒细胞增多	● 白细胞减少
肝和胆		● 高胆红素血症
代谢与营养		● 急性卟啉症
精神病性		● 违拗性兴奋作用 ● 偏执
呼吸系统		● 呼吸抑制
皮肤与附属器	● 皮疹 ● 刺激皮肤与黏膜	● 血管性水肿 ● 荨麻疹 ● 紫癜

药物相互作用

- 替换其他蛋白结合药物（如华法林），增加血药浓度及抗凝血作用
- 避免与巴比妥类合用——中枢神经系统抑制作用
- 避免饮酒——中枢神经系统抑制作用，心动过速，脸红

对实验室检查的影响

- 升高尿中的 17-羟基皮质类固醇
- 有时维生素 B_{12} 升高

与功能损害性疾病的相互作用及禁忌证

- 严重的心脏疾病
- 肾功能不全
- 小心卟啉症

- 以下情况应禁忌
  - √ 合用中枢神经系统抑制剂
  - √ 有药物过敏史
  - √ 有物质滥用史时应注意

过量、毒性、自杀

过量危险：达到 4 g 时有致命的危险。

症状

- 胃炎，包括胃坏死、胃肠道出血
- 恶心/呕吐
- 针尖样瞳孔
- 发绀
- 体温过低
- 肌肉弛缓
- 呼吸抑制
- 肺水肿
- 可能有肝、肾损害
- 中枢神经系统抑制
- 深昏迷
- 低血压
- 心力衰竭
- 死亡
  - √ 常见于心律失常
    - □ 特别是易感患者

处理

- 心肺支持（即开放气道、吸氧、心电监护、控制体温、促进循环、水和电解质平衡）
- 尽快使用药用炭以及洗胃

- 低血压时使用多巴胺或去甲肾上腺素
- 血液透析有效

临床提示

- 快速起效：30 min 起效
- 以下情况避免使用
  - √ 心脏损害、低血压或服用抗高血压药
  - √ 胃肠障碍（如胃炎、食管炎、溃疡）
    - □ 使用直肠给药的栓剂，除了结肠炎或直肠炎

氯硝西泮

药物	制造商	化学分类	治疗分类
氯硝西泮 （Klonopin，Rivotril）	罗氏	苯二氮䓬类	抗焦虑药；抗惊厥药

适应证：FDA/HPB

- 惊恐障碍
- 癫痫障碍

适应证：说明书以外

- 作为 SSRIs 的合用药治疗惊恐障碍
- 躁狂
  - √ 有早期镇静作用，直到主要的治疗起效（如锂盐或丙戊酸钠）
  - √ 有效性的研究不一致
  - √ 病例报告表明对伴随痴呆和谵妄的躁狂样症状也有效（如多言症、活动过多、强迫、激越、夸大、冲动性暴力、焦虑）

- 运动障碍（病例报告有效）
  - √ 迟发性运动障碍
  - √ 不宁腿综合征（普通成人资料）
  - √ 非帕金森病性震颤
    - □ 站立性颤抖
  - √ 肌阵挛
    - □ 软腭阵挛
- 快速眼动睡眠行为障碍

药理学

- 老年人的清除率下降
- 严重肝损害时减少剂量

作用机制

- 高度特异性地作用于苯二氮䓬受体位点
- 增加 5-HT 水平

药物选择

- 焦虑：推荐使用，但由于半衰期长，可能导致蓄积，所以在老年人中使用应注意
- 惊恐障碍：推荐使用，由于其半衰期长，能减少治疗剂量内的焦虑（如使用阿普唑仑所致）
  - √ 每日 2 次对惊恐障碍有效（普通成人资料）
- 20～60 min 起效

剂量

- 焦虑
  - √ 起始剂量为 0.125～0.5 mg/d；缓慢加量（特别是虚弱的老年人），每 5～7 天增加 0.125～0.25 mg
    - □ 镇静或意识错乱是常见的副作用

√ 目标剂量为 1 mg/d
- 惊恐障碍：常需较大剂量，2 倍于抗焦虑剂量；起始剂量为 0.5 mg；根据需要与耐受性每 4～5 天增加 0.25～0.5 mg；目标剂量为 1～2 mg/d（范围为 1～4 mg/d）
- 其他用途的剂量
  √ 迟发性运动障碍：临床使用 0.5 mg，每天 2 次（最大剂量为 3 mg/d）；无临床试验
  √ 抑郁：当联合使用抗抑郁时，3 mg/d（每天 2 次）比 1.5 mg/d（不同年龄组资料）更有效
  √ 痴呆中的激越：0.5～1 mg，每天 2 次
  √ 震颤和肌阵挛：0.5 mg，每天 2 次

停药与撤药

参见抗焦虑药的停药/撤药综合征部分。
- 缓慢减量，大约每周减量 10%

副作用

氯硝西泮的副作用见表 3.19。

表 3.19 氯硝西泮的副作用

副作用	最常见*	最严重和较少见
心血管系统	● 低血压	
中枢与周围神经系统	● 共济失调	● 癫痫
	● 眩晕	
	● 镇静/嗜睡（50%）	
	● 头痛	
	● 记忆损害	
眼	● 视物模糊	
胃肠道	● 便秘	
	● 腹泻	
	● 口干	

副作用	最常见 *	最严重和较少见
血液		● 中性粒细胞减少/血小板减少（罕见）
肝和胆		● 肝毒性 √ 增加肝功能指标水平
肌肉骨骼	● 张力过低	
精神病性		● 精神病（病理报告） ● 行为障碍 ● 可能诱导抑郁
呼吸系统		● 呼吸抑制
皮肤与附属器	● 皮疹 ● 瘙痒	
泌尿系统		● 尿失禁（罕见）

* 百分数来自普通成人资料。

监测：基线肝功能指标水平及定期复查。

药物相互作用

● 与锂盐和神经安定药合用时应注意：可能增加神经毒性

● 与其他中枢神经系统抑制剂合用时应注意：增加中枢神经系统抑制剂的作用

● 有些 CYP3A4 的抑制剂（诱导剂）可能增加氯硝西泮的血药浓度

　√ 临床风险未确定（表 3.9）

对实验室检查的影响

● 肝功能指标水平有时升高

临床提示

● 大多数应小剂量睡前服用以减少白天的镇静作用

- 对于严重的肌阵挛，有病例报告联合治疗有效
  - √ 氯硝西泮与丙戊酸钠、扑米酮和吡拉西坦合用

地 西 泮

药物	制造商	化学分类	治疗分类
地西泮（Valium）	罗氏	苯二氮䓬类	抗焦虑药；镇静催眠药

适应证：FDA/HPB

- 焦虑障碍
- 癫痫障碍（作为辅助用药）
- 肌肉松弛（骨骼肌痉挛）
- 酒精戒断

适应证：说明书以外

- 失眠

药理学

参见表 3.2。

- 急性治疗剂量之后，活性代谢产物（去甲地西泮）对药动学无影响
  - √ 在长期治疗中，地西泮的代谢产物蓄积
  - √ 去甲地西泮的稳态浓度与母体化合物一样或超过母体化合物
  - √ 其他代谢物（即替马西泮和奥沙西泮）清除快，也无蓄积作用
- 长期服用导致药物蓄积
  - √ 由于耐受性的发展致部分失活
- 分布容积（特别是女性）与半衰期随着年龄而增长，主要

是由于躯体分布的改变

- √ 80 岁时是 20 岁时的 4 倍
- 所有给药途径清除率都显著下降
- 老年人中血浆蛋白结合率低
  - √ 游离药物增加（继发于低清蛋白血症），但是与临床治疗关系不大
- 吸烟诱导肝药酶，增加代谢
- 肝硬化：由于血浆清除率低，应减少剂量

药物选择

- 不推荐老年人使用
- 有高度的镇静作用
  - √ 停药数周后仍感到疲劳
- 镇静作用不如奥沙西泮，但在停药后作用持续时间较长

剂量

每日剂量方案

- 每天 1 次或隔天一次

初始剂量

- 1～2 mg/d
- 治疗剂量范围为 1～10 mg

副作用

参见抗焦虑药和镇静催眠药的副作用部分。

药物相互作用

参见表 3.9。
- 氟西汀抑制地西泮的清除

- 异烟肼增加地西泮的作用（要引起注意）
- 地西泮增加洋地黄的作用
- 戈拉碘铵以及琥珀酰胆碱：地西泮延长肌肉内阻滞作用
- 茶碱拮抗镇静作用

过量、毒性、自杀

参见表 3.16。

艾 司 唑 仑

药物	制造商	化学分类	治疗分类
艾司唑仑	雅培	苯二氮䓬类	镇静催眠药

适应证：FDA

- 加拿大未批准
- 失眠

药理学

参见表 3.2。
- 半衰期适中（10～30 h）；吸烟可增加清除率

作用机制

- GABA$_A$ 受体激动药

药物选择

- 尽管在身体其他方面健康的老年人中有很好的耐受性，但由于作用时间长，不推荐在老年人中使用
- 快速吸收
- 半衰期适中

- 在治疗 4 周内睡眠时间逐渐增加
  - ✓ 耐受性缓慢出现（老年人资料）
  - ✓ 在其他研究中可持续 12 周（普通成人资料）
- 减少睡眠潜伏期
- 总睡眠时间平均增加约 1 h
- 停药后第一天晚上可导致失眠反跳
- 在身体其他方面健康的老年人中，日常执行功能与顺行性记忆不受损
- 不会蓄积而导致后遗效应

剂量

- 通常为 1 mg，睡前服用（范围为 0.5～2 mg）
  - ✓ 虚弱的老年人从 0.5 mg 起始
- 必要时并在耐受的情况下，可以 0.5 mg 进行加量，直至 2 mg

副作用

在身体其他方面健康的老年人中耐受性好。参见表 3.8。

药物相互作用

- 与其他苯二氮䓬类相似
  - ✓ 3A4 抑制剂增强作用（表 3.9）
- 与中枢神经系统抑制剂合用时应小心

与功能损害性疾病的相互作用和禁忌证

- 呼吸抑制
- 肝/肾功能损害
- 睡眠呼吸暂停
- 注意物质滥用史

过量、毒性、自杀

参见表 3.13。

劳 拉 西 泮

药物	制造商	化学分类	治疗分类
劳拉西泮 （氯羟安定）	惠氏-艾尔斯特	苯二氮䓬类	抗焦虑药；镇静催眠药； 抗惊厥药

适应证：FDA/HPB

- 短效缓解焦虑症状
  √ 作为 SSRIs 治疗惊恐障碍的联合用药（普通成人资料）
- 癫痫障碍（仅在加拿大作为适应证）

适应证：说明书以外

- 处理酒精戒断综合征
- 处理急性紧张症
  √ 对怀疑神经安定药诱导的紧张症大约有 80％的缓解率
- 控制躁狂：作为辅助治疗（与情绪稳定剂合用）
- 失眠

药理学

- 年龄对代谢是否有影响并不清楚（资料矛盾）
- 停药数周后仍可在血中检测出劳拉西泮
  √ 特别是在男性中
- 肾疾病并不会影响清除率，也不需要减量
- 肝硬化延长其半衰期
  √ 因为其分布容积比其他羟基苯二氮䓬类大（如奥沙西

563

泮、替马西泮）

作用机制

- GABA 受体激动药
- 奥沙西泮的结构类似物，但作用比奥沙西泮要强 10 倍

药物选择

- 焦虑：首选药物之一
- 伴抑郁的焦虑
  - √ 减少焦虑的同时可提高抗抑郁作用
- 可能比其他苯二氮䓬类更易诱导老年人记忆损害
- 一些资料表明其吸收缓慢、起效缓慢并降低睡眠诱导作用
- 有多种给药方式（口服，舌下含服，肌内注射，静脉注射）
  - √ 具有非肠道给药途径的优势，特别是对不能或不愿合作口服用药的患者有效
  - √ 口服与舌下含服给药方式在药效上无区别
  - √ 在起效时间上资料有差别（普通成人资料）
- 预计肌内注射吸收半衰期为 20 min
  - √ 起效时间为 20~30 min
  - √ 峰时间为 2 h
- 作用持续时间为 6~8 h（普通成人资料）
  - √ 对一些患者可能由于短效而不能维持整夜的睡眠

剂量

初始剂量

- 抗焦虑剂量：初始剂量为 0.25~0.5 mg/d
  - √ 若需要以及能耐受，每 3~5 天增加 0.25~0.5 mg
  - √ 目标剂量范围为 0.25~4 mg/d，每天 2~3 次
- 镇静剂量：1~2 mg，睡前服用

说明书外适应证的使用剂量

- 紧张症：2 mg，肌内注射

  √ 如果症状反复可重复使用

副作用

- 滥用倾向以及戒断反应（表 3.20）

表 3.20 劳拉西泮的副作用

副作用	最常见	最严重和较少见	评述
全身性	● 增加身体摇摆 ● 睡眠障碍		
心血管系统			● 过量可致心血管衰竭
病例报告		● 抗利尿激素分泌不当综合征 ● 短暂性完全性失忆	短暂性完全性失忆在易感患者中可能持续几个小时
中枢与周围神经系统	● 镇静 ● 嗜睡 ● 虚弱 ● 共济失调 ● 头痛 ● 主观失眠 ● 协调功能受损 ● 警觉受损 ● 注意集中受损 ● 反应速度减慢 ● 单次剂量有时损害视觉与言语记忆	● 顺行性遗忘 ● 肌阵挛反射 ● 眼球震颤	● 驾驶功能可能受损，尽管主观上感到正常 ● 健康老年人临床相关的遗忘效应并不明确，而与痴呆所致的脑损害高度相关 ● 比其他苯二氮䓬类更容易导致记忆损害 √ 临床相关性不明确，因为劳拉西泮在老年人中耐受性好
眼	● 复视		
胃肠道	● 恶心		
血液			● 恶血质
精神病性		● 抑郁 ● 激越	
呼吸系统			● 呼吸抑制
泌尿系统		● 尿失禁	

监测

- 血药浓度与药物剂量不相关
  - √ 尽管足量治疗，通过标准的化验分析偶尔检测不到药物
    - □ 一些资料表明治疗血药浓度范围为 20～80 ng/ml

药物相互作用

参见表 3.9。

- 洛沙平：避免联合使用——可能诱导呼吸抑制
- 丙磺舒：增加血药浓度与副作用
- 注意与所有苯二氮䓬类药的合用
  - √ CYP3A4 酶的抑制剂/诱导剂

特殊警惕

- 闭角型青光眼
- 饮酒
- 中枢神经系统抑制
- 肝功能损害
- 呼吸功能损害
- 睡眠呼吸暂停

过量、毒性、自杀

参见表 3.15。

临床提示

- 在使用苯二氮䓬类药时（包括劳拉西泮），应注意驾驶功能受损很严重
  - √ 随着对药物耐受性的增加，当主观睡眠消失后损伤持续
- 避免使用酒精
- 给药方案常常并不明确，需要一些个体化的临床经验

566

√ 有时候应注意失眠和夜间过度镇静所伴随的白天紧张/焦虑

　□ 可考虑将一天的剂量分散在几次服用

　□ 可能出现反跳性焦虑，特别是在夜间减量后

● 与其他苯二氮䓬类相比，耐受性发展迅速（如替马西泮）

咪 达 唑 仑

药物	制造商	化学分类	治疗分类
咪达唑仑（Versed）	罗氏	苯二氮䓬类	镇静药

适应证：FDA/HPB

● 术前镇静/抗焦虑/遗忘

药理学

● 半衰期极短（短于三唑仑）

　√ 在老年人中清除缓慢且半衰期延长，但在男性中更显著

● 非肠道给药吸收迅速

　√ 3～6 min 起效

● 作用持续时间为 2～4 h

● 肌内注射后 15 min、静脉注射后 3～6 min 镇静作用起效（30～60 min 达峰）

● 2～6 h 后恢复

药物选择

● 在老年人中使用要非常小心；由于有严重的心脏呼吸事件，不用于常规镇静催眠

● 中枢神经系统抑制剂，特别是麻醉药是禁忌

● 有非肠道制剂及糖浆剂可用

√ 适合住院患者使用，用于机械通气的患者以及呼吸抑制
患者的持续观察

√ 清除半衰期短暂，为水溶液，耐受性好

- 长期使用可能导致呼吸抑制

剂量

- 由于药效学敏感性高，对老年人来说需使用低剂量（老年人中药动学无改变）
- 需选择大块肌群进行深部肌内注射

初始治疗

- 即刻使用，睡前服用
- 静脉注射剂量：对既往无用药史的患者应使用 $1\sim1.5\,mg$，缓慢静脉注射治疗
- 肌内注射剂量：$1\sim3\,mg$ 在 $30\sim60\,s$ 内缓慢注射
- 对插管/机械通气患者应维持睡眠
  √ 静脉推注后应在 $2\sim3\,min$ 后评估镇静作用以决定是否增加剂量
  √ 之后应按 $0.025\sim0.03\,mg/(kg \cdot h)$ 的速度持续静脉滴注
    □ 某些患者可能需要更快的速度，但是有致高血药浓度的风险
  √ 每 $30\,min$ 改变滴速并用初始剂量的 $25\%\sim50\%$
  √ 对虚弱的或有其他并发症的患者来说应使用低剂量

副作用

参见抗焦虑药和镇静催眠药的副作用部分。

- 常见的副作用包括生命体征的波动（表 3.21）

表 3.21　咪达唑仑的副作用

副作用	最常见	最严重和较少见
心血管系统	● 高血压 ● 低血压 ● 心动过速 ● 心动过缓	
中枢与周围神经系统	● 顺行性遗忘 ● 头痛 ● 过度镇静 ● 眩晕 ● 幻觉 ● 激越 ● 意识错乱	● 有急性激越和攻击 　的报道
胃肠道	● 呃逆 ● 恶心/呕吐	
呼吸系统	● 呼吸抑制 　√ 在慢性阻塞性肺疾 　　病中显著和危险 ● 呼吸急促 ● 呼吸频率下降 ● 呼吸暂停	
皮肤与附属器	● 注射部位疼痛	

药物相互作用

- 麻醉前给药可加强咪达唑仑的作用
- 咪达唑仑可能增强泮库溴铵的作用
- 合用 CYP3A4 抑制剂/诱导剂可改变咪达唑仑的血药浓度（表 3.9）

奥沙西泮

药物	制造商	化学分类	治疗分类
奥沙西泮（舒宁）	非专利药	苯二氮䓬类	抗焦虑药

适应证：FDA/HPB

- 焦虑障碍
- 酒精戒断

适应证：说明书以外

- 失眠

药理学

- 代谢作用与年龄的相关性小
- 作用机制：GABA 受体激动药

药物选择

- 推荐在老年人中使用
  - √ 无活性代谢产物蓄积
  - √ 洗脱期约 3 天
- 吸收缓慢
  - √ 对急性焦虑疗效差
  - √ 诱导睡眠作用延迟（尽管基于临床反应在许多患者中仍有效）

剂量

- 服药频率变化大
  - √ 一些患者需每日 3 次服药来控制焦虑
- 焦虑：起始剂量为 5～10 mg/d
- 睡眠：如果用于镇静，建议患者在睡前 1～2 h 服药（延长峰时间）
  - √ 用这段时间补充非药源性睡眠措施

增加剂量并达到治疗浓度

- 焦虑：每 4～5 天增加 5～15 mg

维持剂量

- 焦虑：10 mg，每天 3 次（范围为 10～45 mg）
- 酒精戒断：15～30 mg，每天 3～4 次
- 失眠：10～30 mg，睡前服用

副作用

参见抗焦虑药和镇静催眠药的副作用部分。

特殊监测

- 治疗血药浓度为 $0.2～1.4 \mu g/ml$

药物相互作用

参见表 3.9。

与功能损害性疾病的相互作用

- 肾功能下降：减量或延长服药间隔

过量、毒性、自杀

- 不用透析
- 参见表 3.15

临床提示

- 在较高剂量停药时可能出现急性谵妄状态，罕见癫痫小发作（病例报告）
- 与片剂不同，胶囊剂吸收时间延迟

替马西泮

药物	制造商	化学分类	治疗分类
替马西泮（Restoril）	诺华	苯二氮䓬类	催眠药

适应证：FDA/HPB

● 失眠（速效而短期）

适应证：说明书以外

● 手术前用药

药理学

参见表 3.2。
● 男性少见年龄相关性作用，但是在女性中半衰期延长（18 h）
● 通过葡糖醛酸化作用代谢，年龄相关的代谢变化小
● 不产生活性代谢产物
● 水溶性低于其他苯二氮䓬类

药物选择

● 推荐用于老年患者的失眠
● 低剂量在身体其他方面健康的老年人中有很好的耐受性
● 明胶软胶囊制剂口服快速吸收（45 min）
　　√ 硬胶囊剂吸收较慢
　　　　□ 平均峰时间为 1～2 h——不适合诱导睡眠
　　√ 新型颗粒剂可提高吸收率以及缩短峰时间
● 半衰期相当长（特别是在女性和住院老年患者中），表明有潜在的蓄积作用，长期使用应注意
　　√ 资料不一致

□ 一些研究表明在老年人中无半衰期延长或蓄积
- 一些日常功能受损（如嗜睡以及神经功能测试下降）
  - √ 与长效药物硝西泮类似，但是研究资料并不一致
  - √ 可能与其相对低的亲脂性有关（因此渗透入脑缓慢）
- 有证据表明短期（2～3 周）使用可导致耐受及降低疗效
  - √ 资料不一致

数据质量

- 有几项随机对照性研究（大多数为普通成人资料）

剂量

初始剂量

- 7.5 mg，睡前服用（注意：加拿大仅有 15 mg 及 30 mg 两种硬胶囊剂）
  - √ 硬胶囊剂：睡前 1～2 h 服用
  - √ 软胶囊剂：睡前 30～60 min 服用
- 需要时每 4～5 天增加 7.5 mg
  - √ 许多患者在 7.5 mg 时疗效好
  - √ 目标剂量是 15 mg，睡前约 1 h 服用
    □ 虚弱的老年人应避免高剂量服用

停药与撤药

- 剂量越高（15～30 mg），撤药反应越明显
  - √ 若在较低剂量（7.5 mg）撤药，即使是突然停药，撤药反应也较轻

副作用

参见抗焦虑药和镇静催眠药的副作用部分（表 3.22）。

表 3.22　替马西泮的副作用

副作用	最常见*	最严重和较少见
心血管系统	● 低血压 　√ 通常是适度的（10 mm- 　　Hg）和剂量依赖性的 　√ 偶有临床重要意义 ● 心动过速（伴有低血压）	
中枢与周围神经系统	● 困倦 ● 眩晕 ● 嗜睡 ● 意识错乱 ● 共济失调 ● 宿醉效应（剂量相关）	● 激越 　√ 梦游 　√ 生气 　√ 惊恐
胃肠道	● 口苦（5%）	
肌肉骨骼		● 增加髋骨骨折的 　风险
精神病性	● 欣快	
皮肤与附属器		● 皮疹

*百分数来自普通成人资料。

特殊监测

● 治疗血药浓度为 26 ng/ml
● 女性较男性对疗效及副作用更敏感

药物相互作用

参见表 3.9。
● 注意与唑类抗真菌药的合用

过量、毒性、自杀

参见表 3.15。

三 唑 仑

药物	制造商	化学分类	治疗分类
三唑仑（海乐神）	法玛西亚普强（辉瑞）	三唑苯二氮䓬类	催眠药

适应证：FDA/HPB

● 失眠的短期治疗

适应证：说明书以外

● 不宁腿综合征：报告在老年人中有效
  √ 尽管腿的运动不减少，但可延长总的睡眠时间及增加睡眠质量
  √ 耐受性好

药理学

参见表 3.2。
● 氧化代谢；主要代谢产物为奥沙西泮
● 老年人中清除率下降
  √ 研究结果不一致
  √ 一些证据表明长期使用三唑仑可导致蓄积
● 血药浓度峰值
  √ 在老年女性患者中高于年轻受试者
  √ 一些资料表明老年人的血药浓度高 2 倍
● 老年患者峰时间早于年轻受试者

药物选择

● 不推荐在老年人中使用
  √ 早期临床经验和上市后试验研究不支持在老年人中使用

    □ 意识错乱、遗忘、激越和怪异行为的发生率较替马西泮高 22～99 倍（作为苯二氮䓬类药物的参照例子）
- √ 权衡所有研究证据，最好避免使用，甚至在 0.125 mg 的低剂量
- √ 对有共病状态（如充血性心力衰竭）的虚弱老年人应谨慎联合用药
- √ 当药物逐渐代谢时出现遗忘和意识错乱状态
- √ 该药在英国和新西兰已经退市，在荷兰也已经退市，注意滥用
- 急速诱导睡眠的超短效药物，但是不能维持很长时间
  - √ 由于半衰期非常短暂，导致白天有戒断反应
- 耐受性发展快
- 夜间醒后再次入睡非常困难（如由于夜尿）
- 相对于年轻患者，老年人有显著的镇静和精神运动损伤
- 注意：已用于阿尔茨海默病，但在 0.125 mg 的剂量镇静作用弱（高剂量会导致副作用）

数据质量

- 已有好的随机性安慰剂对照性研究

剂量

每日剂量方案

- 老年人的服用剂量未明
  - √ 0.125 mg，睡前口服
    - □ 在非常敏感的患者中甚至可以使用 0.0625 mg——但是此剂量的疗效并不清楚
    - □ 0.125 mg 在一组阿尔茨海默病患者中无镇静作用
  - √ 夜间不应重复使用
- 尽可能地短期使用（1～2 周）

副作用

- 副作用的发生率是替马西泮或氟西泮的 3～13 倍（普通成人资料）
  - √ 相对应的剂量不明确
- 该药的白天兴奋性和戒断困难严重
- 低剂量副作用少（表 3.23）

表 3.23 三唑仑的副作用

副作用	最常见	最严重和较少见	评述
全身性	● 反跳性失眠（60%）	● 甚至治疗后 1～2 个晚上也可能出现反跳	
中枢与周围神经系统	● 白天意识错乱 ● 过度镇静 ● 遗忘状态 ● 服药 2 h 后运动不协调 　√ 跌倒的危险 ● 增加姿势摇摆与步态不稳 ● 认知/知觉受损 　√ 包括意识错乱、定向障碍 ● 记忆受损，特别是在血药峰浓度时明显	● 激越（夜游，生气，惊恐）	● 治疗前协调性差的老年人的运动不协调最常见 ● 遗忘状态发生率约为 40% ● 伴有充血性心力衰竭的老年人即使在低剂量也有镇静的报道 ● 许多严重反应的报道 　√ 普通成人高剂量时出现偏执性妄想
胃肠道	● 口干燥		
精神病性		● 清晨易醒 ● 焦虑 ● 幻觉 ● 偏执性妄想	

过量、毒性、自杀

参见表 3.15。

临床提示

- 除非必要才使用，尽量不推荐使用（如无其他替代药物）
  - √ 使用低剂量（最大 0.25 mg），避免突然改变剂量以减少反跳现象
- 应监测患者服药当天的精神状态
  - √ 应从侧面信息来源获得记忆缺失的时间及意识错乱状态
    - □ 由于药物的遗忘效应，患者可能会遗忘

扎来普隆

药物	制造商	化学分类	治疗分类
扎来普隆 (Sonata)	惠氏-艾尔斯特 施维雅——加拿大	吡唑嘧啶 非苯二氮䓬类	镇静催眠药

适应证：FDA/HPB

- 失眠的短期治疗

药理学

- 不受年龄或性别的影响
- 清除率
  - √ 有肝病时下降
  - √ 肾功能受损时无影响

作用机制

- 选择性 $GABA_A$ 受体激动药
  - √ 与 omega 1 受体亚基结合
  - √ 不影响 omega 2 受体

578

药物选择

- 睡眠诱导作用快速起效，但是作用时间短，使其在维持睡眠和清晨早醒方面疗效差
  - √ 对某些患者来说在午夜服用有效，但是没有老年人研究证实有此适应证，所以应谨慎使用
- 副作用持续时间短（<5 h，普通成人资料）
- 据称较唑吡坦致记忆损害轻，但是比劳拉西泮重
  - √ 老年人资料缺乏，临床相关性未建立
- 与其他疗效相当的催眠药相比，精神运动与记忆功能很少受影响，甚至在峰浓度时
- 镇静作用较唑吡坦略小
  - √ 宿醉效应小
- 耐受性发展缓慢
  - √ 持续用药疗效可持续几个月或更长
  - √ 相关研究对照性较差，资料只作为参考
- 滥用倾向并不明确，但是间接的证据表明与苯二氮䓬类药物相似

种族

- 亚洲患者代谢缓慢
  - √ 最大浓度高出 37%

剂量

每日剂量方案

- 5 mg，每晚睡前立即口服
- 身体其他方面健康的初老年人必要时可服用 10 mg

停药与撤药

● 出现反跳性失眠

  √ 据称仅在失眠发作时服用可减少反跳性失眠

副作用

扎来普隆的副作用见表 3.24。

表 3.24　扎来普隆的副作用

副作用	最常见*	最严重和较少见
中枢与周围神经系统	● 偏头痛（15％～18％） ● 眩晕 ● 共济失调 ● 嗜睡 ● 遗忘 ● 注意集中下降 ● 协调功能受损 ● 感觉异常 ● 宿醉效应 ● 反跳性失眠 ● 神经质	
眼	● 对焦障碍	
胃肠道	● 消化不良 ● 腹痛 ● 味觉差	● 便秘 ● 口干
肌肉骨骼	● 张力过高 ● 肌痛	
精神病性	● 意识错乱 ● 抑郁	● 急性幻觉发作（病例报道）
呼吸系统	● 鼻炎 ● 咽炎	
皮肤与附属器		● 皮疹

* 百分数来自普通成人资料。

药物相互作用

中枢神经系统抑制剂——与下列药物合用时应考虑减量

- 阿片类，阿片受体激动药
- 右丙氧芬
- 曲马多
- 抗抑郁药（即三环类、曲唑酮、氟伏沙明、氟西汀、文拉法辛、米氮平、奈法唑酮）
- 抗组胺药/解充血药
- 有镇静作用的抗组胺药
- 抗精神病药（即所有非典型抗精神病药、吩噻嗪、氟哌啶醇、吗茚酮、洛沙平、替奥噻吨）
- 巴比妥类
- 苯二氮䓬类
- 屈大麻酚
- 氟哌利多
- 乙醇
- 甲氧氯普胺
- CYP3A4 抑制剂
- 唑类抗真菌药

下列药物对其有拮抗作用

- CYP 诱导剂
  - √ 利福平
  - √ 苯妥英
  - √ 苯巴比妥
  - √ 卡马西平

与功能损害性疾病的相互作用及禁忌证

- 肝功能受损——减量

- 睡眠呼吸暂停——禁忌证
- 注意呼吸抑制（理论上推荐小心使用，但是没有临床资料的基础）

过量、毒性、自杀

缺乏相应资料。

临床提示

- 老年人的后遗效应未明确；少见后遗效应（普通成人资料）
- 使用时间未确定
  - √ 指南中类似于苯二氮䓬类药物（即短期治疗 4 周），但长期治疗可能有效
- 不推荐老年人午夜服药——增加意识错乱和跌倒的风险
- 药物耐受性发展较慢
- 有滥用倾向，但在老年人的常规治疗中不常见
  - √ 如果既往有物质滥用史则应小心
- 服药前忌油腻饮食——导致入睡时间延长

唑 吡 坦

药物	制造商	化学分类	治疗分类
酒石酸唑吡坦（Ambien）	Searle	咪唑并吡啶	催眠药

适应证：FDA/HPB

- 失眠的短期治疗

适应证：说明书以外

- 痴呆中的激越

582

药理学

参见表 3.2。

- 清除率下降见于
  - √ 高龄，特别是超过 70 岁
  - √ 肝、肾疾病
- 女性患者中血药浓度升高
- 快速吸收

作用机制

- 短效（6~8 h）非苯二氮䓬类药作用于苯二氮䓬受体
  - √ 与含 α_1 亚基的 $GABA_A$ 受体有高亲和力，与包括 $GABA_A$ 受体和氯离子通道的 omega 1 位点相结合
    - □ 对 omega 2 位点几乎没有亲和力
    - □ 与某些含 $\alpha_2/\alpha_3/\alpha_5$ 亚基的 GABA 受体亚型有低亲和力（大多位于 omega 2 受体位点）

适应证的治疗作用

- 镇静催眠（Ⅰ型 GABA 受体）
- 有持续镇静作用而无耐受性（一项老年患者研究为 6 个月），但是缺乏有关耐受性的一致性资料
  - √ 延长深睡眠（3、4 期）及减少快速眼动睡眠
    - □ 几周后这些作用下降并在超过 10 mg 时出现剂量依赖（普通成人资料）
  - √ 全面改善睡眠［即睡眠质量、慢波睡眠、总睡眠时间、觉醒时间、惊醒、快速眼动睡眠比例（下降）］
- 治疗剂量下抗焦虑、肌松或抗癫痫作用小（不与Ⅱ型 GABA 受体结合）
- 尽管有些不同性质，但药理学的表现类似于苯二氮䓬受体激动药

药物选择

- 基于对照性研究，推荐在老年人中使用
- 主要作用是诱导睡眠
  - √ 对维持睡眠效果差
- 快速起效（30 min 内）
- 作用持续时间为 6～8 h
- 对睡眠结构的负性影响非常小（与苯二氮䓬类药物不同）
- 资料（普通成人资料）表明在长期使用后停药很少出现反跳性失眠（如与三唑仑相比）
- 滥用的可能性与三唑仑相似，但小于曲唑酮（普通成人资料）
  - √ 老年患者中有过滥用的病例报告
- 伴有痴呆的激越：有过报导
- 与 SSRIs 合用安全
- 对慢性阻塞性肺疾病患者应用安全，对肺功能无副作用（普通成人及一些老年人资料）
- 第二天记忆受损的风险小于苯二氮䓬类药，但在服药数小时内有意识错乱和精神运动受损的危险

种族

- 对药物代谢无影响

剂量决策

- 从 5 mg 起始，每晚睡前服用
  - √ 对某些患有严重失眠及药物代谢速度快的患者来说也可以 10 mg 起始，但是不推荐在虚弱的老年人中使用
- 快速起效——应睡前立即服药
- 非处方适应证剂量
  - √ 2.5 mg 可改善痴呆性激越患者的行为

停药与撤药

- 可能出现撤药综合征
  - √ 震颤、心动过速、呼吸急促、大汗、胃肠道症状（恶心、呕吐、腹痛可能严重）
- 有病例报道在高剂量突然停药的情况下出现戒断性癫痫

副作用

- 普通老年患者以及虚弱的老年患者的资料有限，但总的来看在身体其他方面健康的老年人中的耐受性较好
  - √ 老年人中眩晕和意识错乱明显
- 副作用的总发生率＞60％
- 常见的副作用包括恶心、眩晕、乏力、梦魇、激越、头痛、低血压和嗜睡（表3.25）
- 10 mg 时副作用发生率更高
- 对身体其他方面健康的老年人第二天的功能无影响，但在服药后几小时内有某些影响

表 3.25　唑吡坦的副作用

副作用	最常见*	最严重和较少见	评述
全身性	● 乏力	● 滥用倾向 ● 反跳性失眠	● 与三唑仑的滥用倾向相当（普通成人资料）
心血管系统		● 低血压（剂量相关）	
中枢与周围神经系统	● 嗜睡（3％） ● 眩晕（0.8％） ● 头痛（18％） ● 激越（0.8％） ● 头重感 ● 步态不稳（可能跌倒） ● 梦魇	● 入睡前幻觉 　√ 可能与合并使用 5-HT 能药物有关 ● 意识错乱发作 ● 谵妄（病例报道；普通成人资料） ● 罕见顺行性遗忘	● 短期记忆、精神运动功能受损，在血药浓度达峰时出现姿势摇摆（1～4 h） 　√ 治疗 6～8 h 后逐渐消失

副作用	最常见*	最严重和较少见	评述
眼	● 复视		
胃肠道	● 恶心（7%）	● 腹痛 ● 呕吐 ● 腹泻	
骨骼肌肉	● 肌痛（9%）	● 腿痉挛（病例报道）	
精神病性	● 夜间激越	● 短暂精神病发作 ● 抑郁	● 注意伴有抑郁的患者 ● 避免在有精神病的患者中使用
呼吸系统		● 加剧睡眠呼吸暂停	● 几夜治疗后可能出现阻塞性呼吸暂停
皮肤与附属器		● 皮疹 ● 瘙痒	

* 百分数来自普通成人资料。

监测

● 老年人的治疗剂量血药浓度不明（某些资料的血药浓度范围为 80～150 ng/ml）

药物相互作用

● 药效学相互作用：与 CYP3A4、2C9、1A2 酶抑制剂合用可增强镇静作用

   √ 与下列药物合用可增加血药浓度

     □ 酮康唑

     □ 舍曲林（临床意义不确定）

     □ 氟马西尼：拮抗催眠作用

     □ 帕罗西汀：病例报告有幻觉、定向障碍

     □ 氟西汀

- 酒精：无显著的相互作用，但应避免合用
- 与利福平合用降低血药浓度

病例报告与地昔帕明、安非他酮、文拉法辛（幻觉）以及华法林（增加凝血酶原水平）有相互作用。

与功能损害性疾病的相互作用及禁忌证

- 严重的肝功能不全（可能导致肝性脑病）
- 重症肌无力
- 阻塞性睡眠呼吸暂停
- 呼吸抑制
- 避免酒精（应注意）

过量、毒性、自杀

- 无危及生命的症状
- 许多患者在摄入后出现中毒症状，包括
  - √ 嗜睡（常见）
  - √ 呕吐
  - √ 激越
  - √ 眩晕
  - √ 张力过低
  - √ 瞳孔扩大
  - √ 低血压
  - √ 言语不连贯
  - √ 昏迷［剂量范围为 140～400 mg（普通成人资料包括一些老年人资料）］
  - √ 偶有致死的报告
  - √ 呼吸
    - □ 偶见呼吸抑制
    - □ 呼吸急促（慢性阻塞性肺疾病患者）
  - √ 心脏

□ 心动过缓
　　√ 血液
　　　□ 白细胞增多
　　√ 注意：此清单包括不同年龄组患者资料以及一些个案
　　　报告

处理

● 提供全面的支持性措施
　　√ 必要时维持通气
　　√ 监测生命体征 12～24 h
　　√ 必要时静脉补液
● 洗胃和/或催吐
● 使用药用炭
● 使用氟马西尼（拮抗唑吡坦的中枢神经系统抑制作用）
　　√ 用于严重的患者，注意诱导癫痫发作
● 筛查增加毒性的合用药物（多见于自杀的患者）
● 毒理学筛查
● 全血细胞计数
● 血液生化检查
　　√ 洗胃所致的低钾血症
　　√ 联合用药所致的代谢性酸中毒
　　√ 酶
　　　□ 肝疾病或联合用药导致 AST/ALT 升高
　　　□ 肌酸酐升高
　　√ 一般来说，实验室检查异常与唑吡坦本身无关
● 必要时行心电图监测
● 某些不严重的患者通常在几个小时内恢复

临床提示

● 告知患者作用起效快，服用后避免需要协调性和警觉性的

活动

- 为了快速起效，应避免吃饭时或饭后服用——可导致吸收缓慢和起效延迟
- 有效性的预期应适当
  - √ 诱导睡眠比服药前更快速，为 15~30 min
  - √ 最初增加总睡眠时间 25 min 至 2 h
  - √ 经过 3~4 周的治疗睡眠可得到改善
- 老年患者的滥用可能性不明
  - √ 风险低，但应注意目前以及既往的物质滥用史
  - √ 有滥用的病例报告
  - √ 应逐渐减量，因为撤药反应不能被苯二氮䓬类药物所控制
- 不会出现苯二氮䓬类药物停药所出现的反跳
  - √ 当苯二氮䓬类药物换用为唑吡坦时，应将苯二氮䓬类药物逐渐减量
    - □ 但是一些资料表明可将唑吡坦作为苯二氮䓬类药物减量时的替代
- 对戒断综合征无效
- 注意服用 SSRIs 或其他 5-HT 类药物的患者（有幻觉的报告）
- 当在治疗剂量撤药时无明显的反跳性失眠
- 评估其对特定患者的利弊
  - √ 唑吡坦由于缓慢发展的耐受性而在失眠的长期治疗中有优势
  - √ 在短期治疗中，与便宜的苯二氮䓬类作用相似

佐匹克隆

药物	制造商	化学分类	治疗分类
佐匹克隆（忆梦返）	安万特	环吡咯啉	镇静催眠药

适应证：HPB

● 在加拿大被批准用于失眠的短期治疗

适应证：说明书以外

● 某些资料表明（普通成人资料）其可在戒断阶段替代苯二
氮䓬类药物
　√ 佐匹克隆可减少苯二氮䓬类药物的反跳性失眠并且其本
　　身产生的戒断症状小

药理学

参见表 3.2。

代谢率下降导致血药浓度上升。

● 年龄相关因素：65～68 岁患者的清除率与年轻人差不多，
但是在年龄更大的人中清除率明显下降（如 74～85 岁）
● 对肝硬化所致的肝功能下降敏感
● 对严重的肾功能下降敏感

药效学活性

● 镇静/催眠/抗焦虑
● 抗惊厥
● 肌肉松弛

作用机制

● GABA 受体激动药

适应证的治疗作用

● 对广泛性焦虑症及睡眠障碍有效

药物选择

- 老年人耐受性好
- 在有时间期限的试验中未观察到耐受性
  - √ 持续的催眠作用（约 8 周）
- 总的来说，相对于苯二氮䓬类药物只有轻微的优势，但是在某些患者中佐匹克隆有更好的疗效
- 对老年人来说，其疗效相当于或优于其他推荐的苯二氮䓬类药
  - √ 睡眠得到持续改善
  - √ 比苯二氮䓬类药物对睡眠的疗效更好
- 价格比苯二氮䓬类药贵
  - √ 如果考虑价格的因素，并没有足够的证据表明佐匹克隆有额外的优势
- 残留精神运动及记忆缺陷
  - √ 可能持续至第 2 天，但在临床试验中结果不一致
  - √ 常常发现在服药后出现短暂的精神运动性作用
- 停药后有不同形式的反跳性失眠
  - √ 可能较轻，但是也有报道严重的反应
- 对近期出现的睡眠障碍有效（1 年内出现的，普通成人资料）

剂量

- 以 3.75 mg 起始，睡前服用
  - √ 对初老年人来说，需较高的剂量（5～7.5 mg）

停药与撤药

- 在停药时常出现反跳性失眠，但是短期使用没有问题
- 需逐渐减量

副作用

● 在推荐的剂量下，老年人耐受性较好

● 最常见的副作用是味苦（表 3.26）

表 3.26　佐匹克隆的副作用

副作用	最常见*	最严重和较少见
全身性	● 疲劳	
心血管系统	● 心悸	
中枢与周围神经系统	● 眩晕 ● 停药后反跳性失眠 ● 增加姿势不稳 ● 困倦 ● 头痛	● 早晨觉醒困难 ● 梦魇 ● 完全性失忆综合征（长期使用，病例报告）
眼	● 视物模糊	
胃肠道	● 25 min 达峰浓度时后味苦（3%~8%，最大至 39%），可能导致治疗中断 ● 口干 ● 流涎	● 恶心/呕吐 ● 腹泻 ● 食欲缺乏
肝和胆		● 偶有 ALT/AST 升高的报导
代谢与营养		● 体重下降
骨骼肌肉	● 关节痛	
皮肤与附属器	● 出汗	● 皮疹

* 百分数来自普通成人资料。

药物相互作用

● 佐匹克隆的血药浓度增高见于合用以下药物

　√ 甲氧氯普胺

√ 卡马西平（增加精神运动损害；合用时卡马西平的浓度
　　　下降）

　　√ 伊曲康唑

　　√ 红霉素（增强佐匹克隆的精神运动作用）

　　√ 奈法唑酮有可能（老年的病例报道抑制 CYP3A4）

- 血药浓度下降见于合用以下药物

　　√ 利福平

　　√ 阿托品

- 酒精、苯二氮䓬类以及其他中枢神经系统抑制剂增强佐匹
克隆的作用

　　√ 不改变代谢

与功能损害性疾病的相互作用

- 肝硬化：减少剂量

过量、毒性、自杀

- 过量是否安全未知，但是报道表明基本安全

　　√ 服用超过 400 mg 的剂量以及与其他物质合用可导致死
亡（如酒精或苯二氮䓬类），但单独使用佐匹克隆无此
作用

- 一些老年患者的病例报道佐匹克隆致死的血药浓度为 1.4～
3.9 mg/L（相当于 200～350 mg 佐匹克隆）

处理

- 监测生命体征
- 洗胃
- 静脉输液、开放气道及其他支持措施
- 血液透析无效
- 筛查合用药物的毒性
- 使用氟马西尼

临床提示

- 同苯二氮䓬类一样应缓慢减量
  - √ 尽管报告停药后反跳症状轻，但是资料并不一致
- 宿醉效应为剂量依赖性的——应使用最小有效剂量
  - √ 有些患者对此药有强烈的反应
    - □ 第 2 天沉重感、头晕、注意集中下降、精神运动损害
- 滥用的可能性不明确
  - √ 间接资料表明滥用可能性低，但是病例报告有滥用的可能
- 病例报告有耐受性和依赖性（普通成人资料），故不能认为该药完全没有此种特性
- 快速将苯二氮䓬类换为佐匹克隆是最好的策略（尽管有些人建议逐渐转换）
  - √ 缺乏相关资料，无年龄特异性
- 应权衡该药的利弊——价格比苯二氮䓬类高，并且很多患者并不能额外获益

草　药

卡　瓦

卡瓦有非常多的商品名，包括卡瓦-卡瓦、卡瓦根、醉椒素、卡瓦椒、麻醉椒（胡椒或其根）、麻醉长椒、花王、卡瓦胡椒等。

说明书适应证：无

未证实的适应证

- 焦虑障碍

594

- 抑郁
- 失眠
- 肌紧张
- 疼痛
- 精神病
- 压力

作用机制：未明；可能有与 GABA 受体结合的能力。

药物选择

- 因为此药为其他药物的替代药，故在此介绍
- 不推荐在老年人中使用
- 由于有肝毒性的报导，所以最近发出警告不能使用卡瓦或含有卡瓦的物质（欧洲普通成人资料）
  - √ 有 24 例关于肝毒性的报道（1 例死亡以及有几例需要肝移植）

剂量

- 无标准剂量，因此不可靠
- 无老年人资料
- 70％标准提取物：100 mg，口服，每日 3 次（剂量范围为 300～600 mg/d）
- 卡瓦内酯：每日 60～100 mg，口服
- 根茶：每日 1～3 杯，口服

副作用

卡瓦的副作用见表 3.27。

表 3.27 卡瓦的副作用

副作用	最常见	最严重和较少见
全身性	● 体重下降	● 面部水肿（长期使用）
中枢与周围神经系统	● 不安 ● 嗜睡 ● 震颤 ● 疲劳 ● 头痛	● 锥体外系反应 　√ 口舌运动障碍 　√ 斜颈 　√ 眼动危象
胃肠道	● 消化不良 ○ 口角麻木（如果咀嚼）	
血液		● 长期使用致血液病 ● 淋巴细胞减少 ● 红细胞体积增大 ● 血小板减少
肝和胆	● 肝毒性——急性肝炎	● 肝衰竭
代谢与营养		● 蛋白水平下降（长期使用）
精神病性	● 抑郁	
呼吸系统		● 肺动脉高压（长期使用）
皮肤与附属器	● 皮疹	
特殊感觉	● 瞳孔扩大 ● 视物模糊	
泌尿系统		● 血尿（长期使用）

监测

● 监测肝功能

药物相互作用

● 可以增强某些药物的镇静与中枢神经系统抑制作用，如阿普唑仑、巴比妥类、苯二氮䓬类、酒精、某些抗抑郁药、抗组胺药以及阿片类药物

与功能损害性疾病的相互作用

- 帕金森病——导致恶化

缬 草

没有说明书适应证。

因为此药为其他药物的替代药，故在此介绍。

- 诱导睡眠
  - √ 有效性未得到证实，但是似乎有减少 1 相睡眠以及增加慢波睡眠的的作用
- 焦虑
- 不安

药理学：药物的作用机制以及药动学缺乏好的研究资料。

剂量

- 无标准的剂型；纯度与作用不稳定
- 通常剂量为 300~450 mg，睡前服用
- 提取物（含缬草 0.4%~0.6%）：2~3 g，口服，每天 3 次
- 简单的酊剂：1~3 ml，口服，每天 3 次

戒断：缓慢减量；长期使用可能导致戒断综合征。

注意

- 可导致肝毒性
- 驾驶
- 合用中枢神经系统抑制剂
- 通过 CYP3A4 代谢的药物

副作用：老年人中的发生率不详（表 3.28）。

表 3.28　缬草的副作用

副作用	最常见	最严重和较少见
心血管系统		● 心功能紊乱
中枢与周围神经系统	● 头痛 ● 失眠 ● 宿醉 ● 镇静	
肝和胆		● 肝毒性
精神病性	● 激越	

4. 情绪稳定剂

概　述

　　本章主要介绍的治疗药物是：①治疗双相障碍及其他情感障碍的药物；②老年人中常见的继发于内科疾病的躁狂；③伴随痴呆的激越。抗惊厥药并不包括在这里，虽然这些药物有效，但是在老年人中没有完善的研究。由于抗精神病药与苯二氮䓬类药物有治疗双相障碍、继发性躁狂及抑郁的作用，但其他章已有详细的介绍，故在此章将只做简单的介绍。

　　与其他各类障碍有所不同，双相障碍经常需要联合用药。单药治疗往往不能提供全面的疗效，所以常常需要联合用药以及合用增效剂。但这种方法对老年人来说却是复杂的，因为老年人对副作用及药物诱导的毒性非常敏感。

　　对老年人来说，锂盐与丙戊酸钠是最常使用的药物。卡马西平过去很常用，但目前已经很少使用了。加巴喷丁、托吡酯以及拉莫三嗪已经开始在普通人群中使用，但在老年人中的使用经验很少。

情感障碍的其他治疗药物和措施

非典型抗精神病药

● 奥氮平
　√ 对急性躁狂的治疗
　√ 对照性研究（普通成人资料）表明其对双相障碍的躁狂、快速循环以及混合发作有良好的反应
　　□ 结果有显著的统计学意义，但与安慰剂相比，其疗效仅高出 20％
　√ 无老年人资料

- 利培酮
  - √ 对照性研究资料很少
  - √ 总的来说有效，与奥氮平疗效相似（普通人群资料）
- 喹硫平
  - √ 仅个别非对照性研究表明有效
- 齐拉西酮
  - √ 研究资料很少，但有效

抗抑郁药

- 不合并情绪稳定剂而单用抗抑郁药治疗将增加快速循环的发生率
  - √ 最好避免其在快速循环障碍中使用
  - √ 如果需要，最好与情绪稳定剂合用
  - √ 三环类抗抑郁药诱导转相的风险是最大的（普通成人资料）

苯二氮䓬类药

- 用于联合用药
  - √ 急性行为障碍
  - √ 焦虑/睡眠障碍状态

钙通道阻滞药

- 维拉帕米
  - √ 慎用于患有心血管疾病的老年人
    - □ 有致低血压、心动过缓以及心脏传导时间延长的可能
      - ○ 特别是合并使用锂盐时
    - □ 监测血压、心率及心电图
    - □ 禁用于心肌梗死、房室传导阻滞、低血压或病态窦房结综合征
    - □ 与锂盐及卡马西平合用时应注意（增加神经毒性）

安非他酮

- 对躁狂（和抑郁）可能有预防作用

- 可能会诱导
  - √ 快速循环障碍
  - √ 对锂盐产生耐受
- 老年人资料缺乏
- 不推荐常规使用

非药物干预

- 电休克治疗
  - √ 有效的干预方式
- 经颅磁刺激
  - √ 常处于早期研究阶段；无老年人资料
- 迷走神经刺激
  - √ 用于难治性抑郁及难治性双相障碍（普通成人资料）
  - √ 资料很少；尽管此设备在加拿大已获得批准，但常处于早期研究阶段

其他干预措施

- ω-3 脂肪酸
  - √ 资料极少；尚处于早期研究阶段
  - √ 推测的作用机制：通过抑制磷脂酰肌醇和花生四烯酸介导的信号转导抑制神经信号转导
    - □ 与锂盐和丙戊酸钠作用相似
- 多奈哌齐 5 mg/d
  - √ 只有初步的资料
- 重酒石酸胆碱
- 肌醇

药 理 学

情绪稳定剂的药动学见表 4.1。

表 4.1 情绪稳定剂的药动学

通用名	生物利用度(%)(范围)	血浆蛋白结合率(%)	分布容积(L/kg)(范围)	清除半衰期(h)(范围)	t_{max}(h)(范围)	吸收	排泄	代谢(P450)系统	药动学线性
碳酸锂	90~100 (80~100)		0.5~0.7, 随着脂肪/瘦体重的增加, 分布容积下降23%	预计24 (30~50); (8~35); 普通成人范围; 8~10天达稳态	速释制剂为1~2(普通成人资料); 迟释制剂为4~6(普通成人资料)	6h内完全吸收(普通资料); 缓释制剂为释放缓慢吸收; 延迟——主要在小肠; 枸橼酸锂在15min至1h内快速吸收	95%通过肾代谢; 其余通过粪便, 1/3的药物在12h内排出, 1/3在超过2周时同内逐渐排泄(普通资料)		
卡马西平	75~80	68~80, 主要是精蛋白, 只有游离型才有生物活性并进行代谢	0.8~1.6	起始为18~65; 多次给药后, 由于自身诱导代谢降至12~17; 2~4天达稳态(普通资料); 环氧化物半衰	5 (4~8, 但最迟为24~32; 普通成人资料)	缓慢, 不稳定, 不可预测	98%的代谢物从肾排出	通过芳烃经氧化酶代谢, 活性代谢物为10, 11-环氧化卡马西平, 抗癫痫, 但也有毒性	非线性

通用名	生物利用度(%)(范围)	血浆蛋白结合率(%)	分布容积(L/kg)(范围)	清除半衰期(h)(范围)	t_{max} (h)(范围)	吸收	排泄	代谢(P450系统)	药动学线性
丙戊酸/丙戊酸钠	100	>80 是清蛋白;只有游离型才有生物活性并进行代谢	0.16	期为5~8(普通成人资料) 15 (5~20);2~4天达稳态(普通成人资料)	2.5 (1~4,普通成人资料);3~5(丙戊酸)	快速:1~4 h,达峰(普通成人资料);丙戊酸需2~4 h,食物会延迟,糖浆剂在15 min到2 h达峰	清除率不受年龄影响;<3%的原型药通过粪便和尿排泄;大多数代谢物通过尿排泄	70%在肝通过葡糖醛酸结合代谢,P450系统β-氧化代谢,以及代谢物为2-烯-丙戊酸(抗癫痫药)以及4-烯-丙戊酸(有毒性)	游离型丙戊酸呈线性代谢,但只有在与蛋白结合时呈线性代谢
加巴喷丁	高剂量时可能减少	非蛋白结合	58(普通成人资料)	5~9			主要以原型药通过肾清除;随着年龄和肾损害而下降	很少在肝型代谢;无代谢产物	
拉莫三嗪	98	55	0.9~1.2(普通成人资料)	31 (24~37;有些达7~70,与丙戊酸)	1.5~5	快速吸收,不受食物影响	亚洲老年人中清除率下降37%;大	葡糖醛酸化;自身诱导代谢可能导致	

続表 — 续表

通用名	生物利用度 (%)（范围）	血浆蛋白结合率 (%)	分布容积 (L/kg)（范围）	清除半衰期 (h)（范围）	t_{max} (h)（范围）	吸收	排泄	代谢 (P450 系统)	药动学线性
				钠合用时半衰期延长，与苯妥英、卡马西平合用时半衰期缩短			多数通过肾清除；10%以原型药排出	清除率升高；临床意义不明	
托吡酯	80	13～17		21（普通成人资料）；4 天（普通人资料）达稳态（普通成人资料）	2（普通成人资料）	快速；受食物影响	主要以原型药从尿中排出；清除率为 20～30 ml/min	通过羟基化、水解以及葡糖醛酸化在肝代谢；很少受年龄影响；可能有几种无临床意义的代谢物	线性

注：卡马西平与丙戊酸：游离的生物活性药物的活性随着剂量的增加而增加，或当合用一种高蛋白结合率的药物时结合药物会被置换（如阿司匹林、华法林、地高辛、SSRI）。

604

情绪稳定剂的适应证

治疗以下疾病的急性发作、控制复发、维持治疗以及预防复发

- 双相障碍（主要适应证）
  - √ 双相障碍Ⅰ型
  - √ 双相障碍Ⅱ型
  - √ 混合情感障碍
  - √ 快速循环情感障碍
- 继发性躁狂（更适用于老年人）
  - √ 继发于一般躯体疾病的躁狂
  - √ 物质诱导的情感障碍
    - □ 酒精、镇静催眠药的戒断反应（如加巴喷丁）
- 其他
  - √ 单相重性抑郁
    - □ 情绪稳定剂作为辅助治疗
    - □ 用于急性期治疗
    - □ 预防性使用
  - √ BPSD
  - √ 分裂情感性障碍
  - √ 人格障碍中的情感障碍
  - √ 创伤后应激障碍
  - √ 其他临床报导中的综合征：疼痛、不宁腿、三叉神经痛、疱疹后神经痛

双 相 障 碍

双相障碍的本质特征是至少有一次躁狂、轻躁狂或伴或不伴

抑郁的混合情感障碍。有 2 种主要的形式：双相障碍Ⅰ型和双相障碍Ⅱ型。

- 双相障碍Ⅰ型诊断标准
  - √ 一次或以上躁狂或混合发作，伴或不伴重性抑郁发作史
  - √ 最近发作包括
    - □ 轻躁狂
    - □ 躁狂
    - □ 混合发作
    - □ 重性抑郁发作
  - √ 注意：物质诱导的以及躯体疾病所致的情感障碍不包括在Ⅰ型的诊断中
- 双相障碍Ⅱ型诊断标准
  - √ 一次或以上重性抑郁发作伴最少一次轻躁狂发作，但无躁狂发作
  - √ 不包括服用抗抑郁药、电休克治疗或抗精神病药所致的轻躁狂
  - √ 社会、工作能力和临床显著的痛苦所致的有原因的损害

定义

躁狂的定义

- 至少持续 1 周
  - √ 异常的情绪高涨、易激惹
  - √ 如果住院治疗，持续时间可能很短
- 满足下列至少 3 项（如果只是易激惹，应满足 4 项）
  - √ 夸大/自大
    - □ 可以是妄想性的
    - □ 明显的精神病，包括幻觉
  - √ 对睡眠需要的下降
  - √ 话多

√ 思维奔逸

　　√ 随境转移

　　√ 指向性活动过度/精神运动性兴奋

　　√ 鲁莽的、不明智的、有时是自我毁灭性或脱抑制的行
　　　为，包括不合适的或冲动性的性行为

● 症状已导致严重的社会或工作能力受损，或者需要住院
　治疗

● 症状不是由于躯体或药物原因所直接导致的

继发性躁狂的定义：继发于躯体疾病的有直接生理反应的心
境障碍。

器质性病变诱导的躁狂

● 脑部障碍

　√ 脑血管疾病（如脑卒中）

　　□ 脑血管疾病的更多危险因素

　　□ MRI 显示高比例的无症状性脑梗死（特别是右侧）以
　　　及皮质下高密度

　　□ 情感障碍伴有宾斯旺格病：MRI 显示皮质下白质血管
　　　病变

　√ 神经退行性病变（如帕金森病）

　√ 脑外伤

　√ 脑肿瘤

　√ 基底节钙化

　√ 手术致脑损伤

● 内分泌障碍

　√ 甲状腺功能亢进或甲状腺功能减退

　√ 甲状旁腺疾病

　√ 肾上腺疾病

● 感染性疾病

　√ 艾滋病痴呆复合征

√ 神经梅毒

√ 其他中枢神经系统感染（如隐球菌感染）

√ 肝炎

- 代谢障碍（如维生素 B_{12} 缺乏）
- 自身免疫性障碍（如系统性红斑狼疮）
- 癌症（如胰腺癌）

物质诱导的情感障碍

- 由于物质直接的生理作用

√ 使用下列药物时转躁

□ 精神药物（抗抑郁药，非典型抗精神病药，丁螺环酮，苯二氮䓬类药）

□ 抑郁的其他治疗（电休克治疗，光疗法）

□ 其他药物〔甾类，左旋多巴，金刚烷胺，兴奋剂（苯丙胺，支气管扩张药），解充血药，丙卡巴肼，巴氯芬，溴化物，抗胆碱能药，雌激素，双硫仑，叶酸〕

- 由于物质滥用所致的转躁（如酒精、可卡因）

√ 酒精是老年人最常见的滥用物质，但是其他物质同样也很常见（如可卡因）

√ 双相障碍与物质滥用常常共病

□ 每个部分需要进行不同的评估与处理

老年人的继发性情感障碍

- 《诊断和统计手册》提示：当阿尔茨海默病或血管性痴呆中单独出现抑郁时，优先考虑此诊断，可以将抑郁作为一个鉴别标志

√ 好的鉴别标准与临床实践不是特异性相关的

- 不是继发于抑郁发作之后

√ 在年轻患者对照组中有 60%～70%的躁狂继发于抑郁发作

- 在老年人中比原发性抑郁更常见（即常伴有其他原发性障

碍，如痴呆）

- 比原发性抑郁晚发
- 既往无精神病史
- 双相障碍的一级亲属家族史要显著少于原发性情感障碍，尽管比例也非常高（一项研究表明为 50%）
- 长期预后差以及死亡率过高

轻躁狂的定义

- 至少持续 4 天的不正常的持续的情绪高涨及易激惹
- 症状谱与躁狂相似但不出现以下情况
  - √ 功能显著损害
  - √ 需要住院
  - √ 包括精神病性症状

混合发作的定义

- 同时符合抑郁与躁狂发作的标准，并持续至少 1 周

循环情感障碍的定义

- 超过 2 年，反复波动于轻躁狂与抑郁情绪之间，但从未达到重性抑郁或躁狂的诊断标准
- 期间恢复的时间不满 2 个月

双相障碍的流行病学

- 在老年期，躁狂的发作频率是上升、下降还是保持不变目前还不清楚
- 双相障碍的终生发病率为 1.6%～1.8%
  - √ 亚症状型躁狂患者的终生发病率为 6%（与双相障碍 I 型 1%的发病率相比）
  - √ 老年人中双相障碍在情感障碍中的发病率为 5%～19%。
  - √ 双相障碍的患者中有 10%大于 50 岁

- 晚发双相障碍可能存在于
  - √ 之前有抑郁发作史的首次躁狂发作
  - √ 首次情感发作
  - √ 在年轻时期首次发作后的再次发作
- 在首次诊断为双相障碍的老年患者中
  - √ 首次躁狂发作的年龄大约在 60 岁
    - □ 起病于 70 岁之后的首次发作的躁狂非常少见
  - √ 成人早期起病并持续至老年的躁狂发作也很少见
  - √ 通常抑郁发作于早期（在老年双相障碍中占 30%～50%）；抑郁发作常在躁狂之前
    - □ 晚发情感障碍可能转相
    - □ 抑郁发作到首次躁狂发作的潜伏期通常较长：10～25 年或更长
  - √ 之前无情感障碍病史的老年人新发的躁狂
    - □ 大多数都是继发性躁狂
    - □ 少数为躁狂复发
- 老年人中躁狂的发病率没有很好地研究
  - √ 因躁狂而入院的发生率随着年龄的增长而增长
  - √ 5%～10% 的老年住院患者因情感障碍接受治疗
  - √ 10%～20% 接受锂盐治疗的患者超过 65 岁（临床估计）
  - √ 25% 的住院老年躁狂患者是继发性躁狂
  - √ 疗养院的发病率约为 10%
- 快速循环型（即 1 年发作超过 4 次；是疾病修饰语，不是诊断亚型）在老年人中更常见
  - √ 在整个疾病的发病过程中有发作越来越频繁的趋势
    - □ 特别是伴有双相障碍Ⅱ型，尤其是抑郁阶段
- 共病
  - √ 在年轻的患者中，物质滥用（特别是酒精）是最常见的轴Ⅰ共病（缺乏老年患者资料）
  - √ 常伴有躯体障碍以及药物治疗的频率增加（如血管性痴

610

呆、亨廷顿病、内分泌障碍、肿瘤、感染性疾病、血管胶原蛋白病、多发性硬化、脑外伤、谵妄)

√ 老年人有合并神经系统疾病(如共济失调、软体征)以及认知障碍的高风险,可能增加死亡率

√ 36%的患者伴有神经系统障碍、损伤(如 MRI 示室周白质密度)

老年双相障碍的诊断

老年双相障碍的诊断需要准确的病史采集,特别是旁系亲属的病史。

- 老年躁狂
  √ 缺乏好的对照性研究资料
  √ 临床上表现出显著的个体差异
    □ 非年龄相关性
  √ 与年轻的患者大致相同
    □ 临床医师观察到一些差异
- 共病的预后较差
  √ 慢性躁狂的危险巨大

老年患者的典型躁狂症状

- 许多症状并不严重,患者可能情绪更低落
- 情绪波动不稳,易激惹,有敌对性以及攻击性(而不是欣快或受感染,尽管资料不一致)
  √ 早期易被误诊为激越性抑郁
- 常见意识错乱、定向障碍及注意涣散
  √ 容易被误认为是谵妄
  √ 偶见于假性痴呆
- 关于晚发双相障碍中认知损害增加的证据是矛盾的
  √ 伴有神经系统症状的有高比例的住院率
- 被害妄想多见(而不是夸大),在晚发患者中更常见

611

- 常为重复言语或是言语贫乏，但是存在思维奔逸
- 存在自主神经系统症状，包括失眠、不安、踱步
- 其他特征包括需求增多、强迫、争论以及攻击
- 烦躁情绪发生率高
- 老年患者在一次发作中同时出现抑郁与躁狂的情况要比年轻患者常见
- 死亡率升高
- 发作常紧密相连

相对于早发躁狂，晚发躁狂伴有

- 功能失代偿
- 出院后可能残留较少的症状
- 自知力不全
- 伴有脑器质性损害特别是脑血管疾病
  - √ 脑结构变化不显著
  - √ 年轻与老年双相障碍患者皮质下高密度
- 相对于早发患者，认知损害的发生率更高
- 首次发作前常与抗抑郁药治疗有关
- 高复发的风险
- 预后差，发病率与死亡率高（6 年超过 50%）

继发性躁狂的特征包括

- 明显的躯体及神经系统损害
- 70 岁后首次躁狂发作
- 器质性障碍——意识错乱，注意涣散，定向障碍，认知损害
- 快速循环
- 无反应性慢性病程
- 对低剂量药物发生毒性反应，特别是锂盐
- MRI 显示皮质下高密度，但是无诊断价值

老年患者的鉴别诊断包括

- 疗养院中常常误诊双相障碍,使对此疾病的考虑减低(表4.2)
  - √ 通常考虑以及诊断较多的是抑郁、谵妄和痴呆
- 由于双相障碍与精神分裂症之间有很多重叠的症状,在鉴别诊断标准未完善前,老年患者可能被误诊为精神分裂症
  - √ 特别是与10%~30%的慢性躁狂患者有关
    - □ 他们需要被重新评估与诊断以避免错误的或不充分的治疗

表 4.2　老年双相障碍的鉴别诊断

双相障碍 vs. 精神分裂症和分裂情感性障碍
- 精神分裂症通常在早期以慢性精神病性症状为特征,伴有不协调的情感症状
- 老年人中罕见分裂情感性障碍且缺乏相关研究;情感症状附加于精神病

躁狂 vs. 抑郁
- 在老年人中可能出现激越性抑郁,包括烦躁、激越、易激惹、混合或不稳定的情感、抑郁的思维内容
- 应鉴别于
  - √ 病史,包括既往精神病史与家族遗传史
  - √ 之前的抑郁表现
  - √ 之前对情绪稳定剂的反应
  - √ 治疗试验

双相障碍 II 型 vs. 单相抑郁
- 可通过症状谱和病史鉴别双相抑郁与单相抑郁(资料并不是老年人特异的,且主要是早发障碍)

双相抑郁与单相抑郁有如下鉴别点
- 意志抑制增加(意志瘫痪)
- 反向自主神经系统症状增加(体重增加、嗜睡)
- 发作年龄早

- 发作频率高
- 性别分布平均
- 精神病性症状更明显
- 自杀风险高
  - √ 高 15%～20%（普通成人资料），但是缺乏老年人资料
- 终生物质滥用史
- 平均生命期望值低

躁狂 vs. 痴呆
- 鉴别困难，容易误诊
  - √ 误诊率不明
- 晚发躁狂可能类似痴呆，因为其伴有高发病率的神经系统疾病及认知障碍
  - √ 很少发展成进展性痴呆，如阿尔茨海默病
- 痴呆类似躁狂，因为其有躁狂样发作特征
  - √ 易激惹、不安、情绪不稳、注意集中受损、睡眠障碍、社会判断力差、冲动
- 治疗性试验有助于鉴别
- 有个案报道锂盐可同时缓解情绪与痴呆症状（在最初误诊为痴呆的患者中）

额颞叶痴呆
- 躁狂中的睡眠障碍可作为鉴别依据

双相障碍 vs. 脱抑制综合征

脱抑制综合征
- 伴有额叶障碍，但是没有情感障碍
- 老年人中多见
- 没有家族遗传史
- 与神经系统疾病高度相关
- 对情感稳定剂反应差

躁狂 vs. 谵妄
- 两种情况均可见不安、睡眠破坏、冲动、易激惹、情绪不稳、注意涣散（谵妄的诊断见抗精神病药的谵妄部分）

双相障碍的治疗

- 缺乏老年人的对照资料
- 18%的患者接受单一方法治疗，50%接受抗抑郁药，40%接受苯二氮䓬类药物，33%接受抗精神病药治疗（普通成人资料）
- 老年双相障碍常常比较难以处理，这是由于共病的原因
- 症状控制常常欠佳，由于药物只对部分症状有效，常常出现慢性症状
  - √ 少数患者（25%～30%）在经过超过 1 年的治疗之后，全部症状得到缓解
  - √ 功能全部恢复的结局同样不容乐观（一项研究表明约为 24%，普通成人资料）
    - □ 缺乏老年人资料，但是根据临床经验，结果可能是相类似的
    - □ 年轻患者的自杀是一个显著的风险（比例为 10%～19%），但是缺乏老年患者相关资料

治疗基于完整的躯体检查

- 建立正确的诊断，进行鉴别诊断（表 4.3）
- 确定共病的障碍

表 4.3　新发躁狂的诊断检查清单

- 完整的病史
  - √ 既往史，包括近期的疾病，如感染性疾病
  - √ 精神病
  - √ 家族史
  - √ 个人史
  - √ 社会心理
  - √ 物质使用
- 治疗药物回顾
- 系统检查

615

- 完整的躯体检查，包括神经系统检查
- 详细的精神状态检查（不仅仅是简易精神状态评估筛查）
- 神经影像学检查（首选 MRI）
  - √ 尤其是在神经系统有阳性发现时
- 实验室检查
  - √ 血细胞计数和分类
  - √ 全血生化检查
    - □ 电解质
    - □ 血尿素氮
    - □ 肌酐清除率
  - √ 毒理学检查
  - √ 肝功能（AST，ALT，碱性磷酸酶）
  - √ 凝血酶原时间
  - √ 尿液分析——常规和微量，必要时加药物筛查
  - √ 肾功能
    - □ 血清肌酸酐
    - □ 血尿素氮
  - √ 维生素 B_{12}，叶酸
  - √ 促甲状腺激素，T_3，T_4
  - √ 心电图
  - √ 可能需要脑电图

注：要注意按时间顺序采集躁狂抑郁病史，以及其发作等生活事件与治疗干预的关系，老年人尤其如此，因其大部分具有复杂而久远的病史。

急性躁狂

老年患者急性躁狂的治疗通常与以下因素有关

- 伴有躯体疾病
- 不能耐受药物的副作用
- 老年人中的锂盐抵抗
- 继发性躁狂通常疗效较差

药物治疗，特别是对严重的或难治性病例，可能会在情绪稳定剂、抗精神病药、抗抑郁药以及心理社会等非药物干预之间产生复杂的相互作用（表 4.4）。

表 4.4　追踪双相障碍病程的推荐表格形式

发作	患者的年龄及每次发作的日期	持续时间	诱因	治疗	疗效	照料者/治疗者备注
1. 2. 3. ……						
具体说明 ● 躁狂 (M) ● 轻躁狂 (H) ● 混合型 (Mx) ● 注意: 1 年发作> 4 次为快速循环型			具体说明 ● 合并的生活事件 (LE) ● 疾病 (I)	具体的药物或其他干预措施 ● 药物 (Med) ● 住院 (Hosp) ● 电休克治疗 (ECT) ● 心理社会干预 ● 其他 (具体说明)	● 完全缓解 (F) ● 部分缓解 (P) ● 无疗效 (N)	

- 应考虑患者自我伤害及对他人伤害的风险等级以及考虑是否住院
- 如果可以的话，应包括家庭成员
- 应与家庭医生及其他家庭支持系统建立紧密的联系

治疗联盟是治疗成功的关键要素，应在治疗过程中建立起信任以及相互合作的关系。

- 缺乏或不充分的治疗联盟将干扰顺应性
- 由于自知力有限，在躁狂的状态下常常难以建立治疗联盟

药物治疗

治疗是复杂的，这是由于药物往往只能提供部分作用，常常需要联合使用2种或3种作用互补的药物。应从一种药物治疗开始，必要时可加用另外一种药物，而不是替换之前的治疗。对老年人来说，应考虑到联合用药所带来的毒副作用。

锂盐与丙戊酸钠均是有效的抗躁狂药（身体其他方面健康的初老年人）。

- 药物选择的不同观点
  - √ 如果可以耐受，锂盐是很好的选择
    - □ 老年人的对照性研究的资料非常少
      - ○ 累积的资料表明对老年人有非常好的疗效
    - □ 有边缘的治疗作用（最近两项研究的有效率分别是67%和38%）
    - □ 副作用发生率高，特别是神经系统、胃肠道及心血管系统
    - □ 身体虚弱的老年人常常不能耐受神经系统的副作用，甚至在相对较低的剂量下
    - □ 对于副作用如谵妄应减低药物剂量而不是放弃
  - √ 抗惊厥药的优势（特别是丙戊酸钠）
    - □ 对副作用耐受性好
    - □ 对典型的躁狂发作，丙戊酸钠疗效好于锂盐，但对混

618

合状态，两者疗效一致

- 对锂盐疗效不佳的患者有效（如双相障碍的快速循环型或伴有显著的病理性心境恶劣）
- 拉莫三嗪可能有效，但是缺乏相关资料，托吡酯在老年人中缺乏研究
- 丙戊酸钠
  - 长期治疗耐受性好、安全，可长期治疗，而患者对锂盐的毒性不能耐受
- 治疗窗宽
- 中枢神经系统副作用

- 在老年患者中，治疗取决于临床症状（如合并神经系统疾病增加对锂盐副作用的敏感性，以及长期使用所致的肾毒性）

继发性躁狂或躯体虚弱时，抗惊厥药（特别是丙戊酸钠）是一个好的选择（特别是对继发于肾疾病的躁狂）。伴有或继发于肝疾病的躁狂优先选择锂盐。

- 伴有抑郁的快速循环型在抑郁与躁狂状态的持续时间上有侧重
  - √ 应针对最主要的症状选择用药
    - 锂盐对躁狂症状有效，但对抑郁的疗效较差
    - 拉莫三嗪对双相障碍 II 型患者的抑郁症状更有效（对双相障碍 I 型疗效稍差），并且无致情绪不稳作用
- 丙戊酸钠、奥氮平、利培酮对急性躁狂疗效良好
  - √ 非典型抗精神病药也适用于调节快速循环型患者的睡眠模式
- 丙戊酸钠适用于混合状态或快速循环状态
  - √ 卡马西平或锂盐对快速循环状态疗效欠佳（普通成人资料）
    - 锂盐适用于躁狂状态但是伴有抑郁恶化

抗精神病药在躁狂中的应用

- 非典型抗精神病药
  - √ 最常用于辅助治疗以及快速控制急性症状
  - √ 在维持治疗阶段疗效较差，应使用情绪稳定剂（锂盐或丙戊酸钠）
  - √ 奥氮平（说明书标明可以使用）和利培酮
    - □ 利培酮需逐渐加量至治疗剂量，可能会限制其控制急性状态的使用
    - □ 偶见诱发躁狂
  - √ 其他非典型药物有相似的作用（如喹硫平；只有普通成人数据）
  - √ 氯氮平有效，但是副作用限制其在严重的、难治情况下的应用
  - √ 对于急性躁狂，奥氮平与丙戊酸钠有相似的作用（普通成人资料），但是丙戊酸钠的副作用更小
- 典型抗精神病药
  - √ 临床经验表明其对老年躁狂有效，但是资料有限
  - √ 副作用严重，特别是谵妄、锥体外系反应和 TD

与情绪稳定剂联合用药的适应证

- 不建议在老年患者中使用，联合使用时应注意
  - √ 锂盐/卡马西平
    - □ 神经毒性
  - √ 丙戊酸钠/卡马西平
    - □ 逐渐加药至治疗剂量困难
  - √ 丙戊酸钠/拉莫三嗪
    - □ 增加拉莫三嗪的血药浓度
  - √ 卡马西平/钙通道阻滞药
    - □ 神经毒性，特别是维拉帕米或地尔硫䓬

　　　　√ 卡马西平/氯氮平——禁忌
- 伴有焦虑但不伴精神病的严重躁狂
　　　√ 苯二氮䓬类药（劳拉西泮 0.5~2 mg/d 或氯硝西泮 0.5~
　　　　2 mg/d，口服或肌内注射）在急性期有效
　　　　　□ 在长期维持治疗中有效
　　　　　□ 共济失调、言语不清以及认知损害等
- 在情绪稳定剂的基础上加用奥氮平对双相混合状态疗效良
　好（普通成人资料）
- 伴有精神病性症状的躁狂
　　　√ 非典型抗精神病药（如奥氮平或氯氮平）
　　　√ 加用或减少苯二氮䓬类药，尽管其对伴或不伴精神病性
　　　　症状的患者的疗效不一致
- 抑郁
　　　√ 50％的双相障碍患者接受抗抑郁药治疗（普通成人资料）
　　　√ 对药物耐受以及持续抗抑郁药治疗的患者在长期治疗中
　　　　表现得更好（普通成人资料）
　　　√ 轻度抑郁状态可单独使用情绪稳定剂
　　　√ 严重的情况下可加用安非他酮、SSRI 或文拉法辛
　　　√ 既往有快速循环或服用抗抑郁药致躁狂的患者最好避免
　　　　使用
　　　√ 锂盐与拉莫三嗪合用适用于双相抑郁（普通成人资料）
必要时加用 T_4 补充剂可以改善甲状腺功能。

无效

- 缺乏老年患者资料的指导
- 从年轻患者中外推出的建议
- 在老年人中使用应小心，由于联合用药可导致年龄相关的
　并发症

一般方法包括

● 换用另一种作用机制不同的情绪稳定剂
● 考虑使用抗精神病药（奥氮平或氯氮平）
● 加用第二种情绪稳定剂
　　√ 卡马西平（注意上述联合用药的禁忌）
　　　□ 联合使用锂盐可能加速急性意识错乱
　　√ 加巴喷丁
　　√ 拉莫三嗪
　　√ 与丙戊酸钠合用应低剂量
　　　□ 可增加拉莫三嗪的血药浓度与副作用
　　√ 与锂盐合用耐受性好
● 考虑钙通道阻滞药
　　√ 维拉帕米
　　　□ 特别适用于伴有高血压、室上性心动过速、TD 的老年患者
　　√ 可尝试硝苯地平
　　√ 注意副作用
　　　□ 与卡马西平或锂盐合用所致的药物相互作用（增加毒性）
　　　□ 心律失常——心动过缓，房室传导阻滞
　　　□ 低血压
　　　□ 脸红，嗜睡，恶心

双相障碍亚型的药物治疗见表 4.5。

表 4.5　双相障碍亚型的药物治疗 *

起始干预	对无疗效或疗效不佳的处理
急性躁狂发作	
● 丙戊酸钠或锂盐（首选锂盐，由于单药治疗有效）	● 治疗 2～3 周后，换用不同的情绪稳定剂

起始干预	对无疗效或疗效不佳的处理
• 由于副作用,卡马西平不作为首选 √ 作为二线用药 • 合用非典型抗精神病药直到症状得到控制 • 加用氯硝西泮(1~2 mg/d)、劳拉西泮(0.5~2 mg/d)或其他适合的苯二氮䓬类快速控制激越、失眠 • 使用情绪稳定剂后症状在1~3周内得到控制,而使用非典型抗精神病药则症状得到更早的控制 • 对严重、难处理的患者使用电休克治疗	• 如果无效或仅有部分疗效,合用情绪稳定剂 √ 首选锂盐加丙戊酸钠 □ 应降低锂盐的剂量(即0.4~0.6 mEq/L) • 少数情况下可合用第三种情绪稳定剂(如加巴喷丁、拉莫三嗪) √ 应重新评估诊断 □ 对继发性躁狂,识别诱因是必要的,但是抗躁狂药也是必要的 □ 对抑郁无疗效,加用抗抑郁药(安非他酮,文拉法辛) √ 必要时使用电休克治疗

伴有精神病的急性躁狂发作

• 对急性躁狂发作应选用情绪稳定剂 • 在急性期合并使用抗精神病药(如奥氮平2.5~5 mg或利培酮1 mg或氯氮平逐渐滴定) √ 一旦症状得到控制,应停药 • 也可使用氟哌啶醇 √ 应监测锥体外系反应	• 将非典型抗精神病药换为中效典型抗精神病药(如洛沙平、奋乃静)

分裂情感性障碍

• 以非典型抗精神病药或丙戊酸钠起始 • 拉莫三嗪或卡马西平作为二线用药	• 加用上述情绪稳定剂 • 加用非典型抗精神病药(如奥氮平)或氟哌啶醇控制急性发作 • 谨慎选用苯二氮䓬类

混合状态——抑郁和躁狂

• 老年人中常见 • 首选丙戊酸钠 √ 卡马西平为第二选择 √ 缺乏老年人资料	• 若2~3周治疗无效,应重新评估诊断 • 换用不同的情绪稳定剂 • 合用第二种情绪稳定剂(如加巴

起始干预	对无疗效或疗效不佳的处理
● 必要时可合并抗精神病药和抗抑郁药，但应尽量避免使用抗抑郁药	喷丁） ● 在严重的患者中使用电休克治疗

双相抑郁

● 以情绪稳定剂起始 　√ 首选锂盐或拉莫三嗪 　√ 丙戊酸钠无效 　√ 为了快速起效，使用锂盐加安非他酮、SSRI、MAOI 或文拉法辛	● 小心使用抗抑郁药（首选 SSRI 或安非他酮），应认识到转相的危险 ● 可同时试用新型抗抑郁药 ● 一旦抑郁发作好转应逐渐停用抗抑郁药（2~3 个月） ● 评估甲状腺功能 ● 使用电休克治疗

快速循环型双相障碍

● 选用丙戊酸钠（或卡马西平） ● 停用抗抑郁药（尽管在某些情况下不可避免） ● 20%~40% 的患者对锂盐无效（普通成人资料）	● 加用锂盐和/或第二种或第三种情绪稳定剂 ● 加用甲状腺素 100~200 μg/d 以改善甲状腺功能 　√ 甲状腺功能减退是快速循环型双相障碍的危险因素

继发性躁狂

● 首选丙戊酸钠
● 停用引起问题的药物
● 如果症状好转，逐渐将情绪稳定剂减量
● 如果可以则维持治疗

痴呆中的躁狂

● 锂盐疗效差；丙戊酸钠更有效

---

*注：表 4.5 中的大部分资料是从普通成人资料外推而来的。

换药时

● 在加用第二种药物前逐渐减少第一种药物的剂量

● 缓慢进行

● 老年人应缓慢加量

● 如果在换用另一种药物前不能停用前一种药物，可以交叉
调整（即在第一种药物减量的同时加用第二种药）

注意：如果患者已开始电休克治疗，应停用情绪稳定剂。

● 当电休克治疗结束后可以重新使用情绪稳定剂

√ 如果患者不愿停药，应将剂量减至最低有效剂量

维持治疗期

为了预防复发，应在症状得到控制后继续治疗 8～9 个月，
之后逐渐减量。

● 患者需严密监测（每 2～3 周），维持治疗联盟直到完全稳
定，因为此种疾病的顺应性较差

● 年轻成人中躁狂的复发率约为 90%

√ 无老年人资料

√ 老年人需要长期治疗以及定期随访

● 如果复发，应长期维持治疗（特别是在过去 3 年）

√ 对首次发作的严重的需住院治疗的或有生命危险的患
者，有些人也建议长时间维持治疗

● 随访日程

√ 稳定后应至少每 6 个月复诊 1 次，包括适当的实验室
检查

√ 有下列情况时应有所变化

□ 之前有过复发

□ 患者的住处改变（密切监测的社区或住院机构）

□ 其他照料者的可靠性

□ 患者的自知力与顺应性

□ 药物使用情况

选择最合适的药物进行长期维持治疗

● 锂盐是最可靠的药物，丙戊酸钠次之
● 对某些患者来说，合用丙戊酸钠与锂盐可能有效
　　✓ 对躁狂复发的预防疗效良好
　　✓ 同样存在较高的副作用（普通成人资料）
● 非典型抗精神病药可能有效，但缺乏相关资料
● 典型抗精神病药长效制剂在年轻人中有效，但是在老年人
　中缺乏相关研究
　　✓ 在其他药物无效的情况下可以尝试
● 每月（有时频率更小）维持电休克治疗可能有效地预防
　　✓ 在老年人中使用安全，应注意副作用

双相症状的突破

● 可导致轻度易激惹、活动过多、情绪高涨或全面严重复发
● 特别的推荐基于临床经验；无老年人资料
　　✓ 如果已经有一种药物可以预防（如丙戊酸钠），可增加
　　第二种情绪稳定剂而不是增加第一种药物的剂量
　　　□ 除非是低剂量或达不到治疗剂量
　　✓ 考虑选用非典型抗精神病药（如奥氮平、利培酮）或第
　　二种情绪稳定剂（如锂盐、加巴喷丁）
● 在老年人中联合治疗，应严密监测药物的副作用

停药与撤药

● 突然的停药将导致高比例的复发
　　✓ 5个月内约有50%复发，仅有锂盐的研究
● 中断锂盐治疗可能导致对锂盐疗效的长期下降
● 对锂盐的抵抗可能随时间加剧
● 情绪稳定剂的减药日程未知

√ 推荐在 2～4 周内，在监测下将情绪稳定剂逐渐减量

情绪稳定剂单药概要

卡马西平

药物	制造商	化学分类	治疗分类
卡马西平（得理多和得理多缓释制剂）	诺华	亚氨基芪	抗惊厥药

适应证：FDA/HPB

- 抗惊厥
- 三叉神经痛

适应证：说明书以外

- 双相障碍
  - √ 急性躁狂；躁狂的预防；快速循环型障碍（证据不一致）
- 痴呆
  - √ 疗养院和社区中患者的激越和攻击

药理学

参见表 4.1。

- 卡马西平的环氧化代谢产物有毒
  - √ 如果代谢酶被抑制，环氧化物就会累积
    - □ 环氧化物通过环氧化物羟化酶代谢（被双丙戊酸钠和拉莫三嗪抑制）
    - □ 当测定卡马西平的血药浓度时，常规下不测定环氧化物
    - □ 环氧化物浓度与血浆卡马西平浓度不成比例
  - √ 当卡马西平浓度在治疗范围时，环氧化物的毒性也可能出现

627

- 非线性药动学
  - √ 3A4 的自身诱导作用导致 2~4 周内血药浓度下降，数周之后可能会需要更高剂量以维持血药浓度

作用机制

- 疾病定义——治疗作用可能与抗点燃效应有关，包含 GABA 能、5-HT 能和多巴胺能特性
  - √ 适当的 GABA 能和抗谷氨酸能作用
- 抑制突触传递
- 尚未知的与临床相关的其他作用（例如镇静作用、抗胆碱能作用、肌松作用）

药物选择

- 老年相关数据很少
- 仅作为二线或者三线用药
  - √ 多种药物相互作用
  - √ 明显的药物副作用
- 治疗急性躁狂起效速度略低于锂盐
- 服用锂盐无效的患者和快速循环型对卡马西平有效
- 预防躁狂与锂盐疗效相当（普通成人数据）
  - √ 卡马西平与锂盐联合使用疗效更好（仅限于普通成人数据）
  - √ 也会增加毒性，不推荐

剂量

- 量效资料极少，缺乏老年人资料
  - √ 用于痴呆中的攻击，见表 2.10
  - √ 根据临床经验，老年人的建议血药浓度 <38 mmol/L
- 每日剂量方案
  - √ 从小剂量开始每天服用 1 次，然后每天 2 次

√ 与餐同服

- 初始剂量

    √ 身体状况比较差的老年人，从小剂量 100 mg 每天 1 次开始服用，缓慢增加剂量

    √ 其他人可以从 100 mg 每天 2 次开始服用

- 增加剂量并达到治疗浓度

    √ 缓慢增加剂量，每 2～3 周增加 100～200 mg/d

    √ 目标剂量范围为 200～1200 mg/d

        □ 双相障碍：400 mg，每天 2 次

        □ 痴呆中的攻击 100～300 mg，每天 2 次

    √ 目标血药浓度为 4～8 μg/ml（范围为 2.5～12 μg/ml）

联合治疗

- 避免与丙戊酸钠联合使用

副作用

- 明显的抗胆碱能和心血管副作用（表 4.6）
- 常见的副作用包括镇静作用、共济失调、运动失调、头晕、眼球震颤/视物模糊、无力、疲乏、恶心、白细胞减少、皮肤过敏反应

表 4.6 卡马西平的副作用

副作用	最常见	最严重和较少见	评述
全身性		● 假性淋巴瘤综合征 　√ 特征：发热、淋巴结病、全身皮疹 ● 血清病 ● 腺热样综合征 ● 川崎样综合征 ● 系统性红斑狼疮样综合征 ● 坏死性结节性血管炎	● 超敏反应综合征在第一个月极少出现

副作用	最常见	最严重和较少见	评述

心血管系统	● 直立性低血压	● 缓慢性心律失常
		● 窦房结功能障碍
		  ✓ 房室传导延长（奎尼丁样作用）
		  ✓ 结性自主心律降低
		● 与心力衰竭有关
			● 女性风险较高
			● 可能在治疗浓度时出现
			● 减量
			● 可能由锂盐和TCAs导致
			● 警惕心脏传导阻滞
			● 监测心电图

病例报告		● 罕见的特发性胰腺炎 ● 无菌性脑膜炎	
中枢及周围神经系统	● 困倦 ● 水平性眼球震颤 ● 疲乏 ● 意识错乱 ● 头晕 ● 无力 ● 共济失调 ● 笨拙 ● 构音障碍	● 谵妄 ● 阵发性舞蹈徐动症 ● 较高剂量出现认知功能改变 ● 震颤	● 作用呈剂量依赖性，常在较高的治疗剂量时出现 ● 意识错乱、共济失调、困倦的中毒样症状常在治疗初期出现，尤其是迅速滴定时 ● 震颤——剂量依赖性的；用β受体阻断药处理 ● 常规血药浓度可能会出现谵妄 ● 小剂量和缓慢加量能减少神经系统副作用
内分泌系统		● 甲状腺功能减退 ● 抗利尿激素分泌不当综合征	● 监测促甲状腺激素和游离T_4
眼	● 视物模糊 ● 复视	● 晶状体混浊 ● 增加青光眼患者的眼压	● 一过性的、剂量依赖性的 ● 混浊是特异质反应
胃肠道	● 恶心 ● 呕吐	● 胰腺炎（罕见）	● 腹泻；可能需要用止泻药

副作用	最常见	最严重和较少见	评述
	• 一过性的 　腹泻 • 流涎 • 口干		
血液系统	• 一过性的白 　细胞减少和 　血小板减少	• 罕见的再生障碍性 　贫血、粒细胞缺乏、 　全血细胞减少、嗜酸 　粒细胞减少性紫癜	• 白细胞减少——特 　异质反应 √ 于治疗第1周出 　现，白细胞少见 　低于 $2.5×10^9$/L √ 与罕见的再生障 　碍性贫血不相关 √ 与快速加量有关 • 处理——白细胞水 　平高于 $3.5×10^9$/L √ 减量，每周监测 　白细胞 √ 白细胞≤$3.5×$ 　10^9/L则停药 √ 维持药量直到白 　细胞计数超过 　$3.5×10^9$/L √ 注意感染 √ 药物停用1周， 　一般会立即恢复
肝和胆		• 肝毒性 √ 肝酶、胆红素、 　碱性磷酸酶升高 □ 临床上并不重 　要 √ 罕见淤胆型肝炎 　和/或肝衰竭	• 临床监测肝毒性—— 　全身不适、恶心、食 　欲缺乏、黄疸 • 每周监测肝功能最 　高值 √ 如果超过正常水 　平2倍（或基线 　的3倍）则停药， 　重新评估肝功能 　（必要时会诊） • 通常停药后都能 　恢复

副作用	最常见	最严重和较少见	评述

代谢和营养		• 低钠血症（5%～25%）
		• 体重增加
		  √ 可能与甲状腺功能减退有关
			• 低钠血症
			  √ 由肾小管吸收钠的加压素样作用所引起
			  √ 与锂盐的相互作用不利——增加锂盐的血药浓度
			  √ 低于 125 mEq/L 出现精神错乱和嗜睡
			  √ 临床意义不大，必要时给予钠补充剂和地美环素治疗
			• 体重增加，查促甲状腺激素

呼吸系统		• 肺部过敏	

皮肤和附属器	• 红疹（2%～4%；普通成人数据）	• 皮疹——良性
		• 剥脱性疾病
		• Stevens-Johnson 综合征
		• 莱尔综合征——罕见但可能致命
			• 开始出现皮疹的征象时停药
			  √ 特异质反应
			    □ 可能预示恶血质

泌尿系统	• 尿频或尿潴留	• 罕见肾衰竭	

卡马西平的药物相互作用见表 4.7。

表 4.7　卡马西平的药物相互作用

增加卡马西平血药浓度	降低卡马西平血药浓度
钙通道阻滞药	阿普唑仑
氯霉素	安非他酮
西咪替丁	氯硝西泮
克拉霉素	氯氮平
达那唑	香豆素

增加卡马西平血药浓度	降低卡马西平血药浓度
地尔硫䓬	环孢素
双硫仑	双香豆素
红霉素	多西环素
酒精	乙琥胺
氟康唑	氟哌啶醇
葡萄柚汁	甲琥胺
异烟肼	奥氮平
伊曲康唑	苯琥胺
酮康唑	苯妥英
氯雷他定	奎尼丁
烟酰胺	䓔类
尼克酰胺	TCAs
苯巴比妥	茶碱
右丙氧芬	丙戊酸钠
喹硫平	维生素 K
SSRIs（氟西汀、氟伏沙明）	华法林
磺胺类药	
特非那定	
维拉帕米*	

* 与卡马西平联合使用要小心（增加神经毒性）；降低锂盐的浓度但是可能会增加锂盐的毒性。

注：卡马西平会诱导自身的 3A4 代谢，长期服药时血清浓度可能会低至治疗水平以下。

- 其他相互作用
  - √ 与氯氮平互为禁忌——增加粒细胞缺乏的风险
  - √ 锂盐——神经毒性和窦房结功能紊乱
  - √ 联合使用精神药物（氯氮平、锂盐及其他）时有扑翼样震颤的报道
  - √ 由于丙戊酸钠抑制葡糖醛酸化作用，会增加拉莫三嗪的血药浓度

监测

常规监测

- 初始用药时，筛查恶血质和肝疾病的病史
- 检查心电图
- 血细胞计数和血小板计数
- 肝功能监测
- 电解质
- 血清铁
- 尿液分析
- 肾功能监测（血清肌酸酐）
- 长期服药时监测甲状腺功能
    - ✓ 促甲状腺激素，T_3，T_4
- 6～8周内每周监测
    - ✓ 血红蛋白
    - ✓ 血小板
    - ✓ 肝功能
    - ✓ 血尿素氮
- 调整剂量后5天出现血药浓度下降
    - ✓ 酶的自身诱导作用使监测血药浓度变得复杂；需要数月达到稳定
    - ✓ 这段时间必须监测血药浓度
    - ✓ 目标血药浓度尚未知——估计范围在 $2.5\sim8\,\mu g/ml$（普通成人数据）
    - ✓ 毒性作用出现、每一次改变剂量或者加用可能改变药物代谢的药物或者物质时，重新测定血药浓度
    - ✓ 有人建议维持用药时每3～6个月检查一次，但一旦达到稳态可能没必要检查
- 定期检查心电图

特殊监测

- 体重增加可能是甲状腺功能减退的一个标志
  √ 监测促甲状腺激素
- 开始的 8~12 周或白细胞由低值恢复正常后每 2 周检查全血细胞计数、血小板和肝酶，之后每 1~3 个月检查一次
- 每 3~6 个月查血清钠
- 2~3 个月内每个月以及之后每 6~12 个月进行肝功能检测，尤其是血清胆红素

与功能损害性疾病的相互作用和禁忌证

如果出现以下情况，考虑停用卡马西平

- 白细胞<3.5×10^9/L
- 中性粒细胞减少<1.5×10^9/L
- 血小板减少，低于 1×10^{11}/L
- 红细胞减少，低于 3.0×10^{12}/L
- 肝酶增加超过 100%
- 感染的征象——发热、嗓子疼、肺过敏（例如呼吸困难、肺炎或者双侧肺炎）
- 出血（例如鼻出血）、青肿
- 严重的皮疹（剥脱性反应、荨麻疹、Stevens-Johnson 综合征）
- 避免并发骨髓抑制、闭角型青光眼或者 2 周内使用 MAOIs

对实验室检查的影响

- 血尿素氮、肝功能、蛋白尿、尿糖升高
- 甲状腺功能、红细胞、白细胞、血小板、血清钠降低

过量、毒性、自杀

卡马西平过量的症状如下

- 胃肠道反应
  - √ 恶心/呕吐
  - √ 口干
  - √ 腹泻
  - √ 便秘
  - √ 舌炎
  - √ 腹痛
- 过量较多时会出现呼吸抑制
- 心血管系统反应
  - √ 心律失常——房室传导阻滞
    - □ 临床严重事件在普通成人中不常见，但是在老年人中会有更多问题
  - √ 低血压
  - √ 心动过速
- 神经系统反应
  - √ 震颤、激越、坐立不安、意识错乱、共济失调、眩晕
  - √ 不自主运动（例如手足徐动、抽动）
  - √ 木僵/昏迷（过量较多）
- 抗胆碱能毒性，例如尿潴留、便秘、口干、谵妄（意识和注意集中水平波动、幻视、活动过多、惊跳反应增加）
- 视物模糊

处理

- 在急诊室治疗
- 开始静脉注射
- 透析不如血液灌流有效

- 给予支持性治疗
- 监测心电图
- 过量早期阶段
  - √ 诱导呕吐
  - √ 洗胃
- 控制癫痫——注意避免引起呼吸抑制

临床提示

- 对卡马西平的副作用保持警惕，减量或停药
- 第 6 天开始发挥抗躁狂作用，2 周内达到峰值
- 治疗攻击需要 1 个月
- 对于没有双相障碍阳性家族史的患者，比锂盐更有效
- 如果加量过快，常见的副作用包括恶心、呕吐、共济失调、困倦、头晕、复视、笨拙
  - √ 如果出现这些表现，减量或者减缓加量速度
- 镇静作用可以通过减量、减缓加量以及睡前服用处理
- 意识错乱多由低钠血症导致，比较少见水中毒
- 撤药通常没有问题，但要缓慢减量
- 患者可能会报告青肿或者出血，这可能提示血小板减少

加巴喷丁

药物	制造商	化学分类	治疗分类
加巴喷丁（诺立汀）	辉瑞	环己乙酸类	抗惊厥药

适应证：FDA/HPB

- 部分性癫痫发作
- 疱疹后神经痛

适应证：说明书以外

- 双相障碍
  - √ 近期安慰剂对照性试验已经证明无效
  - √ 小样本试验显示对治疗躁狂有效
  - √ 除了试验中用于辅助治疗，目前不推荐使用
  - √ 均来自普通成人数据
- 能够改善部分痴呆患者出现的冲动型激越和攻击
  - √ 多为早期数据，不鼓励使用
- 与其他抗帕金森病药合用时，能改善僵硬、运动徐缓和震颤
- 仅在如下病例中报告有效
  - √ 神经性疼痛
  - √ 焦虑
  - √ 失眠
  - √ 姿势性震颤
- 肾功能受损时不推荐使用

药理学

参见表 4.1。
- 不经肝代谢
- 未经修饰的药物经肾排泄
  - √ 肾小球功能低下的人群减量
  - √ 老年人减量
    - □ 随着年龄的增长而降低用药量

作用机制

- 通过抑制 GABA 转运体增加脑内 GABA 水平
  - √ 剂量依赖型作用
- 适度的抗谷氨酸能作用，减少谷氨酸的合成

638

药物选择

- 没有诱导依赖性的倾向（与苯二氮䓬类不同）
- 新型抗惊厥药中副作用谱良好（普通成人数据）
- 肾衰竭的患者需小心给药

剂量

每日剂量方案

- 要求每天 3 次（半衰期短）
- 失眠患者睡前服用
- 初始剂量
  - √ 100 mg，每天 3 次，口服
- 说明书外的适应证
  - √ 有效剂量范围未完全确定，仅依据临床实践的数据
  - √ 痴呆：100 mg，每天 3 次
  - √ 疱疹后疼痛：老年人的剂量尚不确定
    - □ 建议初始剂量 100～200 mg/d
    - □ 每天增加 100 mg，采用每天 3 次服药（普通成人范围为 300～600 mg，每天 3 次，口服）
  - √ 神经性疼痛：老年人的剂量尚不确定
    - □ 普通成人剂量为第 1 天 300 mg，第 2 天增加至 300 mg 每天 2 次，第 3 天为 300 mg 每天 3 次
    - □ 目标剂量为 100～600 mg，每天 3 次
    - □ 推荐老年人剂量范围为成年人剂量范围的 1/3～1/2
  - √ 镇静作用：初始剂量为每 12 h 100 mg
    - □ 每 3～5 天增加 100 mg，直至 300 mg，睡前服用（范围为 100～1800 mg/d）（普通成人数据）
  - √ 肾功能不全：基于肌酐清除率
    - □ 清除率为 30～60 ml/min：最大剂量为 300 mg，每天 2 次

□ 清除率为 $15 \sim 30 \, \mathrm{ml/min}$：最大剂量为 $300 \, \mathrm{mg}$，每天 1 次

□ 清除率 $< 15 \, \mathrm{ml/min}$：$300 \, \mathrm{mg}$，隔日服用

- 增加剂量并达到治疗浓度

  √ 每 $3 \sim 5$ 天增加 $100 \, \mathrm{mg}$

- 目标剂量为 $300 \sim 400 \, \mathrm{mg}$，每天 3 次（范围为 $300 \sim 1800 \, \mathrm{mg/d}$）

停药和撤药

- 不要突然停药——需要逐渐减量

副作用

- 一般耐受性良好（表 4.8）
- 副作用通常较轻，具有自限性
- 在身体其他方面健康的老年人中极少见认知副作用，但是在认知损害的老年人中数据很少

表 4.8　加巴喷丁的副作用

副作用	最常见	最严重和较少见
全身性	● 体重增加	
心血管系统	● 外周性水肿	
病例报告		● 超敏反应综合征
中枢和周围神经系统	● 疲劳	● 震颤
	● 无力	
	● 嗜睡	
	● 头晕/共济失调	
	● 眼球震颤	
	● 构音障碍	
眼	● 视物模糊	
	● 复视	
胃肠道	● 恶心	
	● 呕吐	
	● 口干	
	● 便秘	

副作用	最常见	最严重和较少见
血液系统		● 白细胞减少
肌肉骨骼	● 肌痛	
精神病性	● 神经衰弱	● 偶可引起快速循环型双相障碍
生殖系统		● 可能出现性功能障碍（普通成人数据）
呼吸系统	● 鼻炎 ● 咽炎	

特殊监测：用药前监测血清肌酸酐。

药物相互作用

- 抗酸药——降低吸收
  - √ 氢氧化铝——服用加巴喷丁2h前服用
- 酒精——避免使用

与功能损害性疾病的相互作用

- 肾功能不全——清除率降低，血药浓度增加，半衰期增加

过量、毒性、自杀

吸收速率比其他抗惊厥药慢，过量时毒性较轻。

- 症状
  - √ 复视
  - √ 困倦
  - √ 言语不清
  - √ 嗜睡
  - √ 腹泻

处理

- 给予支持性治疗

● 重症病例进行血液透析（关于理论价值没有临床经验）

拉 莫 三 嗪

药物	制造商	化学分类	治疗分类
拉莫三嗪（利必通）	葛兰素史克	苯三嗪类化合物	抗惊厥药

适应证：FDA/HPB

● 部分性癫痫发作辅助用药

适应证：说明书以外

● 难治性双相障碍（一项关于双相障碍 I 型的对照性研究，
  为普通成人数据；大部分研究为非双盲研究，但显示有
  效；均为普通成人数据）
  √ 对快速循环型障碍可能有效，尽管数据有限且有些争议
  √ 难治性躁狂（仅有病例报告）
  √ 开放性试验提示治疗难治性抑郁、轻躁狂、躁狂和混合
    性发作有效
  √ 预防的有效性不确定，但是更倾向于有效（普通成人数据）
● 有一些关于治疗抑郁和分裂情感性障碍有效的临床报告
● 可能对阿尔茨海默病有神经保护作用
  √ 有初步数据表明能够改善阿尔茨海默病患者的词语识
    别、命名和抑郁情绪

药理学

参见表 4.1。

注意：自身诱导代谢可能会降低血药浓度，使半衰期减少 25%。

● 年龄本身不会影响清除率
● 肝、肾功能不全的患者需谨慎使用

作用机制

- 研究尚不完善
- 抑制电压依赖性的钠离子通道
- 抑制兴奋性氨基酸（例如谷氨酸和天冬氨酸）
- 钙通道阻滞作用
- 可能会阻断 5-HT₃ 受体
- 可能强化多巴胺转运体

药物选择

- 不适用于急性躁狂——要求缓慢加量
- 皮肤副作用发生率较高
  √ 有些比较严重，使得本药成为三线用药

种族

- 非白种人清除率降低 25%

剂量

- 没有老年人的特异性数据
- 逐渐增加剂量以减少 Stevens-Johnson 综合征的风险
  √ 尤其是合并使用丙戊酸钠时
- 初始剂量
  √ 12.5 mg/d，口服
  √ 根据经验年老体弱者应半量使用
  √ 有时会用较大剂量，但是要注意加量的速度，警惕皮疹的出现
- 增加剂量并达到治疗浓度
  √ 每 1～2 周增加 12.5～25 mg/d
  √ 目标剂量为 100 mg/d，每天 2 次（范围为 100～300 mg/d）

停药和撤药

- 不要突然停药
  - √ 至少在 2 周内逐渐减量

副作用

- 老年人对药物耐受欠佳
- 有较多的副作用（表 4.9）
- 严重的皮疹是最突出的副作用，包括 Stevens-Johnson 综合征

表 4.9　拉莫三嗪的副作用

副作用 （普通成人数据）	最常见	最严重和较少见
全身性	● 疲劳 ● 疼痛	
中枢和周围神经系统	● 头晕/共济失调 ● 震颤 ● 困倦 ● 头痛 ● 失眠	● 不协调 ● 记忆力/注意集中受损 ● 失语 ● 意识错乱
眼	● 复视 ● 视物模糊	● 眼球震颤
胃肠道	● 胃肠道反应通常为一过性的（普通成人数据） ● 恶心 ● 呕吐 ● 便秘 ● 消化不良	● 肝衰竭 ● 腹泻 ● 腹痛
血液系统		● 再生障碍性贫血 ● 溶血性贫血 ● 血小板减少 ● 全血细胞减少
肝和胆		● 病例报告：肝衰竭
肌肉骨骼	● 关节痛	

副作用 (普通成人数据)	最常见	最严重和较少见
精神病性	● 神经衰弱	● 诱发躁狂 ● 抑郁
皮肤和附属器	● 皮疹（5%～15%，普通成人数据）	● 可能会出现严重的，有时是致命的皮肤问题（0.3%） 　√ Stevens-Johnson 综合征 　√ 中毒性表皮溶解症 ● 剂量依赖性的，尤其是超过推荐剂量的上限或者是与丙戊酸钠合并使用时 ● 出现皮疹时停药

药物相互作用

● 酶诱导剂降低其半衰期至大约 13 h（普通成人数据）
　√ 苯妥英
　√ 苯巴比妥
　√ 甲琥胺
　√ 美芬妥英
● 卡马西平增加环氧化物毒性代谢产物的浓度
● 丙戊酸钠使拉莫三嗪的浓度和毒性加倍
● 其他警惕
　√ 乙琥胺
　√ 洛匹那韦/利托那韦
　√ 甲氨蝶呤
　√ 奥屈嗪
　√ 扑米酮
　√ 乙胺嘧啶
　√ 利福平
　√ 甲氧苄啶
　√ 三甲曲沙

过量、毒性、自杀

- 症状
  - √ 头晕
  - √ 镇静
  - √ 头痛
  - √ 昏迷
- 危险
  - √ 老年人的致死率数据不确切，但是在明显过量服用时可能会导致昏迷
  - √ 成年人中偶有致死性报道

处理

- 住院
- 诱导呕吐或者洗胃
- 频繁监测生命体征
- 给予支持性治疗
- 血液透析效果不确定

临床提示

- 如果同时服用丙戊酸钠和拉莫三嗪，拉莫三嗪的加量要比平时缓慢，并且监测耐受性
  - √ 丙戊酸钠增加拉莫三嗪的血药浓度

锂　盐

药物	制造商	化学分类	治疗分类
碳酸锂（Eskalith, Eskalith CR, Lithobid*）	Eskalith——葛兰素史克 Lithobid——苏威	碱金属	抗躁狂药
枸橼酸锂糖浆（Cebalith-S）	Carbolith——Roxane		

* 控释制剂。

适应证：FDA/HPB

● 治疗双相障碍 I 型和双相障碍 II 型的躁狂发作

适应证：说明书以外

● 为预防双相障碍的复发而进行有效的维持治疗
  √ 对单相抑郁有可能有效，但是证据不确切
● 如果可以耐受，用于治疗继发性躁狂
● 在难治性抑郁的治疗中作为强化剂，包括单相障碍
● 治疗 BPSD（例如激越）
● 治疗双相抑郁
● 分裂情感性障碍

药理学

参见表 4.1。
● 由于肾小球肌酐清除率和肾小球滤过率随着年龄增长而下降，老年人血清锂的清除时间延长
  √ 65～70 岁的老年人剂量需降低 35%，以后每年下降
    1%～2%
● 锂和钠在近端肾小管竞争
  √ 钠消耗会导致锂潴留，增加毒性

作用机制

● 不明确，特异性作用的临床相关性尚未知
● 影响神经递质传导系统，包括 5-HT 能、肾上腺素能、多巴胺能、胆碱能系统；增加 GABA 的转运
● 影响细胞离子转运和第二信使系统
● 影响
  √ 环磷腺苷的形成
  √ 受体 G 蛋白的耦合

- √ 磷酸肌醇的代谢
- √ 改变钠、钾、钙、镁的分布等药动学
- 锂的细胞内作用包括
  - √ 延迟去甲肾上腺素敏感的腺苷酸环化酶的作用
  - √ 逆转或者平衡钙介导的过程
  - √ 顺利通过钠和钾通道
  - √ 降低神经递质的敏感性
- 对神经递质受体系统有稳定作用
- 多尿继发于肾对抗利尿激素反应的抑制

适应证的治疗作用

- 躁狂
  - √ 在2～3周内有效减少早发双相障碍患者的情感症状和思维症状
    - □ 情绪高涨、夸大、冲动、思维奔逸、攻击、易激惹、焦虑
    - □ 可能也会改善言语迫促、偏执性妄想、失眠、好攻击、性欲增加
  - √ 控制躁狂急性期的众多症状
  - √ 对晚发的躁狂也有效，但是有较高的毒性，因此共病的发生率增加
  - √ 慢性阶段的维持治疗
    - □ 预防情感障碍的复发和复燃
    - □ 可能需要同时服用抗抑郁药、要求服用的其他情绪稳定剂，必要时用甲状腺激素制剂替代治疗
- 抑郁
  - √ 偶有对抗抑郁药无效而对锂盐有效的报道
  - √ 多年来服用锂盐有效的老年人，在换用另外一种抗抑郁药时需警惕抑郁的复发
  - √ 抗抑郁药的增效

□ 在 50％～65％ 的抗抑郁药抵抗的患者中，症状会在 2～12 天内部分或全部缓解

药物选择

- 老年人总体耐受性尚未知
  - √ 身体其他方面健康的老年人的耐受性通常都很好
  - √ 老年人对锂盐的中枢神经系统效应比较敏感
  - √ 内科/神经系统受损或者虚弱的老年人的耐受性降低
  - √ 即便血浆治疗浓度在可接受范围，神经系统副作用也可能难以耐受
  - √ 合并的神经系统疾病是对副作用敏感性增加的一个危险因素
- 老年人更可能服用多种药物（如利尿药、非甾体抗炎药），与锂盐有潜在的相互作用
- 锂盐的控释制剂
  - √ 比常规制剂的锂盐血浆浓度波动性小
  - √ 血浆浓度略高，这对一些老年人来讲可能很重要
  - √ 腹泻更常见（小肠中有更多的锂盐）
  - √ 当锂盐的浓度剧烈波动时比较危险，应该尽量避免，考虑使用缓释制剂
- 对治疗有效的预测指标
  - √ 疗效差的预测指标
    - □ 躁狂症状更严重
    - □ 病理性心境恶劣更明显
    - □ 精神病
    - □ 分裂情感样症状
    - □ 快速循环型病史（即发作一年超过 4 次）
    - □ 对锂盐耐受性差及锂盐中毒的病史
    - □ 重要的并发症，尤其是神经系统（如继发性躁狂）和肾
    - □ 既往顺应性差

□ 甲状腺功能减退

  ○ 纠正甲状腺激素水平以使效果达到最佳

  ○ 可能会被锂盐加重或诱发

□ 没有双相障碍的遗传史（在一级亲属中）

□ 患者家中的照料者没有能力监测药物的副作用和调整药物的剂量

剂量

- 一般原则：服用成人剂量的 $1/3 \sim 1/2$
  - √ 耐受性的个体差异比较明显
  - √ 通常以临床反应和血浆浓度的监测为基础确定个体化治疗剂量
- 50 岁左右的人需要降低初始剂量，随后再加量
- 使用最低剂量达到血浆治疗浓度
  - √ 如果有效，急性期为 $0.5 \sim 0.8\,mEq/L$
    - □ 如果无效且能够耐受副作用的情况下小心增加至 $0.8 \sim 1\,mEq/L$
  - √ 在较高的血药浓度（$> 0.7\,mEq/L$）时观察毒性反应

每日剂量方案

- 如果能够耐受峰浓度，通常晚上顿服
- 否则分开服用（例如每天 2 次，晚上服用较大剂量）
- 隔日服用也比较成功
  - √ 给予 150% 的日剂量
  - √ 减少副作用，提高顺应性，但是有效性值得怀疑（仅有普通成人数据）
  - √ 不是推荐的策略
- 注意：锂盐的控释制剂并不是缓释制剂
  - √ 锂盐不会随着时间而缓慢释放——仅仅是延迟释放，直到下一次服药

√ 要求间隔 12 h 服用以将峰浓度减到最小

初始剂量

- 身体其他方面健康的老年人以 300 mg 作为初始剂量，每晚睡前服用
- 身体虚弱的或者神经系统受损的老年人以 75～150 mg 作为初始剂量，每晚睡前服用
    √ 身体虚弱的老年人以 75 mg 作为初始剂量比较谨慎，可以避免在较低剂量就可引起的过敏和毒性反应
    √ 枸橼酸锂糖浆可以从很低的剂量灵活给药
        □ 是锂盐中最容易吸收的剂型

增加剂量并达到治疗浓度

- 每 3～7 天增加 150 mg（将 300 mg 的药片掰成两份）
    √ 加量前允许达到稳态
- 虚弱、认知障碍或躯体疾病（肾、心血管系统）的老年人，通常加量 75 mg
- 目标治疗量通常为 300～900 mg，睡前服用
    √ 部分非常严重的躁狂患者需要更高的剂量即 900～1800 mg/d
        □ 老年人服用最高剂量比较有风险，少有使用，一旦使用需要小心
        □ 对虚弱的、年纪非常大的或身体其他方面欠佳的老年人不推荐使用高剂量
- 注意：随着症状的控制，患者对锂盐的耐受性降低
    √ 通常需要减量
    √ 这一时期需要更严密地监测血药浓度

维持剂量

- 老年人的最佳血药浓度尚未知

√ 推荐范围：0.5～0.8 mmol/L

　　□ 对于大部分老年人 0.5 mmol/L 甚至是更低剂量（0.2～
0.4 mEq/L）足够预防复发

　　□ 如果能够耐受，建议超过两次躁狂发作的患者使用
0.8 mmol/L

√ 300 mg/d（范围为 150～600 mg/d）的剂量通常能达到
锂盐的治疗浓度，但有时剂量需增加至 1200 mg/d（极
少增加至 1800 mg/d）

√ 虚弱的老年人和年纪比较大的老年人给予较低剂量，血
药浓度也较低

● 不要与丙戊酸钠和卡马西平联合使用

√ 问题在于毒副作用

● 锂盐和丙戊酸钠有协同稳定情绪的作用，但是需要小心监
测副作用

联合治疗：抗抑郁药增加锂盐的疗效

● 安慰剂有效的对照性数据较少

√ 大约 50% 的有效率（仅有普通成人数据）

√ 总体来看，锂盐的增效作用在老年人中可能效果不佳，
耐受性也降低

√ 对双相抑郁更有效，但是对单相抑郁效果不佳或无效

● 剂量

√ 服用较低剂量（300 mg/d，临床显示有效）达到目标血
药浓度

● 作为老年人增效剂的目标血药浓度尚未知

√ 可能低于锂盐治疗躁狂的治疗范围（即 0.2～0.4 mmol/L；
范围为 0.3～0.7 mmol/L）

√ 有人推荐足量治疗浓度

√ 在这种情况下，每个患者都是一个小型的临床试验

● 老年人需谨慎，尤其是超过 75 岁的老年人

√ 增效通常与较高副作用风险相关，尤其是

□ 在较高的血药浓度（大于 0.8 mmol/L）——震颤、神经毒性、共济失调、锥体外系反应、窦性心动过缓、谵妄

□ 年龄的增加（超过 75 岁）

● 起效时间从 2～10 天增至 6 周

√ 建议观察 3～6 周

● 总体来看，在老年患者中作为增效剂轻度有效

√ 伴有妄想的老年抑郁患者与 TCAs 联用，有较强的证据支持有效

√ 此外有证据支持对氟西汀、文拉法辛和 MAOIs 的增效作用（普通成人和有限的老年人数据）

√ 整个维持治疗期持续使用锂盐有增效作用

□ 一些证据表明，如果锂盐作为增效剂起效后就停掉锂盐，会增加复发的风险

□ 没有关于有效性的长期研究数据，但是临床经验提示锂盐是有效的

针对快速行为控制，可考虑

● 抗精神病药（例如奥氮平 2.5～5 mg/d 或短期使用氟哌啶醇 1～4 mg/d）

● 苯二氮䓬类（例如劳拉西泮 1～4 mg/d 或氯硝西泮 0.5～2 mg/d，口服或静脉注射）

停药和撤药

● 2～4 周内逐渐减量至停用锂盐

● 严密监测

√ 突然停药会导致患者在 5 个月内的复发率达 50%（普通成人数据）

√ 然而，锂盐的急性撤药综合征的证据并不充分

□ 复发更像是疾病自然进程的一部分

副作用

- 毒副作用的发生率为 10％～20％
- 毒性通常与高血药浓度有关
- 毒性也可能在治疗浓度内出现，与以下有关
  - √ 达到峰浓度时快速加量
    - □ 可通过以下措施减少副作用
      - ○ 准备给予控释制剂
      - ○ 大剂量睡前服用
      - ○ 采用每天 3～4 次服用
  - √ 同时服用精神药物或其他有相互作用的药物
  - √ 器质性脑病或脑电图异常
  - √ 肾小球滤过率降低
  - √ 导致低钠血症的情况
    - □ 过度出汗
    - □ 腹泻
    - □ 食欲缺乏和营养不足
    - □ 药物——排钠利尿药
    - □ 限盐饮食
  - √ 年纪非常大

老年人，尤其是身体虚弱、受损或患有躯体疾病的老年人比年轻患者更容易出现副作用，但数据有限，没有确凿的证据表明老年人对所有副作用易感（例如多饮、多尿在老年人中就不常见）。

全身性

- 体重增加
  - √ 没有老年人的数据
  - √ 建议患者控制饮食，加强锻炼
- 外周性水肿
  - √ 可能很明显

654

√ 考虑给予保钾利尿药

□ 例如阿米洛利（Moduret）或袢利尿药呋塞米（速尿）

心血管系统

T 波倒置/低平——临床意义不大。

心电图中 QRS 波增宽——良性。

- 窦房结功能障碍
  - √ 通常临床意义不大
  - √ 心动过缓
  - √ 病态窦房结导致的异常——PR 间期延长
- 少见——室性心律失常（室性期前收缩、心动过速），房室传导阻滞，束支传导阻滞，窦房结传导阻滞，心肌损伤，猝死
- 外周性水肿

处理

- T 波改变是剂量依赖性的
  - √ 监测血清钾水平
- 窦房结功能障碍尤其出现于先前有心脏病史的患者，并且会被洋地黄和 β 受体阻断药加重
- 有缺血性心脏病的患者出现室性心律失常会更加危险
- 停用锂盐 2 周内心血管系统的改变会消失
- 稳定的患者，尤其是锂盐作为部分治疗的患者不需要频繁监测心电图，但是推荐定期监测脉搏
  - √ 心律失常可能为发作性的，需要进行动态心电图监测

中枢和周围神经系统

- 抱怨处于麻醉状态
- 疲劳
- 共济失调/眩晕

- 动作不协调
- 震颤
  - √ 如果严重可能会使患者感觉受限，非常痛苦
    - □ 例如干扰穿衣和吃饭
  - √ 特征——细微的、静止的、意向性的、不规律的，强度有波动性
  - √ 治疗初的 2～3 周出现
  - √ 可以被合并使用的 TCAs、抗精神病药（尤其是典型抗精神病药）、较高峰浓度锂盐所加重
    - □ 降低剂量，将药物分次服用，或者晚上顿服
- 轻度认知改变：主诉记忆力下降、注意集中能力下降、定向障碍，可能进展成更严重的程度
  - √ 与痴呆的进展的鉴别
    - □ 认知能力突然下降
    - □ 神经肌肉症状
    - □ 与锂盐的初始剂量或加量相关
    - □ 与联合用药有关（例如丙戊酸钠、神经安定药）
  - √ 与甲状腺功能减退相区别，纠正甲状腺功能
- 困倦/乏力/嗜睡
- 肌束震颤/痉挛
- 言语不清
- 失禁（排尿、排便）

最严重和较少见的副作用

神经毒性：是与痴呆鉴别的重点；易被高浓度血清锂（但也可能存在于治疗浓度）增加，有潜在的神经病变。

- 谵妄：在血清锂降至低浓度或不能检测的浓度数周或数月之后，症状可能仍存在
  - √ 在低于认为出现毒性的正常血浆浓度时可能出现，尤其是与神经系统疾病或锥体外系反应合并存在时

√ 血清锂检测不到之后数周谵妄可能一直存在
- 震颤是静止性细颤，与帕金森病的粗颤不同。如果手部的颤抖很严重，会让人十分苦恼，功能受限
- 急性毒性很像谵妄或脑病
  √ 开始时定向障碍、意识错乱、注意涣散、意识波动
  √ 随后进展为言语模糊、妄想、幻觉、嗜睡/昏迷、肌无力、肌张力增高、反射增强、流涎、高热
  √ 可能会导致 5-HT 综合征或 NMS
  √ 毒性水平偶会进展迅速，发展到昏迷/死亡
- 可能会出现锥体外系反应
  √ 伴随齿轮样强直的帕金森综合征
  √ 眼动危象
- 运动障碍
- 静坐不能
  √ TD——与锂盐治疗的关系不明确
  √ 轻度神经病变
- 癫痫
- 脑电图改变——脑病
- 肌阵挛
- 帕金森病恶化
- 如果没有考虑毒性的诊断，诊断会被痴呆症状恶化和 BPSD 样表现所掩盖
  √ 很容易将老年人的毒性误诊为痴呆，尤其是那些长期住院的患者

不可逆的毒性并不常见，但是也存在于大约 10% 的严重病例中，包括舞蹈徐动症和大脑功能障碍（共济失调、辨距困难、构音障碍、快速轮替动作障碍）。

处理

合并使用抗精神病药和锂盐会增加锥体外系反应、谵妄和脑

部症状的发生率。

导致肾小管重吸收钠增加的因素可能会导致神经毒性，应该予以纠正。

抗帕金森病药对锂盐引起的齿轮样强直无效。

神经毒性症状持续时间为减量/停药后 2～3 周，但有时会存在更长时间，偶有不可逆的情况，尤其是出现脑部症状时。

神经毒性的处理

- 减量或停用锂盐
  - √ 当血药浓度恢复到治疗范围时较轻病例的症状会缓解
    - □ 较虚弱的患者的治疗范围需低于期望值（例如合并痴呆的患者）
- 回顾、减量或者停用其他可能引起谵妄的药物
- 震颤的患者服用普萘洛尔 20 mg，每天 2 次
  - √ 警惕 β 受体阻断药的禁忌证——充血性心力衰竭、低血压、哮喘
- 纠正水、电解质失衡
  - √ 关注水化作用、低钠、利尿药的服用、营养性和原发性疾病的进展
- 一般支持性治疗
- 为了预防永久的毒性作用，对于严重神经毒性建议血液透析
  - √ 有人推荐早期使用，甚至即便是较轻的病例
- 强制利尿的有效性值得怀疑
- 对于长期神经毒性状态，物理疗法、言语治疗等都会有帮助
- 改善能够持续超过 6～12 个月
  - √ 躁狂症状的出现可能会早于谵妄的恢复
    - □ 可能需要处理
      - ○ 小心使用非典型抗精神病药（例如喹硫平）

○ 如果可能尽量避免使用典型抗精神病药
- √ 因为恢复会被延迟，警惕过早得出持续的毒性不可逆的结论
  - □ 症状时间延长易被误认为是痴呆

内分泌系统

- 8%～10%出现非毒性甲状腺肿
  - √ 治疗 1～2 年内出现吞咽困难
- 甲状腺功能抑制
  - √ 起始的 6～18 个月
  - √ 抑制 T_4 转化成 T_3
  - √ 升高促甲状腺激素
- 老年人的甲状腺功能降低，增加甲状腺功能减退对锂盐的易感性
  - √ 治疗的 6 个月内出现促甲状腺激素升高，有 40％的病例持续长达数年（普通成人数据）
  - √ 女性更常见（10：1）
  - √ 可能很难诊断
    - □ 类似抑郁或药物的副作用
    - □ 出现心动过缓、神经毒性或其他的症状（例如声音嘶哑、胫前水肿、怕冷、认知下降）时需要怀疑
- 空腹血糖升高
  - √ 可能会加重糖尿病

最严重和较少见的副作用

- 长期慢性服用锂盐引起的甲状旁腺功能亢进
  - √ 如果钙和甲状旁腺激素水平轻度升高，可以监测并继续服用锂盐
- 病例报告：黏液性水肿昏迷
- 甲状腺功能亢进——临床意义不大

√ 有时会导致情感和行为的紊乱，需要停用锂盐

处理

● 甲状腺功能减退
    √ 治疗前排除甲状腺功能减退
        □ 并非禁忌证，但是在开始治疗前必须纠正甲状腺功能
    √ 常规监测甲状腺，尤其是女性
        □ 毒性可能会比较严重，并且很难诊断
    √ 当停用锂盐后，甲状腺功能减退通常可逆，但是偶有副作用长期存在的情况
    √ 停用锂盐
    √ 如果患者有症状且促甲状腺激素＜10 mU/L，加用甲状腺激素替代治疗，否则监测促甲状腺激素
    √ 如果重新服用锂盐，每 3～6 个月检查一次甲状腺功能
    √ 试用甲状腺素 3 个月以鉴别抑郁
    √ 针对症状表现和先前对药物的反应增加抗抑郁药
● 甲状旁腺功能亢进
    √ 考虑给予甲状旁腺素治疗

眼

● 视物模糊
● 眼球震颤
● 有晶状体混浊的病例报告
    √ 与锂盐的因果关系未能确立

胃肠道

● 口渴（50%）
● 口干
● 腹泻
● 胃刺激

- 恶心

胃肠道副作用对老年人可能尤其令人烦恼；耐受性逐步提高。

处理

- 缓慢增加锂盐的剂量
- 给予低剂量
- 与餐同服或者准备换用控释制剂
- 针对腹泻的患者用糖浆剂替代控释制剂
  - √ 治疗腹泻［例如西甲硅油/洛哌丁胺（易蒙停）］
- 监测水、电解质平衡

血液系统

- 白细胞减少
  - √ 通常可逆，在数月内是一过性的
- 与严重的恶血质和感染无关

代谢与营养

- 抗利尿激素分泌不当综合征（少见）

肌肉骨骼

- 骨脱矿化
- 继发于对钙、磷酸盐、镁的重摄取减少

精神病性

- 毒性偶会出现躁狂样症状
- 减量

呼吸系统

- 呼吸抑制
  - √ 与之前存在的慢性阻塞性肺疾病相关

皮肤与附属器

- 银屑病、痤疮、毛囊炎、皮疹、脱发可能会被加重
  - √ 银屑病可能会较重，偶会需要减量、停用锂盐或使用类固醇
  - √ 轻度皮疹使用氧化锌软膏
- 真菌病变
  - √ 少见
  - √ 减量/停用锂盐

泌尿系统

- 长期服用锂盐与剂量相关的肾功能病理改变相关性很小，这些病理改变包括肾小球硬化、纤维化和肾小管萎缩
  - √ 这些改变在一些报道中仍然存在争议
  - √ 肌酸酐升高可能是停用锂盐而换用丙戊酸钠的指征
- 锂盐降低了肾小管中的浓度，这可能是不可逆的——尤其是对前列腺肥大的男性更是问题
  - √ 增加了多次服药和锂盐毒性事件的风险
  - √ 可能会导致尿失禁、尿潴留和尿路感染
- 夜尿
  - √ 增加跌倒的风险
- 20％～40％服用锂盐的患者出现多尿
  - √ 尿液培养可以鉴别尿路感染
  - √ 老年人的尿液中通常会有白细胞，尤其是在疗养院中居住的老年人
  - √ 通常不需要治疗
- 肾性尿崩症
  - √ 由精氨酸加压素对远端肾单位无应答所导致
  - √ 可能与局灶性间质性肾炎、远端肾小管扩张和微包囊形成有关
  - √ 长期接受锂盐治疗的患者有 12％会出现肾性尿崩症

√ 症状：多尿、过度口渴、心动过速、低血压、高钠血症，极端病例中会出现高渗性昏迷
  □ 通常比较轻，部分患者的尿为低渗透压、多尿，但是血浆渗透压正常
  □ 偶有严重病例
√ 受损程度与服用锂盐的时间（长期慢性锂盐治疗的老年人更易出现）及锂盐的总量有关
√ 不一定在血浆浓度为 0.5～0.8 mmol/L 时最常见
√ 保证水合作用尤为重要
  □ 因其他原因（例如疗养院中虚弱的老年人）出现呕吐、腹泻、有液体限制的患者易感
  √ 减量或停用锂盐后通常可逆
  √ 尿量＞4 L/d 则加用氢氯噻嗪或呋塞米
  √ 难治性病例可以考虑非甾体类抗炎药
  √ 预防：每 24 h 测量尿量
  √ 晚上顿服会出现肾功能缺陷的副作用，尤其是与纤维化、多尿有关
  √ 处理
    □ 晚上顿服
    □ 避免缓释制剂
    □ 减量
    □ 严重的症状减量无效
    □ 停用锂盐
    □ 补钾
    □ 监测肾功能
      ○ 尿比重、渗透压、血清肌酸酐或肌酐清除率
● 很少出现肾病综合征

病例报告

● 合并使用 TCA 时出现恶性高热

监测

- 注意：治疗血浆浓度内也可出现毒性反应，应常规监测。

治疗前的实验室检查

- 血液筛查
  - √ 血细胞计数
  - √ 红细胞沉降率
- 尿液分析（常规和微量）
- 肾功能检测〔血尿素氮、血清肌酸酐；当怀疑肾病或副作用时检测肌酐清除率（例如肾源性糖尿病性尿崩症或肾小管纤维化）〕
  - √ 检测基线肾功能很重要
  - √ 注意：老年人血清肌酸酐浓度对肾功能不敏感，不能完全依赖于此结果
    - □ 肾功能下降时可能表现为正常值
  - √ 注意：锂盐的清除依赖于肾小球滤过率，正常老年人的肾小球滤过率降低
    - □ 如果允许，采用 24 h 肌酐清除率来监测肾小球滤过率，尤其是血清肌酸酐浓度较高的患者
- 甲状腺功能筛查
  - √ 促甲状腺激素
  - √ T_3 重摄取
  - √ T_4 放射免疫测定
  - √ T_4 游离甲状腺素指数
  - √ 抗甲状腺抗体
- 甲状旁腺
  - √ 甲状旁腺素
  - √ 血钙
- 空腹血糖

- 血电解质
- 心电图
  - √ 基线，因为存在病态窦房结综合征的风险
- 基线认知水平
- 询问日常生活活动/工具性日常生活活动，尤其是营养状况、管理自己的用药和监测自我健康情况的能力
- 评估不自主运动，尤其是细颤
  - √ 异常不随意运动量表
- 系统回顾，尤其是
  - √ 胃肠道
    - □ 腹泻
    - □ 恶心
    - □ 水肿
  - √ 泌尿生殖系统
    - □ 尿频
    - □ 急迫
    - □ 夜尿
  - √ 营养和液体摄入
  - √ 皮肤情况/疾病
  - √ 心血管系统
    - □ 充血性心力衰竭
  - √ 中枢神经系统
    - □ 注意：帕金森病、脑卒中、阿尔茨海默病、其他可能会使毒性或意识错乱增加的痴呆
    - □ 震颤
    - □ 步态不稳
    - □ 简易精神状态评估＜25分
- 针对可能的药物相互作用，回顾用药情况

特殊监测

- 血锂浓度

√ 加量期间每 3～7 天监测一次

√ 持续服药和维持治疗早期至少每 3 个月监测一次；如果必要可以多次监测

√ 之后在需要时监测，但是至少每 6 个月一次，这取决于结果的稳定性、服药的可靠性和顺应性以及健康情况

√ 因为老年人的半衰期和达稳态时间较长，建议最后一次加量后每 2～4 周重复测血锂浓度来确保血药浓度没有升高

  □ 最后一次服药后 12 h 取血

  □ 在监测血药浓度前，至少等待 5～7 天达到稳态

√ 老年人的毒性水平尚未知，但是超过 0.8 mEq/L 后副作用增加

  □ 急性躁狂的治疗血药浓度范围为 0.6～0.8 mEq/L

  □ 一般接受的维持治疗浓度较低：0.4～0.8 mEq/L

  □ 有人指出如果可以耐受，超过 0.8 mEq/L 的浓度会对预防老年人复发更有效

√ 如果不能获得血浆浓度，唾液浓度可能会有帮助

  □ 通常是血浆浓度的 2 倍

√ 若开始服用与锂盐有潜在相互作用的药物（例如血管紧张素转化酶抑制剂），1 周内重新评估血锂浓度

● 一直到状态稳定，每隔 3～6 个月监测一次

√ 甲状腺（促甲状腺激素和抗体）

√ 肾功能

√ 心血管系统

  □ 推荐心电图

  □ 心搏速度和节律

√ 甲状旁腺素和血钙

● 一旦达到稳定状态，每隔 6～12 个月监测一次

√ 甲状腺

√ 肾功能

√ 心搏速度和节律，可能的话做心电图

- 监测血钙，观察高钙血症的体征
  - √ 震颤、共济失调、淡漠、抑郁情绪

药物相互作用

- 合并抗抑郁药治疗
  - √ 偶有报道与严重的毒性作用有关
    - □ 锥体外系症状、记忆力下降、胃肠紊乱、脑卒中样症状（可逆）
    - □ 建议小心观察
  - √ TCAs 通常与震颤增加有关
- NSAIDs 是可获得的非处方药；注意患者在服用任何新药之前都要与内科医生进行协商（表 4.10）

表 4.10　锂盐的药物相互作用

增加血锂浓度的物质	降低血锂浓度的物质	其他相互作用
酒精	乙酰唑胺	洋地黄：洋地黄毒性造成心律失常
抗生素（氨苄西林、四环素）	咖啡因［咖啡、含咖啡因的可乐、绿茶、含咖啡因的瓶装水（不管你是否相信）］，茶	神经肌肉阻滞药（十烃季铵、琥珀胆碱、泮库溴铵）：延长肌肉的麻痹无力
抗抑郁药		
抗精神病药		
苯二氮䓬类		
卡马西平	高钠饮食	碘化钾：增加甲状腺功能低下的风险（协同效应）
作用于心脏的药物	碳酸氢钠	曲马多：增加 5-HT 综合征的风险
利尿药		
甲基多巴		
NSAIDs		加压素：可能对抗利尿作用
苯妥英		

增加血锂浓度的药物

利尿药

- 不影响血锂浓度的利尿药
  - √ 呋塞米（远端袢利尿药）

667

✓ 阿米洛利（排钾利尿药）
- 噻嗪类——氢氯噻嗪
　　✓ 降低肾对锂盐 25% 的清除率
　　✓ 降低锂盐剂量
　　✓ 有经验的医生依据严密的血锂监测和迅速调整药量可以确保用药的安全性
　　　　□ 住院的患者更容易做到
- 排钾利尿药（阿米洛利、螺内酯、氨苯喋啶）
　　✓ 监测，但是不像噻嗪类那么有问题
　　✓ 可能会增加血锂浓度
- 袢利尿药（呋塞米、依他尼酸、托拉塞米、布美他尼）

抗抑郁药

- SSRIs——增加毒性；5-HT 综合征的报道
- TCAs——增加震颤

抗精神病药

- 过去一直有联用抗精神病药增加毒性的报道（尤其是典型抗精神病药）
　　✓ 包括氟哌啶醇和硫利达嗪
　　✓ 更多近期的普通成人研究中没有证实这一危险

苯二氮䓬类

- 联用时可能有性功能障碍
- 服用地西泮出现低体温的病例报告

卡马西平

- 增加血锂浓度
- 神经毒性
- 窦房结功能障碍

作用于心脏的药物

- 血管紧张素转化酶抑制剂（卡托普利、依那普利）
  - ✓ 老年人的数据仍不确切
  - ✓ 可能会增加血锂浓度；避免合用
  - ✓ 当高剂量联用药物时小心监测肾功能
  - ✓ 下调剂量
- 钙通道阻滞药（维拉帕米、地尔硫䓬）
  - ✓ 联用锂盐时可能会使心功能受损
    - □ 与维拉帕米联用会使多巴胺合成增加，产生舞蹈徐动症
    - □ 硝苯地平不会产生神经毒性

甲基多巴

- 神经毒性

NSAIDs

- 包括双氯芬酸、氟比洛芬、布洛芬、吲哚美辛、酮洛芬、酮咯酸、萘普生、保泰松、吡罗昔康、舒林酸、奥沙普秦
- 升高血锂浓度可能会诱发毒性
- 如果联合用药，监测血锂浓度
- 有时用于年轻患者治疗锂盐引起的肾性尿崩症
  - ✓ 老年人应更小心，警惕神经毒性
  - ✓ 不是推荐的策略

苯妥英

- 小脑性共济失调（病例报告）

降低血锂浓度的药物

咖啡因

- 减少钠的清除（抑制抗利尿激素）

- 降低血锂的浓度
- 对喝咖啡较多的人可能有临床意义
- 如果减少咖啡因的摄入，血锂浓度会升高
- 建议患者避免咖啡、茶或使用非咖啡因产品

钠

- 习惯性高钠饮食会明显降低血锂浓度

与功能损害性疾病的相互作用和禁忌证

参见表 4.11。

表 4.11　与功能损害性疾病的相互作用和禁忌证

疾病	评述
关节炎	• 锂盐可能激发症状 • 避免 NSAIDs
心血管疾病	• 未治疗的冠心病降低肾清除率；升高锂盐的浓度
糖尿病	• 锂盐升高空腹血糖 • 刚开始给予锂盐治疗时，小心监测糖尿病患者的血糖
脱水，严重虚弱	
择期手术	• 手术前 2~3 天停用锂盐，水和电解质平衡后再恢复使用 • 服用锂盐的患者需禁食时，给予静脉补液 • 小心使用肌肉松弛药
器质性脑病综合征	• 增加锂盐的毒性 • 可能的话避免使用锂盐
肾：减少肾小管对钠的重吸收、血液浓缩、电解质紊乱和血锂浓度增加的疾病	• 可能引起毒性反应；并发症、病毒感染、发热、脱水、呕吐、腹泻可能会引起电解质紊乱
肾损害	• 降低锂盐剂量 • 仔细监测浓度 • 肾小球肾炎和肾盂肾炎避免使用锂盐

疾病	评述
钠：血钠明显降低的任何疾病	● 药物（例如利尿药，尤其是噻嗪类利尿药） ● 低钠饮食 ● 效果强烈的减肥饮食 ● 分泌不适当的抗利尿激素 ● 水中毒 ● 过度出汗（例如在比较炎热的天气旅行或运动）（汗液中排出 5% 的锂） ● 处理 √ 减量 √ 暂时停用锂盐 √ 增加盐和水的摄入 √ 避免在炎热的环境中运动
甲状腺疾病	● 开始锂盐治疗前纠正甲状腺功能

对实验室检查的影响

● 升高
  √ 红细胞甘氨酸和胆碱水平
  √ 血钙（可能源自甲状旁腺刺激）
  √ 血镁
  √ ^{131}I 摄取
  √ 促甲状腺激素
  √ 白细胞
  √ 嗜酸性粒细胞
  √ 血小板
  √ 糖尿
  √ 白蛋白尿
● 降低
  √ 维生素 B_{12} 水平
  √ T_3、T_4 水平
  √ 淋巴细胞

√ 血浆磷酸盐

√ 尿浓度

过量、毒性、自杀

锂盐过量的症状包括

- 早期——恶心、呕吐、腹泻
- 晚期——嗜睡、虚弱、构音困难、僵直、共济失调、粗颤、齿轮样强直、肌张力增高、反射亢进、肌束震颤、肌阵挛、脑电图异常
- 心脏副作用——窦性停搏、有传导阻滞疾病史则出现无收缩、低血压
- 末期——癫痫、肾衰竭、谵妄、昏迷、死亡
  √ 昏迷恢复后可能持续存在明显的神经系统后遗症

处理

- 住院
- 纠正代谢紊乱
  √ 常见脱水、胃肠紊乱、感染、低钾血症
- 监测
  √ 频繁监测血锂浓度
  √ 肌酸酐
  √ 电解质
  √ 尿液分析
  √ 血糖
  √ 症状持续的患者监测脑电图
    □ 谵妄的患者脑电波变慢
- 减量或停用锂盐
- 减量或停用降低锂盐清除率的药物（例如噻嗪类利尿药）
- 减量或停用有额外副作用的药物（例如抗精神病药）

- 如果早期发现，重复给予洗胃
  - √ 吸收后洗胃无效
- 恢复水/血清电解质平衡，尤其是钠的平衡
  - √ 由于低钠会引起毒性，在最初 6 h 内静脉给予 1～2 L 的含钠溶液；注意液体超负荷
  - √ 盐水输注可能促进锂盐的排泄，尿素、甘露醇或氨茶碱也可能有此作用
- 血液透析对于严重的中毒十分有效
  - √ 血锂浓度为 2～2.5 mEq/L（虚弱的老年人可能更低），尤其是患者的状况不断恶化或者其他措施对患者无效时采用
  - √ 清除率为 50 ml/min
  - √ 需要长达 12 h，血锂浓度才能低于 1 mEq/L
  - √ 透析之后每隔 4 h 监测血锂浓度——有时会反弹
  - √ 神经毒性恢复的时间有可能较长，直到细胞内的锂盐清除干净
  - √ 有时神经毒性不可逆
- 药用炭无效

照料者备忘

- 警示患者和家属关于
  - √ 过度出汗和脱水，尤其是在夏天或炎热天气旅行或者运动
  - √ 需要摄入充足的盐
  - √ 需要避免限盐饮食
- 强调血液检查的需要和画浓度曲线的过程
- 为社区的老年人制作医疗警示卡片或腕带
- 不要双倍用药
- 与餐/奶同服
- 不要把缓释制剂切开服用

673

临床提示

- 锂盐常用于老年人
  - √ 超过 65 岁的人服用锂盐的时点患病率为 0.27%
- 大约 3/4 的患者耐受性差
  - √ 需要调整剂量和监测
- 锂盐治疗几乎都是长期的
  - √ 如果最初的诊断是正确的，持续服用锂盐通常很有必要而且不能停用，除非出现了新的与年龄相关的禁忌证
  - √ 老年人对锂盐的耐受性通常会随着年龄相关的生理状态改变和并发症的出现而下降
  - √ 对持续服药的患者和新出现的躯体和代谢疾病（例如肾功能下降）进行锂盐滴定治疗的患者来说，监测患者的临床表现和回顾所有的实验室常规检查都很重要

针对锂盐可能对肾结构造成的损害仍存在一些争议；最好记住对出现这一可能严重副作用的患者进行处理。如果锂盐浓度明显增加，则评估肾功能。

- 长期接受锂盐治疗的患者有时会出现肾损害（也许很常见，但是数据并不确切）
  - √ 长期接受治疗的患者的肾小球滤过率有时会下降，但是停药后恢复的能力仍然保存
  - √ 尿的浓缩能力遭受不可逆的损害，有时会发展成肾性尿崩症

电休克治疗和锂盐

- 先停用锂盐
- 电休克治疗与锂盐联用可能
  - √ 增加电休克治疗后的意识错乱、谵妄、记忆力下降和癫痫发作的时间
  - √ 延长琥珀胆碱的肌肉阻滞作用

- 停药可能会出现再用锂盐无效
  - √ 老年人考虑停用锂盐时需谨慎

顺应性差

- 可能由锂盐维持治疗疗效欠佳所导致
- 心理治疗和对治疗联盟的关注可能对改善顺应性有用
- 10～20 年的长期治疗会增加甲状旁腺功能亢进的风险，需要定期监测血钙

托 吡 酯

药物	制造商	化学分类	治疗分类
托吡酯（Topomax）	奥索麦克奈尔	氨基磺酸取代单糖	抗惊厥药

适应证：FDA/HPB

- 部分性和全身性癫痫发作的辅助治疗

适应证：说明书以外

- 双相障碍
  - √ 近期对照性研究数据显示无效
  - √ 非对照性研究数据显示有效，尤其是对快速循环型和躁狂
  - √ 老年人用药只能根据推测
  - √ 目前没有强有力的数据支持本药可用于老年人
    - □ 推荐所有药物无效后使用本药

药理学

参见表 4.1。
- 肾功能不全

√ 清除率下降
√ 可能需要减量
- 肝功能不全
√ 清除率下降（机制不明）

作用机制

- GABA 能转运增加
- 拮抗谷氨酸（兴奋剂）
- 抑制碳酸酐酶的部分同工酶
- 可能具有神经元钠通道阻滞能力

药物选择

- 出现体重下降（普通成人数据）
√ 对因服用其他药物导致体重增加的部分双相患者有益，
但是对年老体弱者不宜
- 可能具有预防作用
√ 抑郁（大约有 1/7 或 1/6 的患者在服用 600～1000 mg/d
时出现；普通成人数据）
√ 精神病（病例报告，普通成人数据）

种族

- 对药动学没有影响

剂量

- 每日剂量方案
√ 每日 2 次
- 初始剂量
√ 每晚服用 25 mg
- 增加剂量并达到治疗浓度
√ 每周增加 25mg/d

√ 目标剂量为 50 mg，每天 2 次（范围为 25～100 mg，每天 2 次）

副作用

最常见的（表 4.12）

- 精神运动性迟缓
- 困倦
- 疲劳

表 4.12　托吡酯的副作用

副作用	最常见	最严重和较少见
全身性	● 疲劳 ● 食欲缺乏 ● 体重下降	
心血管系统	● 心悸	
中枢和周围神经系统	● 认知功能、注意力下降， 　言语功能障碍 　√ 急性用药时找词困难 ● 困倦/镇静（非剂量相关） ● 头痛 ● 头晕 ● 共济失调 ● 震颤 ● 眼震	● 感觉异常
眼	● 视力障碍	● 急性近视继发闭角型青光眼
胃肠道	● 恶心 ● 呕吐 ● 腹泻 ● 胃肠反应 ● 腹痛	
血液系统	● 白细胞减少 ● 血小板减少	

677

副作用	最常见	最严重和较少见
精神病性	● 易激惹 ● 神经衰弱 ● 焦虑	● 精神病 ● 抑郁
呼吸系统		● 呼吸困难 ● 上呼吸道感染
皮肤和附属器	● 脱发	
泌尿系统		● 肾结石

药物相互作用

● 碳酸酐酶抑制剂——乙酰唑胺可能预防肾结石的形成

● 酒精——抑制中枢神经系统

● 苯妥英——降低托吡酯的浓度，增加苯妥英的浓度

与功能损害性疾病的相互作用和禁忌证

● 肾功能不全（肌酐清除率＜60 ml/min）

　√ 剂量减半

● 超敏反应

临床提示

● 提醒患者及家属一旦出现突发视力改变应立即报告

　√ 可能预示急性近视继发的闭角型青光眼

丙戊酸、丙戊酸钠、双丙戊酸钠

药物	制造商	化学分类	治疗分类
丙戊酸（Depakene） 丙戊酸钠（Depakene 胶囊） 双丙戊酸钠（Depakote；注射 　剂，Depacon）	雅培	羟酸	抗惊厥药

适应证：FDA/HPB

- 治疗急性躁狂
  - √ 尤其可能对快速循环型、混合躁狂状态以及锂盐无效的患者有效
    - □ 与锂盐合并治疗无应答的老年患者有效
    - □ 当患者对锂盐不耐受、需要联合用药（例如噻嗪类利尿药）或者有严重疾病（例如充血性心力衰竭、肾功能不全）时用于替代锂盐
- 预防偏头痛
- 癫痫
- 冲动性攻击和激越

适应证：说明书以外

- BPSD，尤其是痴呆相关的冲动和攻击
  - √ 包括阿尔茨海默病和血管性痴呆，尤其是伴有情绪不稳
- Charles Bonnet 综合征（即与中枢神经系统或者视力障碍有关的复杂幻视，通常有视力；病例报告）
- 很少用于治疗/预防抑郁
  - √ 疗效不明确
- 分裂情感性障碍
  - √ 可能减少情感的波动性

药理学

- 4-烯-丙戊酸代谢物具有肝毒性
- P450 通路被认为产生毒性代谢产物最多
  - √ 联合用药时抑制 P450 系统会增加毒性代谢产物
- 总的丙戊酸盐的半衰期和分布容积在年轻人和老年人中相似
  - √ 不同人群的研究（例如年老体弱者和联合用药者的半衰期更长）
  - √ 然而由于老年人蛋白结合率低，老年人的丙戊酸盐游离

部分浓度要高于年轻患者

□ 可能有临床意义

□ 血浆总浓度不区分丙戊酸盐总量和游离部分

□ 因此，虽然总浓度正常，但是由于增加药理学活性的游离部分的出现，会诱导毒性增加

- 喷雾剂和缓释制剂使血浆峰浓度降低，浓度水平提高

作用机制

- 抑制 GABA 的降解：这一作用的临床意义不明；较强的 GABA 能作用，适度减少谷氨酸的合成

药物选择

- 老年人对双丙戊酸钠耐受性好

  √ 与锂盐和卡马西平相比，本药由于耐受性好而被优先选择，尤其是伴有认知损害的老年人对锂盐的毒性比较常见

  √ 抗胆碱能作用弱于卡马西平

  √ 胃肠道副作用少，优于丙戊酸钠

- 治疗混合状态和快速循环型的疗效可能优于其他情绪稳定剂

- 不同剂型具有各自的优势

  √ 喷雾剂和缓释制剂——具有血浆浓度的优势

  □ 缓释制剂剂量不灵活（500 mg），但由于老年人要求剂量更灵活，因此应用受限

  √ 缓释制剂用于不能耐受峰浓度的患者

  √ 糖浆剂用于不能口服或者需要较低剂量的患者

  √ 老年精神科治疗中未见静脉给药的报道（但普通成年患者中有病例报告）

- 许多报道表明对老年躁狂有效

- 可能有效

  √ 单独用药时用于对锂盐无效的患者（普通成人数据）

√ 或与锂盐联合用药

治疗反应的预后指征

● 合并神经系统疾病

　　√ 即使是对锂盐疗效不佳，对丙戊酸的反应也很好

初始治疗

● 服药之前进行常规体检

　　√ 系统回顾，尤其是皮肤和神经系统

　　√ 认知功能检查

　　√ 基线

　　　　□ 心电图

　　　　□ 促甲状腺激素，T_3，T_4

　　　　□ 血细胞计数（包含血小板）

　　　　□ 血清中的电解质

　　　　□ 肝功能

　　　　□ 尿液分析

剂量

● 老年人的剂量-效应数据有限（多数基于临床报告）

● 每日剂量方案

　　√ 通常每天服用3次

　　√ 与餐同服

　　√ 缓慢加量以避免恶心、呕吐

　　√ 尤其是胃肠不适的患者应使用肠溶剂型

　　√ 顺应性差的患者使用静脉注射剂型可能有用

　　　　□ 仅可获得老年人的病例报告

● 初始剂量

　　√ 125～250 mg/d，口服

　　√ 静脉注射剂型

  □ 从小量开始，例如 3～4 mg/(kg·d)

  □ 给药量为 5～10 mg/min，滴注 60 min 以上，每天 2 次
（或者大剂量时每天 3 次）

  □ 有时需要积极地给药（例如 500 mg，每天 2 次）

  □ 当患者平稳且耐受药物时，立即换成口服

● 增加剂量并达到治疗浓度

 √ 每 5 天增加 250 mg（或者间隔更长，这取决于患者的耐
受性）

 √ 目标治疗剂量为 800～1000 mg/d（范围为 500～2000 mg/d），
分 2～3 次服用（血药浓度达到 65～100 μg/ml）

 √ 治疗痴呆的激越为 750～1500 mg/d；仅有无对照的病例
报告数据

● 维持剂量

 √ 丙戊酸预防躁狂的有效性还未得到较多的研究，但通常
是用于维持治疗

停药和撤药

● 撤药通常比较安全

 √ 每天减量 10%

副作用

  丙戊酸盐超过 100 μg/ml 时副作用（恶心）增加；治疗范围
内耐受性较好（表 4.13）。

表 4.13 丙戊酸盐的副作用

副作用	最常见	最严重和较少见	评述
全身性	● 体重增加 ● 无力		
病例报告		● 罕见的特发性出 血性胰腺炎 ● 呼吸功能下降	

682

副作用	最常见	最严重和较少见	评述
中枢及周围神经系统	● 过度镇静，多见于加量过快或者高剂量使用的痴呆 ● 震颤（常见） ● 共济失调	● 帕金森综合征和可能的认知功能受损 √ 停药后逆转 √ 数月至数年内隐袭进展	● 1～2 周后耐受镇静 √ 对激越患者可能有效 ● 对其他方面健康的老年人的认知功能的影响小
内分泌		● 甲状腺功能低下	● 监测促甲状腺激素和游离 T_4
耳		● 报告听力下降	
胃肠道	● 恶心 ● 呕吐 ● 消化不良	● 病例报告：排便失禁	● 针对恶心 √ 服用肠溶制剂 √ 小剂量开始服用且缓慢加量 √ 与餐同服 ● 与丙戊酸相比，双丙戊酸钠的胃肠道反应较少
血液系统	● 一过性的白细胞减少 √ 在治疗第 1 周，白细胞很少低于 $2.5×10^9/L$ ● 老年人常见一过性的血小板减少 √ 一项研究中超过 50%	● 罕见的再生障碍性贫血 ● 粒细胞缺乏	● 白细胞减少与罕见的再生障碍性贫血无关 ● 常规监测血小板，在老年人中推荐 ● 白细胞为 $3×10^9/L$ 的治疗 √ 减量，监测白细胞 √ $≤2.5×10^9/L$ 时，停药并监测白细胞 √ 当白细胞 $≥3×10^9/L$ 时慎用

副作用	最常见	最严重和较少见	评述
肝和胆		● 肝毒性（罕见） 　√ 肝酶升高 　√ 可能致命 ● 胰腺炎（罕见）	
代谢和营养	● 体重增加 ● 水肿	● 高血氨昏迷 ● 抗利尿激素分泌不当综合征	● 体重增加继发于食欲增强 ● 针对血氨增加，补充给予肉碱
肌肉骨骼		● 骨骼肌功能障碍、虚弱	● 有损害活动的病例报告，产生突然的依赖性
皮肤和附属器	● 皮疹	● 一过性脱发——胃肠道微量金属损耗 ● 发疹皮疹——良性 ● 剥脱性疾病 ● Stevens-Johnson综合征 ● 莱尔综合征——罕见但可能致命	● 针对脱发 　√ 锌和硒的替代品 　□ 使用多种维生素制剂
泌尿系统		● 肾衰竭（罕见）	

监测丙戊酸盐

● 老年人的血浆治疗浓度不确定
　√ 最佳估计值为 $65\sim100\,\mu g/ml$（最后一次服药后 12 h 的血药浓度）；年轻患者的血药浓度较低，为 $45\sim100\,\mu g/ml$
　　□ $13\sim50\,\mu g/ml$ 的较低浓度可能会对痴呆患者表现出的躁狂有效
　√ 改变剂量 3～4 天血药浓度达稳态后进行测定

特殊监测

- 服药开始的 4 周或者白细胞低于下限和回升之后每周监测血细胞计数、血小板和肝酶
  - √ 停药，如果
    - □ 白细胞低于 3×10^9/L
    - □ 中性粒细胞低于 5×10^8/L
    - □ 血小板低于 1×10^{11}/L
    - □ 肝酶增加超过 100%
  - √ 前 6 个月每 1~4 周监测一次，然后每隔 3~6 个月监测一次

药物相互作用

- 降低丙戊酸盐浓度的药物
  - √ 卡马西平
  - √ 苯妥英
    - □ 两种作用：最初降低苯妥英的水平，然后明显升高，丙戊酸盐的浓度可能降低
- 升高丙戊酸盐浓度的药物（有毒性的风险）
  - √ 阿司匹林
    - □ 干扰线粒体功能和 β-氧化；可能延长出血时间
  - √ 西咪替丁
  - √ 氯丙嗪
  - √ 红霉素
  - √ 非尔氨酯
  - √ 氟西汀
  - √ 锂盐
- 苯二氮䓬类、酒精和其他中枢神经系统抑制药
  - √ 附加的中枢神经系统抑制作用
  - √ 增加一些苯二氮䓬类药物的血药浓度

- 拉莫三嗪——丙戊酸盐使其半衰期变为原来的 2 倍，增加拉莫三嗪的血药浓度，增加皮疹的风险
- 苯巴比妥（以及扑米酮）
  - √ 增加苯巴比妥的浓度，很可能达到中毒浓度
- 三环类抗抑郁药——血药浓度被丙戊酸盐增加
- 华法林——增加抗凝血作用
- 齐多夫定——增加齐多夫定的毒性

对实验室检查的影响

- 肝酶升高
  - √ 特异性的，但没有剂量依赖性
  - √ 可能继发于 4-烯-丙戊酸代谢产物的累积
- 白细胞——降低
- 甲状腺功能——可能降低

与功能损害性疾病的相互作用及禁忌证

- 对此药物或同种类药物过敏
- 痴呆或其他脑部疾病、肾功能降低、出血时间延长需额外小心
- 肝疾病/肝功能障碍
  - √ 观察肝毒性
    - □ 肝酶升高
    - □ 食欲缺乏
    - □ 全身乏力
    - □ 腹痛
    - □ 青肿
- 停用阿司匹林

过量、毒性、自杀

- 过量时大部分人仅出现很少的副作用，结局较好（普通成

人数据；没有良好的老年人数据）
- 血药浓度：峰浓度＞450 μg/ml 与较严重的结局有关
- 症状
  - √ 神经系统
    - □ 困倦
    - □ 震颤
    - □ 共济失调
    - □ 癫痫
    - □ 昏迷（峰浓度＞850 μg/ml 时）
  - √ 心血管系统
    - □ 心脏传导阻滞
    - □ 低血压
  - √ 胃肠道
    - □ 食欲缺乏
    - □ 呕吐
  - √ 呼吸系统
    - □ 抑制（峰浓度＞850 μg/ml 时）
  - √ 代谢
    - □ 酸中毒（峰浓度＞850 μg/ml 时）
    - □ 高血氨
    - □ 高血钠
    - □ 终末期可能出现高血糖
  - √ 肝/胰腺毒性
  - √ 血液系统（峰浓度＞850 μg/ml 时）
    - □ 血小板减少
    - □ 白细胞减少
  - √ 可能会致命

处理

- 在急诊室中处理

687

- 严密观察虚弱的老年人
- 静脉输液，维持肾输出量
- 如果刚刚服用或者服用了缓释制剂，则催吐或者洗胃
  - √ 其他制剂的快速吸收限制了这种干预措施
- 监测
  - √ 丙戊酸盐的血药浓度（服药后 10 h 或更长时间达到峰浓度）
  - √ 生命体征/意识水平
  - √ 心电图
  - √ 肝酶
  - √ 排尿量
  - √ 血细胞计数和血小板（尤其是过量使用 3～5 天期间）
  - √ 血液生化
- 必要时进行机械通气
- 血液透析
  - √ 尽早实行
    - □ 如果在毒性综合征后期给予则效果不佳
- 必要时考虑给予 L-肉碱、加压素
- 对于严重的中枢神经系统抑制作用，考虑给予纳洛酮，但是需要小心癫痫发作

照料者备忘

- 不要咀嚼胶囊——有刺激性
- 药物与餐同服以减少胃肠道不适
- 胶囊要整粒服用或者小心打开，将其洒在少量的软食上面（比如苹果酱）
  - √ 拌匀
  - √ 不要咀嚼胶囊，仅仅是吞服
- 避免与阿司匹林同服
  - √ 有病例报告出现出血或青肿

● 如果忘记服药，不要服用双倍的剂量

临床提示

● 如果怀疑丙戊酸盐引起帕金森综合征和可能的认知功能下
降，则可能只是老年人的一个特殊诊断问题
  √ 这些疾病在正常的老化过程中也很常见

5. 认知增强药

概　述

　　这章列出了已开发或者已经用于治疗痴呆原发（核心）症状的主要药物。

- 仅仅讨论那些已经批准使用和证明有效的药物
- 目前有 4 种认知增强药被 FDA 批准（表 5.1、表 5.2）用于治疗阿尔茨海默病的核心症状，它们都是胆碱酯酶抑制剂
- 有关痴呆药理学的其他方面介绍列在其他章节

表 5.1　已经被 FDA 批准作为认知增强药的药物

通用名（商品名）	化学分类
他克林（Cognex）	吖啶——非选择性
多奈哌齐（安理申）	哌啶——选择性可逆性乙酰胆碱酯酶抑制剂
利斯的明（艾斯能）	氨基甲酸酯——可逆性乙酰胆碱酯酶、丁酰胆碱酯酶抑制剂
加兰他敏（利忆灵）	叔胺生物碱——选择性、可逆性乙酰胆碱酯酶抑制剂；增强对烟碱受体的反应；可能增加乙酰胆碱和谷氨酸的释放

表 5.2　其他认知增强药

药物/物质	评述
	神经递质增强药
毒扁豆碱	- 目前各种剂型（口服制剂、贴剂、控释制剂）治疗痴呆都没有令人信服的有效性数据
甲磺酰麦角碱混合物（喜得镇）	- 一种曾广泛使用的药物，被证明有效性有限，不再用于治疗痴呆；本章不包含此药
烟碱	- 胆碱能激动药 - 有一定的促进乙酰胆碱释放的突触前作用

药物/物质	评述
	• 有观察性证据显示对阿尔茨海默病具有保护作用，但数据有时相互矛盾 • 没有令人信服的证据显示烟碱改善阿尔茨海默病的认知或行为
银杏叶	• 治疗效果不确切 　√ 数据有限且质量参差不齐
米拉美林	• 胆碱能激动药
呫诺美林（贴剂）	

神经保护药

维生素 E 司来吉兰 非甾体抗炎药，包括新型的环氧合酶-2抑制剂 雌激素替代疗法 沙贝鲁唑 乙酰肉碱 维生素 C 拉扎贝胺 尼麦角林 艾地苯醌（合成辅酶 Q10）	• 临床有效性数据有争议 　√ 通过抑制阿尔茨海默病进程的炎性作用，NSAIDs 预防阿尔茨海默病的作用有限 　√ 虽然很多处方指南推荐维生素 E，但近期维生素 E 和雌激素的数据显示无效 　√ NSAIDs 不能延缓阿尔茨海默病的进程 　√ 联合使用雌激素/黄体酮替代疗法增加痴呆的风险

正在开发和研究的药物

美金刚	• N-甲基-D-天冬氨酸受体阻断药，等待 FDA 批准；有效性明确；可能与乙酰胆碱有协同作用；可逆性阻断 N-甲基-D-天冬氨酸受体，干扰它的兴奋性毒性；副作用包括头晕、疲乏、头痛、困倦，与乙酰胆碱酯酶抑制剂类似
疫苗	• 预防或者逆转淀粉样蛋白进程；因引起脑部炎症而终止试验，但是可能会重新进行试验
γ-分泌酶和 β-分泌酶	• 预防淀粉样蛋白形成
依斯的明	• 毒扁豆碱的氨基甲酸酯类衍生物；乙酰胆碱酯酶的可逆性抑制剂；剂量为 45～60mg；出现窦性心动过缓和粒细胞减少（后者终止了进一步的试验）

药物/物质	评述
生物胺	● 到目前为止没有临床有效性数据
神经生长因子（例如脑蛋白水解物）	● 到目前为止没有临床有效性数据

适应证：FDA/HPB

● 到目前为止，所有批准用于治疗痴呆的药物指定用于治疗轻、中度阿尔茨海默病

适应证：说明书以外

● 治疗 DLB 的认知、激越和精神病性症状有效
● 治疗血管性痴呆和帕金森痴呆结果可喜
　□ 例如，利斯的明治疗血管性痴呆的行为问题
　□ 早期研究显示治疗帕金森痴呆疗效较好
　□ 近期数据显示乙酰胆碱酯酶抑制剂治疗重度阿尔茨海默病获得改善
　　○ 改善体现在抗精神病药和抗焦虑药的使用减少
　□ 对额颞叶痴呆的认知功能疗效不佳

药 理 学

乙酰胆碱酯酶抑制剂的作用机制

其增加神经突触的乙酰胆碱浓度，从而增强胆碱能转运功能，提高乙酰胆碱的活性，这一活性在阿尔茨海默病（和其他痴呆）中是退化的。

所有乙酰胆碱酯酶抑制剂主要是通过抑制降解乙酰胆碱的关键酶——乙酰胆碱酯酶 G1 亚型的活性来促进乙酰胆碱的代谢。

乙酰胆碱酯酶有多种同工酶，新一代胆碱酯酶抑制剂（即 Post-Tacrine）对乙酰胆碱酯酶亚型显示出较强的特异性，从而

减轻弱选择性药物（即毒扁豆碱、他克林）的副作用。

- 利斯的明和他克林还具有抑制丁酰胆碱酯酶（先前称为假性胆碱酯酶）的作用，这是健康人脑内乙酰胆碱的一种次级代谢产物
    - √ 一些证据表明当阿尔茨海默病患者的乙酰胆碱酯酶降低时，丁酰胆碱酯酶仍很平稳或升高 80%
        - □ 与丁酰胆碱酯酶抑制剂一起合理使用
- 加兰他敏还具有刺激突触前膜烟碱受体的特性，从而促进乙酰胆碱的释放
- 所有的药物可能都能增强乙酰胆碱和与突触后膜胆碱受体的相互作用
- 外周活性
    - √ 乙酰胆碱酯酶也存在于骨骼、心肌、平滑肌、造血细胞和红细胞中
    - √ 丁酰胆碱酯酶存在于血清中
- 最新数据提示具有延缓疾病进程的作用（即阻断淀粉样蛋白前体蛋白的代谢）

临床适应证：痴呆

数据支持如下应用

- 乙酰胆碱酯酶抑制剂治疗 DLB——控制精神病性症状、激越（表5.3）
- 加兰他敏治疗血管性和阿尔茨海默病混合情况
- 多奈哌齐治疗血管性痴呆
- 利斯的明治疗帕金森痴呆

痴呆的定义：智能、认知功能明显下降，造成职业功能/社会功能/日常生活功能受损的综合征。

- 核心特征
    - √ 记忆障碍，加上下述任何一种症状

   □ 失语症

   □ 失用症

   □ 失认症

   □ 执行功能障碍（即抽象、计划、始动、顺序、监测、终止的复杂行为）

  √ 不同类型的痴呆发病特征的顺序不同

- 伴随特征

  √ 脱抑制

  √ 冲动攻击

  √ 自杀

   □ 通常出现于轻度痴呆

  √ 焦虑

  √ 抑郁

  √ 睡眠障碍

  √ 精神病

  √ 定向障碍

  √ 激越

  √ 谵妄

  √ 易遭受心理压力

  √ 运动障碍（例如癫痫发作和肌阵挛）

- 痴呆常见的非认知症状

  √ 17%～38%的发生率，尤其是焦虑

  √ 抑郁（血管性痴呆中的发生率为6%～45%）

- 流行病学

  √ 总患病率

   □ ＞65岁：5%～8%

   □ ＞75岁：15%～20%

   □ ＞85岁：25%～50%

   □ 第10个10年的发病率上升，之后保持平稳

- 通常为慢性的，不出现感觉模糊（如谵妄中的表现），但出现谵妄的风险很高

表 5.3　胆碱酯酶抑制剂的药理学（认知增强药）

通用名	生物利用度 (%)	峰浓度 (h)	血浆蛋白结合率 (%)	分布容积 (L/kg)(范围)	清除半衰期 (h)	稳态时药物清除率	作用持续时间 (h)	吸收	排泄	P450 系统代谢	可逆性	线性
多奈哌齐	100	3~4	96	12	50~70; 达稳态需15天	年轻人与老年人相似; 肝浆、肝硬化导致清除率降低		食物不影响吸收	尿液中代谢完全	糖脂化; 通过 CYP2D6 和 CYP3A4 代谢; 2种活性代谢产物	是	3 mg 时呈线性关系; 剂量升高后呈双曲线
利斯的明	35		40	5 (1.8~8)	2, 代谢物为 2.5~4		8~12	吸收良好; 高峰为 1~4 h; 90 min 后减缓。与餐同服; 男性血浆浓度高	在肾代谢; 肾疾病时慎用	极微量经 P450 代谢; 100%水解为去氨基甲酰化产物（活性为利斯的明的 10%），引起胆碱能副作用	是（假性; 性不可逆）	非线性

通用名	生物利用度 (%)	峰浓度 (h)	血浆蛋白结合率 (%)	分布容积 (L/kg)(范围)	清除半衰期 (h)	稳态时药物清除率	作用持续时间 (h)	吸收	排泄	P450系统代谢	可逆性	线性
加兰他敏	90~100		低,18%	2.6	5.5(年轻人数据);7~9(单一老年研究)			吸收迅速;t_{max}约1 h;吸收速度受进食影响,但吸收程度不受影响;阿尔茨海默病患者的峰浓度比健康志愿者高30%~40%	主要在肝代谢。女性清除率降低20%	糖脂化;经CYP2D6和CYP3A4代谢;主要代谢产物为O-去甲基加兰他敏,少量为N-去甲基加兰他敏,表现加兰他敏,代谢物的临床意义又不大,但尚未知	是	线性
他克林	17(9.9~36.4)			5	2~4			食物降低30%~40%的吸收速度;t_{max}为1~2 h		1A2	是	非线性

鉴别诊断

阿尔茨海默病治疗药物的应用和其他类型痴呆/BPSD 的特殊药物使用需求使得痴呆亚型的鉴别诊断成为药物治疗的重要组成部分。

主要的退行性疾病

- 阿尔茨海默病：占痴呆的 50%～75%
- 痴呆伴列维小体：占痴呆的 7%～26%
  - √ 目前认为患病率占痴呆的第二位
- 血管性痴呆：第三种主要类型——在痴呆病例中占据 10%～20%（范围为 4.5%～39%）（之前被称为多发梗死性痴呆）
- 各种痴呆实际的发病率和患病率仍不确切

特征

- 与阿尔茨海默病相比，焦虑更常见于血管性痴呆（患病率高达 70%）
- 阿尔茨海默病和血管性痴呆中抑郁都比较常见，但是抑郁更常见于血管性痴呆
- 精神病症状常见于阿尔茨海默病、痴呆伴列维小体和血管性痴呆
  - √ 幻视在血管性痴呆中比在阿尔茨海默病中常见
    - □ 通常与视空间处理过程受损有关

血管性痴呆

- 诊断包括痴呆的标准和
  - √ 局灶性神经系统体征
  - √ 和/或脑血管病实验室证据
- 通常与阿尔茨海默病共病
  - √ 这两种疾病有相同的血管性风险因素（例如高血压、脑

血管疾病）和病理特征（例如白质病变）
- 非认知症状也很常见
- 75 岁以后起病少见（与阿尔茨海默病相比）
- 血管性痴呆的风险因素包括
  - √ 高血压、心律失常、缺氧、糖尿病
  - √ 凝血障碍
  - √ 血管炎
  - √ 肺部疾病（缺氧）
  - √ 物质滥用
  - √ 高脂血症
- 由一次或者多次脑卒中引起，这些脑卒中通常无症状
  - √ 微小梗死造成局灶认知损害，逐渐发展成弥散型损害
- MRI 能够显示但 CT 通常没有
- 随着疾病发展，CT 中可见梗死和皮质萎缩
- 突然起病，阶梯状发展（但是图像差异很大），有其他脑血管疾病的证据
- 实验室检查
  - √ 血细胞计数
  - √ 空腹血糖
  - √ 红细胞沉降率
  - √ 心电图
  - √ 血气分析和肺功能检查
- 对高血压和血管性疾病的治疗能够停止或延缓疾病进程

治疗策略包括

- 痴呆的常规治疗
- 预防脑卒中
  - √ 抗血小板药物
    - □ 肠溶阿司匹林 325 mg/d 仍作为首选
    - □ 如果对阿司匹林不能耐受，将阿司匹林/双嘧达莫或

氯吡格雷作为二线用药

　　□ SSRIs 降低血小板聚集

　√ 抗氧剂：维生素 E 和维生素 C

　√ 必要（如果收缩压为 135～150 mmHg，给予治疗）时给
　　予降压药

　√ 治疗心律失常

　√ 控制胆固醇（他汀类）

　√ 不推荐雌激素

　√ 病因仅与血栓栓塞有关时，用抗凝血药改善脑的灌注，
　　例如华法林、阿司匹林

● 治疗非认知症状：见表 2.5

痴呆伴列维小体

● 高于已知的患病率；占痴呆病例的 7%～26%

● 痴呆伴列维小体的诊断标准

　√ 进行性的认知功能下降，伴有社会/职业功能受损

　　□ 尤其是注意力缺陷、额叶-皮质下功能、视空间能力

　√ 以下中的两项

　　□ 认知波动（注意力、警觉性）

　　□ 幻视

　　□ 帕金森病特征

　√ 加上

　　□ 跌倒

　　□ 晕厥

　　□ 一过性意识丧失

　　□ 对抗精神病药敏感

　　□ 妄想

　　□ 其他幻觉

● 病理学：大脑皮质神经元包含列维小体

　√ 显著降低胆碱乙酰转移酶（合成乙酰胆碱的催化酶）的

浓度

- 与阿尔茨海默病类似，同时有
  - √ 突出的幻视、妄想、抑郁
  - √ 帕金森病特征
  - √ 明显的波动性症状
  - √ 跌倒
  - √ 频繁的一过性意识丧失
  - √ 病程更迅速
- 胆碱酯酶抑制剂尤其适用于
  - √ 控制精神病、激越、痴呆
  - √ 功能状态可能被明显地改善
- 25～150 mg 喹硫平改善精神病和激越（非对照性研究）
- 禁忌使用典型抗精神病药

皮克病和其他额颞叶痴呆

- 临床诊断特征包括
  - √ 核心症状
    - □ 隐袭起病
    - □ 逐渐进展
    - □ 早期社会/人际交往功能下降
    - □ 早期情感迟钝
    - □ 早期自知力丧失
  - √ 支持性症状
    - □ 行为——个人卫生能力下降、心理固执、注意力不集中、言语过多、饮食习惯改变、持续动作
    - □ 演讲/言语——紧张、刻板、模仿言语、持续讲话、缄默
    - □ 躯体——原始反应、运动不能、僵化、震颤、血压不稳
    - □ 其他——额叶受损测验。正常的脑电图，额叶/前颞叶影像异常
- 皮克病占额颞叶痴呆的 20%

- 病理学：皮克病可见大脑皮质神经元中存在皮克小体
- 相对少见
- 病理图片未见乙酰胆碱的减少，因而胆碱酯酶抑制剂未应用
- 部分有效的治疗方法包括
  - √ 胍法辛（29 μg/kg）
  - √ 多巴胺受体激动药普拉克索、罗匹尼罗（0.5mg，睡前服用）

原发性进行性失语

- 与额颞叶痴呆相关的不常见的症状
- 早期言语功能破坏（找词困难之后理解困难），随后认知功能和日常生活活动出现更加全面的破坏
- 没有胆碱酯酶抑制剂有效性的相关数据

皮质下痴呆

- 帕金森病伴发的痴呆
  - √ 出现于 20%～60% 的病例，尤其是疾病的晚期
    - □ 4 年后痴呆风险呈 6 倍增长
      - ○ 风险因素——年龄的增长、帕金森病的严重程度增加、简易智力状态检查量表＜29 分
  - √ 与步态和平衡受损（而不是震颤）有关
  - √ 隐袭起病，缓慢进展

亨廷顿病

- √ 常染色体显性遗传性疾病
- √ 影响皮质下结构
- √ 产生运动行为和认知症状

其他痴呆

- 正常压力性脑积水
- 颞叶动脉炎

- 进行性核上性麻痹
- 克-雅病
  - √ 快速进展的海绵状脑病
    - √ 与慢病毒和牛型有关（牛海绵状脑病）
- HIV 脑病

继发于一般躯体疾病的痴呆

- 大脑结构损害
  - √ 脑肿瘤
  - √ 硬膜下血肿
  - √ 正常压力性脑积水
- 头部外伤
- 代谢性疾病
  - √ 甲状腺功能减退
  - √ 高钙血症
  - √ 低血糖
- 营养性疾病
  - √ 维生素缺乏——维生素 B_{12}，维生素 B_1，烟酸
- 感染
  - √ HIV
  - √ 神经梅毒
  - √ 隐球菌
- 肾衰竭/肝衰竭
- 神经系统疾病（例如多发性硬化）
- 免疫性疾病（例如系统性红斑狼疮）
- 物质引起的持续性痴呆

痴呆的伴随表现

- BPSD
  - √ 胆碱酯酶抑制剂治疗伴随症状有时是有效的，例如激

越、精神病和易激惹

√ 治疗 BPSD 的药物在相关章节进行讨论，包括抗抑郁
药、抗精神病药、情绪稳定剂和苯二氮䓬类药物

阿尔茨海默病

- 老年人中最常见的引起痴呆的原因
- 起病隐袭；起病的确切时间难以得知
- 首发症状为记忆力障碍
  - √ 通常出现于认知功能下降的前驱期
- 认知功能下降向痴呆的转化率为每年 10%
  - √ 使用与阿尔茨海默病相似的预防/治疗措施——胆碱酯
    酶抑制剂，维生素 E
  - √ 最新的数据提示胆碱酯酶抑制剂可能能够有效延缓认知
    功能下降向阿尔茨海默病的转化
- 阿尔茨海默病可能在中年后期出现，但总体患病率在中老
  年和老老年（超过 75 岁）人群中显得最突出、最严重。
  因此在复杂的躯体并发症和社会心理并发症背景下通常不
  能采用药物治疗
- 病程
  - √ 一旦诊断确立，从发病到死亡的病程为 8～10 年
  - √ 阿尔茨海默病可依据严重程度来分级（表 5.4）

表 5.4 阿尔茨海默病的严重程度分级

轻度
● 持续 2～3 年
● 注意力明显受损
● 忘记新近信息
● 经常伴有焦虑和抑郁
● 偶尔出现意识错乱或者时间/地点定向障碍
● 日常生活需要一些帮助
中度
● 持续 2 年
● 近事遗忘

- 睡眠周期颠倒
- 时间/地点定向障碍
- 精神病性症状——妄想、幻视
- 推理和判断能力严重受损
  - √ 个人卫生和日常活动需要依赖他人

重度

- 持续 2～3 年
- 说话不连贯
- 时间/地点/人物定向障碍
- 亲属识别不能
- 运动僵化
- 排尿、排便失禁
- 基本的个人卫生完全依赖他人

终末期

- 被约束在床上
- 需要长期护理
- 容易遭受致命的感染和意外事故

阿尔茨海默病严重程度的评定

- 许多有关阿尔茨海默病药物有效性的研究采用简易智力状态检查量表来界定患者疾病的严重程度（轻度到中度为 10～26 分，重度为 0～9 分）
- 采用不同标准区分严重程度，各研究之间进行比较时有时会有问题

病理学

阿尔茨海默病是一种复杂的神经退行性疾病。

脑部病理学

- 神经斑块由淀粉样蛋白组成
- 神经元纤维缠结
  - √ 源自细胞内微管结构

√ 继发于微管 τ 蛋白的过度磷酸化
- 突触变性
- 皮质和海马的突触前胆碱能神经元缺失
  √ 前脑基底胆碱能系统缺失可能对认知损害的出现极为重要

神经化学缺陷

- 乙酰胆碱是参与记忆功能的重要神经递质
- 阿尔茨海默病（其他类型的痴呆可能也如此）的乙酰胆碱合成减少与胆碱乙酰转移酶浓度降低有关
  √ 尤其在前额叶、顶叶和颞叶皮质以及海马部位
  √ 基底核、蓝斑、中缝部位的细胞缺失
- 同时发生的生化改变包括钾通道和钙通道的破坏

胆碱能系统缺陷可能不是阿尔茨海默病的核心缺陷，尤其是在疾病的早期阶段。其他神经递质浓度降低可能出现于原发或者继发的途径。这些递质包括

- 5-HT
- 去甲肾上腺素

较小程度的

- 谷氨酸
- 多巴胺
- P 物质

相关的病理学包括

- 炎性改变
- 自由基形成
- 神经生长因子缺乏

脑部病理学、神经生化缺陷以及相关因素相互作用产生一系

列的级联反应，最后导致阿尔茨海默病的发生。

每一种缺陷都与或者将会与药物治疗相联系，尽管有的药物比较温和，有的药物无效，但是药物都在完善中。

诊断

- 确诊阿尔茨海默病需要死后进行尸检
- 病理学诊断的 70%～90% 与临床诊断一致

临床诊断的要素包括

- 详细的病史
  - √ 用药史
  - √ 换药
  - √ 营养、创伤和遗传病史
  - √ 询问病史和功能
    - □ 尤其是询问脑震荡的病史
  - √ 精神疾病
  - √ 物质滥用
    - □ 酒精、烟草和咖啡的用量
- 躯体检查
  - √ 全身性疾病
  - √ 其他的神经科情况（例如脑卒中）
- 精神状态评估
  - √ 包括基线认知功能的评估（使用标准化工具）
- 实验室/影像学检查
  - √ 常规推荐 CT
    - □ 在诊断没有明确前
- 对可疑的小病灶采用 MRI
- SPECT 有时很有帮助
  - √ 双侧颞-顶叶的低灌注

痴呆的治疗

成功的药物治疗要求采用多种方法，采取合并治疗或者相继给予的方式。

精神和心理社会治疗

- 心理治疗：适合各种层次的患者和家属的需求
- 建立家庭联盟，提供有效的教育
  - √ 完善疾病的知识和治疗知识，提高对患者行为改变的耐受能力
- 环境和社会干预
- √ 安全监测
  - □ 危险干预（例如驾驶）
- 应对进展性疾病的长期策略

法律/财务指导

- 当患者有足够的能力时，确保患者的意愿能实现
- 评审患者的需求，委托其他的替代决策者
  - √ 酌情考虑讨论法律咨询的需求
- 生存的意愿——酌情考虑需要讨论的文件
  - √ 治疗决策——例如饲管、抗生素、液体、氧气、心肺复苏、重症监护病房以及从长期护理机构转院

非药物辅助治疗详见表 2.6。

寻找可逆的因素

- 停用所有不必要的药物
- 如果可能的话减少其他的药物
- 必要时停用抗胆碱能药、镇静催眠药（包括非处方药）和酒精

- 治疗抑郁和其他精神疾病
- 治疗并发症（例如感染中的尿路感染）
- 处理疼痛（例如隐匿性髋关节骨折、粪便嵌塞）
- 处理心肺问题（例如心肌梗死、肺栓塞）
- 处理神经科问题（例如硬膜下血肿、暂时性脑缺血发作、大块病变、正常压力性脑积水）
- 处理营养缺乏
- 处理内分泌/代谢/肾/肝病变

对 BPSD 的处理见表 2.5。

认知增强药的药物治疗——胆碱酯酶抑制剂

- 胆碱酯酶抑制剂的试验表明只要不出现其他禁忌问题，这类药可以用于阿尔茨海默病、痴呆伴列维小体、血管性痴呆、混合性痴呆以及帕金森病的所有患者
  √ 不适用于皮克病或者其他类型的额颞叶痴呆
- 如果一种药物无效或者效用降低，可以换用第二种
- 考虑添加维生素 E（抗氧化作用）和叶酸（减少同型半胱氨酸）
- 胆碱酯酶抑制剂的治疗目标包括
  √ 改善记忆和其他的认知功能
  √ 暂时停止或者减缓疾病的进程
    □ 最新数据显示一些药物（利斯的明）不仅延缓阿尔茨海默病的进程，而且还能改变疾病的进程——机制尚不明，目前只有早期阶段的数据
  √ 维持或改善
    □ 自我照料
    □ 行为
    □ 情感
    □ 生活质量和人际关系
  √ 改善精神病性症状和 BPSD

√ 基线认知功能的维持超过1年才出现，但是当出现改善时或许可以维持更久。因此，应继续服用胆碱酯酶抑制剂

√ 这些目标往往得不到满足

□ 目前对这些药物的临床期望值比较谨慎

对胆碱能认知增强药无反应的预测

● 萎缩增加

√ MRI中无髓神经纤维厚（反映基底核胆碱能神经元的萎缩）可能是对胆碱能认知增强药无应答的预测标志

● 性别

√ 男性对某些药物的初始应答率（前3个月）可能更好

● 临床表现

√ 伴有严重的妄想、激越、抑郁、焦虑、淡漠、脱抑制和易激惹的阿尔茨海默病患者可能对胆碱酯酶抑制剂的治疗反应性更好

□ 研究是有缺陷的，但是许多胆碱酯酶抑制剂的趋势类似（例如多奈哌齐、美金刚、他克林、毒扁豆碱）

● 载脂蛋白E4等位基因

√ 没有数据表明短期内会产生效应，但是或许长期会有影响

□ 这一领域的数据还在初级阶段，对常规的临床决策没有帮助

胆碱酯酶抑制剂的治疗作用

● 除了对认知功能的初步改善，胆碱酯酶抑制剂显示出临床效应

√ 痴呆的神经认知症状（BPSD；例如激越、攻击）

√ 治疗痴呆伴列维小体伴发的精神病性症状

√ 治疗谵妄

√ 治疗物质依赖相关的毒性

√ 治疗帕金森病相关的痴呆

许多其他药物也单独或联合用于治疗阿尔茨海默病或者是强化阿尔茨海默病的治疗；目前有效性证据还处于初级阶段，有争议，尚不确定。

评估胆碱酯酶抑制剂的药物治疗效果

● 胆碱酯酶抑制剂的研究结果中，有效性通常基于以下改善
　　√ 阿尔茨海默病评估量表-认知分量表：达到 70 分
　　√ 以临床访谈为基础的印象改变量表
　　√ 简易智力状态检查量表

阿尔茨海默病评估量表-认知分量表由 11 个测验维度组成

● 言语能力
● 言语理解能力
● 再认（测验说明）
● 找词困难
● 听从指令
● 物品命名
● 空间构图
● 概念练习
● 定向力
● 词语回忆
● 词语再认
　　√ 对照组和治疗组的阿尔茨海默病评估量表-认知分量表评分相差 3～4 分被认为是有意义的
　　　□ 这种分数分布的基础是治疗组与对照组相比认知的改善或者分数不变
　　　□ 通常先用 6 个月来确定药物有效性是否存在
　　　□ 未接受治疗的阿尔茨海默病患者的阿尔茨海默病评估量表-认知分量表评分每年下降 7～11 分

近期，FDA 要求药物上市前或者批准前在全球进行量表评估以验证有效性，例如以临床访谈为基础的印象改变量表和其附加表（信息来自患者和家属）。

- 这些量表是临床观察性的，但是质量不高、不规范；由四个维度组成
    - √ 一般情况
    - √ 认知
    - √ 行为
    - √ 日常生活活动

有些研究增加了其他的量表，但不是所有的研究都增加量表

- 生活质量
    - √ 患者自评的 7 个条目量表，评估患者的人际关系、进食、睡眠和社会娱乐活动
- 行为改变
- 精神状态表现（例如简单智力状态检查量表）
- 日常活动
    - √ 了解痴呆患者的日常活动功能的损害
        - □ 一份 33 个条目的问卷，包括自我照料和复杂任务两个主要部分，评估始动性和表现
    - √ 进行性恶化量表
    - √ 一份 29 个条目的日常生活活动量表
    - √ 计算机操作的成套神经心理学测查
- 恶化
    - √ 神经精神科问卷

将研究结果推广到临床人群：这些结果的适用性尚不明确。因有异常，这些研究都是非自然研究，异常包括代谢性疾病、哮喘、慢性阻塞性肺疾病、严重的肝或心血管疾病以及合并使用其他药物（包括抗胆碱能药、抗惊厥药、抗抑郁药、抗精神病药和有中枢神经系统影响的其他药物）。

- 这类药物中，微小的改变都会成为临床实践中判定有效性的障碍
  - √ 有效性监测大部分是基于临床量表的使用，这在临床实践中常不切实际
  - √ 评估经常是印象性的，而且是以医生和照料者的判断为基础，一旦达到治疗浓度，每6个月进行评估
  - √ 患者的自我评估通常没有意义
  - √ 未接受治疗的阿尔茨海默病患者的简单智力状态检查量表评分每年下降2~3分，可以作为另一种测查工具

胆碱酯酶抑制剂换药指南

- 换药的原因包括
  - √ 对一种达到治疗剂量的胆碱酯酶抑制剂无效
    - □ 简单智力状态检查量表评分下降超过2分，或者是功能下降
  - √ 疗效不明确前出现不能耐受的副作用
  - √ 患者或家属要求换药
    - □ 执行之前进行评估
      - ○ 家属对治疗可能有不现实的期望
    - □ 对患者有效但效果不明显（例如稳定或者没有恶化）——如果这样，建议不要换药
- 换药
  - √ 这类药物的作用机制稍有不同，当一个患者服用一种药物无效时，可能服用另外一种药物有效
    - □ 例如，有数据表明患者服用多奈哌齐无效，但是服用利斯的明有效
  - √ 指征
    - □ 治疗剂量时不能耐受副作用
      - ○ 对一种药物不能耐受并不预示着对替代药物也不能耐受

○ 数据显示从多奈哌齐（不能耐受副作用）换用利斯的明临床会有改善，并很快耐受。没有理由认为其他换药也有类似的情况（例如多奈哌齐/加兰他敏、利斯的明换用多奈哌齐等）

□ 治疗剂量下在 3～6 个月无效（BPSD 和痴呆伴列维小体需要的时间可能较短，用药最初 2 周就会起作用）

策略

● 如果对前一种胆碱酯酶抑制剂耐受性差，推荐洗脱 7 天（或者直到症状缓解）

√ 建议洗脱是由于不洗脱会增加胆碱酯酶抑制剂的附加作用，继发出现恶心、呕吐的风险

□ 过渡过程中有致命性吸入性肺炎的病例报告

□ 但是注意洗脱期存在撤药反应的风险，症状出现反弹、功能下降

● 从初始剂量开始逐渐增加药物剂量，推荐使用标准剂量

● 加药策略尚未经过很好的调查

√ 目前不推荐使用两种本类药物

√ 加巴喷丁可能会控制胆碱酯酶抑制剂行为方面的副作用

√ SSRIs 和曲唑酮可能会增加对 BPSD 的效应

√ 使用抗氧剂（维生素 E）、叶酸和阿司匹林可以作为安全的增效策略

□ NSAIDs 有危险的副作用，其获益的证据已经被质疑

胆碱酯酶抑制剂的副作用

胆碱酯酶抑制剂的副作用（表 5.5）具有自限性、一过性和剂量依赖性；需要 12 周内缓慢滴定，使其能够耐受药物的副作用。

如果加量迅速，副作用会更常见；从小剂量用药以及缓慢加量会减少副作用。

瘦小的患者（体重<45 kg）更易出现副作用。

表 5.5　胆碱酯酶抑制剂的副作用

受累系统	副作用	评述
胃肠道	● 食欲缺乏 ● 恶心 ● 呕吐 ● 腹泻 ● 流涎	● 最常见的副作用；通常为一过性的，如果进行滴定则会减少 ● 如果药物未连续服用或重新服用，注意小剂量应用并缓慢滴定 ● 某些患者的流涎可能很严重并造成很大的困扰——抗组胺药或抗胆碱能药可能有效 ● 副作用顺序：利斯的明＞加兰他敏＞多奈哌齐
神经	● 震颤 ● 头晕 ● 激越 ● 睡眠紊乱，可能做梦中断 ● 锥体外系反应 　√ Pisa 综合征（病例报告） 　√ 步态不稳 ● 偶尔谵妄	● 缩短快速眼动睡眠潜伏期，增加快速眼动睡眠密度，减少正常个体的短波睡眠，导致异常梦境（梦魇） ● 偶发锥体外系反应，尤其是合并抗精神病药时 ● 减少或停用药物 　√ 有时通过换药来提高耐受性 　　□ 与多奈哌齐相比，利斯的明和加兰他敏加量更加灵活 ● 使用苯二氮䓬类镇静药需小心 　√ 可能会引起认知功能的恶化
全身性	● 乏力 ● 头晕 ● 头痛 ● 疲倦	
心理	● 激越 ● 行为紊乱 ● 意识错乱 ● 妄想 ● 偏执反应	● 避免使用抗胆碱能药、抗精神病药 ● 减少/停用药物 ● 与痴呆的精神病性症状相鉴别
心血管	● 报告晕厥事件 ● 心肌梗死 ● 罕见的心律失常 　√ 心动过缓 ● 低血压 　√ 直立性低血压	● 增加 DLB 中颈动脉窦综合征的敏感性 　√ 可能是胆碱酯酶抑制剂减量的原因 ● 需要特别警惕 　√ 病态窦房结综合征

受累系统	副作用	评述
		√ 其他的心室传导缺陷
		√ 充血性心力衰竭
		√ 不稳定性冠心病
		● 甚至有报道无心脏病史的患者出现晕厥
血液	● 瘀伤	
肝	● 肝毒性	● 仅在使用他克林时
		√ 54％的患者出现血清转氨酶升高
		√ 部分研究中 30％的患者出现肝酶升高超过正常值 3 倍
		√ 这一副作用限制了他克林成为有效的治疗药物

注意事项和禁忌证

患有对胆碱酯酶抑制剂敏感疾病的患者的使用禁忌证

- 病态窦房结综合征、其他的心室传导缺陷
- 活动性消化道出血
- 膀胱梗阻
- 哮喘、重度阻塞性肺疾病
- 肝衰竭和肾衰竭
- 在患有以下疾病的患者中小心加量
  - √ 癫痫
  - √ 不稳定性心脏病
  - √ 充血性心力衰竭
  - √ 胃肠道出血、溃疡史
  - √ 虚弱和减肥
  - √ 肝衰竭和肾衰竭
  - √ 哮喘、阻塞性肺疾病

√ 尿液流出受阻、膀胱术后或胃肠手术
- 麻醉时需小心
  √ 吸入性麻醉药可能与其有相互作用
  √ 增强琥珀胆碱的肌肉松弛作用

停药和撤药

停药决策指南的证据积累得比较慢。

- 在决定一种药物是否有效前要连续服用 3～6 个月
- 患者病情处于稳定时最好连续用药，包括患者已经发展到阿尔茨海默病的严重阶段

出现以下情况时需要考虑停药

- 疾病进展到某些不值得使用昂贵药物的阶段
- 判断患者的预期寿命太短而不值得使用昂贵的药物
- 出现另外一种严重的疾病
- 医生和家属一致认为没有积极的作用

注意：在个案中，改善通常比较小，药物的主要作用可能是预防或延缓症状的进展。如果这一作用持续，医生和家属可能都不会很有信心地做出决定。

- 有限数据提示多奈哌齐（其他药物类似）主要对患病 5 年以内以及稍长时间的患者有延缓疾病进程的作用
- 策略之一是停药并且在停药后对患者进行随访
- 突然停药可能会导致病情恶化的速度增加，并且相关的症状可能会增加
- 停药的反跳效应
  √ 定向障碍、激越、幻视、情绪低落和焦虑的前驱证据
  √ 最好降低胆碱酯酶抑制剂的用量
  √ 如果认知或功能下降加速，恢复用药
    □ 缓慢滴定以避免严重的呕吐

716

其他适应证

- 当对急性症状（例如谵妄和激越）有效时，药物会在数天内起效
  - √ 常见的一过性事件如谵妄，停药时会持续数天或者数周

成本效益

- 大量的研究表明了胆碱能增强药的成本效益
  - √ 改善结果是延缓了住院时间，认知功能改善后减轻了照料负担
    - □ 有些患者的稳定期可以延长到 24 个月
- 权衡药物的花费
  - √ 记住药物的花费可能有助于阻止其他的治疗花费，因此在个案中详细讨论成本效益比很重要

照料者备忘

认知和功能的改善通常比较微小；通过以下记录进行监测

- √ 临床改善的个体印象
- √ 患者日常活动的表现
  - □ 来自于内科医生
- 由于结果表现比较微小，因此有必要对长期用药做好准备
- 尽管改善疾病或者延缓疾病很难被记录，但是长期用药以达到最大的效益还是必要的
- 照料者，尤其是那些隔离的和没有得到支持的照料者，出现抑郁和其他压力相关影响的风险明显增加
  - √ 建议
    - □ 暂停照料
    - □ 照料者支持性治疗
    - □ 实践管理建议、教育和相关支持资源——例如阿尔茨

717

海默病协会

临床提示

- 不推荐他克林
  - √ 临床不再使用
- 向患者和家属宣传疾病的本质和病程
- 正式记录基线评估
  - √ 用于认知、日常生活活动
  - √ 治疗前的行为很重要
- 通常都达不到改善认知的目标

目前对药物的临床期待最好是比较适中的。

多奈哌齐

药物	制造商	化学分类	治疗分类
多奈哌齐（安理申）	辉瑞 亿赛	哌啶类	抗痴呆药，选择性可逆胆碱酯酶抑制剂

适应证：FDA/HPB

- 因可能的阿尔茨海默病所致的轻中度痴呆患者的系统性治疗

适应证：说明书以外

- 痴呆的重度形式包括
  - √ 与 DLB 相关的精神病性症状或认知功能减退
  - √ 阿尔茨海默病的重度阶段——对有效性有许多证据
  - √ 非阿尔茨海默病性痴呆（例如与帕金森病、多发性硬化相关的认知损害）
    - □ 证据是初步和无对照的或临床的

√ 血管性痴呆的认知和行为症状
- BPSD——药物对认知功能无影响
- 与痴呆相关的谵妄（有病例报告）
- 作为附加作用来控制抗精神病药的抗胆碱能副作用
- 最初的研究表明多奈哌齐对疗养院的痴呆患者是安全的，包括合并其他药物使用的情况
  √ 对门诊患者也同样有效
- 其他胆碱酯酶抑制剂相关的研究——结果复杂
  √ 一项研究表明多奈哌齐对改善认知和日常生活活动功能更为有效
  √ 而其他数据则表明利斯的明比多奈哌齐更有优势，但该研究是制药公司赞助的
  √ 1年的试验显示加兰他敏具明显的优势

药理学

见表 5.3。
- 肝硬化：由于药物在肝代谢使药物清除能力下降

作用机制

- 与乙酰胆碱酯酶结合的亲和力是与丁酰胆碱酯酶结合的1250倍
  √ 阻滞酶的形成——乙酰胆碱复合物
  √ 乙酰胆碱酯酶抑制剂的作用范围还不确定，但对阿尔茨海默病患者的皮质阻滞研究发现仅有部分阻滞作用，为27%

治疗

阿尔茨海默病

- 认知症状
  √ 约有30%的患者有适度的症状改善（与安慰剂相比，在

719

阿尔茨海默病评估量表-认知分量表方面有 4% 的改善，而在以临床访谈为基础的印象改变量表中则有 6% 的减少）

√ 在研究的终点，与安慰剂相比在简易智力状态检查量表上有 2 分的差异

√ 在阿尔茨海默病评估量表-认知分量表上有 4 分的差异，更多显著的改善发生在一些亚群患者中（7～11 分）

☐ 对安慰剂与活性药物的反应的区别中的益处是明显的（例如即使使用活性药物的最小剂量也能完全改善阿尔茨海默病评估量表-认知分量表的评分，而安慰剂组的低分则产生了活性药物组与安慰剂组之间的统计学显著性差异）

√ 在认知正常的被试者中也能有明显改善

☐ 可观察的临床改善常常不是很显著

√ 改善发生在开始治疗后的 3 周左右，但在开始治疗后的 9～12 周不再明显（通常为 10 mg）

☐ 并无证据表明对患者的生活质量有所改善，但对生活质量的改善很难测量

√ 对潜在的疾病尚无影响

☐ 可能延缓疾病的发展，所有的益处很难定量分析，但可以延缓大约 1 年

☐ 因此，提高护理的水平，包括住院治疗，都变得必要

● 行为症状

√ 减少激越的发生，特别是攻击性和言语紧张

√ 减少使用镇静药的必要

DLB

处理方法

● 很少有案例报告和研究发现在 DLB 中于胆碱酯酶缺陷时使用胆碱酯酶抑制剂仍有效

- 症状包括
  - √ 幻觉和妄想
  - √ 意识错乱
  - √ 攻击
  - √ 注意缺陷
  - √ 睡眠障碍
    - □ 白天嗜睡和夜晚睡眠障碍
  - √ 淡漠
- 与阿尔茨海默病相同的多奈哌齐剂量
  - √ 多奈哌齐 10 mg/d
  - √ 患者症状的改善通常在几天之内即可见到

血管性痴呆

- 无作用
- 5-HT 能和去甲肾上腺素能药物更为有效

药物选择

- 所有的新型胆碱酯酶抑制剂比他克林（和维吖啶）安全，因为胆碱酯酶抑制剂无肝毒性
- 这一类药物都有相似但不完全相同的副作用
- 多奈哌齐不同于
  - √ 在无外周胆碱能副作用方面不同于利斯的明（和毒扁豆碱）
  - √ 在对烟碱受体无作用方面不同于加兰他敏
- 疗效表现为剂量依赖性（即更大的剂量，达最大量 10 mg 时产生最好的疗效）。在高剂量时耐受性好的药物是最好的选择

预后指征

- 治疗反应减少——无名核萎缩加速

- 治疗反应增加——妄想、激越、抑郁、焦虑、淡漠、脱抑制和易怒的严重性增加（数据还停留于病情发展的早期阶段）

数据质量

- 疗效的数据来源于数个对照性和非对照性研究，大多数由制药公司赞助
- 真实的临床效用还存在某种程度的争议，但是这些研究的患者确实能从中长期获益
- 最长期的研究
  - √ 随访患者达 4.9 年，这些患者大多数的服药剂量为 10 mg
    - □ 与日常临床活动的关系有限，因为这些人群是健康的人和普通门诊患者
    - □ 在一个更具有代表性的临床样本中，一项研究显示药物对症状有更为微小的改善

种族——数据很少。

剂量

- 其半衰期长允许单日用量为 5 mg 或者 10 mg
- 疗效在 5 mg 的时候显现，但在 10 mg 的时候达最大疗效（尽管普遍来说疗效还不是很大）

初始剂量

- 以 5 mg 开始，睡时服用（以减小胆碱酯酶抑制剂的副作用）
  - √ 如果有失眠问题则改为早晨服用
- 5 mg 保持 6～8 周（或更长，如果有必要），直到患者完全适应了这种剂量水平

增加剂量

- 在 5 mg 的剂量 6～8 周之后，开始改为 10 mg 的剂量
- 大多数的副作用出现在 10 mg，但是如果患者一旦开始适应这种药物，则对副作用有很大的耐受性

治疗和维持剂量

- 对治疗阿尔茨海默病来说，最佳维持剂量是 10 mg
- 对未被临床试验认可的药物，剂量更小，但是 10 mg 的剂量通常是有效的
  - √ 患者似乎对 5～10 mg 的剂量有反应，使用相似的指南以达到治疗水平

联合治疗

- 多奈哌齐和加巴喷丁
  - √ 有病例报告多奈哌齐的行为障碍副作用在使用加巴喷丁 100 mg 每天 3 次后得到控制
  - √ 多奈哌齐可提高抗精神病药的效用而扩大抗精神病药的作用（奋乃静的开放性研究），可能也可改善对锥体外系反应的耐受性
- SSRIs 类药物和曲唑酮
  - √ 对控制阿尔茨海默病患者的激越很有帮助，特别是控制对胆碱酯酶抑制剂无效的额颞叶痴呆相关症状
  - √ 最新的对照性研究表明联合使用 SSRI 类药物（舍曲林）和多奈哌齐可对痴呆的激越症状有协同控制作用
- 心理社会干预
  - √ 同时采取认知能力刺激，例如记忆训练
  - √ 提供记忆帮助
  - √ 每日常规安排有计划的措施
  - √ 现实取向计划

- 对抑郁和精神病的共病的治疗
  - √ 对痴呆相关的精神病性症状采用药物和行为干预
    - □ 鉴别痴呆相关的症状和胆碱酯酶抑制剂的副作用

副作用

- 在研究样本中总体上都可耐受
  - √ 与滴定速率相关
    - □ 在 6 周中缓慢增加药物剂量可减少副作用的产生
  - √ 患者可能在天然的场所中对副作用敏感
- 症状可能总体上比较轻微和短暂，但是也可能会更严重
  - √ 这些情况特别可能在 10 mg 时发生
  - √ 研究发现 9%～16% 的患者因为副作用而在 10 mg 时撤药

大多数的副作用与胆碱能反应有关，并可在数天内自愈。

- 恶心，呕吐，腹泻
- 尿频/尿失禁可能会发生，特别是在超过最大药量时
- 头晕
- 食欲缺乏
- 流涎
  - √ 可能会严重和令人讨厌
  - √ 可能对抗组胺药和抗胆碱能药有反应
    - □ 注意：抗胆碱能药通常不适用于痴呆患者——理论上其与胆碱能药物的治疗作用相抵抗
- 失眠（14%）
- 无力
- 晕厥
- 肌痛性痉挛
- 瘀伤

最严重和较少见的症状包括

- □ 抑郁
- □ 心理障碍
- □ 激越
- □ 攻击行为
- □ 焦虑
- □ 诱发躁狂
- □ 意识错乱
- □ 谵妄
- □ 锥体外系副作用有时发生，特别是在联合应用抗精神病药时
- □ 步态不稳
- □ 头痛
- □ 神志不清
- □ 运动障碍
- □ 梦境异常
- □ 有时会有梦魇
- □ 心律失常
- □ 心肌梗死
- □ 体重下降
- □ 关节炎/关节痛
- □ 肌痛
- √ 在撤药后这些症状可能会消失

个案报告

- 严重晕厥
- 脑血管意外
- 抽搐
- Pisa 综合征

725

- 心脏颤动
- 消化道出血

监测

- 常规肝功能监测是非必需的
  - √ 但是患者若有肝和肾疾病，应该小心监测以防不良反应

药物相互作用

关于这方面的数据仍十分有限。阻滞肝酶 CYP2D6 和 3A4 的药物会增加该药的血浆药物浓度和多奈哌齐的副作用，但是对临床疗效还没有描述（表 1.32）。

- 酮康唑可增加血药浓度 $23\% \sim 30\%$
- 其他可能与发生作用的肝药酶抑制剂包括奈法唑酮、奎尼丁、氟西汀、帕罗西汀

与以下药物共用可增强疗效

- 神经肌肉阻滞药，例如琥珀胆碱
- 胆碱能药物如氯贝胆碱
- 眼科药物如毛果芸香碱或卡巴胆碱

病例报告

- 与下列药物的相互作用可能会增加副作用的发生
  - √ 地尔硫䓬
  - √ 氟西汀
  - √ 帕罗西汀
  - √ 舍曲林
  - √ 利培酮
    - □ 有个案报告联合使用上述药物可有严重的锥体外系副作用的发生
    - □ 联合使用抗精神病药和胆碱酯酶抑制剂的患者可能对

锥体外系反应更为敏感，应当避免联合用药

拮抗作用

- 理论上说，胆碱酯酶抑制剂的作用可被抗胆碱能药所拮抗（如某些抗精神病药和抗帕金森病药）
- 因此应避免合用抗胆碱能药

合用以下药物应当谨慎

- NSAIDs
  - √ 消化道症状可能会恶化
- 其他胆碱酯酶抑制剂
  - √ 副作用更为恶化
- 吸入性麻醉药
  - √ 可能会降低麻醉药的神经肌肉阻滞作用

因为数据有限，当多奈哌齐与其他药物合用时建议严密监测。

与功能损害性疾病的相互作用和禁忌证

对多奈哌齐和哌啶类衍生物敏感是使用的禁忌证。

特殊警惕

- 有眩晕和晕厥的风险，因此需要特别注意防止跌倒
  - √ 护理上应注意髋部和其他部位的骨折
- 当同时使用利培酮或其他抗精神病药时注意观察发生锥体外系反应的风险
  - √ 不建议合用
- 麻醉时琥珀胆碱的效应增强
  - √ 对多奈哌齐和哌啶类衍生物高度敏感的患者应注意

过量：毒性，自杀，处理

- 很少有过量使用的报道
- 有报道当剂量达到 70 mg 时很易控制短暂的症状
  - √ 呕吐
  - √ 嗜睡
  - √ 脸红
  - √ 腹泻
- 理论上可导致胆碱能危象
  - √ 恶心、呕吐
  - √ 流涎
  - √ 出汗
  - √ 心动过缓、低血压
  - √ 呼吸衰竭
  - √ 抽搐

处理

- 如果症状严重以及过量不超过 8 h，给予药用炭
- 另外提供适当的护理和观察
  - √ 对心动过缓给予硫酸阿托品
    - □ 首先静脉滴注 1～2 mg，然后根据治疗反应再给予其余的剂量
  - √ 症状会自发缓解

临床提示

- 这种药物主要能适度改善阿尔茨海默病的进行性认知损害
  - √ 该药的临床价值在于能改善精神病性症状和激越，而且副作用轻微，这些都使其成为治疗阿尔茨海默病或精神行为症状的有效药物
- 每 2～3 周监测一次直至病情稳定（如若进行监测更多是

采用电话的方式对家庭进行访问）

 √ 之后每 3~6 个月监测疗效

- 细致的观察记录是为了决定是否有治疗效果

 √ 使用标准化的工具（如简单智力状态检查量表或日常生活活动量表）

- 如果对药物疗效产生怀疑，则在 6 周内逐渐减量并停药，监测快速恶化的症状

- 当加量至 10 mg 时，开 2 片 5 mg 的药片，这样如果副作用发生的话，就可将剂量从 10 mg 减至 5 mg

- 如果以 10 mg 过量服用产生腹泻问题，就改为 5 mg，一天 2 次

 √ 注意 5 mg 的药片与 10 mg 的药片的价格是一样的，所以使用 5 mg 的片剂会花费 2 倍的价格

- 整合治疗是最实际的治疗方法，包括

 √ 进行药物治疗以改善认知障碍

 √ 对疾病的共同情况进行积极治疗

 √ 进行正规的照料者支持

- 如果在 6 个月内仍有症状的恶化和无明显改善，最好停用该药并改换另一种药物

加 兰 他 敏

药物	制造商	化学分类	治疗分类
加兰他敏（利忆灵）	杨森	苯并氮杂䓬	认知增强药，胆碱酯酶抑制剂（可逆性，竞争性）

适应证：FDA/HPB

- 治疗轻中度阿尔茨海默病

适应证：说明书以外

- 血管性痴呆

- 该类药物对其他适应证的数据表明加兰他敏可能对下类疾病有帮助
  - √ 与痴呆伴列维小体相关的精神病性症状或认知衰退
  - √ 与痴呆相关的激越和攻击
  - √ 与痴呆相关的谵妄（有理论基础和病例报告）
  - √ 非阿尔茨海默病性痴呆——如血管性痴呆和与帕金森病相关的认知损害、多发性硬化（证据是初步的和非对照性或临床的）

药理学

见表5.3。

- 代谢物 O-去甲基加兰他敏比加兰他敏更为强效和具有选择性，是乙酰胆碱酯酶抑制剂（对丁酰胆碱酯酶则效力减弱）
- 许多药动学研究是对年轻体健的成人被试者进行研究的

作用机制

- 双重作用机制
  - √ 乙酰胆碱酯酶抑制剂
  - √ 其异构体增强突触前烟碱受体功能，使乙酰胆碱释放增加
    - □ 可能增强电信号和增加其他神经递质的释放，如谷氨酸

治疗作用

- 延缓阿尔茨海默病患者的病情进展和适当改善认知、日常生活活动和该疾病的其他行为问题
- 可能比其他乙酰胆碱酯酶抑制剂在改善日常生活活动上更有优势，但数据仍较为初步
- Ⅲ期临床试验表明与其他胆碱酯酶抑制剂相比在阿尔茨海

默病评估量表-认知分量表和临床医生接诊时印象的改变上有相同的疗效

- √ 在 6 个月时在药物（高剂量）和安慰剂之间大约有 4 分的差异
- √ 与安慰剂相比，大多数的疗效表现为功能缓慢减退，只有在阿尔茨海默病评估量表-认知分量表上有微小的改善
- 在被试组的认知损害方面该药有明显的疗效（7 分的差异）
  - √ 与安慰剂组相比表现为适当地减少向照料者的求助
- 加兰他敏的治疗机制可能是
  - √ 改善工具性和基本的日常生活活动
  - √ 延缓日常生活活动衰退至少 1 年（与安慰剂组的衰退相比）
  - √ 减轻照料者的负担
    - □ 稍微节约花费在照料上的时间（减少 10%～12%）
    - □ 改善或者延缓行为障碍的出现

药物选择

- 初步的证据表明加兰他敏可能在疗效和耐受性上具有优势（极轻微的消化道副作用）
- 证据表明对加兰他敏缺乏反应（如副作用）可能不影响这类药物的其他药的疗效
  - √ 如若该类药物治疗失败，则用该类的其他药替代
- 预后指征
  - √ 男性对治疗最初可能有更好的反应（最初 3 个月）
  - √ 没有证据显示载脂蛋白 EⅣ 等位基因对迅速起效有作用，但是可能对长期起效有影响
  - √ 这一领域的数据比较初步，还未应用于临床常规决定的作出

数据质量

- 加兰他敏的药动学的数据比较有限，大部分数据是以健康志愿者和单纯阿尔茨海默病患者为被试者的小型研究为基础所获得的数据
- 患阿尔茨海默病的同时患有其他疾病的患者的数据尚未得到

剂量

初始剂量

- 以 4 mg、每天 2 次起始，早晨、晚上饭后服用
- 在加量前维持 4～8 周
- 患者有中度肝损害
  √ 以 4 mg 起始，维持 4～8 周

达到治疗剂量

- 以 4 mg 增量缓慢加量至日最大剂量 16 mg
- 在能耐受的基础上，缓慢加量至 16 mg（4～8 周）
- 在治疗剂量上观察疗效和毒性达 4 周以上
- 如果无效，或没见到最佳疗效，加量至 24 mg
  √ 以权衡临床疗效与毒性为基础

注意：尽管多数疗效在 16 mg 时出现，但最好的治疗作用是在最高剂量时出现的，所以 24 mg 的剂量可能是最佳目标，但是该剂量也有很多副作用。

维持剂量

- 如果疗效在最初的维持剂量 16 mg 就可见到，那么维持在此剂量
- 如果患者对 24 mg 的剂量能耐受则维持在此剂量数月，并

密切监测

- 如果治疗 6 个月仍无疗效或功能持续衰退，考虑逐渐减少加兰他敏
  - √ 监测功能衰退
    - □ 有时情况会突然发生
    - □ 如果如上述情况那样，则重新考虑该药，逐步滴定至治疗剂量
  - √ 改换为另一种胆碱酯酶抑制剂

副作用

- 最常见的
  - √ 头痛
  - √ 颤抖
  - √ 头晕
  - √ 激越
  - √ 困倦
  - √ 睡眠障碍
    - □ 可能有梦魇
    - □ 在正常成年人中快速眼动睡眠潜伏期缩短，增加快速眼动睡眠密度，慢波睡眠减少
  - √ 流涎
  - √ 食欲缺乏
  - √ 恶心（约 20%），呕吐（约 15%）
  - √ 腹泻（约 4%）
  - √ 轻微体重减轻
  - √ 腹痛（约 4%）
  - √ 消化不良
  - √ 鼻炎
- 大部分可以耐受
- 不良反应常常较轻微

- 最严重和较少见的
  - √ 抑郁
  - √ 癫痫
  - √ 溃疡
  - √ 可加重哮喘、慢性阻塞性肺疾病
    - □ 呼吸抑制
- 减少剂量来控制副作用

药物相互作用

数据局限于药物相互作用，但总体风险低。

- 同时使用肝药酶 CYP3A4 或 CYP2D6 抑制剂时要注意（表 1.32）
- 当同时使用帕罗西汀时可增加生物利用度 40%
  - √ 酮康唑和红霉素也能增加生物利用度
- 不推荐同时使用另一种乙酰胆碱酯酶抑制剂进行治疗

注意与下面的药物的合用

- 琥珀胆碱（增强或延长疗效）
- 胆碱能激动剂（氯贝胆碱或眼科药品如毛果芸香碱或卡巴胆碱）
- 其他胆碱能激动剂
- 非甾体类抗炎药（消化道症状可能会恶化）
- 抗胆碱能药可能会干扰加兰他敏的作用（反之亦然）
  - √ 例如：对抗眼科药品抗胆碱能药环喷托酯或去氧肾上腺素的作用
- 其他胆碱酯酶抑制剂（恶化副作用）
- 吸入性麻醉药（可能会降低麻醉药的神经肌肉阻滞作用）

与功能损害性疾病的相互作用和禁忌证

见胆碱酯酶抑制剂的注意事项和禁忌证部分。

临床提示

- 在快速加药期副作用可能出现得更频繁
- 灵活的剂量是可取的（从 4 mg 的剂量开始），所以以耐受性和副作用为基础的缓慢滴定是非常可行的
- 缓慢加量可改善药物的耐受性
- 液态的给药形式对那些不合作的患者或有吞咽困难的患者具有优势
  - √ 要求使用校准移液器来吸取药品（类似于胰岛素注射器）
- 消化道副作用大多局限于 5 或 6 天
  - √ 与剂量增加相关，尽管许多作用（如腹泻、恶心）会持续和无法耐受
- 在延长用药期间没有新的副作用出现
- 与药物应用于血管性痴呆时的副作用类似

利斯的明

药物	制造商	化学分类	治疗分类
利斯的明（艾斯能）	诺华	氨基甲酸酯	抗痴呆药；乙酰胆碱酯酶抑制剂（非竞争性）

适应证：FDA/HPB

- 治疗轻至中度阿尔茨海默病

适应证：说明书以外

痴呆的重度形式，包括许多非阿尔茨海默型痴呆

- DLB
  - √ 根据目前的资料，胆碱酯酶抑制剂对该病最有效

- √ 改善精神病性症状（如幻视）
- √ 可能在改善认知功能上具有显著作用
- √ 可能改善在神经精神量表上的得分
- √ 不会增加患帕金森病或抑郁的风险
- 阿尔茨海默病和相关的痴呆的行为和精神病性症状
  - √ 控制痴呆的继发症状，包括
    - □ 激越
    - □ 易激惹
    - □ 脱抑制
    - □ 行为上的波动，如日落综合征
    - □ 反常运动行为
    - □ 淡漠
    - □ 焦虑
    - □ 抑郁
  - √ 在许多病例中，控制继发症状可能是该类药物的最佳疗效
- 血管性痴呆的认知和行为症状（初步资料）
- 对帕金森病性痴呆可能有效
- 开始起效可能需要数周的时间
  - √ 与痴呆相关的激越与攻击性

药理学

- 肝损害的患者的药物清除能力减退（尽管无 CYP 肝药酶的参与），并且可能会减少或相反加重肾的损害

作用机制

- 是一种中效、可逆的胆碱酯酶抑制剂
- 结构上与毒扁豆碱相似，但与多奈哌齐和他克林不同
- 阻滞乙酰胆碱发挥作用主要通过两条途径
  - √ 假性不可逆阻滞

□ 乙酰胆碱酯酶 G_1 亚型

　　□ 丁酰胆碱酯酶（在胶质细胞中发挥作用）

　√ 与外周组织相比，抗胆碱酯酶活性对于脑内的乙酰胆碱
　　酯酶和丁酰胆碱酯酶是具有特异性的

　√ 选择性作用于海马和皮质

　√ 对其他神经受体缺乏亲和力，不像他克林

治疗作用

● 主要作用是延缓阿尔茨海默病症状的进展

　√ 不会逆转病程

　√ 新的数据表明它可能会调节疾病病程的实际进展——机
　　制不清，数据仍为推断性的

● 一项 26 周的简易研究发现可改善大约 55% 的患者在阿尔
　茨海默病评估量表-认知分量表上的评分 4～5 分

　√ 尽管样本量很大，但是统计学显著性差异很小，安慰剂
　　组的患者在这期间也能改善认知得分

　√ 长期用药后，该药就显示出了通过延缓疾病的病程的保
　　护作用

　√ 大量患者获得很大的收益

● 减少日常生活活动和工具性日常生活活动量表得分的逐步
　恶化

　√ 照料者报告有许多功能的改善（例如吃药、穿衣、卫生、
　　做饭），这些改善可能延迟患者求助于长期照料措施

● 全球临床评价也显示改善

● 对许多患者来说，总体的临床改善可能非常有限并且没有
　临床证据

药物选择

● 许多证据表明利斯的明对于严重的阿尔茨海默病患者比多
　奈哌齐有更好的疗效，但数据并不是结论性的

- 对一些患者来说费用和保险是决定性的因素

数据质量

- 许多为双盲、安慰剂-对照性研究（绝大部分的赞助者为制药公司）
- 结果的临床有效性仍是有争议的，但是仍然有持续的报告支持疗效

剂量

初始剂量

- 标准初始剂量
  - √ 1.5 mg，每天 1 次或 2 次
  - √ 早上或晚上和食物同服
  - √ 液态的给药形式采用口服注射器
- 大多数保守的给药方案是为了那些很年老的（＞85 岁，特别是女性）或者很衰弱的老年人，建议以日剂量 1.5 mg 起始
- 根据耐受性和副作用，剂量应灵活，缓慢滴定并可上下调动

达到治疗剂量

- 长期滴定的时间大约为 12 周
- 在最小治疗剂量治疗 2～4 周（通常更长）后增量至 3 mg，每天 2 次
- 增量至 6 mg/d 以上的剂量时应当严密观察副作用并且通常不超过每 2 周增加一次
- 如果患者出现副作用，停药一段时间，然后重新以更低的或相同的剂量开始给药
- 在这期间每 2～4 周评估患者情况

维持剂量

- 维持在 6～12 mg

√ 如果患者能耐受，多数能在 12 mg 获得治疗效果

　　　　□ 包括对 DLB 的治疗

● 治疗药物的疗效可能持续贯穿于该病的病程中

● 不持续给药时，许多患者会出现病情恶化

● 如果疗效明显并且患者对该药耐受，建议将该药维持到疾病的后期

● 在该期间每 3~6 个月评估一次

副作用

● 与胆碱能作用相关（表 5.6）

● 大部分能耐受

　　√ 试验中显著的停药率大部分与抗胆碱能副作用相关

注意：与食物同服可减少副作用并可能促进消化道吸收。

● 许多数据显示利斯的明比多奈哌齐和加兰他敏有更多的副作用（特别是消化道副作用）

● 相对自限性、暂时性和剂量依赖性

● 需要大约 12 周的缓慢滴定以达到足够的耐受性来避免副作用

● 如果加量迅速，副作用更易发生

表 5.6　利斯的明的副作用

副作用	最常见	最严重和较少见
全身性	● 体重降低，特别是女性（24%） ● 疲乏 ● 出汗 ● 不适	● 发热，脸色潮红 ● 流感样症状
心血管系统		● 有晕厥病例的报告 ● 增加痴呆伴列维小体患者对颈动脉窦综合征的敏感性 　√ 这可能是不能坚持使用胆碱酯酶抑制剂的部分原因

副作用	最常见	最严重和较少见
		• 心动过缓
		• 低血压
		• 直立性低血压
中枢和周围 神经系统	• 头晕 • 头痛 • 颤抖 • 困倦 • 无力 • 失眠	• 步态异常 • 脑血管疾病 • 共济失调 • 抽搐 • 锥体外系反应 • 感觉异常
耳		• 耳鸣

胃肠道	• 女性更为常见
	• 恶心，呕吐
	• 腹泻
	• 腹痛
	• 消化不良，食欲缺乏
	• 流涎
	  ✓ 可能会比较严重和令
	    人难以忍受
	  ✓ 可能抗组胺药和抗胆
	    碱能药能缓解
	• 曲美苄胺可能有效
	  ✓ 在恰当的医嘱下使用：
	    抗胆碱能药对痴呆患
	    者不适用，理论上这
	    些药物与胆碱能药的
	    治疗作用相抵抗
		• 排便失禁
		• 胃炎

肌肉骨骼系统		• 关节痛 • 肌痛
精神病性	• 意识错乱 • 抑郁 • 焦虑	• 激越 • 行为紊乱 • 妄想 • 偏执状态
呼吸系统	• 鼻炎	• 加重哮喘、慢性阻塞性肺 疾病 • 呼吸抑制

740

副作用	最常见	最严重和较少见
皮肤和附属器		● 皮疹 √ Stevens-Johnson 综合征
泌尿系统		● 尿失禁和遗尿 √ 可能非常麻烦并需要调整药物剂量，有时需要暂停服药 ● 可能出现尿路梗阻

药物相互作用

● 药物相互作用的数据有限，但总体风险低
● 与下列药物合用时要注意
   √ 琥珀胆碱（增加或延长疗效）
   √ 胆碱能激动剂（氯贝胆碱或眼科用药如毛果芸香碱、卡巴胆碱）
   √ 其他胆碱能激动剂
   √ 非甾体类抗炎药（会恶化消化道疾病）
   √ 抗胆碱能药可能会干扰利斯的明的作用（反之亦然——例如拮抗眼科抗胆碱能药环喷托酯/去氧肾上腺素的抗胆碱能作用）
   √ 其他胆碱酯酶抑制剂（使副作用恶化）
   √ 吸入性麻醉药（可能会降低麻醉药的神经肌肉阻滞作用）

与功能损害性疾病的相互作用和禁忌证

见注意事项和禁忌证部分。

临床提示

● 吞服整粒的胶囊
● 最好在吃饭时与食物同服以降低副作用

- 如果漏服一次，就在下次服常规剂量
  - √ 不能服双倍剂量以弥补漏服的那次
- 不会影响睡眠质量
- 如果药物间断服用任意的时间长度，以低剂量重新开始并逐渐加量以避免严重的呕吐或恶心，这是非常重要的
- 认知和功能的改善通常是轻微的，进行书面记录来监测
  - √ 临床症状改善的个人印象
  - √ 患者日常生活活动的表现
- 由于结果比较轻微，有必要对长期使用该药的必要性保持开放的心态
- 但是改善或延缓疾病很难得到验证，长期服药对获得最大获益是必要的
- 推荐按医嘱给的剂量服用，但是如果副作用非常严重的话，那些有主动性和可信赖的照料者的患者可每天 3 次服药来减轻副作用
- 使用曲美苄胺 250 mg、每天 2 次，在加量的最初 3 天里可改善为达到利斯的明高剂量治疗时的耐受性
- 如果在胆碱酯酶抑制剂之间换药，建议患者和家属观察胆碱能消化道副作用并通知医生
- 如果在数天停药期后重新开始服药，要重新通知患者按推荐的滴定方案，以最低日用剂量开始服药，并逐渐加量
  - √ 若在数天至数周断药后快速重新开始服药，有时在单剂量 4.5 mg 治疗时诱发严重呕吐

他 克 林

药物	制造商	化学分类	治疗分类
他克林（康耐视）	第一地平线	氨基吖啶	抗痴呆药，非选择性、可逆性胆碱酯酶抑制剂

适应证：FDA/HPB

- 治疗轻至中度阿尔茨海默病

适应证：未被临床试验认可的药物

- 对痴呆相关的下列症状可能有效
  - √ 淡漠
  - √ 焦虑
  - √ 幻觉
  - √ 脱抑制
  - √ 运动行为异常
- 顽固的睡眠障碍（睡前服用，80 mg）

药理学

- 肝疾病时清除会减少

作用机制

性质包括

- 在高剂量时能激发胆碱能作用
- 阻滞突触前和突触后的毒蕈碱和烟碱受体
- 增加 5-HT、多巴胺、去甲肾上腺素、γ-氨基丁酸的释放
- 促进对 MAO-A、B 活性的抑制

药物选择

自从更小毒性的药物出现以来，他克林不被推荐和使用。其不良的药物性质包括以下各项

- 快速代谢
- 需要每天 4 次服药

- 不良的药物副作用

剂量

- 以 10 mg、每天 4 次的剂量起始
  - √ 半衰期非常短
- 每 6 周加量 10 mg，每天 4 次
- 最大剂量为 40 mg，每天 4 次
- 通过缓慢加量，约 18 周达到最大剂量以减少副作用
- 如果有消化道副作用则随食物一起服下

停药和撤药

- 如果 AST/ALT 水平超过正常值最高限 3 倍以上，则停药
- 继续密切监测肝功能

副作用

- 大约有 30% 的患者有严重和显著的副作用
  - √ 尤其是严重的肝毒性
- 胆碱能作用是剂量依赖性的
- 最常见的（百分数来源于普通成人数据）
  - √ 激越
  - √ 意识错乱
  - √ 共济失调
  - √ 恶心、呕吐（28%）
  - √ 腹泻（14%）
  - √ 消化不良/食欲缺乏（9%）
  - √ 体重减轻
  - √ 腹痛
  - √ 加重哮喘、慢性阻塞性肺疾病
  - √ 皮疹
  - √ 心动过缓
  - √ 尿路梗阻

√ 肌痛（7.5%）
- 最严重和较少见的
  √ 癫痫
  √ 停药后认知功能突然恶化
  √ 消化性溃疡恶化
  √ 肝毒性
    □ 30%的患者（在许多研究中）的 ALT 水平高于正常人的 3 倍；黄疸
      ○ 开始在 4～7（最高为 16）周
      ○ 大部分能在停药后恢复
      ○ 女性的发生率更高
  √ 肝细胞坏死或肉芽肿改变
    □ 这种副作用限制了他克林作为一种有效的治疗药物

药物相互作用

他克林的增强剂：与下列药物合用时应注意

- 琥珀胆碱（增加或延长疗效）
- 胆碱能激动剂（氯贝胆碱或眼科用药如毛果芸香碱、卡巴胆碱）
- 其他胆碱能激动剂
- 西咪替丁（可能会增强疗效）
- 非甾体类抗炎药（消化道疾病会恶化）
- 抗胆碱能药可能会干扰利斯的明的作用（反之亦然——例如拮抗眼科抗胆碱能药环喷托酯/去氧肾上腺素的抗胆碱能作用）
- 其他胆碱酯酶抑制剂（使副作用恶化）
- 吸入性麻醉药（可能会降低麻醉药的神经肌肉阻滞作用）
- 阻滞茶碱代谢并增加血浆浓度
- 氟伏沙明（增强作用）

监测

- 4～5 个月中每 1～2 周监测一次肝功能

与功能损害性疾病的相互作用和禁忌证

加量时注意观察有下列情况的患者

- 癫痫障碍
- 活动性心脏病
- 充血性心力衰竭
- 消化道出血，溃疡史
- 疲乏，体重下降
- 肝、肾损害
- 哮喘，阻塞性肺疾病
- 帕金森病
- 潜在的严重肝毒性需要每 1～2 周监测肝功能（AST/ALT）
- 注意
  √ 麻醉（因为可能与吸入性麻醉药相互作用并且会加强琥珀胆碱的肌肉松弛作用）
  √ 哮喘
  √ 阻塞性肺疾病
  √ 胃肠疾病
  √ 癫痫
  √ 某些心脏疾病
    □ 病态窦房结综合征
    □ 其他室上性心脏传导障碍
    □ 心动过缓

过量：毒性、自杀、处理

致死性剂量超过治疗剂量约 12 倍。

过量症状是胆碱能危象

- 严重恶心
- 呕吐
- 流涎
- 出汗
- 心动过缓
- 低血压
- 呼吸抑制
- 跌倒和惊厥

治疗

- 提供支持性措施
- 首先静脉注射 1~2 mg 硫酸阿托品，在有治疗反应的基础上增加剂量
- 症状会逐渐自发缓解

附录 A　新批准的药物

阿立哌唑

药物	制造商	化学分类	治疗分类
阿立哌唑（Abilify）	必治妥	喹啉衍生物	非典型抗精神病药

适应证：FDA/HPB

- 精神分裂症

适应证：说明书以外

- 阿尔茨海默病的精神病性症状（未公布的数据）

药理学

还未有老年患者的数据

- 不影响 CYP450 酶

作用机制

- 在边缘系统中部阻断 D_2 受体
- 阻断 5-HT$_{2A}$ 受体
- 部分激动 5-HT$_{1A}$ 受体
- 适度结合 α_1 受体和组胺受体，并对毒蕈碱受体有轻微亲和力
- 在多巴胺活动过多的区域，表现为阻断作用，在多巴胺活

动减少的区域，表现为激动作用

√ 因此利用该性质可作为多巴胺系统的的稳定剂

阿立哌唑的药动学见表 A.1。

表 A.1　阿立哌唑的药动学

生物利用度	血浆蛋白结合率	半衰期	t_{max}	吸收	P450 代谢系统
87%	99%（主要为清蛋白）	75 h	3 h	不受食物影响	被 CYP2D6 和 3A4 代谢：活性代谢产物为脱氢阿立哌唑

适应证的治疗作用

● 与利培酮和氟哌啶醇相比，精神分裂症的急性和慢性症状都能得到有效的缓解（数据限于普通成人）

● 简易精神评定量表中幻觉、妄想评分的改变出现在平均以 10 mg 的剂量服药的在社区居住的阿尔茨海默病患者中（还未有同行评议的随机安慰剂双盲对照性试验的报道）

药物选择

● 早期的数据显示该药在老年人中有良好的耐受性和疗效，但是作为老年人的常规用药时数据过旧

剂量

● 每日剂量方案

√ 在老年人群中没有研究剂量

√ 大部分成人的日常一次用量为 10～15 mg（最大量为 30 mg）

√ 对痴呆患者来说，每日给药量为 10 mg（范围为 1～17 mg）

针对适应证的停药和撤药

- 无特别的药物数据

副作用

- 有限的数据表明该药比其他非典型抗精神病药耐受性好
- 似乎有低的锥体外系副作用，但是数据仍是早期阶段的
- 对血脂、体重和 QTc 间期总体作用良好（早期普通成人数据）

药物相互作用

- 可被 3A4 和 2D6 的抑制剂增强疗效
- 可被 3A4 的诱导剂阻断作用
- 在现有的这些药物中减小剂量
- 见表 1.31

艾司西酞普兰

药物	制造商	化学分类
艾司西酞普兰（依地普仑）	Forest/Lundbeck	SSRI，双环苯二甲酸衍生物（消旋西酞普兰的 S 异构体）

适应证：FDA/HPB

- 治疗重性抑郁

适应证：说明书以外

- 老年人的临床资料表明对痴呆相关的抑郁是有效的
- 普通成人数据表明对下列疾病有效
  - √ 惊恐障碍
  - √ 广泛性焦虑症

药理学

- 老年人的血药浓度增高 50%
- 肝损害使半衰期加倍，并减少口服更低的剂量时的清除率
  - √ 肾功能较少出现障碍，药物被广泛代谢，很少以原型从尿中排泄
- 治疗剂量下为线性药动学，但是老年人的血药浓度个体差异没有被建立

作用机制

- 抑制 5-HT 重摄取
  - √ 比消旋西酞普兰效能强 100 倍
- 高选择性——不影响多巴胺和去甲肾上腺素的重摄取
- 对 5-HT 受体、肾上腺素受体、多巴胺受体、组胺受体、毒蕈碱受体或苯二氮䓬受体的亲和力很小或没有亲和力

适应证的治疗作用

- 对痴呆相关的抑郁有效，并且可能改善对治疗有反应的患者的认知功能
- 还未有专门的关于治疗 BPSD、脑卒中后抑郁、精神病性抑郁或者易激惹有效的报道，但是这些症状对西酞普兰有效，其中很多也对艾司西酞普兰有效

药物选择

- 老年人的资料很少
- 早期的临床经验表明老年人可良好地耐受此药，特别在 10 mg 的剂量时
- 数据质量
  - √ 新开发的药物，老年人的资料很少

艾司西酞普兰的药动学见表 A.2。

表 A.2 艾司西酞普兰的药动学

药物	血浆蛋白结合率	分布容积	t_{max}	半衰期	吸收	清除	排泄	代谢	线性
艾司西酞普兰（儿乎都是普通成人数据）	56%	12 L/kg	5 h	27~32 h（普通成人数据），40~48 h（老年人数据）	不受食物影响	600 ml/min	主要通过肝	N-去甲基化主要通过 CYP3A4 和 CYP2C19 来获得活性 S-去甲基西酞普兰和 S-二去甲基西酞普兰	线性

剂量

初始剂量

● 年龄大于 65 岁的患者的初始剂量为 10 mg，上午服用（如果白天容易困倦，就晚上给药，但注意观察睡眠障碍如失眠）

增加剂量

● 没有老年人的数据。在普通成人和上市前混合年龄的研究中 10 mg 与 20 mg 的效果相同

针对适应证的停药和撤药

● 见西酞普兰部分
● 用超过 2～3 周缓慢停药来避免撤药症状
● 撤药症状
  √ 无强烈撤药或反跳反应的报道，但还要像其他 SSRIs 药物那样监测消化道副作用、焦虑、失眠、困倦、无力、注意力障碍、头痛、偏头痛

副作用

● 见西酞普兰部分
● 初步的研究表明老年人对其有较好的耐受性
● 在 20 mg 时明显增加副作用发生的概率
● 主要副作用有恶心、射精障碍、失眠、腹泻、头昏、出汗、口干、便秘
● 没有关于老年人抗利尿激素分泌不当综合征、躁狂/轻躁狂的报道
● 其他副作用与西酞普兰相似，但还未有老年人的数据以在临床特殊指导老年人用药

753

实验室监测

- 常规
  - √ 无特别的注意点
  - √ 见西酞普兰部分

药物相互作用

见表 1.27。

- 增加美托洛尔的浓度
- 西咪替丁可能增加西酞普兰的浓度
- CYP2C19（奥美拉唑）
- 抗凝血药和抗血小板药的使用可能会增加出血的风险
- 常规注意与酒精合用的风险，尽管没有与酒精有强烈相互作用的报道

注意与下列药物合用时的 5-HT 综合征的危险

- MAOIs——威胁生命的症状，注意禁忌证
- HCAs——有可能性（尽管在适当注意和监测时有可能合用）
- SRI 类药物和 5-HT 能药物如 SSRIs 中的安非他酮、锂盐、氯米帕明、米氮平、奈法唑酮
- 丁螺环酮——有病例报道
- 色胺类
- 非处方药/替代药
  - √ 抗感冒药物（右美沙芬）
  - √ 甲硫氨酸
  - √ 贯叶连翘
- 哌替啶

特殊警惕

- 所有精神活性药物都应警惕驾驶和操作有危害性的机器
- 监测血浆钠水平并定期询问抗利尿激素分泌不当综合征的相关症状

禁忌证

- 有对药物不良反应和不耐受性的病史

过量：毒性、自杀

- 见西酞普兰部分

附录 B 中英文对照表

A

阿尔茨海默病 Alzheimer disease

阿立哌唑 Aripiprazole

阿米洛利 Amiloride

阿米替林 Amitriptyline

阿莫沙平 Amoxapine

阿片类 opioids

阿普唑仑 Alprazolam

阿司咪唑 Astemizole

阿司匹林 Aspirin

阿托伐他汀 Atorvastatin

阿托品 Atropine

艾司西酞普兰 Escitalopram

艾司唑仑 Estazolam

安非他酮 Amfebutamone

奥氮平 Olanzapine

奥芬那君 Orphenadrine

奥沙西泮 Oxazepam

奥昔布宁 Oxybutynin

B

巴比妥类 barbiturates

巴林特综合征 Balint's syndrome

悲伤 grieving

悲伤反应　grief reactions
倍他尼定　Betanidine
苯巴比妥　Phenobarbital
苯丙醇胺　Phenylpropanolamine
苯二氮䓬类药物　benzodiazepines
苯海索　Benzhexol
苯妥英　Phenytoin
苯乙肼　Phenelzine
丙环定　Procyclidine
丙磺舒　Probenecid
丙米嗪　Imipramine
丙戊酸　Valproic Acid
病理性的　pathologic

C

茶碱　Theophylline
Charles Bonnet 综合征　Charles Bonnet syndrome
长春碱　Vinblastine
成本和成本-效益　cost and cost-effectiveness
痴呆　dementia
痴呆行为心理学症状　behavioral and psychological symptoms of
　dementia，BPSD
创伤后应激障碍　posttraumatic stress disorder，PTSD
雌激素补充治疗　estrogen supplementation
催眠药　hypnotics

D

单胺氧化酶抑制剂　monoamine oxidase inhibitors，MAOI
低温　hypothermia
低血压　hypotension

地尔硫䓬　Diltiazem

地高辛　Digoxin

地塞米松　Dexamethasone

地西泮　Diazepam

地昔帕明　Desipramine

癫痫障碍　seizure disorders

丁螺环酮　Buspirone

毒扁豆碱　Physostigmine

度洛西汀　Duloxetine

多奈哌齐　Donepezil

多塞平　Doxepin

E

耳鸣　tinnitus

F

发热　fever

非尔氨酯　Felbamate

非甾体类抗炎药　nonsteroidal antiinflammatory drugs

分裂情感性障碍　schizoaffective disorder

奋乃静　Perphenazine

呋塞米　Furosemide

氟奋乃静　Fluphenazine

氟伏沙明　Fluvoxamine

氟卡尼　Flecainide

氟马西尼　Flumazenil

氟哌啶醇　Haloperidol

氟氢可的松　Fludrocortisone

氟西汀　Fluoxetine

G

钙通道阻滞药　calcium channel blockers

肝清除率　hepatic clearance

肝硬化　cirrhosis

感觉缺失　anesthesia

感情主义　emotionalism

高热　hyperthermia

攻击行为　aggressive behavior

呱乙啶　Guanethidine

广场恐怖症　agoraphobia

H

含酪胺食物　tyramine-containing foods

亨廷顿病　Huntington disease

红霉素　Erythromycin

琥珀胆碱　Suxamethonium

华法林　Warfarin

环孢素　Cyclosporine

环苯扎林　Cyclobenzaprine

环磷酰胺　Cyclophosphamide

幻觉　hallucinations

幻肢痛　phantom limb pain

黄疸　jaundice

5-HT 和去甲肾上腺素重摄取抑制剂　serotonin noradrenaline reuptake inhibitors，SNRIs

5-HT 受体激动药　5-HT agonists

5-HT$_{2/3}$ 受体阻断药　5-HT$_{2/3}$ receptor antagonists

5-HT 综合征　serotonin syndrome

J

肌醇　Inositol

加巴喷丁　Gabapentin

加兰他敏　Galanthamine

甲氨蝶呤　Methotrexate

甲苯磺丁脲　Tolbutamide

甲丙氨酯　Meprobamate

甲琥胺　Mesuximide

甲基多巴　Methyldopa

甲氧苄啶　Trimethoprim

甲氧氯普胺　Metoclopramide

甲状腺功能亢进症　hyperthyroidism

甲状腺激素替代治疗　thyroid hormone replacement

假性痴呆　pseudodementia

焦虑障碍　anxiety disorders

金刚烷胺　Amantadine

紧张症　catatonia

禁忌证　contraindications

经颅磁刺激　transcranial magnetic stimulation

惊恐障碍　panic disorder

精神分裂症　schizophrenia

静坐不能　akathisia

酒精滥用　alcohol abuse

酒精使用　alcohol consumption

酒石黄　Tartrazine

K

卡巴胆碱　Carbachol

卡马西平　Carbamazepine

卡瓦　Kava

咖啡因　Caffeine

抗胆碱能副作用　anticholinergic side effects

抗高血压药　antihypertensive drugs

抗焦虑药和镇静催眠药　anxiolytic and sedative/hypnotics

抗惊厥药　anticonvulsant drugs

抗精神病药　antipsychotic drugs

抗精神病药副作用　antipsychotic drug side effect

抗利尿激素分泌　antidiuretic hormone secretion

抗利尿激素分泌不当综合征　syndrome of inappropriate antidi-
　uretic hormone secretion，SIADH

抗疟药　antimalarial drugs

抗帕金森病药　antiparkinsonian drugs

抗酸药　antacids

抗心律失常药　antiarrhythmic drugs

抗真菌药　antifungal agents

抗组胺药　antihistamines

可待因　Codeine

可乐定　Clonidine

克-雅病　Creutzfelt-Jacob disease

克拉霉素　Clarithromycin

恐怖症　phobias

夸西泮　Quazepam

奎尼丁　Quinidine

喹硫平　Quetiapine

喹诺酮类药物　quinolone drugs

L

拉莫三嗪　Lamotrigine

劳拉西泮　Lorazepam

锂盐　Lithium

利多卡因　Lidocaine

利福平　Rifampicin

利尿药　diuretics

利培酮　Risperidone

利斯的明　Rivastigmine

利托那韦　Ritonavir

利血平　Reserpine

粒细胞缺乏　agranulocytosis

联合治疗　combination therapy

硫利达嗪　Thioridazine

氯贝胆碱　Bethanechol

氯丙嗪　Chlorpromazine

氯氮䓬　Chlordiazepoxide

氯氮平　Clozapine

氯米帕明　Clomipramine

氯硝西泮　Clonazepam

洛伐他汀　Lovastatin

洛匹那韦　Lopinavir

洛沙平　Loxapine

M

麻黄碱-单胺氧化酶抑制剂相互作用　Ephedrine-MAOI interaction

马普替林　Maprotiline

吗氯贝胺　Moclobemide

吗茚酮　Molindone

毛果芸香碱　Pilocarpine

美芬妥英　Mephenytoin

美托洛尔　Metoprolol

咪达唑仑 Midazolam
弥漫性列维小体病 diffuse lewy body disease
迷走神经兴奋 vagus nerve stimulation
米氮平 Mirtazapine
莫达非尼 Modafinil
莫西沙星 Moxifloxacin

N

奈法唑酮 Nafazodone
奈非那韦 Nelfinavir
耐受性 tolerance
脑卒中 stroke
尼莫地平 Nimodipine
拟交感神经药 sympathomimetic drugs
年龄 age

P

帕金森病 Parkinson's disease
帕罗西汀 Paroxetine
哌替啶 Meperidine
哌替啶 Pethidine
泮库溴铵 Pancuronium
匹莫林 Pemoline
匹莫齐特 Pimozide
评估 assessment
扑米酮 Primidone
葡糖醛酸化 glucuronidation
普拉克索 Pramipexole
普罗帕酮 Propafenone
普罗替林 Protriptyline

普萘洛尔　Propranolol

Q

齐多夫定　Zidovudine

齐拉西酮　Ziprasidone

强迫性障碍　obsessive-compulsive disorder

轻躁狂　hypomania

清除率　clearance

清蛋白　albumin

情感功能　affective functioning

曲马多　Tramadol

曲米帕明　Trimipramine

曲唑酮　Trazodone

屈大麻酚　Dronabinol

去甲肾上腺素能和特异性 5-HT 能抗抑郁药　noradrenergic and
　specific serotonergic antidepressant

去甲替林　Nortriptyline

R

人格障碍　personality disorders

认知功能　cognitive functioning

认知增强药　cognitive enhancers

日常生活活动　activities of daily living

S

噻嗪类　thiazides

赛庚啶　Cyproheptadine

三环类抗抑郁药　tricyclic antidepressants

三甲曲沙　Trimetrexate

三唑仑　Triazolam

色氨酸　Tryptophan

舍曲林　Sertraline

社交恐怖症　social phobia

神经阻滞剂　neuroleptics

神经阻滞剂恶性综合征　neuroleptic malignant syndrome

肾上腺素　epinephrine

失语症　aphasia

嗜铬细胞瘤　pheochromocytoma

β₂ 受体激动药　beta-2 agonists

β 受体阻断药　beta blockers

双相障碍　bipolar disorder

水合氯醛　Chloral Hydrate

顺应性　compliance

说明书外用药　off-label drug use

司帕沙星　Sparfloxacin

α₁ 酸性糖蛋白　alpha-a acid glycoprotein

T

他克林　Tacrine

糖皮质激素　glucocorticoids

特非那定　Terfenadine

替奥噻吨　Tiotixene

替代治疗　alternative therapies

替马西泮　Temazepam

酮康唑　Ketoconazole

褪黑激素　melatonin

吞咽困难　dysphagia

托吡酯　Topiramate

W

妄想障碍　delusional disorder
维拉帕米　Verapamil
胃肠道问题　gastrointestinal problems
文拉法辛　Venlafaxine
物质所致障碍　substance-induced disorders

X

西布曲明　Sibutramine
西地那非　Sildenafil
西立伐他汀　Cerivastatin
西咪替丁　Cimetidine
西沙必利　Cisapride
西酞普兰　Citalopram
细胞色素　cytochrome
心境恶劣　dysthymia
心血管功能　cardiovascular functioning
辛伐他汀　Simvastatin
选择性 5-HT 重摄取抑制剂　selective serotonin reuptake inhibitors，SSRIs
血管紧张素转化酶抑制剂　angiotensin converting enzyme inhibitors
血管性痴呆　vascular dementia
血糖代谢　glycemic metabolism
循环型情感障碍　cyclothymic disorder

Y

牙科相关问题　dental problems
药动学　pharmacokinetics

谵妄 delirium

张力失常 dystonia

照料者 caregivers

镇静催眠药 sedative/hypnotics

重酒石酸胆碱 Choline Bitartrate

锥体外系症状 extrapyramidal symptoms

自杀行为/意念 suicidal behavior/ideation

左旋多巴 Levodopa

佐匹克隆 Zopiclone

唑吡坦 Zolpidem